全国中医药行业高等教育"十四五"规划教材

全国高等中医药院校规划教材（第十一版）

生理学

（新世纪第三版）

（供中西医临床医学、中医学、针灸推拿学、

中医康复学等专业使用）

主　编　朱大诚　徐　颖

中国中医药出版社

·北京·

图书在版编目（CIP）数据

生理学 / 朱大诚，徐颖主编 . —3 版 . —北京：
中国中医药出版社，2023.8（2025.3重印）
全国中医药行业高等教育"十四五"规划教材
ISBN 978-7-5132-8184-3

Ⅰ . ①生… Ⅱ . ①朱… ②徐… Ⅲ . ①人体生理学—
中医学院—教材 Ⅳ . ① R33

中国国家版本馆 CIP 数据核字（2023）第 089826 号

融合出版数字化资源服务说明

全国中医药行业高等教育"十四五"规划教材为融合教材，各教材相关数字化资源（电子教材、PPT 课件、视频、复习思考题等）在全国中医药行业教育云平台"医开讲"发布。

资源访问说明

扫描右方二维码下载"医开讲 APP"或到"医开讲网站"（网址：www.e-lesson.cn）注册登录，输入封底"序列号"进行账号绑定后即可访问相关数字化资源（注意：序列号只可绑定一个账号，为避免不必要的损失，请您刮开序列号立即进行账号绑定激活）。

资源下载说明

本书有配套 PPT 课件，供教师下载使用，请到"医开讲网站"（网址：www.e-lesson.cn）认证教师身份后，搜索书名进入具体图书页面实现下载。

中国中医药出版社出版

北京经济技术开发区科创十三街 31 号院二区 8 号楼
邮政编码　100176
传真　010-64405721
保定市中画美凯印刷有限公司印刷
各地新华书店经销

开本 889×1194　1/16　印张 24　字数 640 千字
2023 年 8 月第 3 版　2025 年 3 月第 5 次印刷
书号　ISBN 978-7-5132-8184-3

定价　88.00 元
网址　www.cptcm.com

服 务 热 线　010-64405510　　微信服务号　zgzyycbs
购 书 热 线　010-89535836　　微商城网址　https://kdt.im/LIdUGr
维 权 打 假　010-64405753　　天猫旗舰店网址　https://zgzyycbs.tmall.com

如有印装质量问题请与本社出版部联系（010-64405510）

全国中医药行业高等教育"十四五"规划教材
全国高等中医药院校规划教材（第十一版）

《生理学》
编 委 会

主 编

朱大诚（江西中医药大学）　　　　　　徐　颖（上海中医药大学）

副主编

高剑峰（河南中医药大学）　　　　　　储利胜（浙江中医药大学）

吴智春（山东中医药大学）　　　　　　韩　曼（陕西中医药大学）

明海霞（甘肃中医药大学）

编 委（以姓氏笔画为序）

王冰梅（长春中医药大学）　　　　　　韦燕飞（广西中医药大学）

甘贤兵（安徽中医药大学）　　　　　　朱庆文（北京中医药大学）

刘红霞（滨州医学院）　　　　　　　　刘爱华（上海中医药大学）

刘慧慧（辽宁中医药大学）　　　　　　闫福曼（广州中医药大学）

孙　静（黑龙江中医药大学佳木斯学院）　孙艳宏（内蒙古医科大学）

李白雪（成都中医药大学）　　　　　　杨胜昌（河北中医药大学）

吴雪飞（大连医科大学）　　　　　　　张雨薇（黑龙江中医药大学）

陈　琳（南京中医药大学）　　　　　　陈　懿（湖南中医药大学）

陈天琪（贵州中医药大学）　　　　　　贾　军（首都医科大学）

海青山（云南中医药大学）　　　　　　彭　圆（湖北中医药大学）

彭　涛（宁夏医科大学）　　　　　　　曾　群（山西中医药大学）

蔡　青（天津中医药大学）

《生理学》
融合出版数字化资源编创委员会

全国中医药行业高等教育"十四五"规划教材
全国高等中医药院校规划教材（第十一版）

主　编

朱大诚（江西中医药大学）　　　　　徐　颖（上海中医药大学）

副主编

高剑峰（河南中医药大学）　　　　　储利胜（浙江中医药大学）

陈　懿（湖南中医药大学）　　　　　闫福曼（广州中医药大学）

韦燕飞（广西中医药大学）

编　委（以姓氏笔画为序）

王冰梅（长春中医药大学）　　　　　　甘贤兵（安徽中医药大学）

朱庆文（北京中医药大学）　　　　　　刘红霞（滨州医学院）

刘爱华（上海中医药大学）　　　　　　刘慧慧（辽宁中医药大学）

孙　静（黑龙江中医药大学佳木斯学院）　孙艳宏（内蒙古医科大学）

李白雪（成都中医药大学）　　　　　　杨胜昌（河北中医药大学）

吴雪飞（大连医科大学）　　　　　　　吴智春（山东中医药大学）

张雨薇（黑龙江中医药大学）　　　　　陈　琳（南京中医药大学）

陈天琪（贵州中医药大学）　　　　　　明海霞（甘肃中医药大学）

贾　军（首都医科大学）　　　　　　　海青山（云南中医药大学）

彭　圆（湖北中医药大学）　　　　　　彭　涛（宁夏医科大学）

韩　曼（陕西中医药大学）　　　　　　曾　群（山西中医药大学）

蔡　青（天津中医药大学）

匡海学（黑龙江中医药大学教授、教育部高等学校中药学类专业教学指导委员会主任委员）

吕志平（南方医科大学教授、全国名中医）

吕晓东（辽宁中医药大学党委书记）

朱卫丰（江西中医药大学校长）

朱兆云（云南中医药大学教授、中国工程院院士）

刘　良（广州中医药大学教授、中国工程院院士）

刘松林（湖北中医药大学校长）

刘叔文（南方医科大学副校长）

刘清泉（首都医科大学附属北京中医医院院长）

李可建（山东中医药大学校长）

李灿东（福建中医药大学校长）

杨　柱（贵州中医药大学党委书记）

杨晓航（陕西中医药大学校长）

肖　伟（南京中医药大学教授、中国工程院院士）

吴以岭（河北中医药大学名誉校长、中国工程院院士）

余曙光（成都中医药大学校长）

谷晓红（北京中医药大学教授、教育部高等学校中医学类专业教学指导委员会主任委员）

冷向阳（长春中医药大学校长）

张忠德（广东省中医院院长）

陆付耳（华中科技大学同济医学院教授）

阿吉艾克拜尔·艾萨（新疆医科大学校长）

陈　忠（浙江中医药大学校长）

陈凯先（中国科学院上海药物研究所研究员、中国科学院院士）

陈香美（解放军总医院教授、中国工程院院士）

易刚强（湖南中医药大学校长）

季　光（上海中医药大学校长）

周建军（重庆中医药学院院长）

赵继荣（甘肃中医药大学校长）

郝慧琴（山西中医药大学党委书记）

胡　刚（江苏省政协副主席、南京中医药大学教授）

侯卫伟（中国中医药出版社有限公司董事长）

姚　春（广西中医药大学校长）

徐安龙（北京中医药大学校长、教育部高等学校中西医结合类专业教学指导委员会主任委员）

高秀梅（天津中医药大学校长）

高维娟（河北中医药大学校长）

郭宏伟（黑龙江中医药大学校长）

唐志书（中国中医科学院副院长、研究生院院长）

彭代银（安徽中医药大学校长）

董竞成（复旦大学中西医结合研究院院长）

韩晶岩（北京大学医学部基础医学院中西医结合教研室主任）

程海波（南京中医药大学校长）

鲁海文（内蒙古医科大学副校长）

翟理祥（广东药科大学校长）

秘书长（兼）

陆建伟（国家中医药管理局人事教育司司长）

侯卫伟（中国中医药出版社有限公司董事长）

办公室主任

周景玉（国家中医药管理局人事教育司副司长）

李秀明（中国中医药出版社有限公司总编辑）

办公室成员

陈令轩（国家中医药管理局人事教育司综合协调处处长）

李占永（中国中医药出版社有限公司副总编辑）

张岠宇（中国中医药出版社有限公司副总经理）

芮立新（中国中医药出版社有限公司副总编辑）

沈承玲（中国中医药出版社有限公司教材中心主任）

编审专家组

全国中医药行业高等教育"十四五"规划教材
全国高等中医药院校规划教材（第十一版）

组　长

余艳红（国家卫生健康委员会党组成员，国家中医药管理局党组书记、局长）

副组长

张伯礼（天津中医药大学教授、中国工程院院士、国医大师）

秦怀金（国家中医药管理局副局长、党组成员）

组　员

陆建伟（国家中医药管理局人事教育司司长）

严世芸（上海中医药大学教授、国医大师）

吴勉华（南京中医药大学教授）

匡海学（黑龙江中医药大学教授）

刘红宁（江西中医药大学教授）

翟双庆（北京中医药大学教授）

胡鸿毅（上海中医药大学教授）

余曙光（成都中医药大学教授）

周桂桐（天津中医药大学教授）

石　岩（辽宁中医药大学教授）

黄必胜（湖北中医药大学教授）

前　言

为全面贯彻《中共中央 国务院关于促进中医药传承创新发展的意见》和全国中医药大会精神，落实《国务院办公厅关于加快医学教育创新发展的指导意见》《教育部 国家卫生健康委 国家中医药管理局关于深化医教协同进一步推动中医药教育改革与高质量发展的实施意见》，紧密对接新医科建设对中医药教育改革的新要求和中医药传承创新发展对人才培养的新需求，国家中医药管理局教材办公室（以下简称"教材办"）、中国中医药出版社在国家中医药管理局领导下，在教育部高等学校中医学类、中药学类、中西医结合类专业教学指导委员会及全国中医药行业高等教育规划教材专家指导委员会指导下，对全国中医药行业高等教育"十三五"规划教材进行综合评价，研究制定《全国中医药行业高等教育"十四五"规划教材建设方案》，并全面组织实施。鉴于全国中医药行业主管部门主持编写的全国高等中医药院校规划教材目前已出版十版，为体现其系统性和传承性，本套教材称为第十一版。

本套教材建设，坚持问题导向、目标导向、需求导向，结合"十三五"规划教材综合评价中发现的问题和收集的意见建议，对教材建设知识体系、结构安排等进行系统整体优化，进一步加强顶层设计和组织管理，坚持立德树人根本任务，力求构建适应中医药教育教学改革需求的教材体系，更好地服务院校人才培养和学科专业建设，促进中医药教育创新发展。

本套教材建设过程中，教材办聘请中医学、中药学、针灸推拿学三个专业的权威专家组成编审专家组，参与主编确定，提出指导意见，审查编写质量。特别是对核心示范教材建设加强了组织管理，成立了专门评价专家组，全程指导教材建设，确保教材质量。

本套教材具有以下特点：

1.坚持立德树人，融入课程思政内容

将党的二十大精神进教材，把立德树人贯穿教材建设全过程、各方面，体现课程思政建设新要求，发挥中医药文化育人优势，促进中医药人文教育与专业教育有机融合，指导学生树立正确世界观、人生观、价值观，帮助学生立大志、明大德、成大才、担大任，坚定信念信心，努力成为堪当民族复兴重任的时代新人。

2.优化知识结构，强化中医思维培养

在"十三五"规划教材知识架构基础上，进一步整合优化学科知识结构体系，减少不同学科教材间相同知识内容交叉重复，增强教材知识结构的系统性、完整性。强化中医思维培养，突出中医思维在教材编写中的主导作用，注重中医经典内容编写，在《内经》《伤寒论》等经典课程中更加突出重点，同时更加强化经典与临床的融合，增强中医经典的临床运用，帮助学生筑牢中医经典基础，逐步形成中医思维。

3.突出"三基五性",注重内容严谨准确

坚持"以本为本",更加突出教材的"三基五性",即基本知识、基本理论、基本技能,思想性、科学性、先进性、启发性、适用性。注重名词术语统一,概念准确,表述科学严谨,知识点结合完备,内容精炼完整。教材编写综合考虑学科的分化、交叉,既充分体现不同学科自身特点,又注意各学科之间的有机衔接;注重理论与临床实践结合,与医师规范化培训、医师资格考试接轨。

4.强化精品意识,建设行业示范教材

遴选行业权威专家,吸纳一线优秀教师,组建经验丰富、专业精湛、治学严谨、作风扎实的高水平编写团队,将精品意识和质量意识贯穿教材建设始终,严格编审把关,确保教材编写质量。特别是对32门核心示范教材建设,更加强调知识体系架构建设,紧密结合国家精品课程、一流学科、一流专业建设,提高编写标准和要求,着力推出一批高质量的核心示范教材。

5.加强数字化建设,丰富拓展教材内容

为适应新型出版业态,充分借助现代信息技术,在纸质教材基础上,强化数字化教材开发建设,对全国中医药行业教育云平台"医开讲"进行了升级改造,融入了更多更实用的数字化教学素材,如精品视频、复习思考题、AR/VR等,对纸质教材内容进行拓展和延伸,更好地服务教师线上教学和学生线下自主学习,满足中医药教育教学需要。

本套教材的建设,凝聚了全国中医药行业高等教育工作者的集体智慧,体现了中医药行业齐心协力、求真务实、精益求精的工作作风,谨此向有关单位和个人致以衷心的感谢!

尽管所有组织者与编写者竭尽心智,精益求精,本套教材仍有进一步提升空间,敬请广大师生提出宝贵意见和建议,以便不断修订完善。

国家中医药管理局教材办公室

中国中医药出版社有限公司

2023 年 6 月

编写说明

全国中医药行业高等教育"十三五"规划教材、全国高等中医药院校规划教材（第十版）《生理学》(供中西医临床医学专业用) 新世纪第二版自 2016 年出版以来，在全国高等中西医院校得到普遍使用，受到广大师生的好评，同时在使用过程中也发现一些问题。本次修订在保持原教材基本内容和框架不变的前提下进行了部分调整，并将所有插图进行了彩色绘制，采用彩色制版印刷。教材编委会由来自全国 29 所中西医高等院校从事生理学教学与科研的一线专家教授和骨干教师组成。在 2023 年 1 月召开的编写会议上，编委会全体成员围绕人才培养目标、中西医结合特色、提高学生综合能力等方面展开了讨论，并结合本学科进展，确定了编写原则，修订了教学大纲，制定了具体的编写方案。2023 年 6 月，编委会在南昌召开了定稿会议，对修订稿进行了逐章逐节讨论，逐句逐字反复斟酌，最后书稿成型。本教材主要供中西医院校的中西医临床医学、中医学、针灸推拿学、中医康复学等专业使用。

本教材包括纸质教材和数字化资源两部分，以体现教材形式的创新和发展。本教材数字化工作是以编写大纲为核心，依托中医药行业教育云平台同步建设教材数字化，包括电子教材、教学课件、课程介绍与教学大纲、知识点等教学资源，另设作业测试、师生交流、教学管理、数据分析、辅助功能等栏目，同时在教学资源中融入中医药人文的思政内容以助力推进课程思政建设，体现教材"立德树人"的根本任务，力求将本教材打造为适应中医药人才培养需求的精品示范教材。

本教材的编写分工如下：第一章由蔡青、韩曼编写，第二章由高剑峰、陈天琪编写，第三章由张雨薇、海青山编写，第四章由储利胜、彭圆、孙艳宏、朱庆文编写，第五章由彭涛、明海霞编写，第六章由李白雪、贾军编写，第七章由杨胜昌、陈琳编写，第八章由陈懿、王冰梅、刘慧慧编写，第九章由韦燕飞、刘红霞编写，第十章由刘爱华、孙静编写，第十一章由闫福曼、吴雪飞、吴智春编写，第十二章由曾群、甘贤兵编写。最后由朱大诚、徐颖对全书修订稿进行了统稿和审定。

在编写过程中，编委会全体成员认真负责，一丝不苟。同时，本教材的顺利出版更离不开大家的集思广益和积极配合。在此向各位编者及所在院校表示诚挚的谢意！并特别向上一版的编委会表示衷心的感谢！由于中西医结合学科发展尚处于探索阶段，编写中西医临床等专业使用的生理学教材仍是一项艰巨的工作，不当之处在所难免，恳切希望专家和同道对本教材中存在的问题和不足之处提出批评指正，以便再版时修订提高。

《生理学》编委会

2023 年 6 月

目　录

扫一扫，查阅
本书数字资源

生理学(physiology)是生物科学的重要分支，是研究生物体生命活动及其规律的科学。生物体也称有机体，简称机体，是自然界中有生命的物体的总称。根据研究对象的不同，生理学分为动物生理学、植物生理学及人体生理学等。人体生理学(以下简称生理学)是研究正常人体生命活动及其规律的科学。

生理学是西医学课程体系中一门重要的基础医学课程，以人体解剖学和组织学为基础，又是药理学、病理学等后续基础课程和临床课程的基础。医学生学习生理学的目的是掌握正常人体生命活动规律及其原理，为后续中西医基础和临床课程的学习提供必要的基础知识和技能，为研究中医药理论、继承和发扬中医药学、加速中医药现代化及奠定中西医结合基础知识，并为临床实践提供重要的客观诊治依据和检测标准。

我国的传统医学——中医学具有丰富的实践经验和独特的理论体系，其中虽然没有现代生理学的概念，但在古代已对人体各器官组织的生理功能有了较为深刻而全面的认识。早在两千多年前的《黄帝内经》(以下简称《内经》)中就有许多对人体脏腑、经络、气血等的结构功能和活动规律的阐述，如心主血脉、肺主气司呼吸、血对全身各脏腑组织器官起濡养和滋润作用等。中医生理学以整体观念为主导思想，强调"五脏一体观"，心、肝、脾、肺、肾五脏之间相互促进、相互制约，共同维持生命活动的正常进行。精、气、血、津液分布于各个脏腑形体官窍中，发挥濡养作用，并使它们之间密切配合，相互协调，共同完成人体的各种生理功能。

生理学与临床医学有着密切的联系，生理学的研究推动了临床医学的发展，推动了中、西医的融合，临床医学实践又不断地为生理学的研究提出新的研究方向与课题。

第一节　生理学的研究内容和方法

生理学研究的具体内容主要是探讨人体各种功能活动的发生原理、产生过程、活动规律，阐明构成人体各系统、器官之间的内在联系和作用，并进一步认识人体作为一个完整的机体，在复杂多变的环境中，其各部分功能活动的相互制约、协调与统一等。

一、生理学的研究内容

机体是由众多细胞、组织、器官和系统构成的统一整体。为了阐明机体功能活动的发生原理、发展过程和活动规律，需要通过不同的研究方法，从不同角度、不同层次进行分析研究。所以，要全面探索人体功能，研究应在细胞和分子水平、器官和系统水平及整体水平上进行。

1. 细胞和分子水平　研究各种组织细胞的生理特性、活动特征及其相互关系，研究构成细

扫一扫，查阅本章数字资源，含PPT、音视频、图片等

胞及其亚细胞器的多种生物大分子的特殊理化变化过程。如细胞膜物质转运的机制、肌肉超微结构的功能及其与兴奋－收缩耦联的关系、各种激素的生物合成过程及其分泌和作用机制、神经细胞的信息传导与传递等。这一水平的研究现称为细胞和分子生理学，所获得的知识对于进一步认识生命活动的本质非常重要。如今，现代生理学与分子生物学紧密联系形成的**生理基因组学**（physiological genomics）成为生理学一个新的分支，主要阐述有关基因在生理学中的作用，更深入地阐明生命活动的本质。

2. 器官和系统水平　早期的生理学主要研究各器官或功能系统的活动规律及其发生原理在整体中所起的作用，以及各种因素对生命活动的影响。如心脏的射血、动脉血压的形成和影响因素、神经和体液因素对心血管活动的调节等，就是以心脏、血管及整个循环系统作为研究对象所获得的知识。因此，器官和系统水平的研究有助于进一步认识生命活动的规律。

3. 整体水平　整体水平的研究是以完整的机体为研究对象，观察和分析在环境因素改变和不同生理情况下各器官、系统功能活动之间的相互协调、相互联系，以及完整机体的反应规律。所以，整体水平的研究比细胞和分子水平、器官和系统水平的研究更为复杂。例如在运动时，为确保运动的进行，肌肉的代谢明显增加，循环系统、呼吸系统及其他器官和系统的功能都要发生相应的变化，使机体各部分活动相互协调与配合，以适应机体代谢增加的需要。同时，在整体水平的研究中，还要探讨人体如何适应环境变化，以及在人工模拟的环境中，整体或某一部分的生理功能是如何进行协调统一的。我国古代学者已懂得"天人合一"的道理，认识到人与环境互相依存、互相影响的辩证关系，天、地、人三者的关系，也即是自然环境－社会－人的关系。生理学研究也不应只局限于某些生理变量的变化，而应从环境、社会、心理等多方面地去认识这个生物变量所产生的变化及其意义。整体水平的研究有助于系统地、整体地揭示机体的功能活动规律。

以上三个水平的研究是人为进行区分的。在不同水平上进行的研究只能在不同水平上说明某种功能活动的规律。在整体上，它们并不是各自独立的，而是相互联系、补充、协调统一的。要想阐明某一种生理功能的机制，必须对细胞和分子、器官和系统及整体水平的研究结果加以综合分析，才能得出比较全面和整体的认识。现在十分重视将不同水平的研究结果加以联系和综合，以求得对机体功能活动更为全面和整体性的认识，因而出现了**整合生理学**（integrative physiology）的新领域。

二、生理学的研究方法

生理学是一门实验性科学，它的知识和理论主要是通过临床实践和实验研究获得的。生理学研究最常用的方法有人体观察和动物实验两种。人体观察仅在不损害健康且得到受试者本人同意的情况下进行，目前主要用于进行人群资料调查，如人体血压、体温、心率、血细胞数量等的正常值就是通过对大批人群采样后进行数据统计分析获得的。生理学研究更多的是进行动物实验，常用的动物实验按其进程通常分为急性实验和慢性实验两大类。

（一）急性实验

急性实验（acute experiment）是在短时间内对动物某些生理活动进行观察和记录的实验，可分为离体实验和在体实验两种方法。

1. 离体实验　通常是指从动物体内取出所要研究的器官、组织或细胞，置于一个能保持其正常功能活动的人工环境中，观察、分析某些人为的干预因素对其功能活动的影响。如取家兔一段小肠，在恒温有氧条件下，观察不同因素对小肠平滑肌运动的影响。离体实验由于器官、组织或细胞脱离了整体，排除了许多干扰因素的影响，实验因素单纯，结果容易分析，但与在整体中的真实情况相比，可能会有很大的差异。

2. 在体实验 一般是指在麻醉后或破坏脑和脊髓等条件下，通过手术在保持多因素不变的情况下，人为改变某一因素，观察该器官活动的变化。由于观察的器官没有脱离机体，可以观察整体情况下该器官的功能活动或器官间的相互作用。如在家兔或大鼠的动脉中插入导管，直接观察不同因素对动脉血压的影响。在体实验的条件容易控制，观察分析较为客观，实验结果比较明确，但影响因素较多。

(二)慢性实验

慢性实验(chronic experiment)通常是在无菌麻醉条件下，通过手术破坏、摘除、移植某些器官或将电极埋藏于体内，待动物麻醉和手术恢复后，观察和记录其在清醒状态下的功能活动规律和变化。例如巴甫洛夫创造了多种消化瘘管(如食管瘘、胃瘘等)实验方法，观察动物在清醒状态下，各种不同因素对消化液分泌的影响。慢性实验可以在动物清醒条件下长期、反复观察某一活动，所获得的结果更接近生理状态，但实验时间长，整体条件太复杂，干扰因素较多，实验条件较难控制。

随着现代科学技术的发展，我国学者运用包括生理学研究方法在内的多种实验技术和手段开展了多年的中西医结合研究工作。在不脱离中医学整体观的基础上，使中医学从客观化、定量化及标准化上有所体现，为中医学理论阐明生命活动提供了物质基础，也为多种疾病机制的阐明提供了理论依据和解决途径。近年来，人们运用现代科学方法和实验技术对中医药的研究已取得了长足的进步，如针刺镇痛、针刺戒毒等机制的研究已获得国际上的认可。目前，中西医结合的基础研究与临床融合仍处于初级阶段，任重而道远。

第二节 生命活动的基本特征

各种生物体均有各具特点的、不同形式的生命活动，但最基本的生命活动是新陈代谢、兴奋性、适应性、生殖与衰老。

一、新陈代谢

新陈代谢(metabolism)是生命活动最基本的表现，是机体不断实现自我更新、破坏和清除衰老的结构，以及重建新结构的过程。新陈代谢包括物质代谢和能量代谢，物质代谢又分为合成代谢与分解代谢两个过程。

在生命活动进行的过程中，机体不断从外界摄取糖类、蛋白质、脂肪等营养物质，在体内经同化作用转变成自身的组成物质，在合成代谢中有能量的贮存；同时又不断地将机体自身的一部分组成物质经异化作用进行分解，并把分解的终产物排出体外，在分解代谢过程中释放能量供机体进行各种功能活动。在物质代谢过程中伴随发生的能量贮存、释放、转移和利用，称为**能量代谢**(energy metabolism)。在新陈代谢过程中，物质的变化与能量的转化是同一活动中的两个方面，它们是紧密联系、互相对立而又统一的。可见，在生命活动过程中，新陈代谢是一种高级的、复杂的物质运动形式，而生命活动就是这种物质运动形式的具体表现，新陈代谢一旦停止，生命活动亦即结束，因此，新陈代谢是机体生命活动最基本的特征。

二、兴奋性

机体所处的环境是经常发生变化的，机体能对环境变化发生反应，以适应变化的环境。能引起机体、组织、细胞出现反应的环境条件的变化称为**刺激**（stimulus），如物理刺激、化学刺激、生物刺激等。由刺激引起机体内部代谢过程及外部活动发生相应的改变称为**反应**（reaction）。反应有兴奋和抑制两种表现形式。若接受刺激使原先相对静止转为活动，或由活动弱转为活动强的状态称为**兴奋**（excitation）。兴奋的表现多种多样，如腺细胞的分泌、肌细胞的收缩、神经细胞产生的神经冲动等。若刺激使原先活动由强变弱，或由活动变为静止状态称为**抑制**（inhibition）。刺激究竟引起兴奋还是抑制反应，主要取决于刺激的质和量，同时也取决于组织、细胞的功能状态和生理特性。

活的组织、细胞或机体对刺激所具有的反应能力或特性称为**兴奋性**（excitability），这是一切有生命活动的生物体普遍具有的能力。兴奋的反应能力有大有小，即兴奋性有高低之分。对弱的刺激能产生兴奋反应，说明兴奋性高；相反，需用很强的刺激才能引起兴奋反应，说明兴奋性低；如果对任何强大的刺激都不产生兴奋反应，则说明兴奋性完全丧失。不同组织、细胞的兴奋性是不一样的，即使是同一细胞，其在不同的功能状态下，兴奋性也会发生适当的变化。

机体内各种细胞都具有兴奋性，但肌细胞、神经细胞和腺细胞比其他细胞兴奋性要高得多，在生理学上，常将这三种细胞称为**可兴奋细胞**（excitable cell）。

三、适应性

机体对刺激不仅能产生反应，而且能产生适应环境条件的改变。机体适应环境的能力称为**适应性**（adaptability）。如果不能适应环境条件的变化，这种物种将逐渐被淘汰；相反，适应环境条件的改变，机体才能生存，即适者生存，这是生物进化过程中的基本规律。人体具有很强的适应能力，当人体遇到各种突然而强烈的环境条件改变时，能迅速做出适应性反应，以保护机体免受伤害。人类不但对自己所生存的环境具有被动适应能力，而且还能主动地改造自然环境，以达到主动适应环境的目的。但机体的这种适应性是有一定限度的，若超出限度，将会产生适应不全，甚至导致病理性损害。

四、生殖

个体的生命是有限的，需要依靠生殖产生新的个体来保证种族延续，所以生殖是生命活动的基本特征之一。机体生长发育成熟到一定阶段后，能够产生与自身相似的子代个体的生理功能称为**生殖**（reproduction）。在人类和高等动物进化过程中，生殖需要雄性和雌性两种生殖细胞结合才能产生子代个体。有性生殖产生的子代个体继承了双亲的遗传物质，还将产生某些性状变异，部分变异会提高对环境的适应能力，有利于物种的生存和延续。

伴随着克隆技术的不断成熟与发展，借助一定的技术手段，人类及高等动物实现无性生殖已成为可能。虽然在生命科学和伦理道德方面仍存有很大争议，但无性生殖技术可以推进转基因动物和遗传性疾病的研究，生产可供移植的器官与组织细胞，造福于人类。

五、衰老

生命周期中随着时间的进展而表现出功能活动的不断减退、衰弱，直至死亡的过程，这个过程泛称为**衰老**（senescence）或"老化"（aging）。严格意义上讲，老化专指人的生长发育、成熟到衰退过程的后一阶段中所表现的一系列生理、心理功能的退行性变化；老化是衰老的动态过程，衰老是老化的结局，是机体从健康老化到处于疾病和功能退化的状态。

在人体上，这种老化在生理学上主要表现为随着年龄的增长，人体各器官系统及其组织细胞功能出现退行性变化或衰退状态，对内外环境适应能力逐渐减弱，具有全身性、进行性、内在性和衰退性的特点。

第三节 机体的内环境及其稳态

一、体液和内环境

体液（body fluid）是机体内液体的总称，是机体的重要组成部分，在维持生命活动中起着十分重要的作用。正常成年人体液约占体重的 60%，其中 2/3（约占体重的 40%）分布在细胞内，称为**细胞内液**（intracellular fluid）；另外 1/3（约占体重的 20%）分布在细胞外，称为**细胞外液**（extracellular fluid）。在细胞外液中，**血浆**（plasma）约占 1/4，其余约 3/4 分布于细胞间隙中，称为**组织液**（tissue fluid），另有少量的淋巴液和脑脊液等（图 1-1）。人体绝大部分细胞不直接与外界环境接触，细胞直接接触的生存环境是细胞外液，为区别于机体生存的外部自然环境，将细胞所处的生存环境，即细胞外液称为**内环境**（internal environment）。内环境可直接为细胞提供必要的物理和化学条件，也为细胞生存提供营养物质，同时接受细胞代谢所产生的代谢终产物。

细胞生存于细胞外液中，通过细胞膜与细胞外液发生物质交换，从细胞外液中不断摄取 O_2 和营养物质，同时排出其代谢产物；血浆、淋巴液通过毛细血管壁或淋巴管壁与组织液发生物质交换，依赖血液循环，通过呼吸系统、消化系统及泌尿系统等，沟通各部分体液与外界环境，实现体液的更新。机体通过内环境与外环境之间不断进行物质交换，使内环境的成分和理化性质保持相对稳定。可见，血浆是沟通各部分组织液以及和外环境进行物质交换的场所，是内环境中最活跃的部分，在维持机体内环境稳态中有着非常重要的作用。

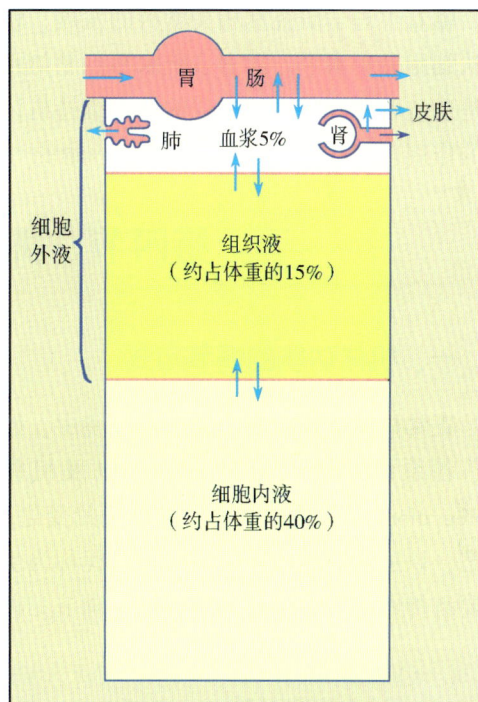

图 1-1 体液分布示意图

二、内环境稳态

内环境的理化因素，如酸碱度、渗透压、温度以及各种离子成分等经常保持相对恒定，这种内环境理化性质相对的、动态的稳定状态称为内环境的**稳态**（homeostasis）。内环境稳态是细胞维持正常形态与生理功能的必要条件，也是机体维持正常生命活动的必要条件。

机体内环境的成分和理化特性并不是静止不变的。由于细胞不断进行代谢，不断与内环境发生物质交换，同时外界环境因素的改变也影响到内环境，因此，稳态是在多种功能系统相互配合下实现的一种动态平衡。如消化系统活动补充营养物质，呼吸系统活动摄入 O_2 和排出 CO_2，肾脏通过生成尿液排出各种代谢产物、多余的水分和盐类，皮肤不断散失热量等，从而维持细胞外液中各种成分浓度的相对稳定。这种稳态的维持，使内环境的理化性质只有较小范围的变动，不会过高或过低，如体温、血浆 pH 值、动脉血压、血浆中 O_2 和 CO_2 分压、血糖浓度、各种离子浓度等维持在相对恒定的水平。一旦内环境的稳态被扰乱或破坏，将引起机体功能严重紊乱而出现疾病。如肾衰竭时，机体产生的酸性代谢产物不能及时排出体外，使血浆 pH 值降低而发生酸中毒，甚至危及生命。临床上给患者做各种实验室检查，就是检测其生理指标是否在正常范围之内。而在临床治疗中，高热时降温、酸中毒时用碱性药物中和、缺氧时输氧、脱水时补液，就是通过物理、化学等方法将内环境紊乱调整至正常水平，重新实现稳态，以保持机体正常的生命活动。

随着生理学研究和相关学科的发展，稳态的概念不仅局限于内环境稳态，而是扩大到泛指体内从细胞分子水平、器官系统水平到整体水平的各种生理功能活动保持相对稳定的状态，这种稳态是通过各种调节机制实现的。在维持机体各种生理活动的稳态中，负反馈控制系统起着十分重要的作用（见后文"反馈控制系统"中的"负反馈"）。

第四节　机体功能的调节机制

一、机体功能的调节方式

正常机体在复杂多变的内外环境中，始终以一个完整、协调、统一的整体存在，表现为各器官、各系统功能活动的统一，以及机体和环境的统一，这种整体功能的统一称为**整合**（integration）。人体感受内、外环境的变化，并相应地调整各种功能活动，使其相互配合、保持稳态，以适应环境的变化，这一过程称为生理功能的**调节**（regulation）。机体生理功能的调节方式主要有神经调节、体液调节和自身调节三种。

（一）神经调节

通过神经系统的联系对机体各部分生理功能进行的调节，称为**神经调节**（neuroregulation），它是机体最重要的调节方式。神经调节的基本方式是**反射**（reflex），反射的结构基础是**反射弧**（reflex arc），由感受器、传入神经、神经中枢、传出神经和效应器五部分组成。感受器能够感受机体内、外环境的变化，并将这些变化转变成神经信号，通过传入神经传至神经中枢，中枢对传入信号进行分析，并通过传出神经改变效应器的活动。这种在中枢神经系统的参与下，机体对内、外环境变化做出规律的具有适应意义的反应，称为反射。例如，肢体被火灼痛时立即下意识回撤就是一种保护性反射。在自然条件下，反射的完成有赖于反射弧结构的完整与功能的正常，反射弧中任何一部分被损伤或破坏，反射将不能完成。

神经调节的特点是反应迅速、精确，作用持续时间短暂，范围比较局限。

人类和动物具有多种反射，根据反射形成条件的不同，分为非条件反射和条件反射两大类：①**非条件反射**（unconditioned reflex）：是在长期进化过程中形成的，与生俱来的，它的建立无需大脑皮层的参与，通过皮层下各级中枢即可完成，如吸吮反射、角膜反射等。非条件反射的反射弧相对固定，数量有限，是人类与动物维持生命的本能活动。②**条件反射**（conditioned reflex）：是根据个体所处环境的不同，经过后天学习和训练而获得的，高等动物形成条件反射的主要中枢部位在大脑皮层。非条件反射与条件反射的比较见表 1-1。条件反射是在非条件反射的基础上建立起来的一种高级神经活动，反射弧是暂时性联系，若不强化，则可逐渐消退，其数量无限，条件反射建立的数量越多，机体对环境的适应能力就越强。

表 1-1 非条件反射与条件反射的比较

	非条件反射	条件反射
特点	先天就有，种族差异	后天获得，个体差异
反射弧	固定联系，不变	暂时联系，易变
中枢	皮层下中枢即可完成	需大脑皮层参与才能完成
数量	有限	无限
意义	具有生存能力，适应性小	具有适应能力

(二)体液调节

体内某些细胞合成并分泌一些特殊的化学物质，经体液运输至全身或特殊的组织细胞，对机体功能活动所进行的调节称为**体液调节**(humoral regulation)。通常由内分泌腺或内分泌细胞分泌的具有生物活性的化学物质称为**激素**(hormone)，其经血液运输至全身各处发挥作用，称为全身性体液调节。例如胰岛 B 细胞分泌的胰岛素入血后到达全身，能调节全身细胞的糖代谢，促进细胞对葡萄糖的摄取和利用，维持血糖浓度的相对稳定。而组织细胞产生的组胺等化学物质及乳酸、CO_2 等代谢产物，经组织液扩散至局部对邻近细胞进行调节，这种调节方式称为局部性体液调节。

与神经调节相比较，体液调节的特点是反应比较缓慢，作用持续时间久，范围广泛。

人体大多数内分泌腺或内分泌细胞接受神经支配和调节，如交感神经节前纤维支配肾上腺髓质，交感神经兴奋时，肾上腺髓质分泌肾上腺素和去甲肾上腺素，从而发挥激素的多种生理效应。这种通过神经作用于内分泌腺而实现的体液调节方式，称为**神经-体液调节**(neurohumoral regulation)。这种调节具有神经调节和体液调节的各自优点，使调节的效果更加合理、准确，机体的协调与统一更趋完善。

(三)自身调节

自身调节(autoregulation)是指某些组织、细胞不依赖神经和体液因素的作用，而是通过自身直接感受内外环境的变化，并做出相应的适应性反应的调节方式。例如肾动脉灌注压在 70～180mmHg 范围内变动时，肾血流量基本保持稳定，从而保证肾泌尿功能在一定范围内不受动脉血压改变的影响。

自身调节的范围和幅度较小，其生理意义不及神经和体液调节，但对于局部组织和器官功能活动的调节仍有着重要意义。

机体除以上三种调节方式，还有免疫调节。免疫系统与神经系统和内分泌系统一起组成神经-内分泌-免疫网络，在调节整个机体内环境的稳定中发挥重要作用。

二、机体功能活动的自动控制原理

人体是一个极其复杂的有机体，体内存在不同层次和不同形式的多种控制系统。现代生理学把工程控制论的普遍原理应用于人体功能调控的分析，使人们对人体功能调节的一般规律有了进一步认识。按照控制论原理，可以把人体的各种功能调节比喻为一个自动控制系统。从控制论的角度分析，体内的神经、体液和自身调节对机体活动的调控主要是通过反馈控制系统及前馈控制系统的协助而共同完成的。

(一)反馈控制系统

反馈控制系统是人体功能调控中最普遍的方式，主要由控制部分和受控部分组成，两者之间存在着双向联系，从控制部分(反射中枢或内分泌腺)、受控部分(效应器或靶器官)、输出变量、监测装置再到控制部分，形成一个闭合式回路。它通过控制部分发出的控制信息作用于受控部分而发生活动，受控部分则发出反馈信息返回到控制部分，不断对控制部分输出的控制信息进行修正与调整，从而使受控部分的活动更精确、更完善，达到最佳效果(图1-2)。由控制部分发出调节受控部分活动的信息，称为控制信息；由受控部分传回到控制部分的信息，称为反馈信息；由受控部分将信息通过反馈联系传回到控制部分的过程，称为**反馈**(feedback)。根据反馈信息对控制部分活动影响效果的不同，将反馈分为正反馈和负反馈两种形式。

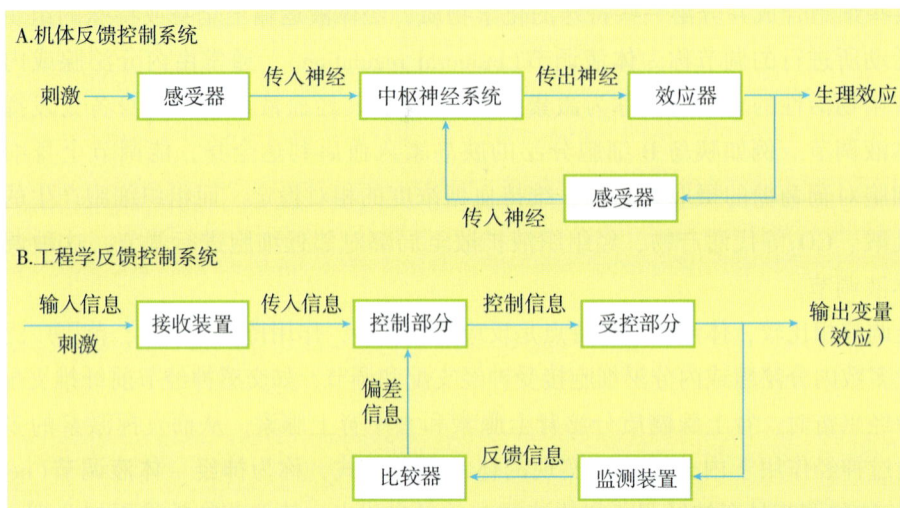

图1-2 机体反馈控制系统与工程反馈控制系统示意图

1. 负反馈 在反馈控制系统中，受控部分发出的反馈信息使控制部分的活动向与原来相反的方向改变，这种方式的调节称为**负反馈**(negative feedback)。如某种外在因素(干扰)使该系统的受控部分活动增强时，可通过负反馈使其控制部分的活动被抑制或减弱；反之，干扰使该系统的受控部分活动减弱时，可通过负反馈使其控制部分的活动增强，调节的结果都是向原先的平衡状态恢复。如人体体温的相对恒定就是负反馈调节的结果，当体温高于37℃时，机体通过体温调节作用，使产热减少，散热增加，体温回降；当体温低于37℃时，机体通过体温调节作用，使产热增加，散热减少，体温回升。机体通过负反馈调节使体温维持在正常水平。负反馈控制具有减弱或加强控制部分的双向调整作用，因此，负反馈的作用是使机体的活动保持相对稳定，是一种维持机体稳态的重要调控方式。人体内大部分相对稳定的生理功能，通常都是在负反馈调节下维持的，所以在人体功能活动的调节中负反馈最为常见。

负反馈控制都有一个**调定点**(set-point)。调定点是自动控制系统所设定的一个工作点，使受控部分的活动只能在这个设定的工作点附近一个狭小范围内变动。调定点可被视为各项生理指标正常范围的均数，如正常人体体温的调定点约为37℃。负反馈控制系统是一个闭合回路，反馈可在回路中反复进行，只有经过信息的多次往返才能使偏差逐步缩小，接近正常均数，使调节达到比较精确的程度。

2. 正反馈 受控部分发出的反馈信息促进和加强控制部分的活动,这种方式的调节称为**正反馈**(positive feedback)。正反馈使受控部分的活动处于不断的重复与加强状态,直至完成全部活动。如当各种凝血因子相继被激活时,血液凝固过程会逐渐加强直至形成血凝块。正反馈没有纠正偏差的功效,一般对维持系统的稳态或平衡不发挥作用,而是使一些生理活动启动后很快达到高潮并发挥最大效应。但从整体看,正常机体的一些正反馈也是为了维持整个机体的稳态,如排尿反射、射精反射、分娩过程等都属于正反馈。在人体功能活动的调节中,正反馈远不如负反馈多见。

(二)前馈控制系统

在人体功能活动的自动控制系统中,除反馈控制系统外,还有**前馈控制**(feed-forward control)系统。在前馈控制系统中,当干扰信息作用于受控部分引起输出变量发生变化的同时,还可通过监视装置发出前馈信息直接作用于控制部分,这就能够在输出变量未发生明显偏差前即可对可能出现的偏差进行纠正,这种控制方式称为前馈调节(图1-3)。因此前馈控制活动更加快速、准确。

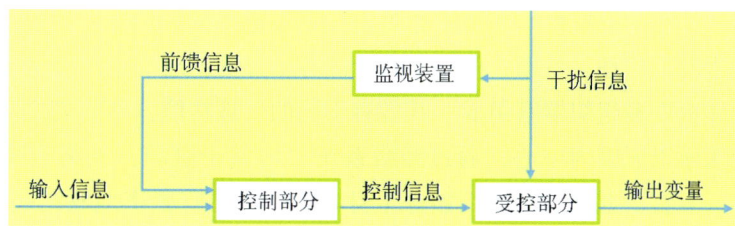

图1-3 前馈控制系统示意图

一般来说,与前馈控制相比,负反馈控制需要较长时间,因为控制部分要在接收到受控部分的反馈信息后才能发出纠正受控部分活动的指令,也可能在纠偏指令到达受控部分时,受控部分的活动已经偏离了正常范围,从而出现较大的波动。前馈则可以更快地对受控部分即将出现的偏差活动进行控制,在输出变量尚未出现偏差发动负反馈控制之前,对受控部分提前发出预见性的信息,弥补负反馈调节过程中出现较大波动和调节效果滞后的不足。与负反馈比较,前馈具有预见性和超前性。如人们可根据气温降低的有关信息,通过视、听等感觉器官传递到脑,脑就立即发出指令增加机体产热活动和减少散热。这些产热和散热并不需要等到寒冷刺激使体温降低以后,而是在体温降低之前就已经发生。条件反射也是一种前馈控制。如运动员参加运动比赛尚未开始比赛时,循环和呼吸系统等活动已经发生改变,以适应运动时对氧的需要;人们在进入食堂进餐前,食物的外观、气味等信号在食物进入口腔之前就引起唾液、胃液分泌。这种在活动开始之前就进行的调节属于前馈控制。但前馈控制所引起的反应有可能失误,例如动物看到食物而没有吃到食物,消化液的分泌就是失误。前馈控制系统与负反馈控制系统的区别见下表(表1-2)。

表1-2 前馈控制系统与负反馈控制系统的区别

	前馈控制系统	负反馈控制系统
意义	具有预见性,提前做出反应,防止干扰	具有调节效果滞后性
稳定性	不存在波动,较稳定	存在波动,逐渐稳定
速度	发挥作用比较迅速	发挥作用比较缓慢
结果	可能预见失误而发生偏差	发生偏差后才能纠正

第五节　中医学的整体观念与机体稳态的调控机制

一、中医学对人体生理的主要认识

中医学对人体生理功能的认识是在生活和医疗实践中逐步积累而形成发展起来的。首先，是对尸体的解剖分析，不仅能观测内脏的形态大小，还可推测它们的部分生理功能，如肺主气司呼吸、肠胃主受纳水谷等知识。其次，人们在日常生活过程中，逐步观察到某些组织器官的生理现象，如目能视物、耳能听音。此外，通过临床实践对某些生理活动的病理改变进行反复观察、探讨，逐渐认识到一些较复杂的生理机制。如肉眼见不到人体的气，但当患者出现某些症状时，可以诊断为气虚证，运用补气法治疗可获痊愈，从而确认在生理情况下，人体存在着"气"这种物质。由此可知，在解剖学的基础上，通过病理、临床实践反证生理，经过一个长期而反复的认识过程，最终形成了中医学特有的生理系统知识。

中医学理论体系的一个基本特点就是整体观念，其内涵包括人体本身在结构和功能上的整体性，以及人与自然、社会的整体性。整体观念是古代唯物论和辩证法的哲学思想在中医学中的体现，贯穿于中医学生理、病理、诊断、辨证、治疗等各个方面，宏观地阐释了人体的各种生命现象和调控机制。人体由许多组织器官组成，其各有不同的生理功能，但它们之间不是孤立的，而是相互联系的。中医学以五脏为中心，通过经络系统"内属于脏腑，外络于肢节"的沟通和联系，将六腑、五体、五官、九窍及四肢百骸等全身各种组织器官紧密地联结成一个有机的整体，并通过运行于周身的气血、津液等，充分地发挥其生理功能。人体本身的整体性不仅体现在组织结构的整体性，而且在生理功能活动中，它们也是相互依存、相互制约和相互为用的，构成协调平衡的一个整体。如食物的消化、吸收与排泄要依靠胃的腐熟、脾的运化和大肠的传化，而脾的运化还有赖于心血的濡养、肾气及肾阴和肾阳的资助调节、肝气的疏泄，大肠的传化糟粕又与小肠的泌别清浊、胃气的通降、肺气的肃降、脾气的运化、肾气的推动和固摄作用有关。故饮食入胃，经胃腐熟而成食糜，下传小肠；小肠泌别清浊，清者(水谷精微)由脾传输以养全身，浊者(食物残渣)下传大肠以排泄。此外，人类生活在自然与社会中，自然与社会环境相当于人体的外环境，它们的变化必然直接或间接地影响人体的生理活动。《灵枢·邪客》说："此人与天地相应者也。"人体的生理活动，必须随着外界环境的变迁而进行不断的调节，以适应环境并维持体内生理活动的协调平衡。如《素问·四气调神大论》说："所以圣人春夏养阳，秋冬养阴，以从其根，故与万物沉浮于生长之门。逆其根，则伐其本，坏其真矣。"由此可知，中医学的整体观念与西医生理学的整合概念是一致的。

维持人体各生理功能协调平衡的整体性，在中医学理论中表现为人体阴阳之间通过对立制约、互根互用、消长转化等实现阴阳之间的动态平衡。中医学的阴阳学说认为，人体的组织结构、生理功能、病理变化及疾病的诊断防治等都具有阴阳这一既对立又统一的属性，阴阳之间的动态平衡是阴阳双方相互对立、相互制约的结果。阳气能推动和促进机体的生命活动，阴气能调控和抑制机体的代谢和生命活动，阴阳双方既对立又统一，两者相互制约、协调平衡才能维持人体正常的生命活动。正如《素问·生气通天论》所说："阴平阳秘，精神乃治。"如果人体的阴阳失去了这种平衡关系，就称为"阴阳失衡"或"阴阳失调"，便属于病理状态。"阴阳平衡"理论与现代生理学的内环境稳态概念，都是对人体生命活动过程中协调平衡规律的表述，有着异曲同工之妙。

生命体是由多种结构和功能组成的复杂统一体，其特点是各个部分之间能高度协调。显然，这些高度协调和密切相关的功能活动只有通过各部分之间交换信息才能实现。现代医学在研究上较注重物质的实体，而中医学更注重它们之间的关系，即体内各种功能部分之间的相关性、相对性及协调作用，通过调节人体各种功能的关系和平衡，使机体维持稳态。

二、与阴阳学说相关的现代研究

当代中西医结合研究的一个热点，是通过现代生物学的实验研究，证明中医学对人体生命活动调控机制的理论，并发现其客观的物质基础。阴阳学说是中医学理论的核心之一，精辟地描述了人体生理功能活动的规律。阴阳学说被用来阐述各种生理功能调节和病理变化的规律，以及生物体内稳态的维持，已被运用到神经、内分泌、免疫、细胞、蛋白与基因等方面。

1. 阴阳学说与神经系统 有学者认为，脏腑之阴阳平衡，即交感神经和副交感神经之间的动态平衡关系，是脏腑阴阳学说的解剖生理学基础。与阴阳相似，交感和副交感神经系统也存在着相互对立、相对消长、相互转换等关系。对于脑退行性病变中发病率最高的两种疾病——阿尔茨海默病和帕金森病，有学者提出，可基于阴阳学说和系统论，对兴奋性递质谷氨酸和抑制性递质 γ–氨基丁酸功能上的对立制约属性和代谢上的互根互用属性进行研究，或可为中医药防治脑老化疾病的异病同证理论提供实验室依据。在阿尔茨海默病的发生发展过程中，补体也具有阴阳两方面的作用：一方面可诱导和促进局部免疫炎症形成，产生大量具有生物学活性的蛋白质和神经元损伤变形；另一方面又可以通过促进神经元毒性清除及神经生长因子分泌，防治炎症反应扩大和促进神经再生。

2. 阴阳学说与内分泌系统 人体内大量的激素具有对立统一的关系，并通过多种调控机制维持动态平衡。如瘦素和脑–肠肽在保持体重稳态中各自发挥"阳"和"阴"的作用。瘦素能促进能量消耗，抑制摄食；而脑–肠肽是能量不足的分子信号，促进摄食。两者如同阴阳一样相互依存，彼此协调，通过相应的调控来平衡能量和食物摄取，维持体重的稳态。

3. 阴阳学说与免疫系统 人体免疫系统组成复杂，各成分之间彼此协调才能达成免疫功能的动态平衡。研究发现，T 细胞的阴阳调节作用在维持机体免疫平衡方面发挥重要的作用。在抗原识别过程中，T 细胞表面的抗原受体既有高度特异性的一面，可以敏锐地区分其中的特异性抗体；又表现出 T 细胞识别的简并性一面，可和许多不同的多肽组织相容性复合体起反应。又如干扰素（IFN–γ）在炎症反应和免疫应答过程中表现出阴阳对立转化的双重性。当炎症发生时，IFN–γ 诱导出一些促炎症细胞因子，但过量时又会诱导产生一些抑制炎症的因子。因此，IFN–γ 对免疫系统平衡起了重要的作用。

4. 阴阳学说与细胞功能的调节 美国生物学家 Goldberg 于 1973 年提出"阴阳学说与环磷酸腺苷（cAMP）和环磷酸鸟苷（cGMP）双向调节关系的假说"，根据这一对环核苷酸对生物细胞调节功能的相互对抗、相互制约，推论 cAMP 与 cGMP 的双向控制系统能统一许多不同生物调节现象的原理，就是中医学阴阳学说的物质基础。Goldberg 认为，在一般情况下，cAMP 升高为阳；在特殊情况下，则以 cGMP 升高为阳。1975 年，Ellott 更是直接提出 cAMP 即"阳"，cGMP 即"阴"。此外，又如细胞内 p53 和 c–Myc 这一对基因，两者作用相反，相互依存，在细胞体内保持着动态平衡，调控细胞的生长、增殖。有学者将 p53 的肿瘤抑制作用比作"阴"，致癌基因 c–Myc 的肿瘤发生作用比作"阳"。如果这种阴阳平衡被逐渐破坏，将导致肿瘤的发生。研究还发现，p53 对癌细胞具有双向调控作用，即 p53 自身又兼具阴阳属性。当 DNA 受损时，p53 表达急剧增加，阻止 DNA 复制，以提供足够的时间使损伤 DNA 修复；当修复失败时，p53 引发细胞凋亡；如果 p53 基因发生突变，对细胞的增殖失去控制，将导致细胞癌变。

现代研究已证实，人体从整体、系统到器官、组织、细胞，甚至基因，各层水平都存在着阴与阳这样一种对立制约又相互关联、保持动态平衡的关系。

复习思考题

1. 生理学研究分为哪几个水平？试举例说明。
2. 何谓兴奋、兴奋性？两者有何区别？
3. 何谓内环境稳态？内环境稳态有何生理意义？
4. 试述人体功能调节的方式及其特点。
5. 何谓正反馈、负反馈和前馈？试举例说明它们在生理功能调节中的作用及意义。

第二章
细胞的基本功能

　　细胞是构成人体最基本的结构和功能单位。机体的各种功能活动都是在细胞及其代谢产物的基础上进行的，是各个细胞功能活动有机整合的结果。根据结构和功能，人体的细胞有两百多种，它们分布于特定的部位，执行特定的功能。本章主要介绍细胞所共有的基本功能，包括细胞膜的物质转运功能、细胞的跨膜信号转导、细胞的生物电现象和肌细胞的收缩功能。

　　中医学认为，气、血、精、津液是构成人体和维持生命活动的基本物质。如《素问·宝命全形论》说"人以天地之气生"，又说"天地合气，命之曰人"。《素问·金匮真言论》说："夫精者，身之本也。"《医宗必读》也有"气血者，人之所赖以生者也"之说等。人体的生命活动，除以脏腑经络、形体官窍等为结构基础外，还依赖气、血、精、津液等供给养料。

第一节　细胞膜的物质转运功能

　　机体的每个细胞都包被有一层薄膜，这层薄膜被称为细胞膜或质膜。细胞膜将细胞内容物与其周围环境分隔开来，使细胞能相对独立于环境而存在。除屏障功能外，细胞膜还具有物质转运功能，允许某些物质选择性通过，限制或阻止一些物质进出，这样既能保证细胞新陈代谢活动的正常进行，又能维持细胞内成分的相对稳定。

一、细胞膜的基本结构

　　在电子显微镜下观察，细胞膜可分为3层：膜内外两侧各有一层电子致密带，中间夹有一层透明带，每层厚约2.5nm。除细胞膜外，各种细胞器也具有类似的膜性结构，常统称为生物膜。化学分析表明，细胞膜主要由脂质、蛋白质和极少量的糖类组成。物质分子在膜中的排列方式，目前公认的是由Singer和Nicholson于1972年提出的"液态镶嵌模型"，其基本内容为：膜是以液态的脂质双分子层为基架，其间镶嵌着具有不同结构和功能的蛋白质(图2-1)。

(一)细胞膜的脂质

　　细胞膜的脂质主要由磷脂(大于70%)、胆固醇(小于30%)和少量糖脂组成。磷脂和胆固醇都是双嗜性分子，磷脂分子中的磷酸和碱基、胆固醇分子中的羟基形成亲水性基团，它们分子中的另一端是脂肪酸烃链形成的疏水性基团。在构建细胞膜时，亲水性基团朝向膜的外表面或内表面，而脂肪酸烃链则在膜的内部两两相对，形成疏水区。脂质分子这样双层排列构成了稳定的细胞膜基本骨架。脂质双层中的脂质分子分布并不对称，靠膜外侧层主要含磷脂酰胆碱和含胆碱的鞘脂，膜内侧层分布较多的磷脂酰丝氨酸、磷脂酰乙醇胺和磷脂酰肌醇，且不同细胞及同一细胞

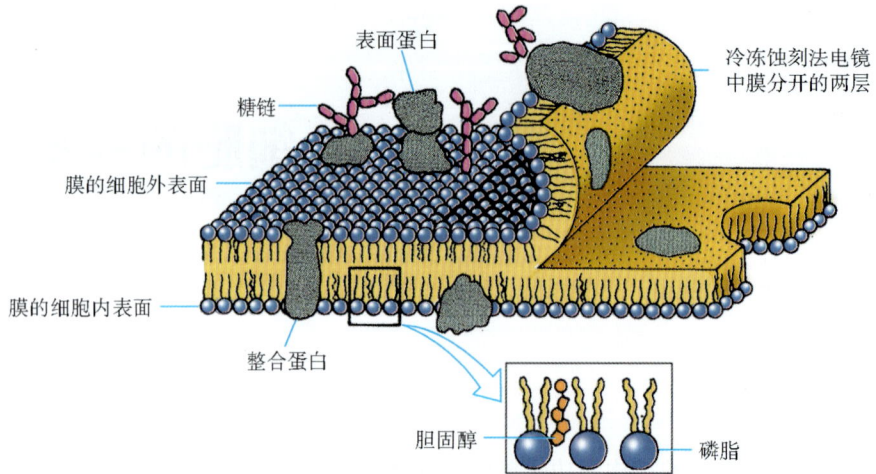

图 2-1 细胞膜的液态镶嵌模型

不同部位的膜结构中，脂质的成分和含量也有所不同。

膜脂质的熔点较低，在体温下呈液态，因而膜具有流动性，使得脂质分子在细胞膜中可以做多种运动，嵌入的膜蛋白在膜平面可做侧向或沿膜平面垂直轴做旋转等形式的运动。膜中的胆固醇含量在一定程度上与膜的流动性成反变关系，即胆固醇含量越高，膜的流动性越低，反之则流动性越高。此外，镶嵌的蛋白质数量越多、脂肪酸烃链长度越长、饱和脂肪酸越多，膜的流动性则越低。膜流动性的高低影响着细胞的变形能力和其他功能。

(二)细胞膜蛋白

细胞膜的主要功能都是通过膜蛋白来实现的。根据膜蛋白在细胞膜上存在的形式不同，可将其分为表面蛋白和整合蛋白。表面蛋白占膜蛋白的 20%～30%，通过肽链中带电氨基酸与脂质的极性基团以静电相结合，或以离子键与膜中的整合蛋白相结合，附着于膜的内表面或外表面。整合蛋白占膜蛋白的 70%～80%，它们的肽链则一次或多次穿越整个脂质双层，其跨膜段由 20～30 个氨基酸残基形成疏水性 α 螺旋，疏水性片段之间的亲水性肽段则构成胞外环或胞内环，分别与细胞外液或细胞内液接触。

膜蛋白有多种功能，如与物质跨膜转运有关的有载体、通道、离子泵和转运体等，与信号跨膜转导有关的有受体、G 蛋白、G 蛋白效应分子等，与能量转换有关的有 ATP 酶等。

(三)细胞膜糖类

细胞膜中糖类的含量为 2%～10%，主要是一些寡糖和多糖链以共价键形式与膜蛋白或膜脂质结合，生成糖蛋白或糖脂。膜上的糖链仅存在于细胞膜外侧，由于这些糖链中单糖排列顺序的不同，使所在的细胞或所结合的蛋白质具有特异性，可作为所在细胞或所结合蛋白质的特异性"标志"，形成细胞的抗原性和表型，参与细胞的识别、黏附、分化、老化、吞噬、自身免疫和细菌感染过程等。如红细胞表面不同的寡糖链可作为 ABO 血型的分型依据。糖的种类虽少，但结构变异复杂，这极大地丰富了细胞膜表面的信息。

二、细胞膜的物质转运

细胞膜的组成和结构并没有阻止物质跨膜转运，而是以不同的方式允许各种物质选择性地进出细胞。细胞膜的物质转运功能是细胞维持正常代谢、进行各项生命活动的基础。细胞在新陈代谢过程中不断有各种各样的物质进出细胞，不同理化性质的物质其转运机制不同。脂溶性小分子物质可直接通过物理扩散透过细胞膜，水溶性小分子物质和带电离子则需要借助于一系列相关膜蛋白的介导来完成转运。这些小分子物质跨膜转运时依据是否顺浓度梯度或电位梯度，即是否消耗 ATP 代谢能量，分为被动转运和主动转运两大类。大分子物质、物质团块需通过细胞膜以囊泡的形式转运进出细胞，称为膜泡运输，按转运方向的不同，分为出胞和入胞。这样既满足了细胞新陈代谢中物质交换的需要，也维持了细胞内液与细胞外液不同的物质成分和比例，这是细胞生命活动的基础。

（一）被动转运

遵循物理学原理，溶液中的溶质和溶剂分子处于不断的热运动之中。当溶质相同但浓度不同的两种溶液相邻时，则高浓度区域中的溶质分子将向低浓度区域发生净移动，这种现象称为扩散（diffusion）。如果溶液是含有多种溶质的混合溶液，那么每一种物质的移动方向和扩散通量都只取决于该物质的浓度差，而与别的物质的浓度或移动方向无关。在电解质溶液中，离子的移动不仅取决于该离子的浓度差，也取决于不同部位离子所形成的电位差。该原理适用于生物膜两侧的物质运动。物质顺化学梯度或顺电位梯度，不额外消耗 ATP 化学能的跨膜物质转运过程称为**被动转运**（passive transport）。根据转运中是否需要膜蛋白介导，其又分为单纯扩散和易化扩散两种。

1. 单纯扩散　单纯扩散（simple diffusion）是指脂溶性的小分子物质从细胞膜高浓度一侧向低浓度一侧移动的过程。它是一种简单的跨膜物理扩散。扩散的方向和速度取决于物质在膜两侧的浓度差和物质通过膜的难易程度（也称为**膜的通透性**，membrane permeability）。扩散的最终结果是该物质在膜两侧的浓度趋于平衡。通常，脂溶性高或非极性程度高而分子质量小的物质容易穿越脂质双层，例如 O_2、N_2、CO_2、NO、水、类固醇激素、尿素等都能以单纯扩散的方式跨膜转运。

2. 易化扩散　一些带电离子和分子质量稍大的水溶性分子需要膜蛋白的介导才能顺浓度梯度或顺电位梯度跨膜扩散。这种由膜蛋白介导的被动转运称为**易化扩散**（facilitated diffusion）。根据膜蛋白介导转运方式的不同，其分为载体介导的易化扩散和通道介导的易化扩散两种类型。

（1）载体介导的易化扩散　许多脂溶性很低的营养物质（如葡萄糖、氨基酸、核苷酸等），借助于载体膜蛋白的介导，顺浓度梯度跨膜扩散，称为载体介导的易化扩散。**载体**（carrier）是一些贯穿脂质双层的整合蛋白，它与被转运溶质的结合位点随构象的改变而交替暴露于膜的两侧，当它在溶质浓度较高的一侧与该溶质结合后，即发生构象改变，并在溶质浓度较低的一侧与该溶质解离。载体介导的易化扩散有下列特点：①结构特异性：是指载体与溶质的结合具有化学结构特异性。②饱和现象：主要是由于膜上载体和载体结合位点的数目有限。③竞争性抑制：当化学结构相似的两种溶质经同一载体转运时，提高其中一种溶质的浓度时，会使载体对另一种溶质的转运量减少。

（2）通道介导的易化扩散　体液中的 Na^+、K^+、Ca^{2+}、Cl^- 等带电离子，借助于通道蛋白的介导，顺浓度梯度或顺电位梯度跨膜扩散，称为通道介导的易化扩散。通道蛋白是一类贯穿脂质双层，中央带有亲水性孔道的膜蛋白。能使离子顺浓度梯度或顺电位梯度跨膜转运的蛋白质孔道称为**离子通道**（ion channel）。

离子通道的主要特征：①转运速率高：当孔道开放时，离子可经孔道以极高的通量（约 10^8 个离子/秒)穿越细胞膜。其转运通量远大于载体介导的易化扩散。②选择性：表现在每种通道对一种或几种离子有较高的通透能力，而对其他离子则不易或不能通过。故离子通道可分为 Na^+ 通道、K^+ 通道、Ca^{2+} 通道、Cl^- 通道、非选择性阳离子通道等。决定离子选择性的因素主要是孔道的口径、孔道内壁的化学结构和带电状况等。③门控特性：通道蛋白分子构象的改变，使得通道处于开放(激活)或者关闭(备用或失活)状态。它的开闭取决于分子构象的转换，受到许多因素的调控，这一过程称为门控(gating)。根据调控因素的不同，离子通道又可分为**电压门控通道**(voltage – gated ion channel)、**化学门控通道**(chemically – gated ion channel)和**机械门控通道**(mechanically – gated ion channel)三种。电压门控通道的开、闭受膜两侧电位差变化控制，如膜两侧电位差的不同改变分别可以调控 Na^+ 通道、K^+ 通道和 Ca^{2+} 通道；化学门控通道也称**配体门控通道**(ligand – gated channel)，由某些化学物质控制其开、闭，如由神经递质**乙酰胆碱**(acetylcholine，ACh)激活的 N_2 型阳离子通道；机械门控通道则由机械牵张因素改变通道的开闭状态，如听觉的毛细胞顶部细胞膜附近存在机械门控离子通道，当顶部的听毛向不同方向弯曲时，通道发生相应的改变，并引起膜电位发生相应的变化，从而将声波振动转变为相应的音频电信号。

除上述门控离子通道外，还有一类被称为"非门控"通道。"非门控"通道总是处于开放状态，外在因素对其无明显影响。这类通道在维持静息膜电位方面起着重要作用。

水分子的极性很小，又不带电荷，其跨膜转运的动力来自水分子的浓度差(渗透压差)，转运的方式有单纯扩散和经**水通道**(water channel)两种。由于胞膜是由脂质双分子层组成的，脂质分子间的间隙很小，对水的通透性非常低，所以在大部分细胞内外，水的跨膜转运速率非常缓慢。在某些组织，水能快速跨膜转运与胞膜上存在的被称为水通道的特殊膜蛋白结构有关。组成水通道的蛋白称为**水孔蛋白**(aquaporin，AQP)，目前已鉴定出十余种。每种水通道都有不同的组织分布和功能特性。如 AQP_1 分布于近端肾小管上皮、脉络丛上皮、胆管和胆囊上皮、晶状体和睫状体上皮等，参与近端肾小管对水的重吸收、脑脊液的生成、胆汁的分泌和浓缩、房水的生成等生理过程；AQP_2 分布于肾脏集合管上皮细胞的顶端膜，可接受血管升压素的作用，进而调节集合管上皮细胞对水的通透性。

(二)主动转运

主动转运(active transport)是指在耗能的条件下逆浓度梯度或逆电位梯度进行的物质跨膜转运。根据能量利用的形式不同，其分为原发性主动转运和继发性主动转运。

1. 原发性主动转运 指由离子泵介导的逆浓度梯度或逆电位梯度的离子跨膜转运。**离子泵**(ion pump)是一类膜蛋白，具有 ATP 酶的活性，因此也称为 ATP 酶(ATPase)，它可将细胞内的 ATP 水解为 ADP，并利用 ATP 分子高能磷酸键断裂时释放的能量完成离子的跨膜转运。分布广泛的离子泵主要有钠 - 钾泵和钙泵。

钠 - 钾泵(Na^+,K^+ pump，Na^+ – K^+ pump)简称钠泵，也称 Na^+ – K^+ – ATP 酶。其作用是每水解 1 分子 ATP，可将 3 个 Na^+ 从膜内转移到膜外，同时将 2 个 K^+ 由膜外转移到膜内(图2 – 2)，从而形成并维持了胞外高钠低钾和胞内高钾低钠的生理状态。据测定，哺乳动物骨骼肌细胞的细胞外液中 Na^+ 浓度是胞内的 10 倍左右，细胞内液中的 K^+ 浓度是胞外的 30 倍左右。当胞内的 Na^+ 浓度升高或胞外的 K^+ 浓度升高时，都可激活钠泵。

钠泵分子由 α 和 β 两个亚单位构成，α 亚单位由 1022 个氨基酸残基构成，是一个 10 次穿膜的肽链，ATP 酶活性部位及阳离子结合位点均位于 α 亚单位(图2 – 2)，β 亚单位由 302 个氨基酸残基构成，只有一次跨膜，功能不清。

　　钠泵的活动具有重要的生理意义：①钠泵活动造成的细胞内高 K^+ 浓度，是细胞内许多代谢过程所必需的。②钠泵活动形成膜内外 Na^+ 浓度差，是维持 $Na^+ - H^+$ 交换、$Na^+ - Ca^{2+}$ 交换及葡萄糖、氨基酸等物质跨膜转运的动力。③钠泵活动能有效地维持细胞内渗透压和细胞容积的相对稳定，防止细胞内由于 $NaCl$ 积聚导致的渗透压升高而致细胞肿胀。④钠泵活动造成的膜内外 Na^+ 和 K^+ 的浓度差，是细胞生物电活动的前提。钠泵按 $3:2$ 比例不对等地排钠摄钾，可使膜外的正电荷增加，因此钠泵也称为生电性钠泵。

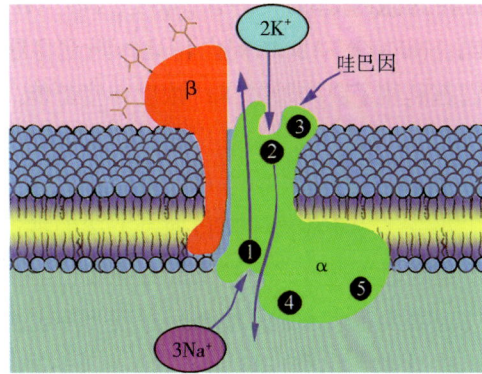

图 2 - 2　钠泵主动转运示意图

①为钠结合位点，②为钾结合位点，③为哇巴因结合位点，④为 ATP 磷酸化位点，⑤为 ATP 结合位点

　　2. 继发性主动转运　是利用原发性主动转运建立的膜电 – 化学势能完成的逆浓度梯度跨膜转运。许多物质在进行逆浓度梯度或逆电位梯度跨膜转运时，所需的能量并不是直接来自 ATP 的水解，而是来自 Na^+ 在膜两侧形成的浓度梯度势能，这种势能是由钠泵利用 ATP 水解时释放的能量建立起来的。因此，继发性主动转运也可描述为间接利用 ATP 能量的主动转运。葡萄糖及氨基酸在小肠黏膜上皮细胞和肾小管上皮细胞的吸收或重吸收、甲状腺上皮细胞的聚碘、神经递质的重摄取、$Na^+ - Ca^{2+}$ 交换、$Na^+ - H^+$ 交换、$Na^+ - K^+ - 2Cl^-$ 同向转运等生理过程，均属继发性主动转运。如果溶质与 Na^+ 向同一方向转运称为同向转运，如果溶质与 Na^+ 向相反方向转运则称为逆向转运或交换。在继发性主动转运过程中，利用细胞膜两侧的 Na^+ 浓度梯度完成跨膜转运的膜蛋白称为**转运体**（transporter）。逆向转运时的转运体也被称为**交换体**（exchanger）。转运体和载体具有相似的转运机制，两者之间并没有严格的界限，通常转运体总是同时转运两种或更多的物质。

　　$Na^+ -$ 葡萄糖同向转运体（$Na^+ -$ glucose symporter）是由 664 个氨基酸残基组成，具有 12 个跨膜片段的糖蛋白。小肠上皮细胞面向肠腔的顶端膜区分布有此类转运体，而在面向组织液的基底侧膜区分布有钠泵和葡萄糖载体（图 2 - 3）。钠泵活动造成细胞内低 Na^+，并在顶端膜区的膜内外形成 Na^+ 浓度梯度。膜上的同向转运体利用 Na^+ 的浓度梯度势能，将肠腔中的 Na^+ 和葡萄糖分子一起转运至上皮细胞内。在这一过程中，Na^+ 的转运是顺浓度梯度的，是转运的驱动力，而葡萄糖分子的转运是逆浓度梯度的，它间接利用钠泵水解 ATP 释放的能量完成了主动的跨膜转运。用钠泵特异性阻断剂哇巴因将钠泵活动抑制后，葡萄糖的继发性主动转运即随之减弱或消

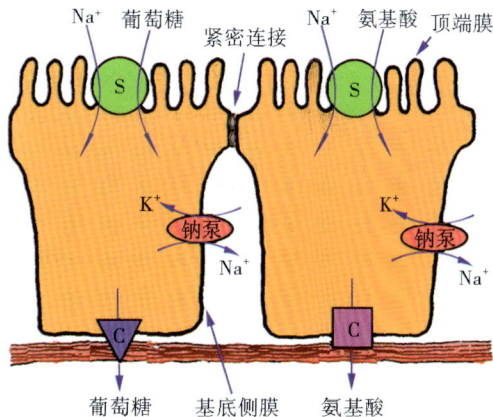

图 2 - 3　葡萄糖、氨基酸的继发性主动转运示意图

S：$Na^+ -$ 葡萄糖或 $Na^+ -$ 氨基酸同向转运体；

C：葡萄糖或氨基酸载体

失。进入小肠上皮细胞的葡萄糖分子再经基底侧膜上的葡萄糖载体扩散至组织液，完成葡萄糖分子在肠腔中的吸收过程。氨基酸在小肠的吸收机制与葡萄糖相同。肾小管上皮细胞主动重吸收葡萄糖和氨基酸的机制亦与此相似。

大多数细胞存在的 $Na^+ - Ca^{2+}$ 交换体的作用是将细胞外 3 个 Na^+ 转入和细胞内 1 个 Ca^{2+} 排出，以维持细胞内低的游离 Ca^{2+} 浓度；$Na^+ - H^+$ 交换体是将胞外 1 个 Na^+ 转入的同时将胞内 1 个 H^+ 排出；$Na^+ - K^+ - 2Cl^-$ 同向转运体则是将细胞外 1 个 Na^+、1 个 K^+ 和 2 个 Cl^- 一同转入细胞内，它们都利用了膜内外的 Na^+ 浓度梯度势能。

（三）膜泡运输

小分子物质或离子可以通过上述的被动转运或主动转运穿越细胞膜，而大分子物质或物质团块不能通过上述方式直接跨越细胞膜，需要动用细胞膜更为复杂的结构和功能改变，以囊泡的形式完成其出胞或入胞。此转运过程需要消耗能量。

1. 出胞　出胞（exocytosis）指胞质内的大分子物质以分泌囊泡的形式排出细胞的过程。如外分泌腺分泌酶原颗粒和黏液，内分泌腺分泌激素，神经末梢释放神经递质等。其基本过程：分泌物通常是在粗面内质网上的核糖体合成，再转移到高尔基体，被修饰成周围由单位膜包裹的分泌囊泡，囊泡先逐渐向细胞膜内侧移动，然后与细胞膜的某点接触并相互融合、出现裂口，一次性将囊泡内容物全部排出，随即囊泡膜成为细胞膜的组成部分。出胞有两种形式：一种是持续性出胞，如小肠黏膜上皮细胞分泌黏液的过程；另一种是间断性出胞，如神经末梢释放递质的过程，是受到化学或电信号诱导而触发的。

2. 入胞　入胞（endocytosis）指细胞外某些物质团块进入细胞的过程。入胞的基本过程：首先是细胞外被转运物质与细胞膜接触，引起该处的胞膜内陷、包被该物质，然后内陷部分与膜结构断离，被转运物质连同包被它的那部分细胞膜一起完整地进入细胞内形成吞噬泡或吞饮泡。其中，物质颗粒或团块进入细胞的过程称为吞噬，液态物质进入细胞的过程称为吞饮。吞噬只见于一些特殊的细胞，如巨噬细胞和中性粒细胞吞噬细菌或细胞碎片等，形成的吞噬泡直径较大（1～2μm）。吞噬泡进入细胞内后与溶酶体融合，通过酶的作用将细菌消灭。吞噬过程需要 ATP 提供能量，用于细胞膜骨架的移动和囊泡在细胞内的转运。吞饮几乎可见于所有细胞，形成的吞饮泡直径较小（0.1～0.2μm）。吞饮又可分为液相入胞和受体介导入胞两种类型。液相入胞是指细胞外液及其所含的溶质连续不断地以吞饮方式进入细胞内，是细胞固有的经常性的活动。受体介导入胞是指被转运物通过特异膜受体介导进入细胞的方式。如血浆低密度脂蛋白颗粒、运铁蛋白、维生素 B_{12} 转运蛋白、多种生长因子、抗体、某些细菌毒素、某些病毒等通过细胞膜上相应受体识别并发生特异性结合后再转为细胞内的吞饮泡。

第二节　细胞的跨膜信号转导

机体内细胞与细胞之间、细胞内细胞器与细胞器之间、同一细胞器内不同亚结构之间及分子之间，都存在着广泛的信息传递过程。细胞膜具有识别和接受细胞周围环境中的信号的能力，并通过一定的途径将之转导到细胞内，进而改变细胞的功能活动，使细胞适应环境的变化，从而形成一个高度统一的有机整体。细胞的信息传递伴随着细胞的整个生命过程，信息量巨大，过程复杂，至今许多机制还未被认识清楚。本节主要讨论细胞外信息跨越细胞膜传入细胞内并引起细胞生物学效应的几条重要途径。这些功能都与细胞膜的特殊结构密切相关。

一、细胞的跨膜信号转导概念及特征

细胞间传递信息的物质有多种，如**神经递质**（neurotransmitter）、激素、**细胞因子**（cytokine）及

气体分子等，这些细胞外信号物质统称为**配体**（ligand）。其中有些物质分子质量小，具有脂溶性，如类固醇激素、维生素 D 和甲状腺激素等，可扩散透过细胞膜，与胞质内受体结合后发挥作用（其机制见第九章）。但大多数物质是水溶性的，不容易直接穿过细胞膜进入细胞内，而是需要通过细胞膜表面的受体蛋白或具有感受功能的离子通道，经过一系列的信号转导过程，才能将细胞外信息传入细胞内。通常将存在于细胞膜或细胞内能与某些化学物质发生特异性结合并诱发生物效应的特殊蛋白质称为**受体**（receptor）。受体在发挥其识别和信号转导作用时具有高度特异性、高亲和力、饱和性和可逆性。细胞外信息跨越细胞膜传入细胞内并引起细胞内代谢和功能发生相应变化的过程，称为**跨膜信号转导**（transmembrane signal transduction）。

尽管细胞对刺激的反应各不相同，但细胞在接收信号及发生跨膜信号转导的过程中有三个共同特征：①配体与受体结合后，引起一系列信号分子的顺次激活和信号传递，由此将细胞周围环境变化的信息以新的信号形式传递到膜内，继而引发细胞功能出现相应的改变。②不同细胞的跨膜信号转导都是通过少数几条转导途径实现的，其所涉及的几种膜蛋白在结构上有很大的同源性，是由相近的基因家族编码的。③在跨膜信号转导过程中，信号呈级联放大，一个上游信号分子可以激活多个下游信号分子。

二、跨膜信号转导的主要途径

根据细胞膜上感受信号物质的蛋白质分子的结构和功能不同，目前已区分出三种主要的跨膜信号转导途径：G 蛋白耦联受体介导的信号转导、酶耦联受体介导的信号转导和离子通道受体介导的信号转导。

（一）G 蛋白耦联受体介导的信号转导

G 蛋白耦联受体介导的信号转导是通过膜受体、G 蛋白、G 蛋白效应分子、第二信使和蛋白激酶等一系列存在于细胞膜和胞质中的信号分子的活动实现的。其中，G 蛋白（G protein）是**鸟苷酸结合蛋白**（guanine nucleotide – binding protein）的简称，镶嵌在细胞膜上，起着耦联膜受体和效应分子的作用；与 G 蛋白耦联的膜受体数量大，种类繁多，但在分子结构上属于同一超家族，每种受体都是由一条 7 次跨膜的肽链构成的；G 蛋白效应分子主要是指催化生成（或分解）第二信使的酶及部分离子通道；第二信使是细胞内产生的信号分子，它们可将细胞外配体携带的信息转入胞内，较重要的有**环磷酸腺苷**（cyclic adenosine monophosphate，cAMP）、**环磷酸鸟苷**（cyclic guanosine monophosphate，cGMP）、**三磷酸肌醇**（inositol triphosphate，IP_3）、**二酰甘油**（diacylglycerol，DAG）、**一氧化氮**（nitric oxide，NO）和 Ca^{2+} 等，它们调节的靶分子主要是蛋白激酶和离子通道。通过此途径发挥作用的配体已知有一百余种，包括肾上腺素、去甲肾上腺素、乙酰胆碱、组胺、5 – 羟色胺（5 – HT）、气味分子、光量子及多数肽类激素等。

G 蛋白耦联受体介导的信号转导可通过不同的途径产生不同的效应，但信号转导途径的基本模式大致相同，主要包括以下几个步骤：①配体与受体结合。②受体活化 G 蛋白。③G 蛋白激活或抑制效应分子。④效应分子改变第二信使的含量与分布。⑤第二信使作用于相应的靶分子，使之构象改变，从而改变细胞的代谢过程及基因表达等功能（图 2 – 4）。

经此方式转导的几条主要途径如下：

1. cAMP – PKA 途径 配体结合并激活膜受体，继而激活兴奋性 G 蛋白（G_s），通过 G 蛋白使膜上的**腺苷酸环化酶**（adenylyl cyclase，AC）活化，AC 水解并环化胞质内的 ATP 生成 cAMP，cAMP 主要激活**蛋白激酶** A（protein kinase A，PKA），PKA 使底物蛋白磷酸化，磷酸化底物的带电

配体

受体　　　受体－配体

G蛋白　　　激活的G蛋白

G蛋白效应器　　激活的　　腺苷酸环化酶
（酶或通道）　　G蛋白效应器　依赖于cGMP的磷酸二酯酶
　　　　　　　　　　　　　磷脂酶C
　　　　　　　　　　　　　Ca²⁺或K⁺通道

第二信使　　第二信使　　cAMP
或其前体　　浓度↑或↓　cGMP
　　　　　　　　　　　　IP₃
　　　　　　　　　　　　DAG
　　　　　　　　　　　　Ca²⁺

　　　　　　　　　　　　激活或抑制

　　　　　　PKA
　　　　　　PKC
依赖于cAMP的蛋白激酶　依赖于第二信使
依赖于cGMP的Na⁺通道　的酶或通道
Ca²⁺或K⁺通道

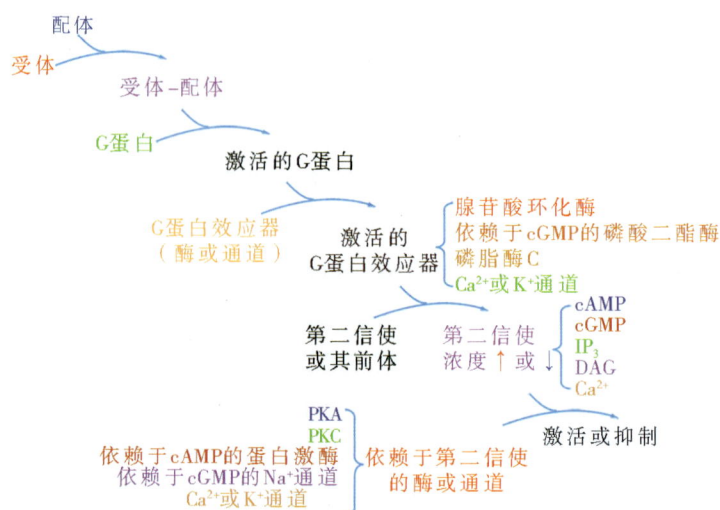

图2-4　G蛋白耦联受体介导的信号转导的主要过程

特性和构象发生变化，导致生物学效应。在不同类型的细胞中，PKA的底物蛋白不同，因此cAMP在不同的靶细胞中具有不同的功能。生成的cAMP可被**磷酸二酯酶**（phosphodiesterase，PDE）迅速分解成5′-AMP，使cAMP生成与分解保持平衡。如果活化的受体激活抑制性G蛋白（G_i），则AC活性受到抑制，细胞内cAMP水平降低。

2. IP₃-Ca²⁺途径　许多配体与受体结合后可激活另一种G蛋白G_q，G_q可激活细胞膜上的**磷脂酶C**（phospholipase，PLC），PLC再将膜脂质中的**二磷酸磷脂酰肌醇**（phosphatidylinositol bisphosphate，PIP_2）迅速水解为IP₃和DAG。IP₃是水溶性小分子物质，在离开细胞膜后可结合于内质网或肌质网膜上的IP₃受体，IP₃受体是一种化学门控的Ca²⁺释放通道，激活后可导致内质网或肌质网中Ca²⁺释放，胞质中Ca²⁺浓度升高。Ca²⁺可直接作用于底物蛋白（如肌钙蛋白），但更多的是与**钙调蛋白**（calmodulin，CaM）结合成复合物，调节许多生理过程。

3. DAG-PKC途径　通过IP₃-Ca²⁺途径生成的DAG存留在细胞膜的内表面，DAG可与膜磷脂中的磷脂酰丝氨酸结合并激活胞质中的**蛋白激酶**C（protein kinase C，PKC）。PKC有多种亚型，广泛分布于不同类型的组织细胞，激活后可使底物蛋白磷酸化，产生多种生物效应。

4. G蛋白-离子通道途径　激活的G蛋白可直接调节离子通道的活动，多数情况下则是通过生成第二信使（如Ca²⁺）改变离子通道的状态，从而调节细胞的功能。

（二）酶耦联受体介导的信号转导

细胞膜中有一类受体的分子结构和特性完全不同于G蛋白耦联受体，在其分子的胞质侧具有激酶、磷酸酶或环化酶的活性，或者可结合并激活胞质中的酶，因而在信号转导过程中，不需要G蛋白和第二信使参与，而是通过催化受体自身或其他靶蛋白磷酸化或脱磷酸化，进而调节细胞的功能。其中较重要的酶耦联受体有酪氨酸激酶受体和鸟苷酸环化酶受体两类。

1. 酪氨酸激酶受体介导的信号转导　酪氨酸激酶受体（tyrosine kinase receptor，TKR）都是贯穿脂质双层的单次跨膜蛋白，一般只有一个α螺旋，分为膜外肽段、一个跨膜区和一个较短的膜内肽段。膜外肽段相当于受体，膜内肽段具有酪氨酸激酶的活性。也就是说，受体与酶是同一个蛋白分子。大部分生长因子和一部分肽类激素（如胰岛素）都是通过此种受体将信号转导至细胞核，从而引起基因转录的改变。但也有些受体本身并不具备酶活性部位，而是可以直接与胞质中的酪氨酸激酶结合。这类受体包括了促红细胞生成素受体、生长激素和催乳素受体，以及许多细胞因子和干扰素的受体等。

酪氨酸激酶受体介导的跨膜信号转导过程如下：膜外肽段识别和结合相应的配体，直接激活膜内侧肽段的酪氨酸激酶或导致对胞质中酪氨酸激酶的结合和激活。该酶激活后，引起自身酪氨酸残基磷酸化和(或)促进胞内其他靶蛋白中的酪氨酸残基发生磷酸化，由此再引发各种细胞内功能的改变。

2. 鸟苷酸环化酶受体介导的信号转导　此类膜受体具有**鸟苷酸环化酶**(guanylyl cyclase，GC)的活性，其肽链只有一个跨膜 α 螺旋，分子的 N 端有配体的结合位点，位于膜外侧；C 端有 GC 结构域，位于膜内侧。该类受体介导的跨膜信号转导过程：配体与受体结合后，激活膜内侧的 GC，GC 可催化胞质内的 GTP 生成 cGMP，后者结合并激活依赖 cGMP 的**蛋白激酶** G(protein kinase G，PKG)，PKG 进一步使靶蛋白磷酸化，从而调节细胞的功能。心房肌细胞合成和释放的**心房利尿钠肽**(atrial natriuretic peptide，ANP)就是鸟苷酸环化酶受体的一个重要配体。

NO 的受体也是一种 GC，但这种 GC 存在于胞质内，称为可溶性 GC。NO 作用于可溶性 GC，使胞质内的 cGMP 浓度和 PKG 活性升高，引起相应的细胞效应。

(三)离子通道受体介导的信号转导

细胞膜上有一类受体本身又是离子通道，即同一膜蛋白兼有受体和离子通道两种功能，如 N_2 型 ACh 受体阳离子通道(图 2-5)、A 型 γ-氨基丁酸受体和甘氨酸受体等，都属于化学(或配体)门控通道。通道的开放(或关闭)不仅涉及离子本身的跨膜转运，而且可实现化学信号的跨膜转导。其基本过程：配体与受体结合后引起通道开放，随通道所透过的离子种类不同(如 Na^+ 或 Cl^-)而造成膜电位的不同改变(去极化或超极化)，从而引起细胞的兴奋或抑制。

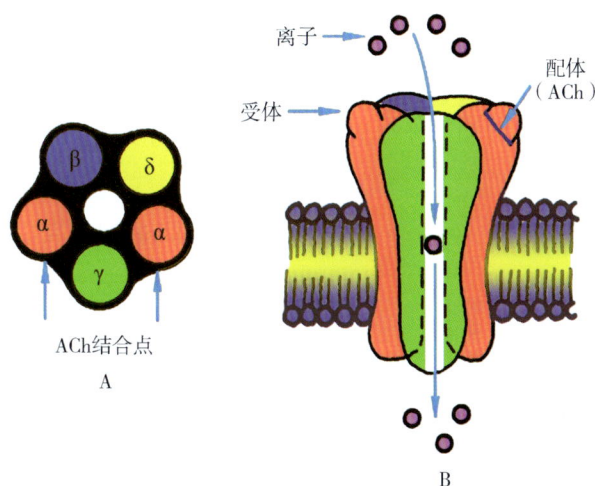

图 2-5　N_2 胆碱能受体结构模式图

A. 由五个亚单位组成的 N_2 胆碱能受体；

B. 细胞膜上镶嵌的 N_2 胆碱能受体，同时又是阳离子通道

电压门控通道和机械门控通道实际上是接受电信号和机械信号的另一类受体，通过通道的开放、关闭和离子跨膜流动将信号传递到细胞内部。

上述内容归纳了目前了解比较清楚的三种类型的跨膜信号转导途径，但是细胞的功能及其调控机制是非常复杂的，各种信号转导之间存在复杂的相互联系。随着研究的进一步深入，新的信

号转导途径及其相互之间的联系将会不断被发现。

第三节 细胞的生物电现象

活的细胞或组织不论在安静时还是活动时，都具有电的变化，称为**生物电现象**（bioelectricity phenomenon）。细胞的生物电现象是生物体极其普遍而又非常重要的生命活动特征，与生物体其他生命活动有着紧密的联系，如腺细胞的分泌、肌细胞的收缩等都是以生物电活动为基础。在体表记录到的心电、脑电、肌电、视网膜电、胃肠电活动等都是在细胞生物电活动基础上发生总和的结果。学习生物电对于理解生命活动的基本原理，尤其是一些特定组织，如神经和肌肉的功能活动具有极其重要的意义。

细胞生物电是细胞膜内外两侧带电离子的不均匀分布和一定形式的跨膜移动的结果。从细胞水平上讲，生物电是指位于细胞膜两侧的电位差，通常也称为跨膜电位，简称**膜电位**（membrane potential）。细胞水平的生物电现象主要有两种表现形式，即安静状态下的静息电位和受刺激时产生的动作电位。此外，某些细胞如感受器细胞还可产生局部电位。本节将重点讨论静息电位和动作电位及其产生的离子机制。

一、静息电位

（一）静息电位的概念及记录

静息电位（resting potential）指细胞在安静状态下，存在于细胞膜内外两侧的电位差，呈内负外正状态。采用细胞内记录法可记录到静息电位：测量时，将一参考电极放在细胞外液中，另将一微电极（测量电极）插入神经细胞内，便可测量出细胞膜两侧的电位差（图2-6）。

在所有被研究过的动物细胞中，静息电位都呈现为膜内较膜外为负。如以膜外电位为0，则膜内电位大都在 $-10 \sim -100\text{mV}$。例如，枪乌贼的巨大神经轴突和蛙骨骼肌细胞的静息电位为 $-50 \sim -70\text{mV}$，哺乳动物的肌肉和神经细胞为 $-70 \sim -90\text{mV}$，人的红细胞为 -10mV。

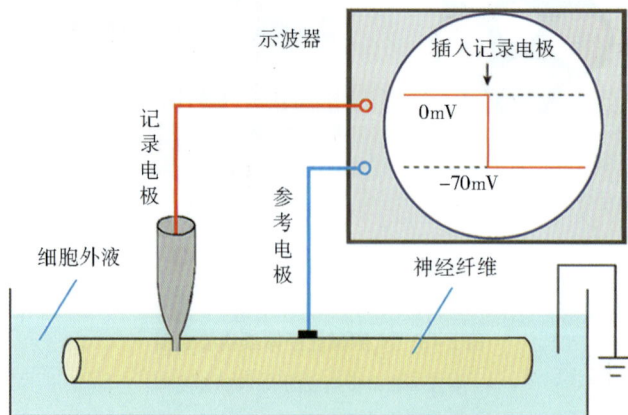

图2-6 神经纤维静息电位测定示意图

静息电位是一种稳定的直流电位，只要细胞未受到外来刺激而且保持正常的新陈代谢，静息电位就稳定在某一相对恒定的水平。生理学把静息电位时膜两侧所保持的内负外正状态，称为膜的**极化**（polarization）。

（二）静息电位的产生原理

细胞内外 K^+ 的不均衡分布和安静状态下细胞膜主要对 K^+ 有通透性，是细胞保持内负外正的极化状态的基础。由于钠泵的活动，导致细胞膜内外两侧 Na^+、K^+ 分布极不均衡，各类细胞 Na^+ 浓度膜外为膜内的 7～12 倍，而膜内的 K^+ 浓度为膜外的 20～40 倍。在这种情况下，K^+ 必然会有一个向膜外扩散的趋势，而 Na^+ 有一个向膜内扩散的趋势，即膜内外各种离子的不均衡分布为离子被动跨膜移动提供了势能贮备。假定膜在安静状态下只对 K^+ 有通透的可能，那么只能有 K^+ 移出膜外，这时又由于膜内带负电荷的蛋白质大分子不能随之移出细胞，于是随着 K^+ 的移出，出现膜内变负而膜外变得较正的状态。K^+ 的这种外向扩散并不能无限制地进行，这是因为移到膜外的 K^+ 所造成的外正内负的电场力，将对 K^+ 的继续外移起阻碍作用，而且 K^+ 移出的越多，这种阻碍也会越大。因此，当促使 K^+ 外移的膜两侧 K^+ 浓度势能差同已移出 K^+ 造成的阻碍 K^+ 外移的电势能差相等，亦即膜两侧的电 – 化学（浓度）势能代数和为零时，将不会再有 K^+ 的跨膜净移动，而由已移出的 K^+ 形成的膜内外电位差，也稳定在某一不再增大的数值。这一稳定的电位差称为 **K^+ 平衡电位**（K^+ equilibrium potential，E_K）。不难理解，K^+ 平衡电位所能达到的数值，是由膜两侧原有 K^+ 浓度差的大小决定的，它的数值可根据 Nernst 公式算出：

$$E_K = \frac{RT}{ZF}\ln\frac{[K^+]_o}{[K^+]_i} \qquad\qquad 式（1）$$

式（1）中 E_K 表示 K^+ 平衡电位，R 是通用气体常数，Z 是离子价，F 是法拉第常数，T 是绝对温度；式（1）中只有 $[K^+]_o$ 和 $[K^+]_i$ 是变数，分别代表膜外和膜内的 K^+ 浓度。如果把有关数值代入，室温以 29.2℃ 计算，再把自然对数化为常用对数，则式（1）可简化为：

$$E_K = \frac{8.31 \times (29.2 + 273) \times 10^3}{1 \times 96500} \times 2.3026 \lg\frac{[K^+]_o}{[K^+]_i} mV = 60\lg\frac{[K^+]_o}{[K^+]_i} mV \qquad 式（2）$$

但不论是神经纤维还是骨骼肌细胞，实际测到的静息电位值总略小于理论上的 E_K 值。在哺乳动物体温 37℃ 条件下，将骨骼肌细胞膜两侧 K^+ 浓度分别代入式中，可计算出 K^+ 的平衡电位为 –95mV，而实际测得的静息电位是 –70mV。进一步研究表明，膜在静息时对 Na^+ 也有极小的通透性（只有 K^+ 通透性的 1/50～1/100），由于膜外 Na^+ 浓度大于膜内，即使小量的 Na^+ 逸入膜内也会抵消一部分 K^+ 外移造成的膜内负电位。另外，安静时细胞膜对 Cl^- 也有一定的通透性。因此，静息电位不是单纯由 K^+ 外移产生，实质上与 K^+、Na^+ 及 Cl^- 都有关系，只不过 K^+ 外移起了主导作用。

此外，细胞膜钠 – 钾泵活动的生电作用也会直接影响静息电位，影响程度因细胞种类和状态有较大差异。

二、动作电位

（一）动作电位的概念与特征

动作电位（action potential）是指可兴奋细胞在静息电位的基础上，接受一次有效刺激后所产生的一次迅速的、短暂的、可扩布的电位变化。凡在受到适宜刺激后能产生动作电位的细胞，称为可兴奋细胞，包括神经细胞、肌细胞和腺细胞。可兴奋细胞受到刺激后产生动作电位的能力称为细胞的兴奋性。机体、器官、组织或细胞受到刺激时由相对静止转变为活动，或由弱的活动变为强的活动，称为兴奋。兴奋的本质是指产生动作电位的过程。

图2-7为观察单一神经纤维动作电位的产生和波形特点实验模式图。由图可见，当神经纤维在安静状况下受到一次短促的有效刺激时，膜两侧电位差迅速减小直至消失，这种电位变化过程称为膜的**除极化或去极化**（depolarization）。这时膜的电位变化并没停止，进而变成正电位。去极化至零电位后膜电位进一步变为正值，称为**反极化**（reverse polarization），即膜内电位在短时间内可由原来的 -70～ -90mV 变到 +20～ +40mV 的水平，由原来的内负外正变为内正外负，构成了动作电位变化曲线的上升支。动作电位上升支中零位线以上的部分，称为**超射**（overshoot）。但是，由刺激所引起的这种膜内外电位的倒转只是暂时的，很快就出现膜内电位的下降，由正值的减小发展到膜内出现刺激前原有的负电位状态，这个过程称为**复极化**（repolarization），构成了动作电位曲线的下降支。当静息电位的数值继续向膜内负值加大的方向变化时，称为膜的**超极化**（hyperpolarization）。由此可见，动作电位实际上是膜受刺激后在原有的静息电位基础上发生的一次膜两侧电位的快速而可逆的倒转和复原。

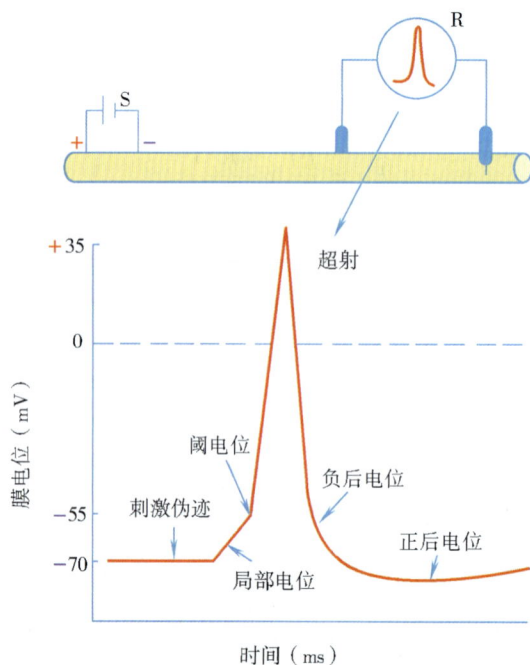

图2-7　测量单一神经纤维静息电位和动作电位的实验模式图
R：记录仪器；S：刺激器

神经和骨骼肌细胞的动作电位包括锋电位和后电位两部分（图2-7）。**锋电位**（spike potential）是动作电位的主要组成部分，它包括动作电位波形的上升支和下降支的大部分。神经和骨骼肌细胞锋电位一般持续 1～2ms。**后电位**（after-potential）是指动作电位的复极相恢复到静息电位水平前的一段缓慢而小的电位波动过程，包括**负后电位**（negative after-potential）和**正后电位**（positive after-potential）。前者膜电位仍小于静息电位，后者是紧随其后的一段大于静息电位水平的超极化状态，最后才恢复到受刺激前的静息电位水平。在神经和骨骼肌细胞，一般是先有一段持续 5～30ms 的负后电位，再出现一段延续更长的正后电位。不同类型细胞的动作电位时程、幅度、波形，以及后电位的持续时间有所不同。例如，神经纤维的动作电位一般仅持续 0.5～2.0ms，而心室肌细胞的动作电位则可持续数百毫秒，且复极时相复杂，缺少正后电位。

不同类型细胞的动作电位尽管有所不同，但都具有以下共同特征：①呈"全或无"（all – or – none）现象：对单一细胞而言，如果刺激强度达到阈值，细胞就会最大限度地爆发动作电位，且动作电位的幅度不会再随刺激强度的继续增加而增大，这就是"全"；如果刺激强度达不到阈值，细胞就不会出现动作电位，这就是"无"。②呈不衰减性扩布：动作电位产生后不停留在受刺激的部位，而是迅速沿细胞膜向周围扩布，直到整个细胞都经历了相同的电位变化。在此传导过程中，动作电位的幅度和波形始终保持不变。③具有不应期：给可兴奋细胞一次有效刺激发生兴奋后，该细胞在一定时间内将失去对其他刺激的反应能力，进入无反应的状态，这段时间称为不应期，大致与锋电位持续时间相当。

动作电位与静息电位有着本质区别，主要体现在：①动作电位仅发生于可兴奋细胞而不是所有细胞。②动作电位产生于接受刺激后而不是安静状态下。③动作电位是一次可扩布的电变化过程而不停留于某一固定的电位。④动作电位是各种可兴奋细胞发生兴奋时所具有的特征性表现，是细胞发生兴奋的标志；静息电位则是细胞接受刺激发生兴奋的基础。

（二）动作电位的产生原理

1. 离子的电化学驱动力　电化学驱动力决定离子跨膜流动的方向与速度，数值越大表明驱动力越大，数值前的正负号表示离子跨膜流动的方向，正号为外向，负号为内向。当膜受到刺激而发生通透性改变时，带电离子将沿着电化学驱动力的方向跨膜运动，并引起膜电位的波动，这是包括动作电位在内的任何波动性电变化形成的基础。某种离子的电化学驱动力等于膜电位与该离子平衡电位之差。假定静息电位是 $-70mV$，Na^+ 的平衡电位是 $+60mV$，K^+ 的平衡电位是 $-90mV$，在静息条件下，Na^+ 的电化学驱动力为 $-130mV$，K^+ 的电化学驱动力为 $+20mV$。可见，在安静状态下，Na^+ 内向驱动力明显大于 K^+ 外向驱动力。一旦膜对 Na^+ 的通透性增加，Na^+ 将迅速内流，引起膜的去极化。如果膜电位处于反极化状态，如 $+35mV$，K^+ 的电化学驱动力可达到 $+125mV$，而 Na^+ 的电化学驱动力为 $-25mV$，即 Na^+ 内向驱动力减小，而 K^+ 则受到很强的外向驱动力，具有向细胞外流动的趋势。

2. 动作电位期间膜电导的变化　直接测定动作电位期间膜对离子通透性的动态变化，是揭示动作电位产生原理的关键。膜对离子的通透性可以用膜电导，即膜电阻的倒数来衡量。实验结果表明，动作电位期间膜的 Na^+ 电导首先迅速增大，旋即又发生衰减，在 Na^+ 电导（G_{Na}）衰减的同时 K^+ 电导（G_K）增大（图2–8）。结合上面膜两侧 Na^+、K^+ 所受驱动力分析，不难得出，动作电位的产生先是由于出现迅速增加的 Na^+ 电导，Na^+ 在很强的电化学驱动力的作用下形成 Na^+ 内向电流，使细胞膜迅速去极化，构成锋电位的升支。在动作电位发生的过程中，细胞膜两侧 Na^+ 的浓度差以及由静息时 K^+ 外移造成的外正内负的电位差是 Na^+ 内流的动力，而 Na^+ 内流所造成的膜内正电位，则形成了 Na^+ 进一步内流的阻力。随着 Na^+ 内流的增加，这种阻力也不断增大，当 Na^+ 内流的动力与阻力达平衡时，膜上 Na^+ 的净通量为零，这时膜两侧的电位差达到了一个新的平衡点，即 **Na^+ 平衡电位**（Na^+

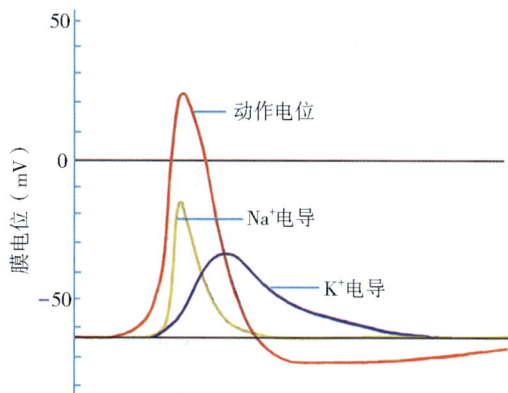

图2–8　神经纤维动作电位和与之有关的膜对离子通透性改变的关系

equilibrium potential，E_{Na}），这一过程可被 Na^+ 通道的阻滞剂**河鲀毒素**（tetrodotoxin，TTX）所阻断。将膜内、外 Na^+ 的浓度代入 Nernst 公式可计算出 Na^+ 平衡电位的数值，此数值与实验中实际测得的动作电位的超射值很接近。随后，Na^+ 电导减小，形成锋电位的降支，K^+ 电导的增大使 K^+ 外向电流增强，加速了膜的复极，也参与锋电位降支的形成。应用 K^+ 通道特异性阻断剂**四乙胺**（tetraethylammonium，TEA）后，延迟出现的外向电流全部消失，表明这部分外向电流是 K^+ 电流。

三、细胞兴奋的引起和传导

（一）刺激引起兴奋的条件

刺激是指一切可引起细胞、组织或机体发生反应的环境变化因素。按照刺激的性质不同可将刺激分为物理刺激、化学刺激、生物刺激以及社会因素刺激。在生理学实验中，常用电刺激作为人工刺激，用来观察和分析神经或各种肌肉组织的兴奋性。这是因为电刺激的各项参数可以容易地控制和改变，并且在一般情况下，能够引起组织兴奋的电刺激并不造成组织损伤，因而可以重复使用。衡量一个刺激的大小通常用**刺激强度**（intensity）、**持续时间**（duration）和强度 – 时间变化率这三个参数表示。不同的细胞、组织接受刺激发生兴奋的表现方式不尽一致，如神经细胞兴奋表现为神经冲动的传导，肌细胞兴奋表现为肌纤维的收缩与舒张，腺细胞兴奋表现为腺体分泌，但这三种细胞兴奋的本质是一样的，即都有一个共同的、最先出现的反应，那就是受刺激处的细胞膜两侧出现一个特殊形式的电变化——动作电位。所以，兴奋性可以理解为细胞接受刺激发生动作电位的能力，兴奋则是产生动作电位的过程。兴奋性是兴奋发生的前提，兴奋则是兴奋性的外在表现。

刺激要引起组织细胞发生兴奋，三个参数必须达到某一临界值，而且这三个参数对于引起某一组织和细胞的兴奋并不是一个固定值，它们相互影响。为了说明刺激的各参数之间的相互关系，可以先将其中一个参数固定于某一数值，然后观察其余两个参数的相互影响。例如，当使用方波刺激时，由于不同大小和持续时间的方波上升支都以同样极快的增加速率达到某一预定的强度值，因而可以认为上述第三个参数是固定不变的，这样每一方波电刺激能否引起兴奋，就只取决于它所达到的强度和持续的时间了。在神经和肌组织进行的实验表明，在强度 – 时间变化率保持不变的情况下，在一定的范围内，引起组织兴奋所需的最小刺激强度，与这一刺激所持续的时间呈反变关系。这就是说，当刺激的强度较大时，它只需持续较短的时间就足以引起组织的兴奋，而当刺激的强度较弱时，这个刺激就必须持续较长的时间才能引起组织的兴奋。这种关系只是适用于当所用强度或时间在一定限度内改变时。如果将所用的刺激强度减小到某一数值时，则这个刺激不论持续多么长的时间也不会引起组织兴奋；与此相对应，如果刺激持续时间逐渐缩短，最后也会达到一个临界值，即在刺激持续时间小于这个值的情况下，无论使用多么大的强度，也不能引起组织的兴奋。它们之间的关系可用强度 – 时间曲线（兴奋性曲线）表示（图 2 – 9）。曲线上任何一点代表一个具有一定强度和一定持续时间的能引起组织发生兴奋反应的最小刺激量，或

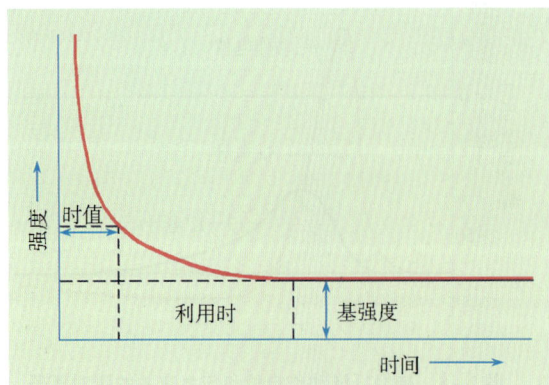

图 2 – 9 可兴奋细胞的强度 – 时间曲线

者是在强度时间变化率不变的前提下，某一作用时间下的阈强度。曲线左边最开始与纵坐标相平行的一点表示，当刺激的作用时间小于某一临界值时，则这个刺激的强度无论多大，都不会引起组织兴奋。曲线右边最开始与横坐标相平行的一点表示，当刺激的作用强度小于某一临界值时，则这个刺激的持续时间无论多长，都不会引起组织兴奋。

为了比较不同组织细胞的兴奋性，引入以下几个概念。在刺激作用时间充分有效的前提下，能引起细胞兴奋的最小刺激强度，称为**基强度**（rheobase）。基强度条件下的最小有效作用时间，称为**利用时**（utilization time）。二倍基强度条件下的最小作用时间称为**时值**（chronaxie）。实际工作中最常用的指标是阈值，也称**阈强度**（threshold intensity），即在刺激作用时间和强度 – 时间变化率固定不变的条件下，能引起组织细胞发生兴奋的最小的刺激强度，达到这种强度的刺激称**阈刺激**（threshold stimulus）。阈刺激或阈强度是衡量细胞兴奋性最常用的指标，阈值越大，细胞的兴奋性越低；阈值越小，细胞的兴奋性越高。强度大于阈值的刺激称为**阈上刺激**（suprathreshold stimulus），强度小于阈值的刺激称为**阈下刺激**（subthreshold stimulus）。阈刺激和阈上刺激作用于可兴奋细胞，可引起细胞发生动作电位；阈下刺激作用于细胞，虽不能使细胞发生动作电位，但可以引起局部电位。

（二）阈电位与动作电位

给可兴奋细胞一次有效刺激（阈刺激或阈上刺激）后，细胞会发生兴奋产生动作电位。有效刺激之所以能"点燃"动作电位，是因为刺激提高了细胞膜对 Na^+ 的通透性，Na^+ 便依靠电化学驱动力内流入细胞。由于 Na^+ 通道的开放具有电压依赖性，膜的去极化程度越大，通道的开放率和 Na^+ 内向电流越大。当增加刺激强度使膜电位去极化达到某个临界值时，细胞膜上的电压门控 Na^+ 通道被快速激活，大量 Na^+ 通道开放，使膜对 Na^+ 的通透性突然增大，Na^+ 大量内流，出现动作电位的上升支，这个临界值称为**阈电位**（threshold potential）。阈电位比正常静息电位的绝对值小 $10 \sim 20mV$，例如，巨大神经轴突的静息电位为 $-70mV$，它的阈电位约为 $-55mV$。

需要说明的是，达到阈电位的去极化可以激活钠通道的再生性循环，这并不是说小于阈电位的去极化不引起 G_{Na} 的增加，实际情况是这时也有一定数目的 Na^+ 通道开放，但由于膜对 K^+ 的通透性仍大于 Na^+，因而少量的 Na^+ 内流及其对膜内电位的影响随即被 K^+ 的外流所抵消，因而去极化不能继续发展下去，不能形成动作电位。但当外来刺激引起的去极化达到阈电位水平时，由于较多量 Na^+ 通道的开放造成了膜内电位较大的去极化，而此去极化已不再能被 K^+ 外流所抵消，就能进一步加大膜中 Na^+ 通道开放的概率，结果又使更多 Na^+ 内流增加而造成膜内进一步去极化，如此反复促进，就形成一种正反馈的过程，称为再生性循环，其结果使膜内去极化迅速发展，形成动作电位陡峭的升支，直至膜内电位上升到近于 Na^+ 平衡电位的水平。

阈电位是用膜本身去极化的临界值来描述动作电位的产生条件。所谓阈强度，是作用于标本（组织）时能使膜的静息电位去极化到阈电位的外加刺激的强度。这就是阈强度和阈电位在概念上的区别。

（三）阈下刺激与局部电位

阈刺激和阈上刺激作用于可兴奋细胞，可使细胞除极达到阈电位；阈下刺激只能引起该段膜中少量 Na^+ 通道的开放，在受刺激的膜局部出现电位波动，称为**局部反应**（local response）或局部电位（local potential）。其中少量 Na^+ 通道开放产生的去极化反应称为**局部兴奋**（local excitation）。由阈下刺激所引起的细胞膜电位的波动则称为局部电位。局部兴奋由于强度较弱，且很快被外流

的 K^+ 所抵消，因而不能引起再生性循环而发展成真正的兴奋或动作电位。

局部电位有以下几个基本特性：①不是"全或无"的：幅度随着阈下刺激的增大而增大。②衰减性扩布：发生在膜的某一点的局部兴奋可以使邻近的膜也产生类似的去极化，但随距离加大而迅速减小以至消失。这个局部兴奋所波及的范围在一般神经细胞膜上不超过数十乃至数百微米。③局部兴奋是可以互相叠加的（图 2-10）：也就是说，当一处产生的局部兴奋由于电紧张性扩布致使邻近处的膜也出现程度较小的去极化，而该处又因另一刺激也产生了局部兴奋。虽然两者单独出现时都不足以引发一次动作电位，但如果遇到一起时可以叠加起来，以致有可能达到阈电位而引发一次动作电位，称为兴奋的**空间总和**（spatial summation）；局部兴奋的叠加也可以发生在连续受数个阈下刺激的膜的某一点，亦即当前面刺激引起的局部兴奋尚未消失时，与后面刺激引起的局部兴奋发生叠加，称为**时间总和**（temporal summation）。总和现象在神经元细胞的功能活动中十分重要和常见。体内某些感受器细胞、部分腺细胞和平滑肌细胞及神经细胞体上的突触后膜和骨骼肌细胞的终板膜，它们在受刺激时不产生"全或无"形式的动作电位，而只出现原有静息电位的微弱而缓慢的变动，分别称为感受器电位、慢电位、突触后电位和终板电位。这些电位也具有类似局部电位的特性，成为除动作电位以外的体内另一类重要的电信号。

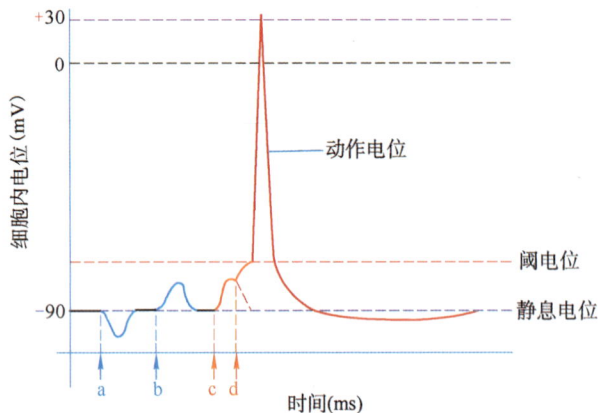

图 2-10 刺激引起膜超极化、局部反应及局部反应在时间上的时间总和效应

a：刺激引起膜超极化，兴奋性降低；b：阈下刺激引起的去极化，但达不到阈电位水平，只引起局部反应；c、d：均为阈下刺激，但 d 在 c 引起局部反应时给予，产生总和效应，达到阈电位，引发动作电位

（四）动作电位的传导

动作电位可以沿着细胞膜不衰减地**传导**（conduction），直至传遍整个细胞，这是动作电位的一个重要特征。传导的机制可用局部电流学说解释。设想一条枪乌贼的无髓神经纤维的某一小段，因受到足够强的外加刺激而出现了动作电位（图 2-11A），即该处出现了膜两侧电位的暂时性倒转，由静息时的内负外正变为内正外负，但和该段神经相邻接的神经段仍处于安静时的内负外正状态。由于膜两侧的溶液都是导电的，于是在已兴奋的神经段和与它相邻的未兴奋的神经段之间，由于电位差的存在而出现电荷移动，称为局部电流。膜外已兴奋段的电位较周围未兴奋段的电位低，而膜内已兴奋段的电位较周围未兴奋段的电位高。因此，膜外有正电荷由未兴奋段移向已兴奋段，膜内有正电荷由已兴奋段移向未兴奋段，这样就导致未兴奋段膜内电位升高而膜外电位降低，使该处膜发生去极化。当任何原因使膜的去极化达到阈电位的水平时，都会大量激活

该处的 Na^+ 通道而导致动作电位的出现。因此，当局部电流的出现使邻近的未兴奋的膜去极化到阈电位时，会使该段出现动作电位。所谓动作电位的传导，实际是已兴奋的膜部分通过局部电流"刺激"了未兴奋的膜部分，使之出现动作电位。这样的过程在膜表面连续进行下去，就表现为兴奋在整个细胞的传导。由于锋电位产生期间电位变化的幅度和陡度相当大，在单一细胞局部电流的强度超过了引起邻近膜兴奋所必需的阈强度数倍以上，因而以局部电流为基础的传导过程是相当有效的。

兴奋传导机制虽然以无髓神经纤维为例，但在其他可兴奋细胞（如骨骼肌细胞）的兴奋传导，基本上遵循同样的机制。有髓神经纤维在轴突外面包有一层相当厚的髓鞘，髓鞘主要成分的脂质是不导电或不允许带电离子通过的，因此只有在髓鞘中断的郎飞结处，轴突膜才能和细胞外液接触，使跨膜离子移动得以进行。因此，当有髓神经纤维受到外加刺激时，动作电位只能在邻近刺激点的郎飞结处产生，而局部电流也只能发生在相邻的郎飞结之间，其外电路要通过髓鞘外面的组织间液，因此，动作电位表现为跨过每一段髓鞘而在相邻郎飞结处相继出现，这称为兴奋的**跳跃式传导**（saltatory conduction）（图 2 - 11B）。

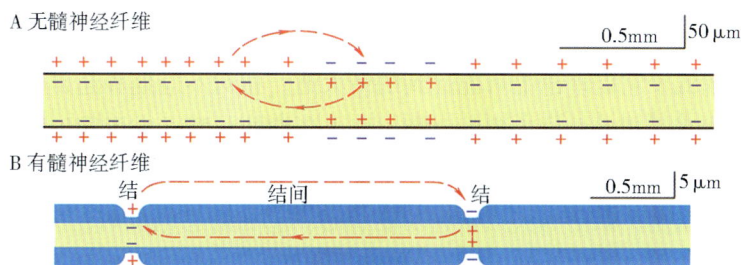

图 2 - 11　神经纤维传导机制模式图
箭头表示膜内外局部电流的流动方向

跳跃式传导时的兴奋传导速度显然比上述无髓神经纤维或一般细胞的传导速度快得多，而且由于跳跃式传导时，单位长度内每传导一次兴奋所涉及的跨膜离子运动的总数要少得多，因此它还是一种"节能"的传导方式。因此，神经髓鞘的出现是进化过程中既能增加神经纤维传导速度，又能减少生物能量消耗的一种方式。

四、细胞兴奋后兴奋性的周期性变化

细胞在接受一次有效刺激而出现兴奋时和以后的一个短时间内，其兴奋性将经历一系列有序的变化，然后才得以恢复（图 2 - 12）。这一特性说明，在细胞或组织接受连续刺激时，有可能由于它们接受前一刺激而改变了对后来刺激的反应能力，因而这是一个有重要功能意义的生理现象。

在细胞接受刺激发生兴奋的当时及兴奋后最初的一段时间，无论施加多大强度的刺激也不能使细胞再次兴奋，这段时间称为**绝对不应期**（absolute refractory period）。在绝对不应期，细胞的兴奋性可以看作为零，阈值为无穷大。在绝对不应期之后，细胞的兴奋性逐渐恢复，受刺激后可发生兴奋，但所需的刺激强度要大于阈值，表明兴奋性较正常低，所以称这段时间为**相对不应期**（relative refractory period）。相对不应期之后，有的细胞还会出现兴奋性的波动，即轻度高于正常水平或低于正常水平，分别称作**超常期**（supernormal period）和**低常期**（subnormal period）。

绝对不应期相当于锋电位持续的时间，所以锋电位不会叠加，而且锋电位产生的最高频率也应低于绝对不应期的倒数。例如，蛙的有髓神经纤维的绝对不应期约为 2ms，那么此纤维每秒所

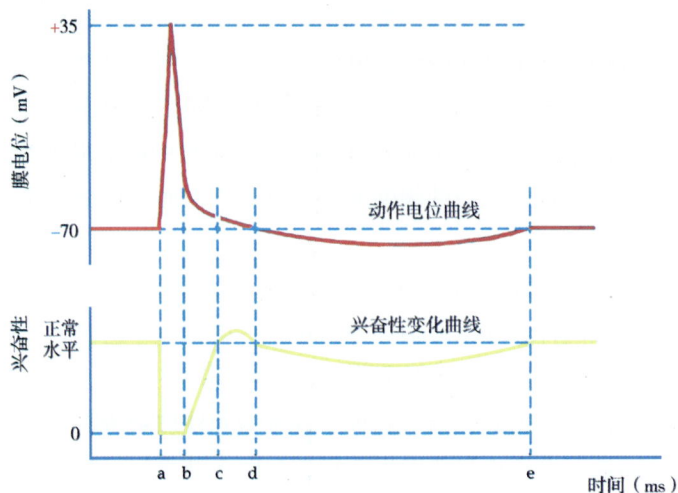

图 2-12　动作电位与兴奋性变化的时间关系

ab：锋电位——绝对不应期；bc：相对不应期；cd：超常期；de：低常期

能产生的锋电位的次数不可能超过 500；实际上神经纤维在体内自然情况下所能产生和传导的神经冲动的频率，远远低于它们理论上可能达到的最大值。相对不应期和超常期相当于负后电位出现的时期；低常期相当于正后电位出现的时期。以上各期的长短，在不同细胞可以有很大差异。

细胞兴奋后兴奋性之所以呈周期性变化，主要是由细胞膜上离子通道的功能状态决定的。如细胞膜上的钠通道有备用、激活和失活三种功能状态：①在静息电位时，Na^+ 通道大多关闭，对 Na^+ 几乎无通透性，但能接受刺激而开放，称为备用状态。②当细胞受到有效刺激时，Na^+ 通道开放，膜对 Na^+ 通透性大增引起 Na^+ 内流，形成动作电位的去极相，此时通道呈**激活**（activation）状态。③由于细胞膜去极化而引起细胞膜两侧电位差的改变，导致 Na^+ 通道关闭，此时任何强度的刺激都不能使之开放，通道处于**失活**（inactivation）状态，膜对 Na^+ 的通透性消失。上述离子通道功能状态的改变是由膜电位决定的，因此，这类通道称为电压依赖性通道。所以，钠通道所具有的备用—激活—失活的周期性循环是细胞兴奋后兴奋性呈周期性变化的根本原因。

第四节　肌细胞的收缩功能

肌细胞最本质的功能是将化学能转变为机械功，产生张力和收缩。根据肌肉的结构和功能特性，可将肌肉组织分为骨骼肌、心肌和平滑肌三种类型，其中骨骼肌和心肌在光学显微镜下呈现明暗交替的横纹，故统称为横纹肌。

一、横纹肌细胞的收缩功能

在机体内，骨骼肌的收缩受中枢神经系统的控制，完成各种随意运动，属于随意肌。心肌（见第四章）的收缩受自主神经调控，属于非随意肌。每个骨骼肌细胞都受到运动神经元轴突分支的支配，当运动神经元兴奋时，动作电位通过神经肌肉接头传递给肌细胞，使肌细胞兴奋发生收缩。

（一）横纹肌细胞的微细结构

横纹肌细胞在结构上有两个主要特点：一是含有大量的肌原纤维，二是具有高度发达的肌管系统(图 2 – 13)。

1. 肌原纤维和肌节 每个横纹肌细胞内含有上千条直径 $1 \sim 2\mu m$ 的**肌原纤维**(myofibril),它们沿肌细胞的长轴平行排列,贯穿细胞的全长。每条肌原纤维的全长都呈现规则的明暗交替,分别称为明带和暗带。骨骼肌和心肌细胞内每条肌原纤维的明带和暗带在细胞长轴方向上都位于相同水平,使得整个肌细胞也呈现明、暗交替的横纹,故也称横纹肌。暗带的中央有一段相对较亮的区域,称为 H 带,H 带的中央,亦即暗带的中央,有一条横向的线,称为 M 线;明带中央也有一条线,称为 Z 线。每两条相邻 Z 线之间的区域称为**肌节**(sarcomere)。肌节是肌细胞收缩和舒张的基本结构单位。在电子显微镜下观察,可见每个肌节中含有两类形态不同的肌丝。暗带中主要含有直径较大(约 10nm)的粗肌丝,长度约 $1.6\mu m$,与暗带的长度相同,中间有细胞骨架蛋白将它们固定,形成 M 线;明带内主要含有直径较小(约 5nm)的细肌丝,长度约 $1.0\mu m$,细肌丝的一端锚定在 Z 线的骨架中,另一端可插入暗带的粗肌丝之间。暗带的中央即 M 线两侧没有细肌丝插入,故形成相对明亮的 H 带。在暗带的横断面上,可观察到粗、细肌丝间规则的空间排列,每条粗肌丝周围对应有 6 条细肌丝,每条细肌丝周围则对应有 3 条粗肌丝。这种空间关系为肌肉收缩时粗、细肌丝的相互作用创造了条件。

2. 肌管系统 每个横纹肌细胞都拥有两套独立的肌管系统,一套是与肌原纤维呈垂直走行的管道,称为横管或 T 管,它是由肌膜在明带和暗带交界处向内凹陷形成的,它向细胞深部延伸,反复分支成网,包绕每条肌原纤维。横管管腔内的液体经其在肌膜表面的开口与细胞外液相通。肌膜和横管膜上分布有 L 型钙通道(L – type Ca^{2+} channel)。另一套管道的走行方向与肌原纤维平行,称为纵管或 L 管,也称肌质网,相当于其他细胞的内质网。肌质网可分为彼此相通的两部分:包绕在肌原纤维周围的肌质网称为纵行肌质网,其膜上有钙泵;肌质网的末端较膨大或呈扁平状,与横管膜相接触但不连接,该部分的肌质网称为连接肌质网或终池。终池内的 Ca^{2+} 浓度是细胞内液的数千至上万倍,终池膜上分布有**钙释放通道**(calcium release channel)。在骨骼肌横管与其两侧的终池形成三联体结构(图 2 – 13),而在心肌,横管与单侧的终池形成二联体结构。

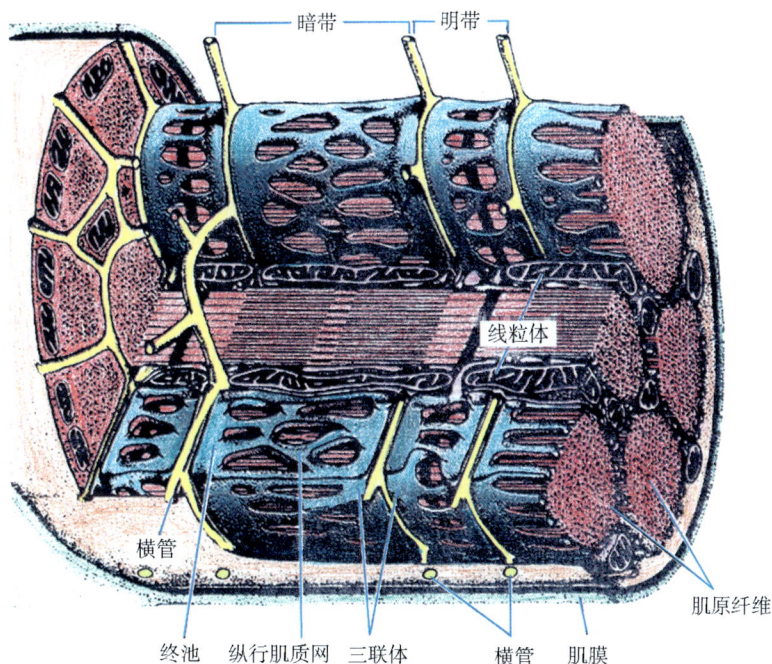

图 2 – 13 骨骼肌的肌原纤维和肌管系统示意图

(二)横纹肌细胞收缩的分子机制

目前公认的肌肉收缩机制是 1954 年由 Huxley 提出的**肌丝滑行理论**(sliding filament theory),其基本内容是:肌肉收缩时缩短是由于粗、细肌丝在肌节内相互滑动,改变了这两种肌丝的重叠程度,而粗、细肌丝各自的长度并不发生改变。

1. 肌丝的分子组成 粗肌丝主要由**肌球蛋白**(myosin,也称肌凝蛋白)分子构成。每个分子由 6 条肽链构成,包括一对重链和两对轻链。两条重链的尾部相互缠绕形成肌球蛋白的杆状部分,是粗肌丝的主干,朝向 M 线平行排列。两条重链的末端分别结合一对轻链构成头部。两个球形的头部连同与它相连的一小段杆状部分(此段称为桥臂),一起由肌丝中向外伸出,形成**横桥**(cross - bridge)(图 2 - 14),每条粗肌丝上伸出 300～400 个横桥。横桥的主要特性有:①横桥在一定条件下可以和细肌丝上的肌动蛋白分子呈可逆性的结合,同时出现横桥向 M 线方向的扭动。②横桥具有 ATP 酶的活性,可分解 ATP 而获得能量,作为横桥扭动和做功的能量。

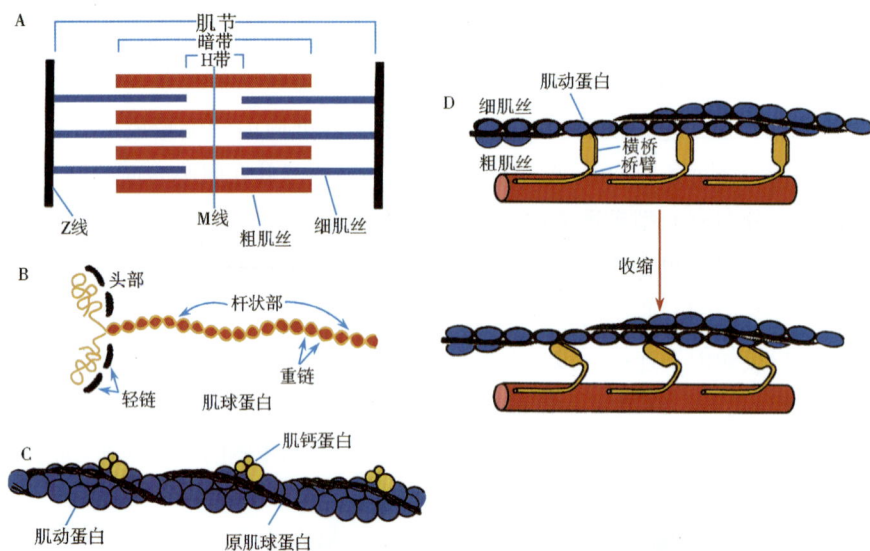

图 2 - 14 骨骼肌的肌丝结构和肌丝滑行示意图
A. 肌小节的构成;B. 肌球蛋白分子的重链和轻链;
C. 细肌丝的构成(包含有三种蛋白);D. 横桥摆动拖动肌丝滑行

细肌丝由三种蛋白构成,即**肌动蛋白**(actin,也称肌纤蛋白)、**原肌球蛋白**(tropomyosin,也称原肌凝蛋白)和**肌钙蛋白**(troponin)。肌动蛋白是球形分子,在肌丝中,它聚合成两条链并相互缠绕成螺旋状,形成细肌丝的主干。肌动蛋白上有横桥的结合位点,与肌丝滑行直接相关,因此和肌球蛋白一同被称为收缩蛋白。原肌球蛋白呈长杆状,也是由两条肽链形成的双螺旋分子,它们首尾相连,沿肌动蛋白双螺旋的浅沟旁走行。肌细胞在静息状态时,原肌球蛋白的位置正好在肌动蛋白和横桥之间,将肌动蛋白上的结合位点覆盖,阻碍了二者相互作用。肌钙蛋白是球形分子,由三个亚单位组成,即**肌钙蛋白 T**(troponin T,TnT)、**肌钙蛋白 I**(troponin I,TnI)和**肌钙蛋白 C**(troponin C,TnC),TnT 和 TnI 分别与原肌球蛋白和肌动蛋白紧密相连,TnC 具有 Ca^{2+} 的结合位点,每分子 TnC 可结合 4 个 Ca^{2+}。

2. 肌肉的收缩过程 横桥具有 ATP 酶的活性,在肌肉舒张时,水解 ATP 获得的部分能量使横桥竖起并保持与细肌丝垂直,此时横桥对肌动蛋白具有高度的亲和力,蓄势待发。当胞质内

Ca^{2+} 浓度升高时，Ca^{2+} 与 TnC 结合，使肌钙蛋白构象改变，导致 TnI 与肌动蛋白的结合减弱，并使原肌球蛋白分子向肌动蛋白双螺旋沟槽的深部移动，从而暴露出肌动蛋白的结合位点，处于高势能态的横桥即与肌动蛋白结合，横桥构象改变，头部向桥臂方向扭动45°，拖动细肌丝向肌节中央 M 线的方向滑行，H 带变窄，肌节缩短。ATP 与扭动后的横桥结合，使横桥对肌动蛋白的亲和力明显降低，促进两者解离，横桥则利用水解 ATP 获得的部分能量重新竖起，如果胞质中 Ca^{2+} 浓度持续较高，横桥又可与肌动蛋白下一个新的位点结合，重复上述过程。当胞质内 Ca^{2+} 浓度降低到收缩前水平时，肌钙蛋白与 Ca^{2+} 解离，肌钙蛋白和原肌球蛋白又恢复原来的构象，重新掩盖了肌动蛋白的结合位点，竖起的横桥头部便不能与肌动蛋白上新的位点结合，细肌丝滑回原位，肌肉进入舒张状态(图2-14)。上述横桥与肌动蛋白结合、扭动、复位的过程称为**横桥周期**(cross-bridge cycle)。

(三)横纹肌细胞的兴奋-收缩耦联

胞质内 Ca^{2+} 浓度的瞬间变化是引起肌肉收缩或舒张的关键，而这种变化是由动作电位引发的。一次动作电位引起肌细胞发生一次收缩。肌细胞的动作电位引发机械收缩的中介机制，称为**兴奋-收缩耦联**(excitation-contraction coupling)。其基本过程是：肌膜上的动作电位沿肌膜和横管膜传播，激活了肌膜和横管膜上的 L 型钙通道；通过通道构象的改变(骨骼肌)或内流的 Ca^{2+} (心肌)激活了终池膜上的钙释放通道，使终池内的 Ca^{2+} 释放入胞质，胞质内的 Ca^{2+} 浓度由静息时的不足 $0.1\mu mol/L$ 升高百倍以上；Ca^{2+} 与肌钙蛋白 C 亚单位(TnC)结合，启动粗、细肌丝的滑行过程，肌细胞收缩；胞质内 Ca^{2+} 浓度升高的同时，激活了纵行肌质网膜上的钙泵，钙泵将胞质中 Ca^{2+} 回收入肌质网，胞质内 Ca^{2+} 浓度降低，肌细胞舒张(图2-15)。可见，三联体或二联体结构是把肌细胞膜的电变化和细胞内的收缩过程衔接或耦联起来的关键部位，是兴奋-收缩耦联的结构基础，Ca^{2+} 也被认为是兴奋-收缩耦联的关键因子。

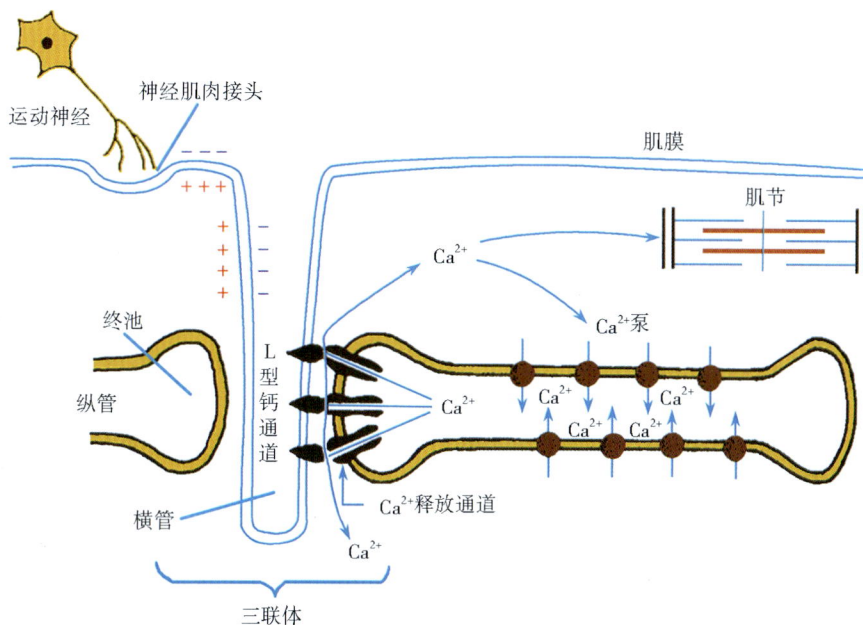

图2-15　骨骼肌的兴奋-收缩耦联示意图

骨骼肌细胞收缩时，胞质内增加的 Ca^{2+} 几乎全部来自肌质网释放，最终又被肌质网上的钙泵全部回收。而心肌细胞则不同，其肌质网不够发达，终池稍膨大，与横管形成二联体。胞质内增加的 Ca^{2+} 中有 $10\%\sim30\%$ 是经过肌膜上的 L 型钙通道由细胞外流入的，胞外流入的 Ca^{2+} 可激活肌质网膜上的钙释放通道，从而释放更多的 Ca^{2+} 进入胞质，参与心肌细胞的收缩过程，也就是说，心肌细胞肌质网释放 Ca^{2+} 依赖于细胞外进入的 Ca^{2+} 触发，所以在无 Ca^{2+} 溶液中，心肌细胞不能发生收缩。细胞外 Ca^{2+} 对骨骼肌细胞的收缩没有明显影响。心肌细胞舒张时胞内 Ca^{2+} 浓度的下降除了大部分由肌质网膜上的钙泵回收外，有 $10\%\sim30\%$ 的 Ca^{2+} 还依赖于肌膜上的 Na^+-Ca^{2+} 交换体和钙泵的活动，才能维持细胞内 Ca^{2+} 浓度的稳态。

（四）横纹肌收缩的形式与力学分析

1. 肌肉的收缩形式　肌肉收缩时表现为肌肉长度与张力的机械变化。肌肉收缩的外部表现形式可根据其负荷情况和刺激频率的不同等表现为等长收缩与等张收缩，或单收缩与强直收缩。

（1）等长收缩与等张收缩　肌肉收缩时，横桥的扭动使粗、细肌丝相互滑动，肌节缩短，也可通过使具有弹性的桥臂伸长而产生张力（图 2-16）。如果收缩时肌肉的长度保持不变而只有张力增加，这种收缩形式称为**等长收缩**（isometric contraction）。等长收缩所消耗的能量主要转变为张力的增加，并无位移和做功。如果收缩时只发生肌肉缩短而张力保持不变，该收缩形式称为**等张收缩**（isotonic contraction）。等张收缩所消耗的能量主要转变为缩短肌肉及移动负荷而完成一定的物理功。

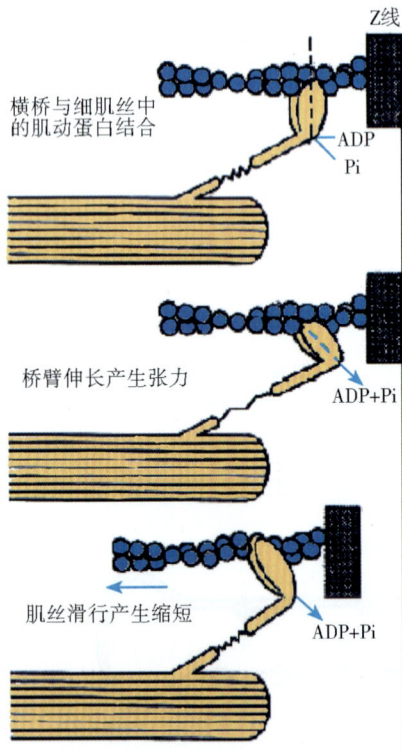

横桥与细肌丝中的肌动蛋白结合

ADP Pi

桥臂伸长产生张力

ADP+Pi

肌丝滑行产生缩短

ADP+Pi

图 2-16　横桥扭动时产生张力和缩短的示意图

在机体内，不同肌肉收缩时所遇到的负荷不同，故其收缩形式也不同。一些与维持身体固定姿势和克服外力（如重力）有关的肌肉，如项肌等收缩时以产生张力为主，接近于等长收缩；一些与肢体运动有关的肌肉，则表现为不同程度的等张收缩。在整体，骨骼肌的收缩多表现为既改变长度又增加张力的混合收缩形式。但由于不同部位肌肉的附着或功能特点不同，其收缩形式侧重有所不同。

（2）单收缩和强直收缩　横纹肌受到一次短促的刺激时，产生一次动作电位，引发肌肉一次收缩和舒张，这种形式的收缩称为**单收缩**（single twitch）。单收缩整个过程可分为收缩期和舒张期。如果给肌肉以连续的短促刺激，随着刺激频率的不同，肌肉收缩会出现不同的形式。骨骼肌动作电位时程（相当于绝对不应期）为 $1\sim2ms$，而其收缩过程可达几十至几百毫秒，过了绝对不应期后，肌细胞就可以接受新的刺激，产生新的兴奋和收缩，这样就可能出现新的收缩与上次尚未结束的收缩过程发生总和。当骨骼肌受到频率较高的刺激时，出现收缩总和的过程称为**强直收缩**（tetanus）。如果刺激频率相对较低，总和过程发生于前一次收缩过程的舒张期，则出现**不完全强直收缩**（incomplete tetanus）；如增加刺激频率，使总和过程发生在前一次收缩过程的收缩期，就会出现**完全强直收缩**（complete tetanus）（图 2-17）。通常所说的强直收缩是指完全强直收缩。强直收缩较单收缩能产生更大程度的张力和缩短。强直收缩时，肌细胞连续兴奋，细胞内 Ca^{2+}

浓度持续升高，处于结合状态的横桥数目增加，收缩张力可增加至一个稳定的最大值。由于躯体运动神经上的传出冲动总是连续成串的，其频率足以引起骨骼肌进行强直收缩，有利于产生强大的收缩张力，完成各种躯体运动和对外界做功。

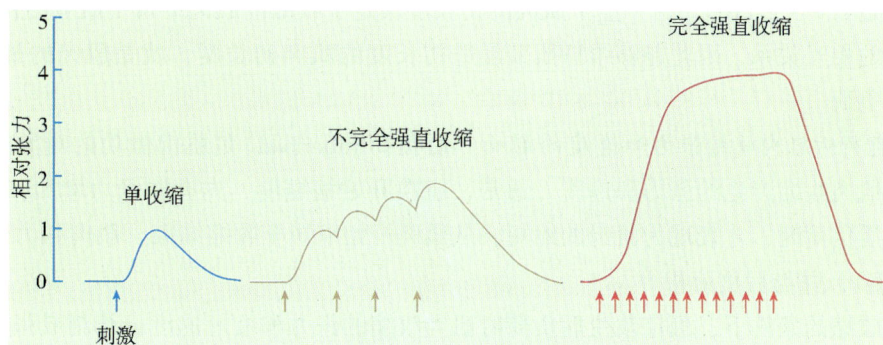

图 2 – 17　刺激频率对骨骼肌收缩形式的影响

2. 肌肉收缩的力学分析　肌肉收缩的效能是由肌肉收缩时承受的负荷、肌肉自身的收缩能力以及收缩的总和效应等多种因素决定的。肌肉在收缩前所承受的负荷称为前负荷。肌肉在收缩过程中所承受的负荷称为后负荷。

（1）前负荷对肌肉收缩张力的影响　**前负荷**（preload）决定了肌肉在收缩前被拉长的程度，亦即肌肉的**初长度**（initial length）。实验中，前负荷可以用初长度来表示。在等长收缩的条件下，当把肌肉牵拉到一定长度时，会产生一定的被动张力，在此基础上刺激肌肉，肌肉主动收缩，产生主动张力，此时实验记录到的张力实为被动张力与主动张力之和，称为总张力。用同一初长度下的总张力减去被动张力计算出主动张力。从对肌肉初长度与主动张力的关系曲线（图 2 – 18A）分析中可知，肌肉收缩存在着一个**最适初长度**（optimal initial length），在这一初长度时，等长收缩可以产生最大的主动张力，大于或小于最适初长度，收缩时产生的张力都会下降。这一特点可从肌节长度变化时粗、细肌丝的相互关系改变加以说明。如图 2 – 18B 所示，当肌节初长度为 $1.6\mu m$（图中 a 点），细肌丝将穿过 M 线，两侧细肌丝相互重叠并发生卷曲，影响了部分横桥与细肌丝的接触，肌肉收缩张力相应减小；当肌节初长度分别为 $2.0\mu m$ 和 $2.2\mu m$（图中 b 点和 c 点），

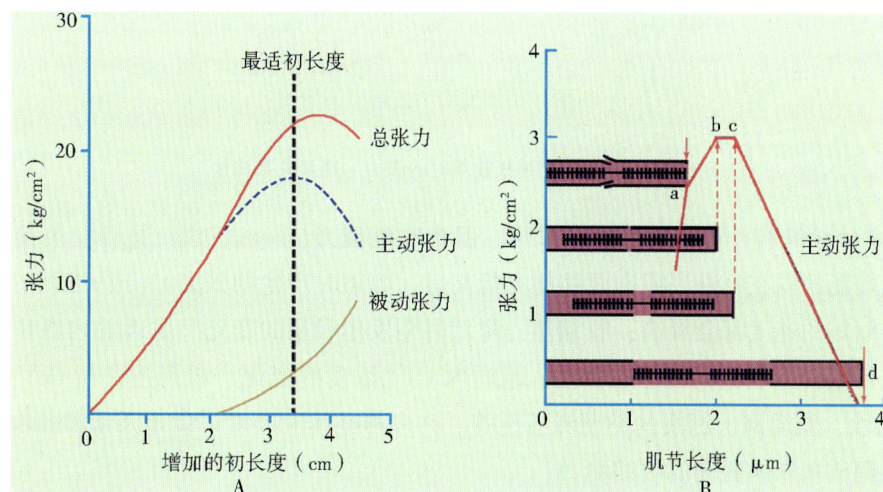

图 2 – 18　肌肉初长度对肌肉收缩的影响

A. 肌肉收缩的长度 – 张力关系曲线；B. 肌节的长度 – 张力关系曲线

粗、细肌丝处于最适重叠状态，将会有最多数量的横桥与肌动蛋白结合，因而就能产生最大的收缩张力；当肌节的初长度被拉到3.6μm（图中 d 点），粗、细肌丝完全不能重叠，肌肉收缩时的主动张力为零。上述结果表明，肌肉收缩产生的张力与能和细肌丝接触的横桥数目成比例，肌节的最适初长度是 $2.0 \sim 2.2 \mu m$。由于整个肌肉的初长度决定了收缩前肌肉中每个肌节的初长度和粗、细肌丝之间的相互关系，因此能够维持肌节最适初长度的肌肉初长度，就是肌肉的最适初长度，也是最适前负荷。

（2）后负荷对肌肉收缩张力和速度的影响　**后负荷**（afterload）是肌肉做功的对象或收缩的阻力，能影响肌肉收缩产生的张力和速度。通常，肌肉开始缩短前，先有肌张力增加（等长收缩），当张力超过后负荷时，才表现为肌肉的缩短，从肌肉开始缩短至收缩结束，肌肉张力保持恒定不变（等张收缩），并与后负荷相等。

在等张收缩的条件下，测定改变后负荷时肌肉收缩的张力和缩短速度，绘制成张力 - 速度曲线（图 2 - 19）。结果表明，随着后负荷的增加，收缩张力增加而缩短速度减小。两个极端情况下，即后负荷增加到使肌肉不能缩短（等长收缩）时，肌肉可产生最大收缩张力；而当后负荷为零时，肌肉缩短可达最大缩短速度。后负荷对肌肉收缩的影响与横桥的活动有关，当后负荷增加时，每瞬间与细肌丝肌动蛋白结合的横桥的数量增多，故产生的张力增大，但横桥周期延长，肌肉缩短的速度减慢。

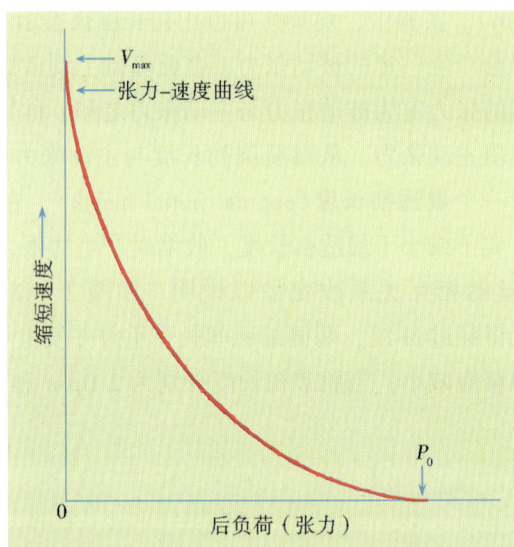

图 2 - 19　肌肉等张收缩时的张力 - 速度关系曲线

（3）肌肉的收缩能力对肌肉收缩的影响　**肌肉收缩能力**（contractility）是指与负荷无关的能决定肌肉收缩效能的内在特性。肌肉收缩能力提高后，收缩时产生的张力和（或）缩短的程度，以及产生张力和缩短的速度都会提高；收缩能力降低时则发生相反的变化。肌肉的内在特性取决于许多因素，包括胞膜上 L 型钙通道的活性、胞质内 Ca^{2+} 浓度的变化、肌钙蛋白与 Ca^{2+} 亲和力、横桥 ATP 酶活性、肌质网上钙泵的类型和活性等。许多神经体液因素、病理因素和药物等都可通过上述环节来调节和影响肌肉的收缩能力。

二、平滑肌细胞的收缩功能

平滑肌细胞是呼吸道、消化道、血管、泌尿生殖器等器官的主要构成成分。平滑肌持续性或紧张性的收缩为这些器官的运动提供动力，或改变它们的形态。在细胞结构和收缩机制方面，平滑肌与骨骼肌有许多不同之处，从而使其有自身的功能特点。

（一）平滑肌细胞的微细结构

平滑肌细胞呈细长的纺锤形，其长度变异较大，一般长为 $20\sim500\mu m$，中间部最大直径为 $2\sim10\mu m$，细胞内充满肌丝。细肌丝与粗肌丝之比高达 $10:1\sim15:1$（骨骼肌为 $2:1$），走行大致与细胞长轴一致，$3\sim5$ 根粗肌丝被周围许多细肌丝包绕，没有形成肌原纤维和肌节结构，故细胞没有横纹，但粗、细肌丝保持相互平行、有序的排列。平滑肌细胞内没有 Z 线，代之以胞质中的密体和胞膜内表面的密斑（图 $2-20$），它们是细肌丝的锚定点和传递张力的结构。胞内还有一种直径介于粗、细肌丝之间的中间丝，连接密体和密斑，形成细胞网架。平滑肌的肌膜没有向内凹入的横管，而是形成一些纵向走行的袋状凹入，使肌膜表面积增大。

（二）平滑肌细胞的收缩机制

平滑肌细胞的收缩由兴奋引起，收缩和舒张过程也是由粗、细肌丝相互滑动完成，但其兴奋 – 收缩耦联机制和滑行机制与骨骼肌相比有很大不同。

平滑肌细胞没有横管系统，肌膜上的动作电位不能迅速传达到细胞深部，这可能是平滑肌细胞收缩缓慢的原因之一。平滑肌细胞肌质网不发达，兴奋 – 收缩耦联期间增加的 Ca^{2+} 有相当多的部分来自细胞外，经肌膜上钙通道流入，因而平滑肌的收缩对细胞外 Ca^{2+} 依赖性很大。从肌膜外进入的 Ca^{2+} 和胞质内产生的 IP_3 可激活肌质网膜上相应的钙释放通道，肌质网释放 Ca^{2+} 进入胞质，构成兴奋 – 收缩耦联过程中胞质 Ca^{2+} 升高的另一主要来源。平滑肌细胞中的粗肌丝由肌球蛋白构成，而细肌丝主要由肌动蛋白和原肌球蛋白构成，没有肌钙蛋白。目前认为平滑肌细胞收缩的基本过程是：胞质内 Ca^{2+} 浓度升高时，与钙调蛋白（CaM）结合生成钙与钙调蛋白的复合物（$Ca^{2+}-CaM$），该复合物与胞质中的肌球蛋白轻链激酶结合，并使之激活，活化的肌球蛋白轻链激酶使肌球蛋白轻链磷酸化，从而引起肌球蛋白头部的构象

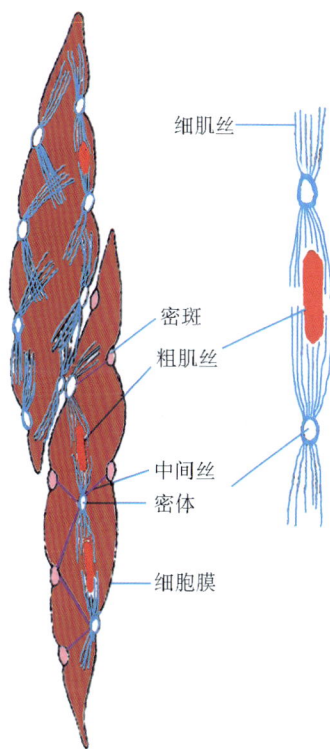

图 2 – 20　平滑肌细胞的结构

细肌丝
密斑
粗肌丝
中间丝
密体
细胞膜

改变，导致横桥与肌动蛋白结合，进入横桥周期，平滑肌细胞收缩产生张力和缩短。胞质内 Ca^{2+} 浓度下降后，肌球蛋白轻链激酶失活，磷酸化的肌球蛋白轻链在胞质内肌球蛋白轻链磷酸酶的作用下脱磷酸，横桥便与肌动蛋白解离，肌肉舒张。

平滑肌舒张的过程缓慢，这一方面是由于胞质内 Ca^{2+} 浓度下降依赖于多种机制，即通过肌质网膜上的钙泵回收，通过肌膜上钙泵及 Na^+-Ca^{2+} 交换体的活动等；另一方面是由于胞质内 Ca^{2+} 降低后，横桥与细肌丝中肌动蛋白的结合仍继续保持一段时间。这可能是由于去磷酸化的横桥 ATP 酶活性降低，使横桥扭动的速度下降，横桥周期延长的缘故。横桥周期的延长，可使每瞬间与肌动蛋白结合的横桥数目增多，因而产生较大的张力，这对平滑肌产生紧张性收缩是很有利的，同时由于每一横桥周期只消耗 1 分子 ATP，耗能与平滑肌持续收缩的时间长短无关，因而是一种节能型的活动方式。

(三)平滑肌的分类

根据兴奋传导的特征可将平滑肌分为**单个单位平滑肌**(single – unit smooth muscle)和**多个单位平滑肌**(multiunit smooth muscle)两类,但许多平滑肌的特性介于这二者之间。

单个单位平滑肌主要包括小血管、消化道、输尿管和子宫的平滑肌,也称内脏平滑肌。这类肌肉中所有的肌细胞作为一个单位对刺激发生反应,它们的电活动和机械活动近于同步,功能活动的形式类似于合胞体。其原因是细胞间存在大量的缝隙连接,使电信号在细胞间迅速传递。这类肌细胞中有少数细胞具有自动产生兴奋的能力,即自动节律性或称自律性,可发动整个肌肉的电活动和机械活动。因此,外来神经冲动并不是发动这类平滑肌收缩的必要条件,而只能改变其兴奋性及调节收缩强度和频率。单个单位平滑肌的另一特征是机械牵张刺激可引发肌肉的收缩效应。这是由于肌膜上机械门控钙通道开放后,Ca^{2+}内流使膜去极化,引发兴奋和收缩。

多个单位平滑肌主要包括呼吸道、大血管的平滑肌、睫状肌、虹膜肌和竖毛肌等。肌细胞间的缝隙连接很少,因此每个肌细胞的活动都是彼此独立的。它们一般没有自律性,肌细胞活动完全受支配它们的自主神经控制。牵张刺激通常不能引起该类平滑肌发生收缩反应。

第五节　中医学生命活动的物质基础

一、气血精津液的基本功能

中医学认为,气、血、精、津液是构成人体和维持人体生命活动的基本物质。气,是人体内活力很强、运行不息、无形可见的极细微物质;血,是红色的液态物质;精,泛指人体内一切有用的精微物质;津液,是人体内一切正常水液的总称。气、血、精、津液是脏腑、经络等进行生理活动的物质基础,其运动变化也是人体生命活动的规律。其生成和代谢有赖于脏腑经络等组织器官的生理活动,而脏腑、经络等组织器官的生理活动,又必须依靠气的推动、温煦等作用,以及血、精、津液的滋养和濡润作用。因此,气、血、精、津液与脏腑经络等组织器官的生理和病理有着密切关系。

人体的气来源于禀受父母的先天之精气、后天水谷之精气和存在于自然界的清气,通过肺、脾胃、肾等脏腑生理功能的综合作用,将三者结合起来而生成,并通过升、降、出、入运动,充沛于全身而无所不到。气是构成生命初始的基本物质,其生理功能主要有六个方面:①推动作用:气对人体的生长发育,各脏腑、经络等的生理活动,血的生成和运行,津液的生成、输布和排泄等,都有推动和激发的作用。②温煦作用:人体的体温及维持恒定,各脏腑、经络的生理活动,血和津液的循环运行等,有赖于气的温煦熏蒸。③防御作用:体现于护卫全身的肌表,防御外邪的入侵。如《素问·评热病论》说:"邪之所凑,其气必虚。"④固摄作用:气对血、津液等液态物质具有防止其无故流失的作用。固摄血液,可使血液循脉而行,防止其溢出脉外;固摄汗液、尿液、唾液、胃液、肠液和精液等,控制其分泌排泄量,以防止其无故流失。⑤营养作用:气为机体脏腑功能活动提供营养物质。如营气,由水谷之气与自然界清气所组成,通过经络输布全身,以营养各组织器官。⑥气化作用:是指气、血、津液各自的新陈代谢及相互转化。根据来源、分布和功能特点,气可分为元气、宗气、营气、卫气四类。

血即血液,是循行于脉管之中的红色液体。水谷精微、营气、精髓和津液为生成血液的物质基础，但营气和津液都来自饮食物经脾和胃的消化吸收而生成的水谷精微，所以，就物质来源而言，水谷精微和精髓是血液生成的主要物质基础。血液的生成与循行过程与心、肺、肝、脾等脏腑的功能密切相关。血具有营养和滋润全身的生理功能，也是机体神志活动的物质基础（详细介绍见第三章）。

精的生成，禀受于父母（先天之精），充实于水谷（后天之精）。先天之精一方面禀受于父母以构成脏腑组织的原始生命物质，从父母生殖之精结合，形成胚胎之时，就转化成为胚胎自身之精；另一方面又依赖于从母体吸取的水谷之精以养育胎儿发育成熟。先天之精主要秘藏于肾，后天之精来源于水谷。胎儿出生后赖水谷精微以养，通过后天之根本——脾胃运化水谷之精微，输布五脏六腑而成为五脏六腑之精，以维持脏腑的生理活动。其盛者藏于肾中。先天之精为后天之精的摄取准备了条件，后天之精为先天之精的充实提供了养料。两者相互依存，相互促进，以保持人体之精气充盈。精的生理功能主要有繁衍生殖，促进生长发育，生髓化血，濡养脏腑等。

津液的生成，涉及多个脏腑的一系列生理活动。具体来说，津液来源于饮食物，尤以水饮流质食物为主，经过胃的受纳腐熟、脾的运化、肝的疏泄、小肠的受盛化物与分清别浊、大肠的传导变化等生理活动，其中主要是消化吸收的协同作用，完成津液的生成过程。而其输布与排泄是在脾、心、肺、肾、三焦等脏腑的共同作用下进行的（详见第八章）。津液具有滋润和濡养的生理功能，又可化生血液，代谢过程中还能运输废物。

二、与气血精津液相关的现代研究

气、血、精、津液学说，以气血为要，而气血之中，尤以气为最。所以，气血精津液的现代研究以气的科学研究最关键。关于人体之气的本质，近年来国内外学者对其进行了大量的研究。如利用辐射场摄影技术，观察到在高频高压电场下，被摄对象周围有电晕放电的发光图像，所摄的人体光点与741个穴位的位置相符。中医学认为这些部位是气的会聚点，因而认为电晕辉光是体内"气"客观存在的表现。蛋白质是生命的物质基础，核酸决定了不同组织细胞合成蛋白质的特异性，DNA代谢正常与否影响着蛋白质的生物合成，从而影响各脏腑组织发挥各自的功能。据此有人认为，DNA、蛋白质相当中医学的元气。也有学者认为气的实质为人体活动提供的能量。气来源于各种营养物质中蕴存的化学能，经电子激发活化之后，逐步释放出能量为脏腑组织所利用，从而表现出机体的功能活动，故气的实质与机体能量的产生、转移、贮存和利用过程相吻合。此外，亦有人认为气的实质是新陈代谢，有人认为气是一种场，有人认为气是带有正负电荷的微粒流。虽然对气的现代研究较多，但是将气全面阐释为西医学的概念非常困难，目前仅能从部分现象出发进行探讨。

元气和营气、卫气分布于某一脏腑或经络，即成为某脏腑或某经络之气，它是构成各脏腑、经络的最基本物质，也是推动和维持各脏腑经络进行生理活动的物质基础。探讨脏腑之气的本质，也是研究气血理论的重要途径。西医学研究中，常通过制造某脏腑气虚证的病理动物模型，观测并分析其若干相关指标的变化，以病理反证生理。中医学认为肾为先天之本，与气血精津液都有十分密切的关系，开展了大量的现代研究。其中，肾藏精，促进生长发育和主生殖的功能详见第九章和第十章；肾主水功能详见第八章；肾主纳气功能详见第五章。中医学认为脾为后天之本、气血生化之源，其主要功能是主运化和统血。有学者应用基因芯片技术研究利血平脾虚证大鼠模型大脑皮层基因表达谱的变化，结果显示：脾虚证模型组表达异常的基因分别与能量代谢、蛋白质合成、免疫、应激、炎症反应、细胞骨架、DNA合成和修复、离子通道与转运体、信号转导、细胞生长和分化、神经退行性变、递质传递和释放等功能相关。这提示中医学"脾"的功能与西医学的消化、神经、内分泌、免疫、运动等系统生理密切相关。现以脾虚证与细胞信号转导、能量代谢、免疫、肌肉运动关系的研究为例，略述这方面的研究进展。

1. 脾虚证与细胞信号转导　研究显示，脾虚证小鼠血浆 cAMP 含量明显升高，cGMP 含量明显降低，cAMP/cGMP 比值显著增高，经健脾方药治疗后，cAMP 与 cGMP 水平接近正常对照组。采用底物磷酸化法检测脾气虚证大鼠肝脾组织 PKC 活性，结果显示：脾组织细胞膜 PKC 活性明显降低，肝组织细胞质 PKC 活性明显升高。脾虚患者及利血平致脾虚小鼠淋巴细胞内蛋白酪氨酸激酶（PTK）检测显示其活性下降。对细胞内 Ca^{2+} 浓度、CaM 活性的研究表明，脾虚证大鼠空肠平滑肌细胞内 Ca^{2+} 浓度、CaM 活性明显升高，健脾益气方药四君子汤可以降低平滑肌细胞内的 Ca^{2+} 浓度、CaM 活性。细胞内 Ca^{2+} – CaM 信号通路活动的增强，可增加肌球蛋白轻链激酶活性，促进肌球蛋白轻链磷酸化，导致平滑肌收缩加强，肠蠕动加快，吸收不利，机体失养。进一步的研究显示，脾气虚证与小肠平滑肌VIP/NO信号通路之间具有显著的相关性。脾气虚证大鼠小肠 VIP 免疫活性肽、NO 含量和 NOS 活性均较正常对照组显著降低，这可能是脾虚证时小肠运动异常、平滑肌细胞内 Ca^{2+} 浓度增加和 CaM 活性增强的主要原因之一。

2. 脾虚证与物质能量代谢　中医学"脾主运化"学说提示脾与物质能量代谢密切相关，脾虚则不可避免地导致机体营养与能量代谢障碍。研究显示，脾虚证患者在糖类、脂肪、蛋白质、核酸、微量元素及能量代谢方面都存在不同程度的异常。通过对慢性浅表性胃炎脾虚证患者胃黏膜进行 DNA 芯片实验，经分类对比分析，获得 15 个与物质能量代谢相关的差异基因，提示患者体内脂类、蛋白质、糖类和核酸代谢水平明显降低，并且主要表现为酶基因表达下调，推测此可能是导致脾虚证营养代谢障碍的重要机制之一。从西医学角度看，线粒体是一种将物质代谢、能量代谢和遗传变异三大生命活动形式融于一体的半自主性细胞器。早在 20 世纪 80 年代，就有学者提出"中医脾–线粒体相关"学说。脾虚证的线粒体研究结果可以体现中医学脾的生理病理功能。研究发现，脾虚证患者和动物出现线粒体数目减少、形态变化、膜结构遭到破坏，ATP 生成障碍；此外，能量代谢相关酶的活性也发现有改变，如线粒体细胞色素 a、b、c、c1 均降低以及细胞色素氧化酶活性降低，Na^+– K^+– ATP 酶、Ca^{2+}– Mg^{2+}– ATP 酶、琥珀酸脱氢酶、磷酸肌酸激酶等的活性明显降低，经健脾治疗后可改善。

3. 脾虚证与免疫　中医学认为，脾为气血生化之源，功能正常则气血充足，体健无病；反之则气血生化乏源，百病由生。据此认为脾与机体免疫功能密切相关。在脾虚动物模型上，可以观察到免疫器官胸腺、脾脏的指数显著降低，细胞免疫、体液免疫、局部免疫功能、膜免疫应答均呈低下状态。应用免疫遗传技术发现，脾虚证与人类白细胞抗原有显著关联，提示脾虚的本质可能与免疫遗传因素有关。而补脾法可提升脾虚动物模型 T、B 淋巴细胞增殖能力，调节小肠上皮细胞的增殖功能，提高 IgM、IgG、C3、C4 水平，调整 IFN – γ 与 IL – 4 的水平，从而发挥免疫调节作用。

4. 脾虚证与肌肉运动　《素问·痿论》曰："脾主身之肌肉。"脾为气血生化之源，全身的肌肉都依赖于脾所运化的水谷精微才能壮实丰满，并发挥其收缩运动的功能。有学者利用"脾气虚证"动物模型，探讨脾与肌肉的关系。实验观察到：脾气虚证大鼠骨骼肌肌纤维明显变细。Ⅰ 型纤维和 Ⅱ 型纤维的平均截面积减少，分别较对照组下降了 33% 和 67%。超微结构可见 Z 线增宽，肌浆网扩张，肌原纤维间线粒体的密度减少；线粒体的体密度增加，线粒体数量减少，大小不一，肿胀（可为正常的数倍），嵴部分或全部消失，基质透明，甚或溢出线粒体外，线粒体外膜结构破坏等。骨骼肌能源物质含量检测的结果显示，脾气虚证大鼠肌糖原、脂肪含量明显低于正常对照组，且 ATP 含量和能荷值也明显降低。进一步的研究显示，脾气虚证大鼠骨骼肌中催化糖酵解的乳酸脱氢酶(LDH)、磷酸果糖激酶的反应较对照组增强，尤以 II 型纤维明显；骨骼肌中参与 LDH 构成和激活的微量元素锌和铁的含量也相应增加；与有氧代谢有关的琥珀酸脱氢酶、细胞色素氧化酶的相对活性下降，两型纤维的辅酶 I – 四氮唑还原酶含量降低。上述的研究初步揭示，脾气虚证的病理机制与骨骼肌纤维和线粒体结构的异常改变、能源物质储备的减少、有氧代谢酶活性的下降、能量产生不足及代偿性出现无氧酵解酶活性的增强等密切相关，部分阐明了脾与肌肉之间密切联系的物质基础。

复习思考题

1. 简述单纯扩散与易化扩散的异同点。
2. 试述 G 蛋白耦联受体介导信号转导的主要途径。
3. 何谓静息电位？并简述其产生原理。
4. 何谓动作电位？其产生机制如何？如何通过实验证明其去极化和复极化过程的离子基础？
5. 阈值和阈电位在引起细胞兴奋过程，以及衡量细胞兴奋性时有何差异？
6. 试比较动作电位与局部电位的区别。
7. 试述前负荷和后负荷对肌肉收缩的影响。

第三章

血 液

血液是一种在心血管系统内循环流动的液体组织。它对于实现机体正常生理功能和维持内环境稳态起着极其重要的作用。

我国古人已认识到血液运行于脉管之中，如《素问·脉要精微论》说："夫脉者，血之府也。"《内经》认为血有清浊之分，刺破脉管后血液有射与不射的区别。《灵枢·逆顺肥瘦》说："血之清浊，行之逆顺也。"《灵枢·血络论》说："血气俱盛而阴气多者，其血滑，刺之则射；阳气蓄积，久留而不泻者，其血黑以浊，故不能射。"清血之中养料多，浊血之中含废物。清血能射者，似指动脉血；浊血不能射者，似指静脉血。

第一节 概 述

一、血液的组成及血量

（一）血液的组成

血液由血浆和血细胞组成。取一定量的血液与抗凝剂混匀后，置于有刻度的试管（比容管）中，以每分钟3000转的转速离心30分钟，使管内的血细胞下沉并发生分层（图3-1）：上层淡黄色的液体为血浆，下层是深红色不透明的红细胞，中间有一薄层白色不透明的白细胞和血小板（约占1%，在计算容积时常忽略不计）。

1. 血浆的化学成分 血浆是一种含有多种溶质的水溶液，其中水分占91%～92%，蛋白质占6%～8%，其余2%为小分子物质，包括多种电解质、非蛋白含氮化合物、不含氮的小分子有机化合物（如葡萄糖、脂类、酮体、乳酸、维生素等）以及气体（O_2和CO_2）等（图3-2）。血浆是机体内环境的重要组成部分。正常情况下，血浆中各种成分和理化性质保持相对稳定。当机体患病时，可引起血浆中的某些成分偏离正常范围。因此，临床上可通过检查血浆成分的变化辅助多种疾病的诊断。

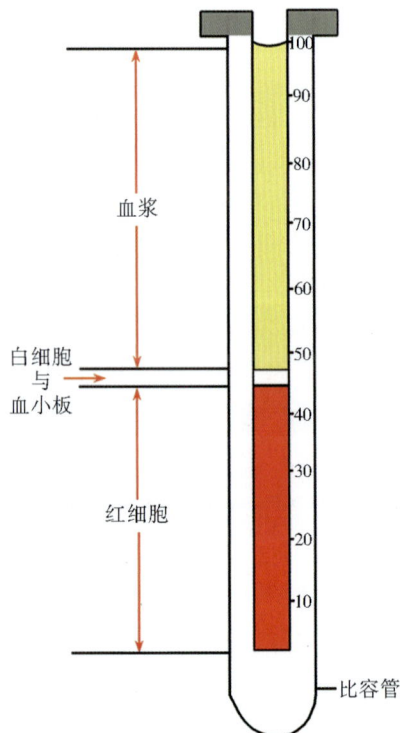

图3-1 血液的组成示意图

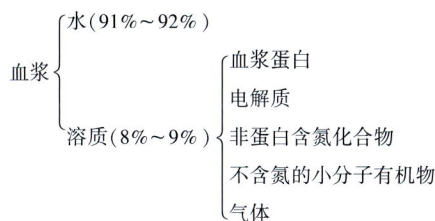

图 3-2 血浆的化学成分

（1）电解质 血浆中电解质含量约占血浆总量的 0.9%，其中大部分以离子状态存在。正离子以 Na^+ 为主，还有 K^+、Ca^{2+}、Mg^{2+} 等；负离子以 Cl^- 为主，还有 HCO_3^-、HPO_4^{2-}、SO_4^{2-} 等（表 3-1）。由于这些溶质和水都很容易透过毛细血管壁并与组织液中的物质进行交换，故血浆中电解质的含量与组织液基本相同。生理情况下，细胞外液中的离子在维持细胞膜兴奋性、细胞外液渗透压和缓冲细胞外液 pH 的变化等方面起着重要作用。

表 3-1 人体血浆、组织液电解质含量（mmol/L）

正离子			负离子		
	血浆	组织液		血浆	组织液
Na^+	142	145	Cl^-	104	117
K^+	4.3	4.4	HCO_3^-	24	27
Ca^{2+}	2.5	2.4	$HPO_4^{2-}/H_2PO_4^-$	2	2.3
Mg^{2+}	1.1	1.1	蛋白质*	14	0.4
			其他	5.9	6.2
总计	149.9	152.9	总计	149.9	152.9

注：* 蛋白质浓度单位是 mEq/L

（2）血浆蛋白 是血浆中多种蛋白质的总称。用盐析法可将血浆蛋白分为白蛋白、球蛋白和纤维蛋白原三大类；用电泳法又可将球蛋白再分为 α_1、α_2、β、γ 等球蛋白。正常成人血浆蛋白总量为 65～85g/L，其中，白蛋白为 40～48g/L，球蛋白为 15～30g/L。白蛋白与球蛋白的比值（A/G）为 1.5～2.5。除 γ-球蛋白来自浆细胞外，白蛋白和大多数球蛋白主要由肝脏产生。因此，患肝脏疾病时因血浆蛋白合成减少，常出现 A/G 比值下降现象。

血浆蛋白的主要功能：①形成血浆胶体渗透压。②营养功能：正常成人血浆总量约为 3L，其中蛋白质约为 200g，起着营养储备功能。③缓冲功能：白蛋白及其钠盐组成缓冲对，参与保持血浆 pH 的相对恒定。④运输功能：血浆蛋白可作为载体，运输激素、脂质、离子、药物和某些代谢产物。⑤免疫功能：免疫球蛋白 IgG、IgA、IgM、IgE，以及一些补体均为球蛋白，参与体液免疫。⑥参与凝血、抗凝和纤溶等生理功能：绝大多数的凝血因子、生理性抗凝物质和参与纤溶的物质都是血浆蛋白。

（3）非蛋白含氮化合物 血浆中除蛋白质以外的其他含氮化合物总称为非蛋白含氮化合物（如尿素、尿酸、肌酸、肌酐、氨基酸、多肽、胆红素等）。它们多数是体内蛋白质的代谢产物，经肾排出体外。临床上把这些化合物中所含的氮称为非蛋白氮（NPN）。正常成人血液中 NPN 的含量为 14～25mmol/L。临床上测定 NPN 的含量有助于了解蛋白质的代谢情况和肾的排泄功能。

另外，水占血浆总量的大部分。血浆中的营养物质、生物活性物质与代谢产物等大多是溶解于水而被运输的。水还能运输热量、参与体温调节等。

2. 血细胞的组成 血细胞有三种，包括红细胞、白细胞和血小板，其中红细胞最多，约占总数的99%；白细胞数量最少。血细胞在血液中所占的容积百分比称为**血细胞比容**（hematocrit）。正常人的血细胞比容：成年男性为40%～50%，成年女性为37%～48%，新生儿约为55%。血液中的白细胞和血小板在血细胞中所占的容积比例很小，故可将血细胞比容近似看成红细胞比容。贫血患者血细胞比容降低，而烧伤患者、红细胞增多症时血细胞比容增高。

（二）血量

血量（blood volume）是指机体内血液总量。血量的相对稳定对于维持生命活动有极其重要的意义。安静时，占机体总血量80%的血液在心血管系统中流动，称为循环血量；少部分滞留于肝、脾、肺、腹腔静脉及皮下静脉丛等处的血液，称为贮存血量。正常成人的血液总量相当于体重的7%～8%，即每千克体重有70～80mL血液，例如，体重为60kg的人，血量为4.2～4.8L。

正常情况下，由于神经、体液调节的作用，体内血量保持相对稳定。当人体剧烈运动或大失血时，储备血量可补充循环血量，以维持正常血压及心、脑等重要脏器的血液供应。机体一次失血量不超过血液总量的10%时，机体可通过代偿作用，如心脏活动加强、血管收缩、储备库血液动员、组织液加速回流及肝脏加速血浆蛋白的合成等途径，可使血量和血液的主要成分很快恢复到正常水平，所以对人体健康无明显影响，由此说明，正常成年人一次献血200～300mL，对其身体并不会带来损害。中等量失血，即一次失血量超过体内血液总量的20%时，血压明显下降，将导致机体生理活动障碍并出现一系列临床症状；若失血超过总血量的30%就可能危及生命，需要及时进行输血治疗。

二、血液的理化特性

（一）血液的密度和黏滞性

1. 血液的密度　正常成人全血的密度为1.050～1.060g/cm³，主要取决于血液中的红细胞数量，红细胞数量越多，全血密度越大。红细胞的密度为1.090～1.092g/cm³，主要取决于红细胞内血红蛋白含量，与红细胞内血红蛋白的含量呈正比。血浆密度为1.025～1.030g/cm³，主要取决于血浆中的蛋白质含量。

2. 血液的黏滞性　血液具有一定的**黏滞性**（viscosity），也称黏度，是由血液流动时内部分子或颗粒之间的摩擦而形成。如果以水的黏滞性为1计算，当温度为37°C时，全血的相对黏滞性为4～5，主要取决于红细胞的数量；血浆黏滞性为1.6～2.4，主要取决于血浆蛋白的含量。当血液中血细胞数量增多或人体因某些疾病而使血流速度显著减慢时，红细胞易发生叠连和聚集，使血黏滞性增大，导致微循环血液灌注量减少。

（二）血浆渗透压

1. 渗透压的概念　两种不同浓度的溶液被半透膜隔开，水分子从低浓度溶液向高浓度溶液中扩散的现象称渗透现象，渗透现象发生的动力是渗透压。渗透压是指溶液所具有的吸引水分子透过单位面积半透膜的力量，是溶液本身的一种特性。渗透压的大小与单位体积溶液中溶质颗粒的数量成正比，而与溶质的种类及颗粒大小无关。医学上通常用渗透浓度来表示溶液的渗透压，单位是渗量/升（Osm/L）或毫渗量/升（mOsm/L）。

2. 血浆渗透压的组成　血浆总的渗透压在37℃时约为300mOsm/L（相当于770kPa，约5790mmHg）。**血浆渗透压**（plasma osmotic pressure）由两部分组成：①**晶体渗透压**（crystal osmotic pressure），约为298.5mOsm/L（相当于5764.8mmHg），由血浆中晶体物质形成，80%来自NaCl。由于晶体物质分子质量小，溶质颗粒数较多，晶体渗透压约占血浆总渗透压的99.6%。②**胶体渗透压**（colloid osmotic pressure），约为1.5mOsm/L（相当于25mmHg），由血浆蛋白分子颗粒形成。由于血浆蛋白中白蛋白的分子质量较小，而数量多于球蛋白，因此血浆胶体渗透压主要由白蛋白形成。胶体渗透压仅占血浆总渗透压的0.4%左右。

3. 血浆渗透压的生理作用

（1）血浆晶体渗透压　由于血浆与组织液中晶体物质的浓度几乎相等，所以它们的晶体渗透压也基本相等。水分子易通过细胞膜，而各种溶质不易通过。若血浆晶体渗透压与血细胞内液的渗透压不相等，水就会顺渗透压梯度进出细胞膜，影响细胞的形态和容积，进而影响其功能。血浆晶体渗透压的生理作用在于维持细胞内外水的平衡，维持血细胞的正常形态和功能。

（2）血浆胶体渗透压　毛细血管壁通透性很高，允许除蛋白质以外的其他小分子物质自由进出。因此如果血浆或组织液中晶体渗透压发生改变时，两者会很快得到平衡。由于血浆蛋白一般不能通过毛细血管壁，血浆蛋白质的浓度大于组织液中蛋白质浓度，尽管血浆胶体渗透压占总血浆渗透压的比重很小，但仍然大于组织液中胶体渗透压，形成一种保持血管内水分或吸引组织液中水回流到血管内的力量。其生理作用是维持血管内外的水平衡与保持血容量。各种原因导致血浆胶体渗透压下降，均可导致水在组织中潴留而形成水肿（图3-3）。

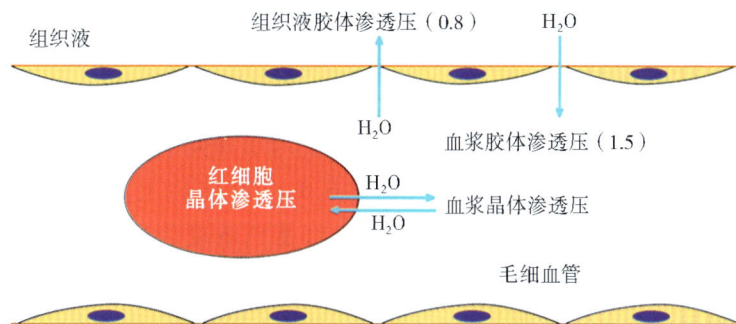

图3-3　血浆晶体渗透压与胶体渗透压作用示意图
（图中数字的单位为mOsm/L）

4. 等渗溶液与等张溶液　通常把渗透压与血浆渗透压相等的溶液称为**等渗溶液**（isosmotic solution），如0.9%的NaCl溶液或5%的葡萄糖溶液。渗透压高于或低于血浆渗透压的溶液分别称为高渗或低渗溶液。等张溶液是指溶液中不能自由透过细胞膜的溶质所形成的等渗溶液。一般把能够使悬浮于其中的红细胞保持正常形态和大小的溶液称为**等张溶液**（isotonic solution）。由于NaCl和葡萄糖都不易通过细胞膜，红细胞可在这些溶液中维持正常的形态和容积，因而0.9%的NaCl溶液和5%的葡萄糖溶液既是等渗溶液，也是等张溶液。1.9%的尿素溶液虽然也是等渗溶液，但尿素易通过细胞膜，红细胞置于其中会发生溶血，所以不是等张溶液。

（三）血浆的pH

正常人血浆的pH值波动在7.35～7.45，pH值维持相对稳定有赖于血液中缓冲系统以及神经、体液对肺和肾功能的调节作用。血浆中最重要的缓冲对是$NaHCO_3/H_2CO_3$，通常比值为20∶1。另外，还有其他缓冲对，如Na_2HPO_4/NaH_2PO_4、蛋白质钠盐/蛋白质，红细胞中的$KHCO_3/H_2CO_3$、K_2HPO_4/KH_2PO_4和$KHbO_2/HHbO_2$等。在代谢过程中，当各种酸性或碱性物质进入血液时，通过这些缓冲对的缓冲作用，特别是神经、体液对肺和肾功能的调节作用，使肺和肾脏能不断排出体内过多的酸或碱，使血浆 pH 值保持相对稳定。

三、血液的功能

血液的功能主要有以下三个方面：

1. 运输功能 血液将 O_2 和各种营养物质运送到机体组织细胞，并将组织细胞的代谢产物（如 CO_2、尿酸、尿素等）运送到排泄器官排出体外。血液还可将各种激素运送到全身相应的靶器官和靶细胞发挥其调节作用。

2. 维持内环境稳态 血液参与维持体内各种营养物质及电解质的含量、渗透压、体温、pH 值等理化因素的相对稳定，其对内环境稳态起着重要作用。

3. 免疫和防御功能 血浆中所含的各种免疫物质，能使机体抵御病原微生物的侵袭；白细胞对侵入机体的病原微生物有吞噬和分解、破坏作用；血小板和血浆中凝血因子有止血和凝血作用。

第二节 血细胞生理

一、红细胞

（一）红细胞的数量和形态

我国正常成年男性红细胞数量为 $(4.5 \sim 5.5) \times 10^{12}/L$，平均为 $5.0 \times 10^{12}/L$；女性为 $(3.5 \sim 5.0) \times 10^{12}/L$，平均为 $4.2 \times 10^{12}/L$；新生儿可高达 $6.0 \times 10^{12}/L$ 以上。红细胞内的蛋白质主要是**血红蛋白**（hemoglobin，Hb）。我国正常成年男性血红蛋白浓度为 $120 \sim 160 g/L$，女性为 $110 \sim 150 g/L$。

正常成熟的**红细胞**（erythrocyte 或 red blood cell，RBC）边缘厚，中央薄，无细胞核和细胞器，呈双凹圆盘形，平均直径 $7 \sim 8 \mu m$，周边厚度约为 $2.5 \mu m$，中央薄处约为 $1.0 \mu m$，胞质内充满血红蛋白，因而使血液呈红色。

（二）红细胞的生理特性

1. 可塑变形性 红细胞在血管中循环运行，通过小于其直径的毛细血管和血窦孔隙时，常要发生扭曲变形，之后又恢复原状，此特性称为**可塑变形性**（plastic deformation）。红细胞变形能力主要受三个因素的影响：①红细胞膜的弹性：弹性降低，变形能力减弱。②表面积与体积的比值：比值越大变形能力越大。③红细胞内的黏度：黏度越大变形能力越小。红细胞内血红蛋白浓度增高或变性，均可使黏度增大。变形能力减弱的红细胞在血液流动过程中容易破裂。

2. 悬浮稳定性 将盛有抗凝血的血沉管垂直静止，红细胞因密度大于血浆而下沉，正常时下沉速度十分缓慢。红细胞具有悬浮于血浆中不易下沉的特性，称为**悬浮稳定性**（suspension stability）。通常以红细胞在第 1 小时末下沉所出现的血浆柱的高度（mm）表示红细胞沉降的速度，称为**红细胞沉降率**（erythrocyte sedimentation rate，ESR），简称血沉。血沉的正常值（魏氏法），男性为 $0 \sim 15 mm/h$，女性为 $0 \sim 20 mm/h$。红细胞沉降率越大，表示红细胞的悬浮稳定性越小。临床上许多疾病可出现血沉加快，如活动性肺结核、风湿热等，故检查血沉可作为辅助诊断方法之一。

红细胞的悬浮稳定性是红细胞膜表面相同性质电荷所产生的排斥力以及红细胞与血浆之间的摩擦力阻碍了红细胞下沉的结果。因红细胞呈双凹圆盘形，表面积/体积比值大，产生的摩擦力也大，下沉速度慢。血沉加快的主要原因是红细胞发生叠连后，红细胞的表面积/体积的比值减小，血沉加快。红细胞发生叠连，主要取决于血浆成分的变化而非红细胞本身。如果将血沉加快患者的红细胞置于正常人的血浆中，红细胞的沉降速度并不加快；反之，若将正常人的红细胞置于血沉加快的患者的血浆中，则红细胞较快发生叠连而沉降加快，说明血浆中存在促进红细胞发生叠连的因素。通常血浆中白蛋白增多，血沉减慢；而球蛋白、纤维蛋白原及胆固醇增多，血沉加快。

3. 渗透脆性　红细胞在低渗盐溶液中发生膨胀、破裂、溶血的特性，称为红细胞的**渗透脆性**（osmotic fragility），反映红细胞具有对低渗盐溶液的抵抗能力。渗透脆性大，表示抵抗低渗盐溶液的能力小，易破裂；渗透脆性小，表示抵抗低渗盐溶液的能力大，不易破裂。

生理情况下，红细胞内的渗透压与血浆渗透压基本相等。如将红细胞悬浮于不同浓度的 NaCl 溶液中可以看到不同的形态变化，在高渗溶液中红细胞会皱缩；在等渗溶液中红细胞的大小和形状保持不变；将红细胞悬浮于不同浓度的低渗溶液中时，可见红细胞随着渗透压的降低，逐渐膨胀，变为球形，直至破裂。红细胞膜破裂，血红蛋白溢入血浆的现象称为溶血。正常成人的红细胞在 0.42% 的 NaCl 溶液中开始溶血，在 0.35% 的 NaCl 溶液中完全溶血。临床上某些患溶血性疾病患者的红细胞，或已经衰老的红细胞，其渗透脆性变大，对低渗盐溶液的抵抗力小，容易破裂。

（三）红细胞的功能

红细胞的生理功能主要是运输 O_2 和 CO_2，其次，红细胞内的缓冲对可缓冲体内过多的酸碱物质，在维持血浆 pH 值的相对稳定中起重要作用。

（四）红细胞的生成与调节

1. 红细胞生成过程　骨髓是正常成人红细胞的生成场所，红细胞生成是从造血干细胞开始，经多系定向祖细胞、红系定向祖细胞、原红细胞、早幼红细胞、中幼红细胞、晚幼红细胞、网织红细胞，最后生成成熟的红细胞（图3-4）。从原红细胞开始，血红蛋白开始合成，在红细胞分裂和成熟的过程中，红细胞和细胞核的体积由大变小，到网织红细胞时核被排出细胞外；血红蛋白的浓度逐渐增加，直到完全成熟时，血红蛋白浓度达到最高值。红细胞在骨髓成熟过程中，有5%～10%的幼红细胞不能存活，这部分在发育过程中凋亡的幼红细胞为无效造血。

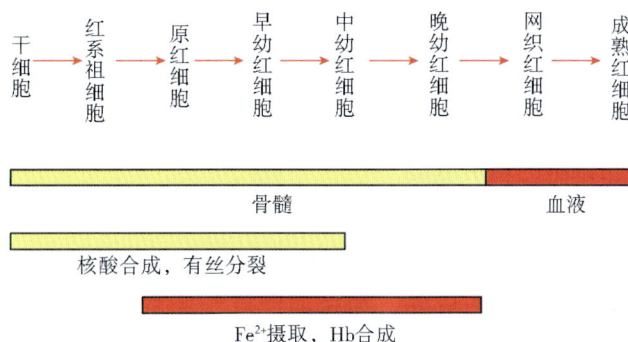

图3-4　红细胞生成过程示意图

2. 红细胞生成所需物质 蛋白质和铁是红细胞中血红蛋白合成的基本原料。红细胞在发育、成熟过程中，DNA 的合成需要维生素 B_{12} 和叶酸作为核苷酸合成的辅助因子。另外，红细胞生成还需要氨基酸，维生素 B_6、B_2、C、E 和铜、锰、钴、锌等微量元素。

（1）铁 正常成人每天需要 $20 \sim 30mg$ 的铁用于红细胞生成。其中 $1mg$（约 5%）来自从食物中吸收的铁，其余 95% 来自红细胞破坏后释放的铁。衰老的红细胞被巨噬细胞吞噬后，血红蛋白被分解，释放出的铁聚集成铁黄素颗粒贮存于巨噬细胞内。血浆中的转铁蛋白在巨噬细胞和幼红细胞之间穿行将铁运至红细胞，此过程称为体内铁的再循环利用。此外，巨噬细胞与幼红细胞还能通过直接接触，提供合成血红蛋白所需的铁。如机体铁的吸收量减少、体内贮存的铁减少，或出血过多及因造血功能增强等原因致铁供应不足，均可导致血红蛋白合成不足，引起低色素小细胞性贫血，即缺铁性贫血。

（2）叶酸 叶酸广泛存在于动物性和植物性食品中，人体每天约需 $50\mu g$。叶酸在体内转化成四氢叶酸后，成为合成胸腺嘧啶脱氧核苷酸必需的辅酶，因此叶酸缺乏时，将导致 DNA 合成障碍，红细胞在此造血过程中细胞核发育停滞，而细胞质的成熟却不受显著影响，细胞核和细胞质发育不平衡导致生成细胞体积异常增大、细胞分裂明显滞后的巨幼红细胞。这种红细胞在血循环中寿命较短，由此引起的贫血称巨幼红细胞性贫血。

（3）维生素 B_{12} 维生素 B_{12} 是一种含钴的物质，也称**钴胺素**（cobalamin），是合成 DNA 所需的重要辅酶，叶酸的转化需要维生素 B_{12} 的参与。一般情况下，由于人体肝脏内贮存的维生素 B_{12} 较多，而每天消耗的维生素 B_{12} 很少，因此除非膳食中长期缺乏维生素 B_{12}，否则不易出现维生素 B_{12} 缺乏症。但儿童、孕妇、乳母以及肝脏有疾患的患者，对维生素 B_{12} 需要量相对增大，其供应量也应相应补充。食物中维生素 B_{12} 的吸收有赖于胃黏膜壁细胞分泌的**内因子**（intrinsic factor）与其结合，形成复合物才能在回肠末端被吸收。因此，无论是先天缺乏"内因子"（如恶性贫血患者），还是后天由于胃大部或全部切除，以及萎缩性胃炎造成"内因子"缺乏，都可导致巨幼红细胞性贫血。

维生素 B_{12} 和叶酸除能促进红细胞成熟外，同样促进其他细胞（白细胞和血小板）在骨髓中的发育，因此缺乏叶酸和维生素 B_{12} 也可使血液中粒细胞和血小板数量减少。

3. 红细胞生成的调节 成年人体内每小时约有 0.8% 的红细胞被更新，也就是说，每分钟有 160×10^6 个红细胞生成，当机体失血或患有某些疾病使红细胞寿命缩短时，红细胞的生成率可在正常基础上增加数倍。红细胞生成中的关键环节是红系祖细胞向红系前体细胞的增殖、分化。红系祖细胞可分为早期和晚期两个亚群。早期红系祖细胞在体外培养时能形成很大的集落并呈物体爆炸后的散布形状，故称爆式红系集落形成单位；晚期红系祖细胞在体外培养时能形成很小的集落，称红系集落形成单位。目前已证明有两种造血调节因子分别调节两个不同发育阶段红系祖细胞的生长。

（1）爆式促进活性物质 是由白细胞产生的一类分子质量为 $25000 \sim 40000Da$ 的糖蛋白。研究表明爆式促进活性物质主要刺激早期红系祖细胞从细胞周期的 G_0 期进入 DNA 合成期（S 期），因而强烈刺激早期红系祖细胞的增殖活动。

（2）促红细胞生成素 **促红细胞生成素**（erythropoietin，EPO）主要是由肾皮质管周细胞产生的、分子质量约为 $34000Da$ 的糖蛋白（肝细胞也合成少量），主要作用是促进晚期红系祖细胞的增殖、分化以及幼红细胞的成熟，加速网织红细胞的释放以及提高红细胞膜的抗氧化酶的活性等。缺氧是刺激 EPO 生成的关键因素。当机体进入低氧环境后，EPO 开始增加，24 小时就可达高峰，5 天后循环血液中就会出现新生成的红细胞，红细胞增生直至组织供氧充足。

此外，雄激素也有促进红细胞生成的作用，它既可促进肾脏产生 EPO，又能增加骨髓红系祖细胞的数量。在临床上用人工合成的雄激素衍生物治疗再生障碍性贫血有一定疗效。成年男性的红细胞数量和血红蛋白含量高于女性，可能与雄激素的含量有关。

体内其他的激素，如甲状腺激素、生长激素、糖皮质激素等也具有促进红细胞生成的作用。

（五）红细胞的破坏

红细胞的平均寿命约为 120 天。当红细胞衰老时，其可塑变形性减弱而渗透脆性增加，因此，在经过毛细血管或血窦孔隙时或在血流加速造成机械撞击时，均可使红细胞破损。红细胞破坏的场所可分为血管外和血管内，以血管外为主。血管外破坏主要在脾、肝、骨髓等单核－吞噬细胞系统进行，血红蛋白被单核－吞噬细胞吞噬后分解为珠蛋白和血红素。珠蛋白继续分解为氨基酸，后者加入全身代谢。血红素脱掉 Fe^{2+}，Fe^{2+} 一部分被骨髓重新利用以合成新的红细胞，一部分以铁蛋白的形式暂贮于单核－吞噬细胞，供以后利用。脱铁血红素转变为胆色素，在肝脏进行进一步处理。血管内破坏是指红细胞在血流湍急处因机械碰撞而被破坏。红细胞在血管内破坏后释放出血红蛋白，血红蛋白和血浆中的触珠蛋白（一种 α_2 球蛋白）结合成一种复合物。正常时这种触珠蛋白足以把红细胞破坏所释放出的血红蛋白全部结合成复合物，因此血浆中并无游离的血红蛋白。但在患各种溶血性疾病时，或输入异型血液时，红细胞破坏释放出的血红蛋白大量增多，超过了血浆中可与之结合的触珠蛋白量，游离的血红蛋白会从肾小球滤过而出现血红蛋白尿，严重时可堵塞肾小管，甚至出现肾衰竭。

二、白细胞

（一）白细胞的形态、数量和分类

1. 白细胞的形态和数量 白细胞（leucocyte；white blood cell，WBC）是一类无色有核的血细胞，在血液中一般呈球形。正常成年人白细胞总数为 $(4.0 \sim 10.0) \times 10^9/L$，平均为 $7.0 \times 10^9/L$。生理情况下，白细胞数目变动范围较大。新生儿高于成年人，为 $(12.0 \sim 20.0) \times 10^9/L$；进食、疼痛及情绪激动时白细胞数量均可升高；女性在月经、妊娠和分娩期，白细胞数量也有所升高；剧烈运动时白细胞数量明显升高，运动停止数小时后恢复到原水平。

2. 白细胞的分类计数 根据白细胞胞质内有无特殊颗粒，可分为颗粒细胞和无颗粒细胞。根据颗粒细胞胞质颗粒的嗜色特性的不同又可分为中性粒细胞、嗜酸性粒细胞和嗜碱性粒细胞；无颗粒细胞又可分为单核细胞和淋巴细胞。各类白细胞的分类计数见图 3－5。

正常人白细胞的总数和分类计数保持相对稳定，但在各种急慢性炎症、组织损伤或白血病等情况下，可发生特征性变化，在临床诊断中有重要参考价值。

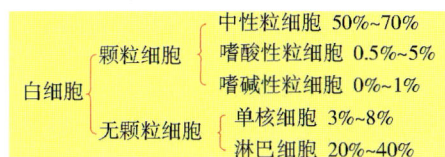

图 3－5 白细胞的分类计数

(二)白细胞的生理特性和功能

白细胞具有趋向某些化学物质游走的特性，称为**趋化性**(chemotaxis)。体内细胞的降解产物、抗原-抗体复合物、细菌毒素和细菌等能诱发白细胞趋化作用。除淋巴细胞外，其余的白细胞均能伸出伪足做变形运动。白细胞可通过变形运动穿过血管壁进入组织，这一过程称为白细胞渗出。白细胞游走到细菌等异物旁，把异物包围起来并吞入胞质，这一过程称为吞噬。各类白细胞都含有某些酶，如蛋白酶、淀粉酶、多肽酶、酯酶和脱氧核糖核酸酶等，可破坏吞噬的异物或释放出来破坏周围的组织。30%以上的白细胞存在于骨髓中，50%以上存在于血管外的细胞间隙中，20%左右在血液中流动。

白细胞的主要功能是参与机体的免疫反应和防御活动，各类白细胞的生理功能又有所不同。

1. 颗粒细胞

（1）中性粒细胞　**中性粒细胞**(neutrophil)有很强的吞噬活性，可吞噬细菌、衰老的红细胞、抗原-抗体复合物及坏死的细胞等。中性粒细胞在血液中停留6~8h，并以3μm/min的速度穿过血管进入周围组织中发挥作用。中性粒细胞可将入侵的细菌包围、吞噬，当中性粒细胞吞噬了数十个细菌后，自身分解死亡并释放出各种溶酶体酶，溶解周围组织形成脓肿。当中性粒细胞的数量明显减少时，机体的抵抗力明显下降，易发生感染。

血管中的中性粒细胞约有一半随血液循环，称为循环池，通常的白细胞计数仅反映这部分中性粒细胞的数量；另一半则附着在小血管壁上，称为边缘池。两部分细胞可以相互交换，保持动态平衡。此外，骨髓中还储备了大量成熟的中性粒细胞，当机体需要时，边缘池和骨髓中储备的中性粒细胞均可大量进入血液循环发挥作用。

（2）嗜酸性粒细胞　血液中的**嗜酸性粒细胞**(eosinophil)的数目有明显的昼夜周期性波动，清晨较少，午夜增多，可能与糖皮质激素释放的昼夜波动有关。嗜酸性粒细胞在体内的主要功能有：一是限制嗜碱性粒细胞在Ⅰ型超敏反应中的作用。嗜酸性粒细胞从三个方面限制嗜碱性粒细胞的活性：①嗜酸性粒细胞可产生前列腺素E抑制嗜碱性粒细胞合成和释放生物活性物质。②嗜酸性粒细胞可吞噬嗜碱性粒细胞所释放的颗粒，使其所含的生物活性物质不能发挥作用。③嗜酸性粒细胞能释放组胺酶，破坏嗜碱性粒细胞所释放的组胺活性。二是参与对蠕虫的免疫反应。因此，超敏反应或某些寄生虫感染时，常伴血液中嗜酸性粒细胞数目的升高。

（3）嗜碱性粒细胞　**嗜碱性粒细胞**(basophil)的胞质颗粒内含有细胞趋化因子和过敏性慢反应物质。嗜碱性粒细胞释放的组胺、白三烯和过敏性慢反应物质可使毛细血管壁通透性增加，支气管、胃肠道等处的平滑肌收缩而引起荨麻疹、哮喘、腹痛、腹泻等超敏反应症状。嗜碱性粒细胞释放的肝素作为酯酶的辅基，可加快脂肪分解为游离脂肪酸。此外，嗜碱性粒细胞还能释放一种被称为嗜酸性粒细胞趋化因子A的小肽物质，它能吸引嗜酸性粒细胞聚集于局部，减轻超敏反应。

2. 无颗粒细胞

（1）单核细胞　**单核细胞**(monocyte)也具有趋化性、变形运动和吞噬能力。它在血液中停留2~3天后便穿出血管壁进入组织，发育转化成巨噬细胞，巨噬细胞内含有更多的非特异性酯酶，并且具有更强的吞噬能力。巨噬细胞的主要功能是吞噬消灭病毒、疟原虫、真菌及结核分枝杆菌等，识别和杀伤肿瘤细胞，清除变性的蛋白质、衰老受损的细胞及碎片。巨噬细胞在吞噬过程中还参与激活淋巴细胞的特异性免疫功能。此外，激活的单核-巨噬细胞还能合成和释放多种细胞因子，如集落刺激因子、白介素(IL-1、IL-3、IL-6等)、肿瘤坏死因子、干扰素等，这些细胞因子能调节其他细胞的生长，并在特异性免疫反应中起重要的作用。

（2）淋巴细胞　淋巴细胞（lymphocyte）在免疫应答过程中起核心作用，根据细胞生长、发育的过程、表面标志及功能不同，可将淋巴细胞分为三大类：一类是由骨髓生成的淋巴干细胞，在胸腺的作用下发育成熟，称为 T 淋巴细胞，主要执行细胞免疫功能，血液中的淋巴细胞，80%～90%属于 T 淋巴细胞；另一类是在骨髓或肠道淋巴组织中发育成熟的淋巴细胞，称为 B 淋巴细胞，主要执行体液免疫功能，B 淋巴细胞主要停留在淋巴组织内；第三类是被称为**自然杀伤细胞**（natural killer cell，NK cell）的淋巴细胞，是机体固有免疫的重要执行者。淋巴细胞常在血液、淋巴系统和组织间隙之间往返循环流动，寿命较长。

（三）白细胞的生成及其调节

白细胞与其他血细胞一样，都起源于骨髓的造血干细胞，均经历造血干细胞、定向祖细胞、可识别的前体细胞等阶段而生成具有各种功能的成熟白细胞。

白细胞的分化和增殖受到造血生长因子的调节。这些因子由淋巴细胞、单核 - 巨噬细胞、成纤维细胞和内皮细胞等合成和分泌。由于有些造血生长因子在体外可刺激造血干细胞生成集落，故又称为**集落刺激因子**（colony - stimulating factor，CSF）。根据 CSF 刺激体外培养的造血干细胞所形成的集落类型，可分为粒系集落刺激因子（G - CSF）、粒 - 巨噬细胞集落刺激因子（GM - CSF）、巨噬系集落刺激因子（M - CSF）、多系集落刺激因子（Multi - CSF，即 IL - 3）、EPO 等多种，它们都属于糖蛋白，除 EPO 调节红细胞生成以外，其余因子均参与白细胞的生成。

（四）白细胞的破坏

由于白细胞主要在组织中发挥作用，各类白细胞的寿命长短不一，很难准确判断。一般来说，淋巴细胞寿命较长，它们往返于血液、组织液、淋巴液之间，而且可以在淋巴结等处增殖分化。中性粒细胞在循环血液中停留 8h 左右即进入组织，3～4 天后即衰老死亡或经消化道黏膜从胃肠道排出；当有细菌入侵时，粒细胞在吞噬活动中可因释放溶酶体酶过多而发生"自我溶解"，与被杀灭的细菌和组织碎片一起构成脓液。单核细胞在循环血液中 3～4 天后进入组织，继续发育成巨噬细胞，寿命为数周至数月。

三、血小板

（一）血小板的形态和数量

血小板（platelet，thrombocyte）是从骨髓成熟的**巨核细胞**（megakaryocyte）裂解脱落下来的具有生物活性的小块胞质，呈双凸圆盘状，直径为 2～3μm。其在电镜下可以看到 α - 颗粒、致密体等超微结构，这些结构均与血小板功能密切相关。正常成年人的血小板数量是（100～300）×10⁹/L，平均为 160×10⁹/L。当血小板数量减少到 50×10⁹/L 以下时，可出现异常出血现象，如皮肤和黏膜的瘀点、瘀斑，甚至大块紫癜，称为血小板减少性紫癜；当血小板的数量增加到1000×10⁹/L 以上时，称为血小板过多，容易形成血栓，应采取必要的防栓措施。

（二）血小板的生理特性

1. 黏附　黏附指血小板与非血小板表面黏着的过程。参与血小板黏附的主要成分包括：血小板膜糖蛋白（glycoprotein，GP）、内皮下组织（主要是胶原）、血浆中的**抗血管性假血友病因子**

(von willebrand factor，vWF)和纤维蛋白原等。黏附反应过程需要 Ca^{2+} 的参与。蛋白激酶 C 抑制剂可抑制黏附反应。

2. 聚集　血小板与血小板之间相互黏着的现象称为血小板聚集。引起血小板聚集的因素称为致聚剂，亦称诱导剂。生理性的致聚剂主要有胶原、ADP、组胺、5 - HT、凝血酶、血栓烷 A_2（TXA_2）、前列腺素类物质等，病理性致聚剂有细菌、病毒、抗原 - 抗体复合物、药物等。

血小板聚集可分为两个时相：第一时相发生迅速，但可解聚，主要由受损组织释放的 ADP 或低浓度的外源性 ADP 引起，称为可逆性聚集；第二时相发生较慢，聚集后不能解聚，主要由血小板释放的内源性 ADP 引起，称为不可逆聚集。ADP 引起的血小板聚集必须有 Ca^{2+} 和纤维蛋白原的参与，且需 ATP 提供能量。前列环素（PGI_2），可使血小板内 cAMP 增多、游离 Ca^{2+} 减少，因而有较强的抑制血小板聚集的作用。正常生理情况下，TXA_2 和 PGI_2 之间处于平衡状态，使血小板不易聚集，但在血管损伤时 PGI_2 减少，血小板激活导致 TXA_2 合成增加，使更多的血小板聚集，迅速形成血小板栓子。

当血小板受到刺激时，血小板发生聚集形成血小板栓子。假如血管损伤很小，血小板栓子可完全阻止血液流失，这对于微小血管损伤的封闭极为重要。

3. 释放　血小板发生黏附和聚集的同时，可将贮存在致密体、α - 颗粒或溶酶体内的多种活性物质排出的现象，称为血小板的释放。血小板释放的物质包括致密体中的 ADP、ATP、5 - 羟色胺、Ca^{2+}、α - 颗粒中的血小板特异蛋白质、纤维蛋白原、vWF、许多凝血和抗凝因子、纤溶抑制物，以及溶酶体中的酸性蛋白水解酶和组织水解酶等。此外，α - 颗粒中还有多种生长因子，能促进伤口愈合与血管再生。血小板释放的这些物质有促进血小板聚集、血管收缩、血液凝固等多种复杂的生理功能。

4. 吸附　血小板表面可吸附血浆中多种凝血因子（如凝血因子 I、V、XI、XIII 等）。如果血管内皮破损，随着血小板黏附和聚集于血管破损的局部，可使局部凝血因子浓度升高，有利于血液凝固和生理止血。

5. 收缩　血小板具有收缩能力。血小板的收缩和血小板的收缩蛋白有关。血凝块形成后，在血小板收缩蛋白的作用下，使血凝块收缩形成坚实的止血栓，堵塞血管创口。

(三)血小板的生理功能

血小板的主要生理功能是保持毛细血管内皮细胞的完整性和参与止血、促进凝血。

1. 保持血管内皮细胞完整性　血小板可以融入血管内皮细胞，而且能随时沉着于血管壁，以填补内皮细胞脱落留下的空隙。因此，血小板对保持血管内皮细胞完整性有重要作用。

2. 参与生理性止血　小血管破损而引起的出血，在几分钟内会自然停止，这一现象称为生理性止血。临床上常用小针刺破耳垂或指尖使自然出血，然后测定出血延续时间，这段时间称为出血时，正常人不超过 9min（模板法）。在血小板减少时，出血时延长，甚至出血不止。生理性止血过程主要包括血管收缩、血小板血栓形成和纤维蛋白凝块生成三个时相。

3. 促进血液凝固　血小板促进血液凝固的主要环节有：①激活的血小板提供磷脂表面，以利血液凝固反应的进行。②血小板吸附大量凝血因子，使局部的凝血因子浓度升高，并相继激活，极大地提高凝血酶原转变成凝血酶的速度。③血小板 α - 颗粒释放纤维蛋白原，增加纤维蛋白的形成，可加固血凝块。④血块中的血小板伸出伪足进入纤维蛋白网，血小板内的收缩蛋白收缩，使血块回缩形成坚实的止血栓，牢固地封闭血管破口。血小板通过上述的几个环节促进血液凝固。在血小板第三因子的参与下，凝血酶原转变成凝血酶的速度可提高 30 万倍，使血液凝固过程大大加速。

(四)血小板的生成与破坏

1. 血小板的生成　骨髓窦壁外的成熟巨核细胞胞质伸向骨髓窦腔，并脱落成为血小板，进入血流。一个巨核细胞可产生 2000～7700 个血小板。从原始巨核细胞到释放血小板入血，需 8～10天，进入血液的血小板，一半以上在外周血液中循环，其余的贮存于脾脏。

2. 血小板的破坏　血小板进入血液后，一般只在最初两天具有生理功能。用 ^{51}Cr 标记血小板的方法测得人血小板的寿命为 7～14 天。血小板通过两条途径消耗：一方面衰老死亡，有 30%～50% 衰老的血小板可被脾脏滞留，30%～45% 被肝脏滞留，3%～15% 被骨髓及其他部位滞留；另一方面，在发挥作用时被消耗，血小板也可融入血管内皮细胞，或发生聚集、释放反应时在血管内被破坏。

第三节　血液凝固和纤维蛋白溶解

一、血液凝固

血液凝固(blood coagulation)指血液由流动的液体状态变成不流动的凝胶状态的过程，是生理性止血过程的重要环节。血液凝固的实质是血浆中可溶性的纤维蛋白原转变为不溶性的纤维蛋白多聚体，交织成网，并网罗血细胞，形成凝血块的过程。凝血后 1～2h，凝血块会发生收缩，并释出淡黄色的液体，即**血清**(serum)。血清与血浆的区别在于血清中缺少纤维蛋白原和血凝发生时消耗掉的一些凝血因子，但增添了一些血凝时由血管内皮细胞和血小板释放的化学物质。血液凝固是一系列复杂的酶促反应的过程，需要多种凝血因子的参与。

(一)凝血因子

血浆与组织中直接参与血液凝固的物质，统称为**凝血因子**(coagulation factor；clotting factor)。目前已知的凝血因子有 14 种，其中由国际凝血因子命名委员会按照发现的先后顺序，以罗马数字编号的有 12 种(表 3-2)，即凝血因子 I～XIII(简称 F I～F XIII，其中 F VI是血清中活化的 V 因子，故已被取消)。此外，参与凝血的还有前激肽释放酶、高分子激肽原等。

表 3-2　按国际命名法编号的凝血因子

因子	同义名称	合成部位	主要功能
I	纤维蛋白原(fibrinogen)	肝脏	形成纤维蛋白，参与血小板聚集
II	凝血酶原(prothrombin)	肝脏	凝血酶促进纤维蛋白原转变为纤维蛋白；激活 F V、F VIII、F XI、F XIII和血小板，正反馈促进凝血
III	组织因子(tissue factor, TF)	内皮细胞、组织细胞	作为 F VIIa 的辅助因子，是生理性凝血反应过程的启动物
IV	钙离子(Ca^{2+})		辅因子
V	前加速素(pro-accelerin)	内皮细胞和血小板	加速 F Xa 对 F II的激活
VII	前转变素(pro-convertin)	肝脏	与 TF 形成 F VIIa-TF 复合物，激活 F X 和 F IX

续表

因子	同义名称	合成部位	主要功能
Ⅷ	抗血友病因子 (antihemophilic factor, AHF)	肝脏	作为辅因子，加速 FIX_a 对 FX 的激活
Ⅸ	血浆凝血活酶 (plasma thromboplastin component，PTC)	肝脏	FIX_a 与 $FVIII_a$ 形成 FX 酶复合物，激活 FX 为 F
Ⅹ	斯图亚特因子 (Stuart – Prower factor)	肝脏	参与形成凝血酶原激活物，激活 FⅡ；可以激活 FⅦ、FⅧ、FV
Ⅺ	血浆凝血活酶前质 (plasma thromboplastin antecedent，PTA)	肝脏	激活 FIX 为 FIX_a
Ⅻ	接触因子 (contact factor)	肝脏	激活 FXI 为 FXI_a，激活纤溶酶原及 PK
ⅩⅢ	纤维蛋白稳定因子 (fibrin stabilizing factor)	肝脏、血小板	使纤维蛋白单体相互交联聚合形成纤维蛋白网
HMWK	高分子量激肽原 (high molecular weight kininogen，HMWK)	肝脏	HMWK 作为辅因子，促进 FXIIa 对 FXI 和 PK 的激活；促进 PK 对 FXII 的激活
PK	前激肽释放酶 (prekallikrein，PK)	肝脏	激活 FXII 为 $FXII_a$

在这些凝血因子中，除 FⅣ（钙离子）外，其余的凝血因子均为蛋白质，且多数在肝脏内合成，其中因子Ⅱ、Ⅶ、Ⅸ、Ⅹ的合成过程中需要维生素 K 的参与，又称维生素 K 依赖因子。除组织损伤释放 FⅢ（又称**组织因子** tissue factor，TF）外，其余的凝血因子均存在于血浆中。血液中具有酶特性的凝血因子都以无活性的酶原形式存在，必须通过其他酶的水解，暴露或形成活性中心后，才成为具有活性的酶。这一过程称为凝血因子的激活。习惯上在被激活的因子代号的右下角标上 "a" （activated）。如凝血酶原（FⅡ）激活成为凝血酶（FⅡa）。

(二)血液凝固过程

血液凝固过程可分为三个阶段：①凝血酶原激活物形成。②凝血酶的形成。③纤维蛋白的形成。其间关系见图 3 – 6。

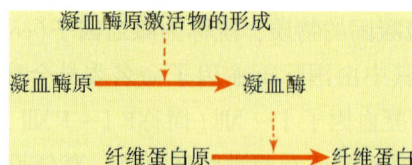

图 3 – 6 血液凝固的三个阶段

- - - - - - →催化作用；———→变化方向

根据凝血酶原激活物生成的途径不同，可将凝血过程分为内源性凝血途径和外源性凝血途径（图 3 – 7）。

1. 内源性凝血途径　**内源性凝血途径**（intrinsic coagulation pathway）是指参与凝血的因子全部来自血浆，通常由 FXII 被激活所启动，FXII 在体外可由带负电的物质（如玻璃、白陶土、胶原等）所激活，在体内以血管内皮下胶原组织的激活作用最为重要。FXIIa 有两方面的作用：①将 FXI 激活成为 FXIa，启动内源性凝血途径。②可使前激肽释放酶（PK）生成激肽释放酶（K），后者又能激活 FXII 形成大量的 FXIIa，形成表面激活的正反馈效应。

FXIa 在 Ca^{2+} 的参与下，可将 FIX 激活成为 FIXa。另一方面，FIX 还能被 FⅦa 和组织因子复合物所激活，FIXa 在 Ca^{2+} 的作用下与 FⅧa 在活化的血小板膜磷脂（PL）表面结合成复合物，可进一步激活 FX 生成 FXa。在 FXa 生成后，内源性和外源性凝血过程进入相同的途径。

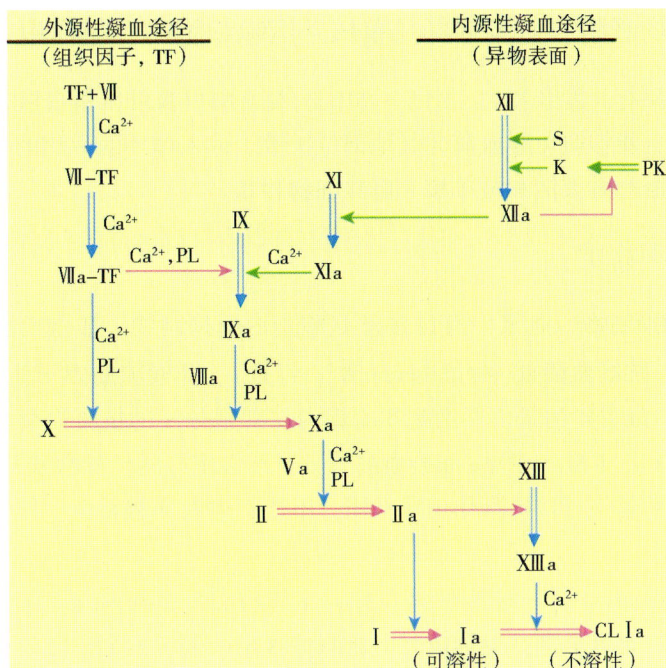

图 3-7 血液凝固过程示意图

单线箭头：催化作用；双线箭头：变化方向

PL：磷脂；S：血管内皮下组织；PK：前激肽释放酶；

K：激肽释放酶；Ⅰa：纤维蛋白单体；CLⅠa：纤维蛋白交联成网

2. 外源性凝血途径 外源性凝血途径（extrinsic coagulation pathway）是指来自血液之外的 FⅢ 与血液接触而启动的凝血途径。组织受损后可释放 FⅢ，在 Ca^{2+} 的存在下，FⅢ 与 FⅦ 形成复合物（FⅦa-TF），进一步激活 FX 成为 FXa。此外，FⅦa-TF 复合物还能激活 FⅨ 成为 FⅨa，将内、外源性凝血联系起来，共同完成凝血过程。

通过内、外两条凝血途径生成 FXa 后，FXa 在 Ca^{2+} 存在的情况下与 FVa 在磷脂表面形成凝血酶原激活物，后者进一步激活凝血酶原为凝血酶，凝血酶裂解纤维蛋白原形成纤维蛋白单体。在 FⅩⅢa 和 Ca^{2+} 的作用下，纤维蛋白单体相互聚合、交联形成纤维蛋白多聚体，形成牢固的纤维蛋白网，网罗血细胞形成凝血块。

二、抗凝系统

正常人在日常活动中常有轻微的血管损伤发生，体内也有低水平的凝血系统激活，但循环血液并不凝固。这是由于血液中凝血系统、抗凝和纤溶系统经常保持平衡，多因素综合作用的结果，其中血管内皮细胞在防止血液凝固反应蔓延中起重要的作用。

（一）血管内皮的抗凝作用

血管内皮细胞（vessel endothelial cell，VEC）分泌多种物质参与机体生理性止血过程，主要包括：①血管内皮细胞合成、释放的前列环素和 NO 可抑制血小板的聚集。②合成硫酸乙酰肝素蛋白多糖覆盖内皮细胞表面，与抗凝血酶结合后，破坏 FⅡa、FⅨa 等多种凝血因子。③合成并在膜上表达凝血酶调节蛋白，灭活 FVa、FⅧa。④合成分泌组织型纤溶酶原激活物，降解纤维蛋白，保证血管通畅。

（二）纤维蛋白的吸附、血流稀释及单核 – 巨噬细胞的吞噬作用

纤维蛋白与凝血酶有高度亲和力，85%～90% 的凝血酶可被纤维蛋白吸附，这不但可以促进其局部血液凝固，并且能够避免凝血酶向其他部位扩散。进入循环的活化的凝血因子可被血流稀释，并被血浆中的抗凝物质灭活和被单核 – 巨噬细胞吞噬。

（三）生理性抗凝物质

1. 丝氨酸蛋白酶抑制物　血浆中有许多丝氨酸蛋白酶抑制物，如蛋白酶连接抑制素、C_1 抑制物、α_2– 巨球蛋白、**抗凝血酶Ⅲ**（antithrombin Ⅲ，AT Ⅲ）、肝素辅助因子Ⅱ、α_2– 抗纤溶酶、α_1– 抗胰蛋白酶等，其中最重要的是由肝细胞和血管内皮细胞分泌的抗凝血酶Ⅲ。抗凝血酶Ⅲ通过与凝血因子 FⅨa、FⅩa、FⅪa、FⅫa 和凝血酶等分子活性中心的丝氨酸残基结合而抑制其活性。正常情况下，抗凝血酶Ⅲ的直接抗凝作用非常弱，不能有效地抑制凝血，但它与肝素结合后，其抗凝作用可大大增强。

2. 肝素　肝素（heparin）是一种酸性黏多糖，主要由肥大细胞和嗜碱性粒细胞产生，在肺、心、肝、肌肉等组织中含量丰富，生理情况下血浆中含量甚微。无论在体内还是体外，肝素的抗凝作用都很强，故临床上把它作为抗凝剂广泛应用。肝素的抗凝机制：①增强抗凝血酶Ⅲ与凝血酶的亲和力，加速凝血酶的失活。②抑制血小板的黏附、聚集。③增强蛋白质 C 的活性，刺激血管内皮细胞释放抗凝物质和纤溶物质。

3. 蛋白质 C 系统　主要包括蛋白质 C、凝血酶调节蛋白、蛋白质 S 和蛋白质 C 的抑制物。蛋白质 C 由肝脏合成，其合成需要维生素 K 参与。它以酶原的形式存在于血浆中，在凝血过程中被激活。蛋白质 C 具有生物活性，其主要作用是灭活 FⅤa 和 FⅧa，阻碍 FⅩa 与血小板磷脂膜的结合，刺激纤溶酶原激活物的释放，增强纤溶酶活性，促进纤维蛋白溶解。蛋白质 S 是蛋白质 C 的辅助因子，可增强蛋白质 C 的作用。

4. 组织因子途径抑制物　组织因子途径抑制物（tissue factor pathway inhibitor，TFPI）是由小血管内皮细胞分泌的一种糖蛋白，是外源性凝血途径抑制物，与 FⅩa 和 FⅦa – TF 复合物结合而抑制其活性，起到抗凝作用。

（四）促凝与抗凝

临床可采用各种措施防止血液凝固和促进血液凝固。外科手术中可用温热盐水纱布进行压迫止血，主要是通过纱布作为异物激活 FⅫ和血小板。凝血是一系列的酶促反应过程，适当加温可加速凝血反应。相反，降低温度或增加异物的光滑面可延缓凝血过程。由于凝血过程多个环节都需要 Ca^{2+} 的参加，通常使用枸橼酸钠、草酸铵和草酸钾作为体外抗凝剂。枸橼酸钠与血浆中Ca^{2+} 形成不易电离的可溶性络合物，使血液中缺少游离的 Ca^{2+}；草酸盐与血浆中的 Ca^{2+} 结合成不易溶解的草酸钙，使血液中缺少游离的 Ca^{2+}。由于少量的枸橼酸钠进入血液循环后不会产生毒素，因此也常用它作为抗凝剂来处理输血用的血液。维生素 K 拮抗剂如华法林可抑制 FⅡ、FⅦ、FⅨ、FⅩ 等维生素 K 依赖性因子的合成，在体内具有抗凝作用。

三、纤维蛋白溶解系统

组织损伤后所形成的止血栓完成止血使命后将逐步溶解以利于血管的畅通和组织的修复、再生。血栓溶解主要依赖于纤维蛋白溶解系统（简称纤溶系统）。纤溶可使止血过程中形成的纤维蛋

白凝血块适时溶解、清除，以保持血流畅通，有利于损伤组织的修复、愈合及血管的再生。纤溶系统主要包括**纤溶酶原**（plasminogen）、**纤溶酶**（plasmin）、**纤溶酶原激活物**（activator of plasminogen）和纤溶抑制物。

纤维蛋白被分解液化的过程，称为**纤维蛋白溶解**（fibrinolysis），简称纤溶。纤溶的基本过程有两个阶段：纤溶酶原的激活和纤维蛋白的降解（图3-8）。

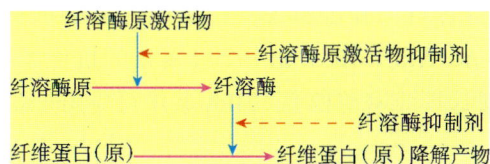

图3-8　纤溶系统激活与抑制示意图
紫色实线箭头：变化过程；蓝色箭头：催化作用；虚线箭头：抑制作用

（一）纤溶酶原的激活

通常血浆中的纤溶酶是以无活性的纤溶酶原形式存在的，纤溶酶原是由肝脏、骨髓、嗜酸性粒细胞及肾脏合成的一种糖蛋白，在纤溶酶原激活物的作用下，才能成为有活性的纤溶酶。纤溶酶原激活主要包括两条途径：一是内源性激活途径，$FⅫa$、$FⅪa$、PK、HMWK、激肽释放酶等使纤溶酶原转变为纤溶酶；二是外源性激活途径，由组织和血管内皮细胞合成的组织型**纤溶酶原激活物**（tissue-type plasminogen activator，t-PA）、**尿激酶型纤溶酶原激活物**（urokinase-type plasminogen activator UK），使纤溶酶原转变成纤溶酶。当血液与异物表面接触、激活$FⅫ$时，在启动内源性凝血系统时，通过激活激肽释放酶而激活纤溶系统，使凝血与纤溶保持平衡。

（二）纤维蛋白与纤维蛋白原降解

纤溶酶是血浆中活性最强的蛋白水解酶。它可将纤维蛋白和纤维蛋白原裂解为许多可溶性的小肽，称为纤维蛋白降解产物。这些降解产物通常可被凝血酶进一步水解，不再发生凝固，其中一部分小肽还有抗凝作用。

（三）纤溶抑制物

生理情况下，体内不断地有少量纤溶酶生成，同时也有许多抑制纤溶系统活性的物质存在。主要的纤溶抑制物有**纤溶酶原激活物抑制物-1**（plasminogen activator inhibitor type-1，PAI-1）和 $α_2$-**抗纤溶酶**（$α_2$-antiplasmin）。$α_2$-抗纤溶酶是血液中的主要抑制物。当血小板受到凝血酶刺激时，$α_2$-抗纤溶酶就释放出来，迅速与纤维蛋白结合，干扰纤溶酶原吸附于纤维蛋白，从而抑制纤溶酶的形成和纤维蛋白的降解。

第四节　血型与输血

一、血型

（一）血型与红细胞凝集

血型（blood group）指血细胞膜上特异性抗原类型，但通常所说的血型指红细胞膜上特异性抗原的类型。若将两种不同血型的血液滴加在玻片上混合，红细胞彼此凝集成簇，这种现象称为**红细胞凝集**（erythrocyte agglutination）。在补体的作用下，可引起凝集的红细胞破裂，发生溶血。当给人体输入血型不相容的血液时，在体内可发生红细胞凝集和溶血反应，甚至危及生命。

红细胞凝集的实质是红细胞膜上的特异性抗原（也称为**凝集原**，agglutinogen）和相应的抗体（也称为**凝集素**，agglutinin）发生的抗原–抗体反应。白细胞和血小板除了也存在一些与红细胞相同的血型抗原外，还有其本身特有的血型抗原。白细胞上最强的同种抗原是**人类白细胞抗原**（human leukocyte antigen，HLA）系统。HLA 是一个极复杂的抗原系统，在体内分布广泛、种类多，与器官组织移植的免疫排斥反应密切相关。HLA 系统可应用于器官移植、输血、亲子鉴定和人类学等方面的研究。

（二）红细胞血型

国际输血协会（ISBT）认可的红细胞血型系统有 23 个，其中与临床关系密切的是 ABO 血型系统和 Rh 血型系统。

1. ABO 血型系统　1901 年奥地利病理学家与免疫学家 Landsteiner 发现了第一个人类血型系统——ABO 血型系统。它的分型是根据红细胞膜上是否存在凝集原 A 与凝集原 B 将血液分为四种血型。凡红细胞膜上只含凝集原 A 的称为 A 型血，只含凝集原 B 的称为 B 型血，两种凝集原都存在的称为 AB 型血，两种凝集原都没有的称为 O 型血。

不同血型人的血浆或血清中含有不同的凝集素，但不含与自身红细胞所含凝集原相对抗的凝集素。ABO 血型系统的凝集素是天然抗体，多属 IgM，分子质量大，不能通过胎盘。

ABO 血型系统还有几种亚型，其中最重要的亚型是 A 型中的 A_1 和 A_2 亚型。A_1 型红细胞上含有 A 抗原和 A_1 抗原，而 A_2 型红细胞上仅含有 A 抗原；A_1 型血的血清中只含有抗 B 凝集素，而 A_2 型血的血清中则含有抗 B 凝集素和抗 A_1 凝集素。同样，AB 型血型中也有 A_1B 和 A_2B 两种主要亚型（表 3–3）。虽然在我国汉族人中 A_2 型和 A_2B 型者分别只占 A 型和 AB 型人群的 1% 以下，但由于 A_1 型红细胞可与 A_2 型血清中的抗 A_1 凝集素发生凝集反应，而且 A_2 型和 A_2B 型红细胞比 A_1 型和 A_1B 型红细胞的抗原性弱得多，在用抗 A 凝集素做血型鉴定时，容易将 A_2 型和 A_2B 型血误定为 O 型和 B 型，因此在输血时应特别注意 A 型中亚型的存在。

表 3–3　ABO 血型系统中的凝集原和凝集素

表现型		红细胞膜上的凝集原	血清中的凝集素
A 型	A_1	A、A_1	抗 B
	A_2	A	抗 A_1、抗 B
B 型		B	抗 A
AB 型	A_1B	A、A_1、B	无
	A_2B	A、B	抗 A_1
O 型		无 A，无 B	抗 A、抗 B

2. Rh 血型系统　1940 年，Landsteiner 与 Wiener 在**恒河猴**（Rhesus monkey）红细胞表面发现一类凝集原，即 Rh 抗原。这种血型系统称为 **Rh 血型系统**（Rh blood group system），它是仅次于 ABO 血型的另一重要的血型系统。Rh 血型系统中的抗原有 40 多种，其中以 D 抗原的抗原性最强。通常将红细胞表面存在 D 抗原称为 Rh 阳性，无 D 抗原称为 Rh 阴性。我国汉族人和其他大部分民族的 Rh 阳性约占 99%，Rh 阴性占 1%；在某些民族中，Rh 阴性的稍高，如塔塔尔族为

15.8%，苗族为12.3%。

Rh血型系统与ABO血型系统的区别：人的血清中不存在抗Rh血型天然抗体，只有当Rh阴性者在接受Rh阳性的血液后，才会通过体液免疫产生抗Rh抗体，但首次一般不产生明显的反应，只有当再次接受Rh阳性血液，才会发生凝集反应。

Rh血型系统的抗体主要是IgG型不完全抗体，分子量小，能透过胎盘。因此，当Rh阴性的孕妇怀有Rh阳性的胎儿时，胎儿的红细胞因某种原因（如分娩时胎盘剥离）进入母体，使母体产生抗Rh抗体。在怀第一胎Rh阳性胎儿时一般不会发生胎儿溶血，当再次怀上Rh阳性胎儿时，此抗体可通过胎盘进入胎儿的血液中，引起新生儿溶血性贫血，严重时可导致胎儿死亡。

二、输血原则

输血（blood transfusion）已经成为抢救伤员生命、治疗某些疾病和保证一些手术得以顺利进行的一种特殊而重要的手段。如果输血不当，或发生差错，将会造成严重后果。为了确保输血安全和有效，输血时要严格遵守血型相合、配血相合的输血原则。

准备输血时，首先必须鉴定血型，其次是在同一血型系统中进行**交叉配血试验**（cross match test）。交叉配血试验有主侧、次侧之分，主侧是指将供血者的红细胞与受血者的血清进行配合试验；次侧是指将受血者的红细胞与供血者的血清进行配合试验（图3-9）。若主侧和次侧均不发生凝集反应，则为配血相合，可以进行输血；若主侧发生凝集反应，则为配血不合，不能输血；如果主侧不发生凝集反应，而次侧发生凝集反应，则只能在紧急情况下缓慢少量（不宜超过200mL）输血，且密切监视输血过程，一旦发生输血反应，必须立即停止输血。

随着医学的发展和科学技术的进步，临床输血疗法已从输注全血发展到成分输血。成分输血是把人血中的各种不同成分，如红细胞、粒细胞、血小板及血浆，分别制备成高纯度或高浓度的制品，根据患者的不同需求进行输注。成分输血不仅针对性强、节约血源，而且因纯度大、浓度高而疗效好，还可减少不良反应，使输血更加安全，已成为目前输血的主要手段。

此外，自体输血方法近年来也得到迅速发展。自体输血是指收集患者自身血液进行回输。自体输血疗法不仅可以节约库血，减少输血反应和疾病传播，更重要的是输血前不需要进行血型鉴定和交叉配血试验。

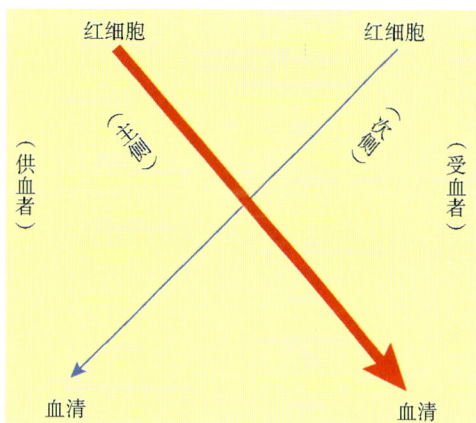

图3-9　交叉配血试验示意图

第五节　中医学与血液

一、中医学的血液生理

血是运行于脉中而循环流注全身的富有营养和滋润作用的红色液体，是构成人体和维持生命活动的基本物质之一。

水谷精微、营气、精髓和津液为血液化生的物质基础，其中水谷精微是生成血液的最基本的物质。《灵枢·决气》说："中焦受气取汁，变化而赤，是谓血。"血液的生成与五脏的功能密切相关。脾胃为后天之本，气血生化之源。脾胃所化生的水谷精微是化生血液的基本物质。《景岳全书》说："血者水谷之精也，源源而来，而实生化于脾。"中医学已认识到血液与营养物质的关系。心肺是血液生成之所，一则行血以输送营养物质，使全身各脏腑获得充足的营养，维持其正常的功能活动，促进血液生成；二则水谷精微通过脾的转输升清作用，上输于心肺，在肺吐故纳新之后，复注于心脉化赤而变为新鲜血液。肝主疏泄而藏血，肝脏是一个贮血器官。肾在血的生成中主要有两方面的作用：一是肾中精气化生元气，促进脾胃化生水谷精微，进而奉心化赤为血；二是肾藏精，精与血可以互化，即血可养精，精可化血，即所谓"精血同源"之说。综上所述，血液是以水谷精微和精髓为主要物质基础，在以脾、胃为主，配合心肺、肝、肾等脏腑的共同作用下生成的。中医学所说的血液生成是将西医学中血细胞生成、血液物质代谢及血液循环等内容融合为一体的描述。

血液正常循行必须具备两个条件：一是脉管系统的完整性，二是全身各脏腑发挥正常生理功能，尤其是心、肺、肝、脾四脏。中医学认为，心主血脉，肺朝百脉，脾主统血，肝主藏血。意即血液正常循行需要两种力量：推动力和固摄力。推动力是血液循环的动力，具体体现在心主血脉、肺助心行血及肝的疏泄功能方面（详见第四章）。固摄力是保障血液不致外溢的因素，具体体现在脾统血和肝藏血的功能方面。这两种力量的协调平衡维持着血液的正常循环。若推动力量不足则血流缓慢，出现涩滞、血瘀等症状；若固摄力量不足则可导致各种出血症状。

血具有营养和滋润全身的生理功能。血在脉中循行，内至脏腑，外达皮肉筋骨，如环无端，运行不息，不断对全身各脏腑起着充分的营养和滋润作用。血的濡养作用还可从面色、肌肉、皮肤和毛发等方面反映出来，表现为面色红润、肌肉丰满壮实、肌肤和毛发光泽等。当血的濡养作用减弱时，机体除脏腑功能低下外，可见到面色不华或萎黄、肌肤干燥、肢体或肢端麻木、运动不灵活等临床表现。血也是机体神志活动的主要物质基础。《灵枢·平人绝谷》说"血脉和利，精神乃居"，血液供给充足，神志活动才正常。无论何种原因形成的血虚或运行失常，均可出现不同程度的神志方面的症状，如惊悸、失眠、多梦，甚至烦躁、癫狂、昏迷等。

二、与中医学血液相关的现代研究

1. 血虚证的现代研究 血虚证是体内血液不足或血液营养功能低下、脏腑百脉失养的病理状态，以体表肌肤黏膜组织呈现淡白及全身虚弱为特征。西医学的再生障碍性贫血、缺铁性贫血、溶血性贫血、血细胞减少症等均属于血虚证范畴，临床表现为血细胞比容、红细胞数量、血红蛋白含量、全血比黏度、血小板计数等降低，还原黏度明显升高，红细胞沉降率加快，红细胞变形能力下降。

有很多学者采用不同的方法制备血虚证动物模型，就血虚证的实质和补血中药的作用机制进行了大量的西医学研究。常用的血虚模型造模方法有失血、化学损伤、放射性损伤、免疫介导性血虚证等。研究发现，血虚证的机制与造血干/祖细胞、造血微环境和免疫功能三方面密切相关。将小鼠用 $^{60}CO-\gamma$ 射线全身照射形成生血不足的血虚模型，小鼠胸腺和脾脏萎缩，骨髓DNA含量和各系造血祖细胞数量明显降低，并出现细胞周期紊乱以及凋亡增加，参与调节造血干/祖细胞增殖和分化、免疫细胞成熟和活化过程的 EPO、G－CSF、IL－6、IL－18、NF－κB 等减少，造血细胞增殖的负调控因子 TGF－β 表达增加。四物汤、芍药苷等中药能对上述 γ 射线照射血虚证模型各指标发挥调控作用，促进骨髓造血干/祖细胞的增殖和分化，调节和活化淋巴细胞。使用环磷酰胺造小鼠血虚证模型，可破坏细胞分子网络的信号转导，抑制骨髓造血干/祖细胞的迁移，影响其增殖、分化、凋亡而达到对机体造血功能的抑制，电镜可观察到骨髓超微结构发生变化，造血微环境遭到破坏，骨髓造血重建活性下降，骨髓有核细胞数量及其增殖速度下降。此外，淋巴细胞转化率显著降低，IL-2 活性明显降低，肿瘤坏死因子(TNF)活性显著高于正常组。代谢组学研究发现，环磷酰胺致血虚证的可能机制是导致机体脂肪酸 β 氧化功能紊乱，细胞内外渗透压平衡破坏以及糖酵解功能失调。而经典补血方剂治疗血虚证的机制可能与改善线粒体功能，稳定细胞膜，维持细胞内外正常渗透压，调节糖酵解，促进机体正常能量代谢有关。临床研究亦表明，以平阴阳、调气血、清热毒治法组方的调血益髓方能提高儿童慢性再生障碍性贫血患者骨髓造血细胞与非造血细胞比值，使外周血象得到改善，其作用机制可能与稳定骨髓自身修复机制、促进造血干/祖细胞增殖、调节免疫有关。

2. 血瘀证的现代研究　血瘀证实质与活血化瘀中药的科学化研究一直是现代中医药学和中西医结合研究中最为活跃的领域之一。血瘀证是临床心脑血管疾病最常见的中医证型，血液流变学的异常变化是其发病机制中重要的病理基础。血液流变学异常的特征是全血黏度、全血还原黏度、全血相对黏度、血沉、红细胞聚集指数等均明显增加，血液处于浓、黏、凝、聚化状态，引起血流缓慢、组织灌注不足、红细胞聚集等病理表现。当前对血瘀证的研究是从血管和血液这两个方面进行的，认为血瘀证的机制与血小板活化、过度的炎症反应、血管内皮的损伤与凋亡等有关。激活的血小板不但参与形成血栓，还释放多种血管活性物质、细胞因子和生长因子，参与冠状动脉粥样硬化的形成和发展。血小板蛋白质组学研究发现，冠心病血瘀证与非血瘀证组有 45 个血小板差异蛋白质点，14 个差异蛋白质，10 个有可靠数据支撑的血小板差异表达功能蛋白质点，从中可以发现，除血小板膜蛋白外，还包括了许多血小板骨架蛋白，证实血小板活化不但可引起其膜蛋白的改变，亦可导致一系列形态学变化，即从无黏性的、盘状的循环血小板变成有黏性的、有突起的血小板胶状物。动物实验证实，气虚血瘀证模型存在免疫功能失调，细胞因子基因表达调控异常引起的细胞因子网络紊乱是造成气虚血瘀证免疫调节失衡的分子机制，也是益气活血中药作用的免疫学分子基础。对活血化瘀方药开展的系列研究表明，丹参、三七、当归、赤芍、川芎等活血化瘀中药和血府逐瘀汤、桃红四物汤、冠心Ⅱ号等活血化瘀复方均有抗血小板活化聚集、抑制血管平滑肌细胞增殖、抗脂质过氧化、抗炎等作用，可能是其治疗血瘀证的作用机制。

复习思考题

1. 简述血浆胶体渗透压和血浆晶体渗透压的形成及其生理意义。

2. 简述血细胞的数量、生理特性及其生理功能。

3. 根据红细胞的生成过程和调节因素，试分析哪些原因可以导致贫血，并简述其引起贫血的机制。

4. 何谓血液凝固？简述血液凝固的基本过程，并比较内源性途径和外源性途径有什么不同。

5. 何谓血型？ABO 血型的分型依据是什么？

6. 临床上输血时要注意哪些事项？

第四章

血液循环

血液循环(blood circulation)是指血液在心血管系统中循环不断地流动。心脏是推动血液流动的动力器官，血管是血液流动的管道。心脏收缩，推动血液经动脉系统流向全身各部分；心脏舒张，则使血液由全身各部分经静脉系统回流心脏；介于动、静脉之间的毛细血管网分布全身，是血液与组织液之间进行物质交换的场所。血液循环的主要功能是完成体内的物质运输，维持内环境相对稳定，保证机体新陈代谢的正常进行；通过血液运输，还可以实现机体的体液调节和血液的功能等。现已知心血管系统还能产生多种生物活性物质，参与心血管系统及其他多系统的调节功能。

早在两千多年前，《内经》中已明确记载了心的形态部位和生理功能。如《灵枢·胀论》说："膻中者，心主之宫城也。"《素问·痿论》言："心主身之血脉。"《灵枢·经脉》云："经脉十二者，伏行分肉之间，深而不见；其常见者……无所隐故也。诸脉之浮而常见者，皆络脉也。"可见，古人在长期反复的解剖中观察发现了心、脉、血之间的关系，并认识到三者之间有特殊的功能关系，构成一个相对独立的系统，认为血液在血管内"流行不止，环周不休"(《素问·举痛论》)。《内经》中关于血液循环生理的认识，直至一千多年后的1628年才被英国医学家威廉·哈维(William Harvy)通过实验方法证实。

第一节　心脏的泵血功能

一、心动周期与心率

(一)心动周期

心脏收缩和舒张一次构成的一个机械活动周期，称为**心动周期**(cardiac cycle)，包括心房收缩、心房舒张和心室收缩、心室舒张四个过程。

心动周期持续的时间与心跳频率有关。成年人心率平均75/分，每个心动周期持续0.8s。一个心动周期中，两心房首先收缩，持续0.1s，继而心房舒张，持续0.7s；当心房收缩时，心室处于舒张期，心房进入舒张期后不久，心室开始收缩，持续0.3s，随后进入舒张期，历时0.5s。心室舒张的前0.4s期间，因心房也处于舒张期，故这一时期称为全心舒张期(图4-1)。

可见，一次心动周期中，心房和心室各自按一定的时程，依一定的次序先后进行收缩和舒张相交替的活动。虽然心房与心室间的活动不同步，但左右两侧心房或两侧心室的活动却是一致的。另一方面，无论心房或心室，在心动周期活动中均表现出收缩期短于舒张期。如果心率增

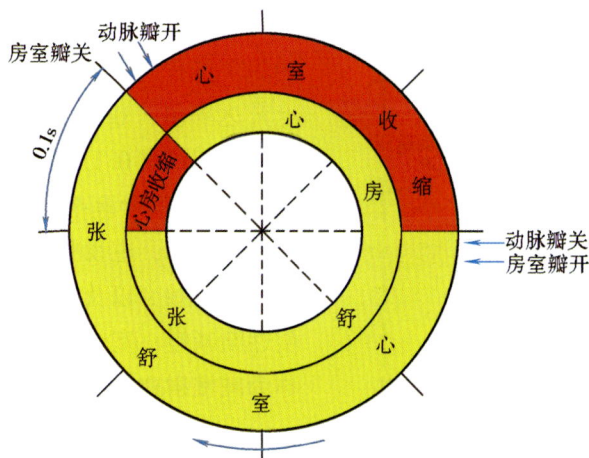

图 4 - 1　心动周期中心房和心室的活动顺序与时间关系

快，心动周期持续时间缩短，则舒张期缩短更显著；因此，心率增快时，心脏工作时间相对延长，休息时间相对缩短，不利于心脏的持久活动。

(二)心率

每分钟心脏搏动的次数称为**心率**(heart rate，HR)。正常成人安静状态时，心率在 60～100 次/分，平均约 75 次/分。心率有明显的个体差异，不同年龄、性别以及在不同的生理状态下，心率均不相同。新生儿的心率较成年人快，可达 130 次/分以上，之后随年龄增长而逐渐减慢，至青春期接近成年人的心率。成年人中，女性的心率比男性略快。同一个体，在安静或睡眠时心率较慢，而运动或情绪激动时，则心率加快。在体内，心率受神经和体液因素调控。交感神经兴奋以及肾上腺素、去甲肾上腺素和甲状腺激素水平增高，均可使心率加快；而迷走神经活动增强，则使心率减慢。此外，体温每升高 1℃，心率每分钟将增加 12～18 次。临床上将安静时成年人心率超过 100 次/分称为心动过速，低于 60 次/分称为心动过缓。

二、心脏泵血过程及其机制

(一)心室的射血和充盈过程

要了解心脏的泵血功能，需要弄清三个问题：①血液在心脏内的单向流动是如何实现的。②动脉内压力比较高，心脏怎样将血液射入动脉。③压力很低的静脉血液为什么能够返回心脏。

下面以左心室为例，说明心室射血和充盈的过程，以便了解心脏泵血的机制。

1. 心室收缩期　包括等容收缩期、快速射血期和减慢射血期。

(1)等容收缩期　心室开始收缩，室内压升高，当压力超过房内压时，心室内血液出现由心室向心房反流的倾向，这种反流推动二尖瓣，使之关闭，血液因而不至于倒流入心房。此时室内压尚低于主动脉压，主动脉瓣仍然处于关闭状态，心室成为一个封闭腔，因血液是不可压缩的液体，这时心室肌的强烈收缩导致室内压急剧升高，而心室容积并不改变，故称这段时期为**等容收缩期**(isovolumic contraction phase，isovolumic contraction period)。这一时相持续约 0.05s(图 4 - 2 中 2)。

(2)快速射血期　随着心室肌继续收缩，室内压继续升高超过主动脉压时，主动脉瓣被打开，大量血液由心室射入主动脉，即进入**快速射血期**(rapid ejection phase，period of rapid ejection)。

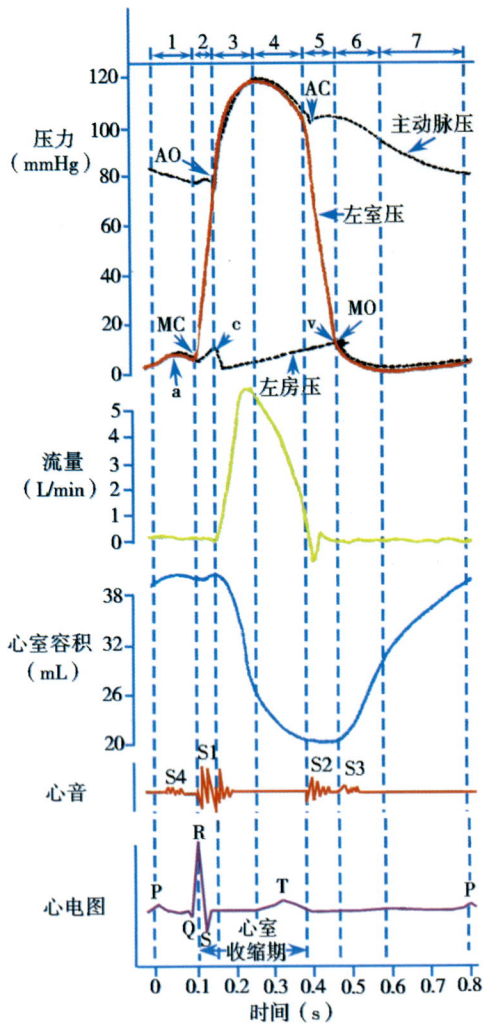

图 4-2 心动周期各时相中，心脏内压力、容积、
瓣膜、心音与心电图变化

1：心房收缩期；2：等容收缩期；3：快速射血期；4：减慢射血期；5：等容舒张期；6：快速充盈期；7：减慢充盈期；MC：二尖瓣关闭；AO：动脉瓣开放；AC：动脉瓣关闭；MO：二尖瓣开放；a、c、v：心动周期中三个向上的心房波

此期由心室射入主动脉的血液量占总射血量的 2/3 左右，心室内容积明显缩小，室内压继续上升达峰值，成为心动周期中室内压最高的时期，此期约占 0.1s（图 4-2 中 3）。

（3）减慢射血期 快速射血期后大量的血液射入主动脉，主动脉压相应增高。随后，由于心室内血液减少以及心室肌收缩强度减弱，射血速度逐渐减慢，室内压由峰值逐步下降，这段时期称为减慢射血期（reduced ejection phase，period of reduced ejection）。此期，虽然室内压已低于主动脉内压，但心室内的血液因受到心室收缩的作用具有较高的动能，依其惯性作用可以逆着压力差继续射入主动脉。减慢射血期历时 0.15s 之后，心脏进入舒张期（图 4-2 中 4）。

2. 心室舒张期 包括等容舒张期、快速充盈期、减慢充盈期和心房收缩期。

（1）等容舒张期 心室肌开始舒张后，室内压急剧下降而低于主动脉压时，主动脉内血液向心室方向反流，推动主动脉瓣关闭。这时室内压仍明显高于房内压，二尖瓣依然处于关闭状态，心室又成为封闭腔。此时，心室肌舒张，室内压快速下降而容积不变，故称为**等容舒张期**（isovolumic relaxation phase，isovolumic relaxation period）。此期为室内压下降速率最快和幅度最大的时期，持续 0.06~0.08s（图 4-2 中 5）。

（2）快速充盈期 等容舒张期后，心室继续舒张，当室内压下降到低于房内压时，二尖瓣被血液冲开，心室对心房内的血液产生一种很强的抽吸作用，使大量血液从心房和大静脉快速流入心室，心室容积迅速增加，流入心室的血液约为总充盈量的 2/3，故称**快速充盈期**（rapid filling phase，period of rapid filling），此期历时约 0.11s（图 4-2 中 6）。

（3）减慢充盈期 随着心室内血液的充盈，心室与心房之间的压力差减小，血液流入心室的速度减慢，故称**减慢充盈期**（reduced filling phase，period of reduced filling），约占 0.22s（图 4-2 中 7）。

（4）心房收缩期 在心室舒张的最后 0.1s，心房开始收缩，故称为**房缩期**（atrial systolic phase，period of atrial systole）。此期心房收缩，房内压升高，心房内的血液挤入心室，使心室充盈量进一步增加，其增加量占心室总充盈量的 10%~30%，此期约占 0.1s（图 4-2 中 1）。

（二）心动周期中心房内压的变化

每个心动周期中，左心房压力曲线依据左心室的活动而相应出现 a 波、c 波和 v 波三个反映心房压力升高的正向波(图4-2)。a波发生在心房收缩期内。由于心房的收缩,导致心房压力升高,形成a波。随着心室开始收缩,室内压升高,心室内血液推顶并关闭了房室瓣,使瓣膜叶片向心房腔一侧凸出,造成房内压轻度上升,形成c波。随着心室射血,体积缩小,心底部向下移动,房室瓣从而也被向下牵拽,以致心房的容积趋于扩大,房内压下降。以后,静脉血不断流入心房,而房室瓣尚关闭着,血液不能进入心室,心房内血液量不断增加,房内压缓慢而持续地升高,直到心室等容舒张期结束,心房血得以进入心室为止,由此形成的上升波称v波。随后房室瓣开放,血液由心房迅速进入心室,房内压下降。心房的压力波可沿着静脉管壁传到大静脉,用脉搏描记仪可在颈外静脉记录到每个心动周期中的a、c、v波。心房压力波的测定,具有一定临床应用价值。

从以上对心室充盈和射血过程的描述中,不难理解左心室泵血的机制。心室肌的收缩和舒张,引起室内压力变化,导致心房和心室之间以及心室和主动脉之间产生压力差;而压力差是推动血液在相应腔室之间流动的主要动力。在瓣膜的配合下,实现了血液的单方向流动及室内压在等容收缩期和等容舒张期的大幅度升降。

三、心脏泵血功能的评定

心脏的泵血功能表现在维持一定的射血量,供给全身组织器官所需的血量,以保证新陈代谢的正常进行。心脏泵血功能是否正常,是否适应机体的需要,是临床实践与实验研究中经常遇到的问题。因此,用一些方法和指标来测量和评定心脏功能,在理论上和实践上都是十分必要的。

(一)心脏的输出量

1. 每搏输出量与每分输出量　一侧心室每次收缩时射出的血量,称为**每搏输出量**(stroke volume,SV),简称搏出量。成人安静平卧状态时,搏出量为60~80mL,平均70mL。一侧心室每分钟输出的血量称为**每分输出量**(cardial minute output),简称**心输出量**(cardiac output),等于搏出量与心率的乘积。左右两心室的输出量基本相等。

心输出量与机体的代谢水平相适应,受到性别、年龄及其他生理情况的影响而有差异。如健康成年男性在静息状态下,心率平均每分钟75次,搏出量约为70mL(60~80mL),心输出量为5L/min(4.5~6.0L/min)。女性较同体重男性的心输出量约低10%,青年时期心输出量高于老年时期,而睡眠期间心输出量降低。

2. 心指数　心输出量是以个体为单位计算的。身材矮小的人和高大的人,新陈代谢总量并不相等。因此,以心输出量的绝对值作为指标进行不同个体之间心功能的比较,是不全面的。群体调查资料表明,人体静息时的心输出量也和基础代谢一样,不与体重或身高成正比,而与体表面积成正比。以每平方米体表面积计算的心输出量,称为**心指数**(cardiac index)。

$$心指数\left[L/(min·m^2)\right] = 心输出量(L/min)/体表面积(m^2)$$

中等身材的成年人,体表面积为1.6~1.7m²。以安静时每分心输出量为4.5~6.0L计算,则心指数为3.0~3.5 L/(min·m²)。安静和空腹情况下的心指数称为静息心指数,是分析比较不同个体心功能时常用的评定指标。

不同年龄、性别,心指数有所不同。一般男性的心指数高于女性,年轻的心指数高于年老的。年龄在10岁左右时,静息心指数最大,可达4.0 L/(min·m²)以上;以后随年龄增长而逐渐下降,到80岁时,静息心指数接近于2.0 L/(min·m²)。肌肉运动时,心指数随运动强度的增加大致成比例地增高。妊娠、情绪激动和进食时,心指数均增高。

3. 射血分数 心室舒张末期充盈量最大，此时心室的容积称为舒张末期容积。据测定，左心室舒张末期血液充盈量可达 120～160mL，而搏出量为 60～80mL，可见心室每次收缩并未将心室内充盈的血液全部射出，搏出量占心室舒张末期容积的百分比称为**射血分数**（ejection fraction），即：

$$射血分数 = ［每搏输出量(mL)/心舒末期容积(mL)］×100\%$$

正常成年人搏出量始终与心室舒张末期容积相适应，射血分数基本保持不变，在 55%～65% 范围内。但是在病理情况下，当心脏异常扩大、心肌收缩力量减弱、心功能减退时，搏出量不能与心室舒张末期容积相适应，表现为舒张末期容积显著增大，此时尽管搏出量变化不大，但射血分数明显减少。若此时单纯依据搏出量来评定心脏的泵血功能是不全面的，可能做出错误的判断。

（二）心脏做功量

由心脏泵血做功所释放的能量转化为压强能和使血液在血管内流动的动能，这样，血液才得以循环流动。心脏收缩一次所做的功，称为**每搏功**（stroke work），简称搏功，可用搏出血液所增加的压强能和动能来表示。压强能等于搏出量乘以射血压力，动能 =（搏出血液质量×流速^2）/2。因此，每搏功 = 搏出量×射血压力 + 动能。由于动能所占的比例很小，为 1% 左右，故一般可省略不计，射血压力为射血期左心室内压与心室舒张末压力差。为便于实际应用，以平均动脉压代替射血期左心室压，以左心房平均压代替左心室舒张末压，因此每搏功简化为：

$$每搏功 = 搏出量×（平均动脉压 – 左心房平均压）$$

上式中，如果每搏功单位为焦耳(J)，搏出量单位为升(L)，汞(Hg)的密度单位为 kg/L，乘以 9.807 将力的单位由 kg 换算为牛顿(N)，乘以 0.001 将高度单位由毫米(mm)换算为米(m)，则应把公式转换为：

$$每搏功(J) = 搏出量(L)×13.6(kg/L)×9.807×（平均动脉压 – 左心房平均压）(mmHg)×0.001$$

如某人搏出量为 70mL，平均动脉压为 93.3mmHg，左心房平均压为 6mmHg，按上式计算，此人的静息时左心室的每搏功约为 0.82J。每搏功乘以心率即为**每分功**（minute work），此人的每分功约为 61J/min。右心室搏出量与左心室相等，但由于肺循环的阻力低，肺动脉平均压仅为主动脉平均压的 1/6 左右，所以右心室的做功量仅为左心室的 1/6 左右。

心室射血入动脉，要克服动脉压所形成的阻力才能完成。在不同的动脉压的条件下，心室射出相同血量所消耗的能或做功量是不同的。当动脉压升高时，心室射出与原来相同的血量，必须加强收缩，做更大的功，否则，射出的血量将减少。反之，当动脉压降低时，心室做同样的功，可射出更多的血量。由此可见，作为评定心泵功能的指标，心脏做功量要比单纯的心输出量更全面。

四、影响心输出量的因素

由于心输出量等于搏出量与心率的乘积，因此，凡影响搏出量和心率的因素均可影响心输出量。

（一）搏出量

搏出量的多少取决于心室肌收缩的强度和速度。心肌的收缩强度和速度受前负荷、后负荷和心肌收缩能力的影响。

1. 前负荷 前负荷是指心室收缩之前所承受的负荷，即心室舒张末期容积，它决定着心肌的初长度。在一定限度内，前负荷越大，心肌的初长度越长，心肌收缩力就越大，从而使搏出量增多，此所谓 Starling 定律。这种不需要神经和体液因素参与，只是通过心肌细胞本身初长度的改变而引起心肌细胞收缩强度变化的调节过程，称为**心肌异长自身调节**（myocardial heterometric autoregulation）。

为了分析前负荷和心室肌的初长度对心脏泵血功能的影响，在实验中，常维持动脉压于一个稳定水平，逐渐改变心舒末期压力或容积，将对应的心室射血的搏出功数据绘制成坐标图，便得到了**心室功能曲线**（ventricular function curve）（图 4-3）。心室功能曲线反映了左心室舒张末期容积或充盈压与心室搏功的关系，大致分为三段：

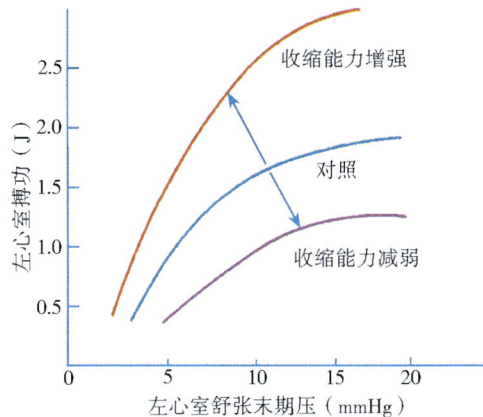

图 4-3 左心室功能曲线

（1）充盈压在 5~12mmHg　为曲线的上升支部分，通常左心室充盈压为 5~6mmHg，处在曲线的上升段，前负荷尚远离其最适水平。其表明心室具有较大程度的初长度贮备，通过前负荷的增加即异长调节机制使泵血功能增强的容许范围是很大的。

（2）充盈压在 12~15mmHg　为人体心室最适前负荷，在最适前负荷下，心肌能产生最大张力，做功也最大。与体内骨骼肌相比，骨骼肌的自然长度已经接近最适长度，前负荷贮备很小，通过初长度改变调节其收缩功能的范围也较小。

（3）充盈压在 15~20mmHg　曲线逐渐平坦，说明前负荷在此范围内变动时，对搏出量的影响不大。左心室舒张末期压高于 20mmHg 时，曲线平坦或轻度下倾，但不出现明显降支，说明正常心室充盈压即使超过最适前负荷一定范围后，搏出量和搏功也只表现轻度减小，只有在发生严重病理变化的心室，曲线才出现降支。心功能的这一特点与心肌具有较强的抗延伸性有关，由于心肌细胞外间质内含有大量的胶原纤维，使得心肌的伸展性很小，也即具有抗延伸性。即使前负荷过度增加，心肌肌节也不被拉长，并且在最适初长时，心肌就产生了很大的静息张力，可以阻止心肌细胞被继续拉长。心肌细胞的这种抗延伸性的特性，对于维持搏出量有很重要的生理意义。

前负荷-初长度是调节搏出量的主要因素，在心室其他条件（主要是心室肌的顺应性）不变的情况下，心室前负荷是由心室舒张末期充盈的血液量所决定的，充盈量大，舒张末期容积也较大。

心室充盈的血量，是静脉回心血量和心室射血后剩余血量两者的总和。静脉回心血量主要受两个因素的影响：①心室舒张期持续时间：当心率加快时，因舒张期缩短，造成心室充盈不完全，心舒末容积或压力减小，使搏出量减少。②静脉血回流速度：静脉回流速度取决于外周静脉压与心房、心室压之差。压力差增大，使静脉回流速度加快，心室充盈量增加。当心室收缩增强、射血分数增大时，能使舒张期室内压更加降低，从而造成心室与静脉间的压力差增大。射血后心室内剩余血量与静脉回心血量和心脏射血量有关。如果静脉回心血量不变，当心脏射血功能增强时，射出血量增多，射血后心室内剩余血量减少，心室舒张末期充盈量减少，前负荷降低；当心脏射血功能减弱时，射出血量减少，射血后心室内剩余血量增多，心室舒张末期充盈量增多，前负荷升高。但在整体，静脉回心血量、心脏射血量与前负荷相互影响。

前负荷调节的意义在于通过回心血量的改变影响心舒末期容积，从而进行精细的调节，由此保持了体内回心血量与搏出量之间的动态平衡。

2. 后负荷　后负荷是指心室开始收缩时才遇到的负荷。对心肌而言，大动脉血压起着后负荷的作用。心室收缩时，必须克服动脉血压的阻力，推开动脉瓣将血液射入动脉。

当主动脉血压升高时，一方面使冲开主动脉瓣所需要的室内压随之升高；另一方面使心室射血所遇到的阻力加大，即后负荷增加。后负荷增加，将使心肌收缩产生的张力增加，缩短的速度和幅度均减小，缩短的开始时间延迟。结果使心室等容收缩期延长，射血期缩短，射血速度减慢，射血能力减弱，以致搏出量暂时减少，造成心室内剩余血量增加，心室收缩末期容积增大。如果此时流入心室的血量不变，便会引起心室舒张末期容积加大，即心肌初长度增长，心室收缩能力随之增强。这样，经过几个心动周期的调整，搏出量很快恢复到正常水平。尽管此时主动脉压仍维持在高水平，但搏出量不再减少。另外，机体还将通过增强心肌收缩能力，使得在动脉血压升高的情况下，能够维持适当的心搏出量。但如果动脉血压长期保持高水平（高血压患者），血压的升高使后负荷增加，心室为克服后负荷增加而加强做功，久之造成心肌代偿性增厚，故在临床上，高血压患者多见左心室肥大的病理改变，最终将导致泵血功能的减退。

3. 心肌收缩能力　心肌收缩能力（cardiac contractility）是指心肌不依赖于前、后负荷而改变其力学活动（包括收缩强度和速度）的内在特性，又称心肌收缩性。人在运动或从事体力劳动时，搏出量和搏功成倍增加，而此时心舒末期容积并不一定增大，相反，因为心率加快的原因，甚至可使心舒末期容积减小。在这种情况下，搏出量的增加显然不是依赖于前负荷的改变，而是通过改变心肌收缩能力来适应不同代谢水平的需要。如图 4-3 所示，当心肌收缩能力增强时，能使心功能曲线向左上方移位；反之，当心肌收缩能力减弱时，则心功能曲线向右下方移位。这种通过收缩能力的改变而调节心泵功能的方式与心肌初长度无关，因此又称为**心肌等长调节**（myocardial homometric regulation）。

影响心肌细胞兴奋-收缩耦联过程中各环节的因素都能影响心肌收缩能力，如活化的横桥数量、ATP 酶的活性、心肌细胞兴奋时胞质内 Ca^{2+} 浓度、肌钙蛋白对 Ca^{2+} 的亲和力和横桥循环中各步骤的速率等，其中活化的横桥数量和 ATP 酶的活性是调控心肌收缩的关键因素。活化的横桥数增多，则心肌收缩能力增强，心搏出量增加；反之，心肌收缩能力减弱。活化横桥数与最大横桥数的比例取决于心肌细胞兴奋后胞质内 Ca^{2+} 的升高程度和肌钙蛋白对 Ca^{2+} 的亲和力。

在体内，收缩能力的改变主要受到神经、体液因素的调控。交感神经活动，儿茶酚胺释放以及某些强心药物的作用可通过增加细胞内的 Ca^{2+} 浓度，增强心肌收缩能力，使搏出量增加。而副交感神经兴奋、乙酰胆碱等则通过减少 Ca^{2+} 内流而降低心肌收缩能力。临床上常用的洋地黄类强心剂就是通过加强心肌收缩能力而改善心力衰竭的。缺氧、酸中毒等则使心肌收缩力减弱。

（二）心率

正常成年人安静时心率平均约为 75 次/分。不同生理条件下，心率有很大变动，存在明显的个体差异。心率在 40～180 次/分范围内，如搏出量不变，则心输出量与心率成正比，随心率的加快，心输出量增加。若心率过快（>180 次/分），则心动周期缩短，由于心室舒张期缩短更为明显，心室充盈量不足而导致搏出量减少，心输出量下降；反之，如果心率太慢（<40 次/分），虽然心舒张期延长，但心室充盈已达极限，不可能再相应增大充盈量和搏出量，故心输出量也表现减少。可见，心跳频率最适宜时，心输出量最大，心率过快或过慢，心输出量都会减少。

五、心脏泵血功能的储备

心脏泵血功能储备是指心输出量随机体代谢的需要而增加的能力，又称为**心力储备**（cardiac reserve）。健康成年人安静时，心率约为 75 次/分，搏出量约 70mL，心输出量约 5 L/min。剧烈运动或强体力劳动时，由于交感神经兴奋和儿茶酚胺分泌，心率可达 180～200 次/分，搏出量可增至 150mL，心输出量可达 25～30L/min，可见健康人有相当大的心力储备。心力储备来源于搏出量和心率两方面的储备。

1. 搏出量储备　搏出量的储备又来源于收缩期储备和舒张期储备。收缩期储备是通过增强心脏收缩能力来增加搏出量的，可增加 35～45mL；而舒张期储备则是通过增加舒张末期容积（而不是提高射血分数）来增加搏出量的，由于心室的可扩张性有限，安静状态下舒张末期容积约 135mL，可扩大至 150mL 以上，即舒张期储备只有 15mL 左右。因此，比较起来，收缩期储备比舒张期储备要大得多。

2. 心率储备　在一定范围内增快心率，使心输出量增加。心率可从 75 次/分随代谢需要增加到 180 次/分左右，动用心率储备可使心输出量达静息状态时的 2～2.5 倍。

不言而喻，心力储备的意义在于当机体增强活动时，心输出量能够相应地增加，以满足代谢活动的需要。坚持体育锻炼可促进心肌纤维增粗，增强心肌收缩力，使收缩期储备增加；同时心率储备也增加，从而增进心脏健康，提高心力储备。

六、心音和心音图

在心动周期中，心肌收缩、瓣膜启闭和血流撞击等因素引起的机械振动，可通过周围组织传到胸壁，用听诊器在胸壁上便可听到这种机械振动所产生的声音，称为**心音**（heart sound）。若用换能器将这些机械振动转换成电信号记录下来，便得到**心音图**（phonocardiogram，PCG）（图4-2）。

每个心动周期中，借助听诊器一般在胸壁上可听到两个心音，分别称为第一心音和第二心音。在某些健康儿童和青年人有时可听到第三心音。单凭听诊很难听到第四心音，而大多数正常人可在心音图上记录到低小的第四心音。

第一心音发生于心缩期，音调低，持续时间相对较长，是由于心室肌收缩、房室瓣关闭以及心室射出的血液冲击动脉壁引起振动而形成的，可作为心室收缩期开始的标志。第二心音发生在心室舒张期，频率较高，持续时间较短，与主动脉瓣和肺动脉瓣的关闭有关，标志着心室舒张期开始。第三心音发生在快速充盈期末，是一种低频、低振幅的心音，是由于心室快速充盈期末，血流充盈减慢，流速突然改变，使心室壁和瓣膜发生振动而产生的。第四心音发生在心室收缩期前，与心房收缩引起心室充盈有关，由于是与心房收缩有关的心室壁和瓣膜的振动所造成的，故也称心房音。

在某些心脏疾病时可产生杂音或其他异常心音，因此，听取心音或记录心音图对于临床上一些心脏疾病的诊断有重要意义。

第二节　心肌的生物电现象和生理特性

心脏泵血功能实现依赖于心肌的收缩舒张活动，而心肌细胞的兴奋过程则是触发收缩反应的始动因素。因此，学习心肌生物电及心肌生理特性，对于从整体、器官、细胞和分子水平上了解心脏的功能有着重要的意义。

根据心肌组织学特点以及功能上的区别，心肌细胞可分为两大类：一类是普通心肌细胞，又称工作细胞，包括心房肌和心室肌细胞。其胞质中含有丰富的肌原纤维而能完成心脏的泵血功能，但在正常情况下无自动产生节律性兴奋的能力。另一类是特殊分化的心肌细胞，它们组成**心脏特殊传导系统**（cardiac specialized conduction system），其组成包括窦房结、房室交界、房室束和浦肯野纤维等。这类细胞大多没有稳定的静息电位，除房室交界的结区细胞外，它们可产生自动节律性兴奋，故又称**自律细胞**（autorhythmic cell）。自律细胞胞质中基本不含有肌原纤维，故不能发生收缩活动，但可将兴奋传给工作细胞，最终导致心房和心室的兴奋收缩。

一、心肌细胞的生物电现象及其形成机制

与神经细胞和骨骼肌细胞相比，心肌细胞的生物电现象较为复杂，所涉及的离子通道种类繁多。不但如此，各类心肌细胞的跨膜电位不仅幅度和持续时间各不相同，而且波形和形成的离子基础也有一定的差别（图4-4）。各类心肌细胞电活动的不一致性，是心脏兴奋的产生以及兴奋向整个心脏传播过程中表现出特殊规律的原因。

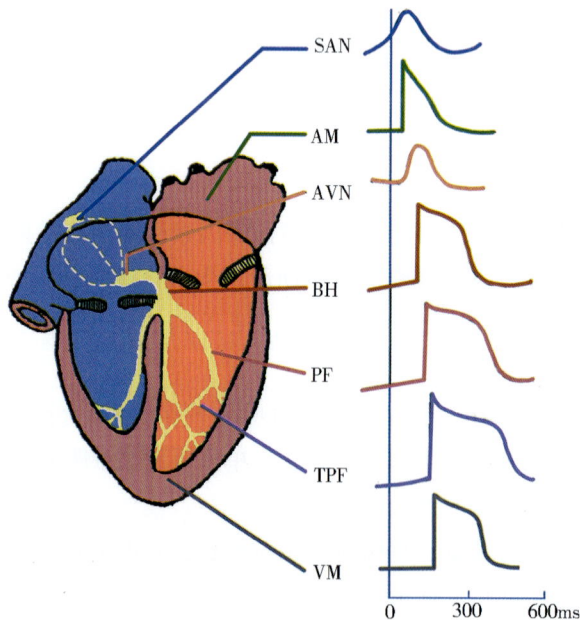

图4-4　心脏各部分心肌细胞的跨膜电位
SAN：窦房结；AM：心房肌；AVN：房室交界；BH：希氏束；
PF：浦肯野纤维；TPF：末梢浦肯野纤维；VM：心室肌

（一）工作细胞的跨膜电位及其形成机制

心房肌细胞和心室肌细胞，两者的静息电位和动作电位及其形成机制基本相同，这里以心室

肌细胞为例介绍工作细胞的跨膜电位及其形成机制。

1. 静息电位　人和哺乳类动物的心室肌细胞静息电位约为 $-90mV$，在无外来刺激时，此静息电位能持续维持于稳定状态。

与神经细胞和骨骼肌细胞相同，在静息状态下，心室肌细胞膜对 K^+ 的通透性较高，对其他离子通透性很低，因此，K^+ 顺浓度梯度从膜内向膜外扩散，形成膜内带负电、膜外带正电的 K^+ 的平衡电位。

2. 动作电位　与神经细胞和骨骼肌细胞动作电位不同，心室肌细胞动作电位的复极过程比较复杂，持续时间很长，动作电位的升支与降支很不对称，包括去极化的 0 期和复极化的 1、2、3、4 期，共 5 个时期(图 4 – 5)。

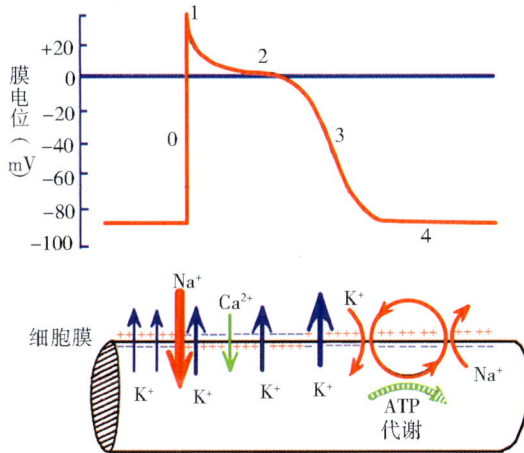

图 4 – 5　心肌工作细胞动作电位和主要离子流示意图

(1)0 期(去极期)　膜内电位由静息电位 $-90mV$ 迅速转变为 $+30mV$ 左右，肌膜两侧原有的极化状态被消除并呈极化倒转，构成动作电位的升支。0 期去极时程很短暂，仅占 $1\sim2ms$，但去极的速率很快，为 $800\sim1000V/s$，去极幅度达 $120mV$。

0 期主要由 Na^+ 内流形成。在外来刺激的作用下，首先引起膜部分去极，到达阈电位($-70mV$)时，便可激活更多的 Na^+ 通道开放，使更多的 Na^+ 内流，从而加速了膜的去极进程，通过这种 Na^+ 内流的正反馈性"再生式循环"使 Na^+ 迅速大量内流，膜电位很快达到 Na^+ 平衡电位，完成 0 期去极过程。Na^+ 通道是一种激活快、开放快、失活快的电压依从性与时间依从性通道。此快钠通道可被河鲀毒素(TTX)选择性阻断，但其对 TTX 的敏感性仅为神经细胞和骨骼肌细胞的百分之一到千分之一。故临床上常用利多卡因等钠通道阻断剂来抗心律失常。

(2)1 期(快速复极化初期)　膜内电位由 $+30mV$ 迅速恢复到 $0mV$ 左右，历时约 $10ms$。0 期去极和 1 期复极速度均较快，记录图形上表现为尖锋状，习惯上把这两部分合称为锋电位。1 期复极化是由一种短暂的一过性外向电流(I_{to})引起的。I_{to} 可被 K^+ 通道阻断剂四乙胺所阻断，因此认为 K^+ 是 I_{to} 的主要离子成分，即 1 期是由 K^+ 快速外流引起。

(3)2 期(缓慢复极期)　此期复极过程缓慢，膜电位停滞在 $0mV$ 左右，膜内外两侧几乎呈等电位状态，形成"平台"，故又称**平台期**(plateau)，占时 $100\sim150ms$，是整个动作电位持续时间长的主要原因，也是心肌细胞动作电位区别于神经细胞和骨骼肌细胞动作电位的主要特征。

平台期的形成主要是由 Ca^{2+} 的内向离子流与 K^+ 的外向离子流，两种离子流一进一出，处于相对平衡状态，使膜电位稳定在零电位左右。随着时间的推移，Ca^{2+} 内向离子流逐渐减弱，而

K^+ 外向离子流逐渐增强，因而使膜电位缓慢地向复极化方向转化，形成平台期的晚期，并导致 2 期结束。

平台期的内向离子流主要是由 Ca^{2+}（以及少量的 Na^+）负载的，心室肌细胞膜上存在一种电压依赖性的**长持续开放的钙通道**（long – lasting calcium channel，简称 L 型 Ca^{2+} 通道），在膜去极化达 –40mV 时被激活，缓慢持久开放，Ca^{2+} 缓慢内流（这种由 L 型钙通道开放，引起的 Ca^{2+} 电流，简称 I_{Ca-L}）。L 型 Ca^{2+} 通道由于激活慢、失活慢，故称慢钙通道。Ca^{2+} 通道可被 Mn^{2+} 和 Ca^{2+} 阻断剂维拉帕米等阻断。

平台期的外向离子流主要是由 K^+ 负载的，心室肌细胞膜上存在多种钾通道，主要有 I_{K1} 和 I_K 通道。I_{K1} 通道，在静息时心室肌细胞膜对 K^+ 的通透性很高，而在 0 期去极化的过程中，K^+ 的通透性大大下降，K^+ 的外流显著减少。I_{K1} 通道这种对 K^+ 的通透性因膜的去极化而降低的现象，称为**内向整流**（inward rectification）。在 0 期结束时，由 I_{K1} 通道引起的 K^+ 的通透性逐渐、缓慢地恢复，这是造成平台期较长的一个原因。I_K 通道在 +20mV 时激活，复极 –40 ～ –50mV 时去激活，其激活、去激活都很慢，可持续数百毫秒。因 I_K 激活缓慢，故 I_K 被称为**延迟整流**（delayed rectification）K^+ 电流。尽管 I_K 通道在 0 期去极化末开始激活，但通透性增大缓慢，从而使平台期 K^+ 的外流逐渐增加，心室肌细胞膜逐渐复极化。

由于平台期有多种离子流参与，膜电阻又高，只要其中有任何一种离子流变化，就可以引起膜电位水平的变化，造成平台期的延长或缩短。因此动作电位平台期是心肌细胞对各种因素最敏感的时期，心电图的 S – T 段大致相当于心室肌动作电位的 2 期，因此 S – T 段易受各种因素的影响而发生改变。

（4）3 期（快速复极末期）　此期复极化速度较快，膜内电位由平台期 0mV 左右较快地恢复到 –90mV，从而完成复极化过程。此期历时 100 ～ 150ms。此期由于 Ca^{2+} 通道失活，Ca^{2+} 内向离子流完全停止，而 K^+ 外向离子流（主要为 I_K，3 期末 I_{K1} 也参与）进一步增强，使 3 期复极加速。膜对 K^+ 的通透性增大，K^+ 的外流促使复极，而复极化又可加速 K^+ 外流，如此的“再生性复极”过程，导致膜的复极越来越快，直至复极完成。从 0 期去极化开始到 3 期复极化完成的时间，称为**动作电位时程**（action potential duration，APD），历时 200 ～ 300ms。

（5）4 期（静息期）　3 期复极完毕后，膜电位虽然恢复到静息水平，但膜内外离子分布尚未恢复，4 期内主要通过心肌细胞膜上的 $Na^+ – K^+$ 泵和 $Na^+ – Ca^{2+}$ 交换体完成。心肌细胞膜上的 $Na^+ – K^+$ 泵活动使离子主动转运增强，每消耗 1 个分子的 ATP 即可排出 3 个 Na^+，摄回 2 个 K^+。同时，随着 $Na^+ – K^+$ 泵的活动，$Na^+ – Ca^{2+}$ 交换体亦在进行继发性主动地转运 Ca^{2+}（Ca^{2+} 的逆浓度梯度外运与 Na^+ 顺浓度梯度内流相耦合进行），按 3∶1 进行 $Na^+ – Ca^{2+}$ 交换，其能量间接来自 $Na^+ – K^+$ 泵。

同属工作细胞的心房肌细胞，其跨膜电位形态及其形成机制基本与心室肌细胞相同；不同的是心房肌细胞动作电位 1 期、2 期分界不清晰，故不形成明显的平台期。动作电位的时程较短，去极和复极全过程仅为 150 ～ 200ms（图 4 – 4）。

（二）自律细胞的跨膜电位及形成机制

窦房结、房室交界、房室束、浦肯野纤维等特殊传导系统中的一些心肌细胞，在没有外来刺激时，能够自动地发生节律性兴奋，故将这一类心肌细胞称为自律细胞。自律细胞的动作电位在 3 期复极末，膜电位达到最大值，称为**最大复极电位**（maximum repolarization potential），或称为**最**

大舒张电位(maximum diastolic potential),此后4期膜电位不稳定,立即开始自动去极,当去极达到阈电位后便产生下一个动作电位,如此周而复始,于是兴奋就不断产生。4期的这种自动去极化是自律细胞产生自动节律性兴奋的基础。各种不同的自律细胞,其动作电位的特征和产生机制不完全相同。

1. 浦肯野细胞 浦肯野细胞的动作电位,也可分为去极化0期和复极1期、2期、3期和4期共5个时期。其动作电位的形态和各期形成的离子机制与心室肌细胞基本相同,所不同的是浦肯野细胞4期膜电位不稳定,可自动去极化。其4期自动去极化的离子基础包括一种外向离子流(I_K)的减弱与一种随时间进展而增强的内向离子流(称为I_f)。在动作电位3期复极化后期,I_K通道时间依从性关闭,K^+外流逐渐减少;同时,I_f通道开始激活开放,其主要成分是Na^+,也有K^+参与,负载这种内向电流的膜通道在动作电位3期复极达 $-60mV$ 左右被激活而开放,其激活程度随复极的进行、膜内负电位的增加而增加,至 $-100mV$ 才充分被激活。此内向电流有时间依从性,去极程度随时间推移而增加,一旦达到阈电位水平,便又产生另一次动作电位;与此同时,这种内向电流在膜去极达 $-50mV$ 时,因通道失活而终止。由此可见,动作电位复极期膜电位本身引起了内向电流(I_f)的启动和发展,内向电流的增强又导致进行性去极化,而膜的去极化,一方面引起另一次动作电位,另一方面又反过来中止这种内向电流。如此周而复始,浦肯野细胞自动地不断产生节律性兴奋。

I_f内向电流为起搏电流,其通道虽允许Na^+通过,但不同于快钠通道,两者激活的电压水平不同,I_f可被铯(Cs)所阻断,而对TTX不敏感。近来研究发现,I_f通道也存在于心室肌细胞膜上,但不同于浦肯野细胞的是激活其开放的膜电位水平是 $-120mv$,故生理情况下,正常心室肌细胞不表现自律性。但在病理情况下,如果其电压依赖性发生改变,近似于浦肯野细胞时,则心室肌细胞可表现为自律性,而引起室性早搏。

2. 窦房结P细胞 窦房结P细胞的动作电位明显不同于心室肌细胞,也与浦肯野细胞有差别,具有以下特征:①最大舒张电位(-70 mV)和阈电位(-40 mV)较小。②0期去极速度慢(约10V/s),时程长(约7 ms),幅度小(约70 mV)。③无明显的复极1期和2期。④4期自动去极快(约0.1V/s)(图4-6)。通常将其分为0、3、4 三个时期,其动作电位形成机制是:

(1)0期去极化 0期去极化由慢钙通道(L型钙通道)开放,Ca^{2+}内流(I_{Ca-L})引起。当窦房结P细胞自动去极化达到阈电位时,L型钙通道激活,Ca^{2+}内流,产生去极化。由于L型钙通道激活慢、失活慢,故0期去极化缓慢,持续时间长。

(2)3期复极化 3期复极化主要由K^+外流所致,此期由于Ca^{2+}通道逐渐失活,Ca^{2+}内流逐渐减少。同时,激活的I_K通道造成K^+递增性外流,完成动作电位3期复极。

(3)4期自动去极化 4期自动去极的过程较复

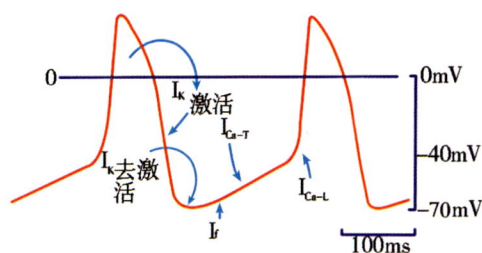

图4-6 窦房结P细胞4期自动去极化和动作电位产生原理示意图

杂,有多种机制参与,一般认为主要由一种减弱的外向离子流与两种增强的内向离子流所形成的净内向流所引起:①I_K通道的时间依从性关闭,造成K^+外流逐渐减少。而且该离子流减少的速率正好与窦房结P细胞4期自动去极化速率同步,提示K^+外流进行性衰减是窦房结P细胞4期自动去极化最重要的离子机制。②I_f通道介导的进行性增强的Na^+内流。但这在P细胞4期自动去极中所起的作用较小,不如I_K衰减重要,这是因为P细胞的最大复极电位为$-70mV$,未达到

I_f 的最大激活电位。③T 型钙通道介导的短暂开放的 Ca^{2+} 内流（I_{Ca-T}）。这种 T 型慢钙通道在自动去极过程的后 1/3 时间才起作用，在 4 期自动去极到 $-50mV$ 时被激活，引起的内向 Ca^{2+} 电流（I_{Ca-T}）使膜进一步去极，当膜去极达 $-40mV$ 时，L 型钙通道被激活，形成新的动作电位 0 期去极化。T 型钙通道能被 Ni^{2+} 阻断，而一般的钙通道阻断剂对其无作用。I_K、I_f、I_{Ca-T} 三种离子流都参与 4 期自动去极过程，其中 K^+ 外流（I_K）进行性衰减为最重要的原因。

根据不同细胞动作电位中 0 期去极化速度及形成的离子机制的不同，将心肌细胞分为快反应细胞和慢反应细胞。**快反应细胞**（fast response cell）的 0 期去极化主要与快钠通道的活动有关，0 期去极化速度快，如心房肌、心室肌及浦肯野细胞等；**慢反应细胞**（slow response cell）的 0 期去极化主要与慢钙通道活动有关，0 期去极化速度慢，如窦房结和房室交界的心肌细胞。按此分类方法，心房肌和心室肌细胞属于快反应非自律细胞，窦房结和房室交界细胞属于慢反应自律细胞，浦肯野细胞属于快反应自律细胞。快反应细胞兴奋时产生**快反应动作电位**（fast response action potential），而慢反应细胞兴奋时产生**慢反应动作电位**（slow response action potential）。

二、心肌细胞的生理特性

心肌细胞具有自动节律性、兴奋性、传导性和收缩性四种生理特性，其中前三者以膜的生物电为基础，称为电生理特性；收缩性是以肌丝滑行为基础的机械特性。心肌细胞的这些特性共同决定着心脏的活动，实现心脏的泵血功能。

（一）自动节律性

细胞在无外来刺激的情况下，能自动产生节律性兴奋的特性，称**自动节律性**（autorhythmicity），简称自律性。具有自律性的细胞或组织称为自律细胞或自律组织。正常情况下，心肌的自律性源于心脏特殊传导系统的自律细胞。

1. 正常起搏点与潜在起搏点 特殊传导系统各部位的自律细胞自律性高低不同，窦房结的自律性最高，约为 100 次/分，房室交界和房室束及其分支次之，约为 50 次/分，心室的末梢浦肯野纤维最低，约为 25 次/分。由于窦房结的自律性最高，它产生的节律性冲动按一定顺序传播，引起其他部位的自律组织和心房、心室肌细胞兴奋，产生与窦房结一致的节律性活动。因此，窦房结是主导整个心脏兴奋搏动的正常部位，称为**正常起搏点**（normal pacemaker），所形成的心脏节律称**窦性节律**（sinus rhythm）。自律性较低的其他部位，因受窦房结控制其本身自律性不能表现出来，故被称为**潜在起搏点**（latent pacemaker）。在某些异常情况下，例如窦房结自律性异常降低、传导阻滞使窦房结兴奋不能传导开来或潜在起搏点自律性异常升高时，窦房结以外的潜在起搏点就作为**异位起搏点**（ectopic pacemaker）控制部分或整个心脏的活动。这些由异位起搏点所引发的心脏兴奋节律则称为**异位节律**（ectopic rhythm）。

2. 窦房结对潜在起搏点的控制 窦房结主要通过抢先占领与超速驱动压抑两种方式实现对潜在起搏点的控制。

（1）抢先占领 由于窦房结的自律性高于其他潜在起搏点，在潜在起搏点 4 期自动去极化尚未达到阈电位水平之前，窦房结传来的兴奋已抢先激动它，使之产生动作电位，从而使其自身的节律兴奋不能出现。这种**抢先占领**（capture）的方式是自律性高的组织控制自律性低的组织的主要方式。

（2）超速驱动压抑 当自律细胞在受到高于其固有频率的刺激时，就按外加刺激的频率发生兴奋，此为超速驱动。一旦外加的超速驱动刺激停止，自律细胞不能立即呈现其固有的自律性活动，需经一段时间后才能逐渐恢复其自律性，这种现象称为**超速驱动阻抑**（overdrive suppression）。窦房结对潜在起搏点不仅有控制驱动作用，还有直接的压抑作用。如果窦房结对心室潜在起搏点的控制突然中断，则首先会出现一段时间的心脏停搏，然后心室才能按其自身潜在起搏点的节律发生兴奋和搏动。这是因为潜在起搏点长时间受窦房结高频自律性"超速"驱动的结果，导致本身的自律性活动被压抑，一旦窦房结的驱动中断，心室潜在起搏点需要经过一定的时间才能从被压抑的状态中恢复过来，表现出它本身的节律性。这种超速驱动压抑的程度与两个起搏点自动兴奋的频率差呈平行关系。频差越大，压抑越强，超速驱动中断后，停搏时间越长，恢复越慢。因此，在病理状态下，窦房结停止发放冲动或冲动下传受阻后，则首先由自律性相对较高、受超速驱动压抑较轻的房室交界来替代，而不是由自律性更低的心室传导组织来替代。

根据这一原理，临床上应用人工起搏器时，如需停止使用或更换起搏器，应逐渐减慢起搏频率，避免发生心搏骤停。

3. 影响自律性的因素　自律性的高低取决于4期自动去极的速度、最大舒张电位水平和阈电位水平，其中以4期自动去极速度最为重要。

（1）4期自动去极速度　4期自动去极速度越快，从最大复极电位到达阈电位水平所需的时间缩短，单位时间内发生兴奋的次数增多，自律性增高，心率加快；反之，则自律性降低，心率减慢（图4-7）。图4-7中1比对照的自律性升高；2比对照的自律性降低。

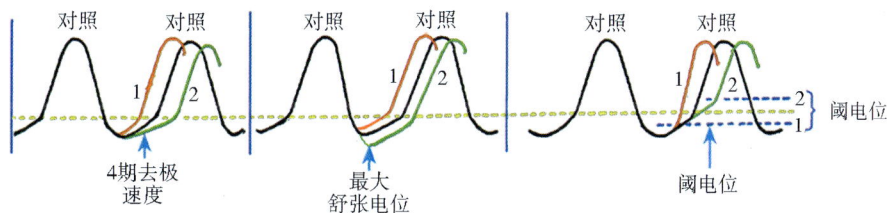

图4-7　自律性的影响因素

（2）最大舒张电位水平　若其他条件不变，最大舒张电位减小，使之与阈电位的距离靠近，4期自动去极达阈电位所需的时间就缩短，于是自律性增高；反之，两者差距加大，则自律性降低。

（3）阈电位水平　在其他条件不变的情况下，阈电位下移，与最大舒张电位的距离变小，则4期自动去极很快达到阈电位水平而爆发动作电位，于是自律性增高；反之，两者差距加大，则自律性降低。

（二）兴奋性

心肌细胞所具有的在刺激作用下产生动作电位的能力，称兴奋性。衡量心肌兴奋性高低的常用指标是阈值，二者成反比关系，即阈值大表示兴奋性低，而阈值小则表示兴奋性高。

1. 心肌细胞兴奋性的周期性变化　心肌细胞发生一次兴奋过程中，伴随膜电位的变化，Na^+通道由备用状态经历激活、失活和复活等过程的转变。这些转变使心室肌细胞的兴奋性也相应发生周期性改变（图4-8），形成兴奋性周期，分为以下几个时相：

（1）有效不应期　心室肌细胞发生兴奋的过程中，从0期去极开始到复极3期膜电位恢复到-55mV这段时间内，无论给予心肌多强的刺激都不会再次产生任何程度的去极化反应，即这时其兴奋性等于零，故称这一时期为**绝对不应期**（absolute refractory period，ARP）。从-55mV继续复极到-60mV这一极短时间内，给予强刺激可使肌膜发生局部轻度去极化，但仍不能产生动

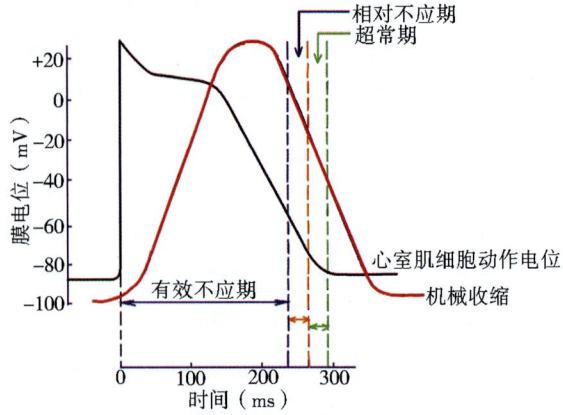

图4-8　心室肌细胞的动作电位、机械
收缩曲线与兴奋性变化的关系

作电位，称为局部反应期(图4-9a、b)。这样，从0期去极开始直至复极达-60mV这段时间内，给予任何刺激均不能产生动作电位，这段时间称为**有效不应期**(effective refractory period，ERP)。有效不应期的产生是因为Na^+通道完全失活(绝对不应期)或刚开始复活(局部反应期)，但还远没有恢复到备用状态。

(2)相对不应　在3期复极过程中，从-60mV继续复极到-80mV的这段时间，给心肌细胞以高于正常阈值的强刺激，可以引起动作电位，称这一时期为**相对不应期**(relative refractory period，RRP)。但相对不应期所引起的动作电位0期的幅度和上升速率都比正常引起的动作电位小，兴奋的传导也较慢。这是因为此期膜电位仍低于静息电位，Na^+通道虽已逐渐恢复，但其开放能力尚未完全恢复，兴奋性仍低于正常。此外，此期处于前一动作电位的3期，尚有K^+迅速外流趋势，因此新产生的动作电位的时程较短，不应期也较短(图4-9c、d)。

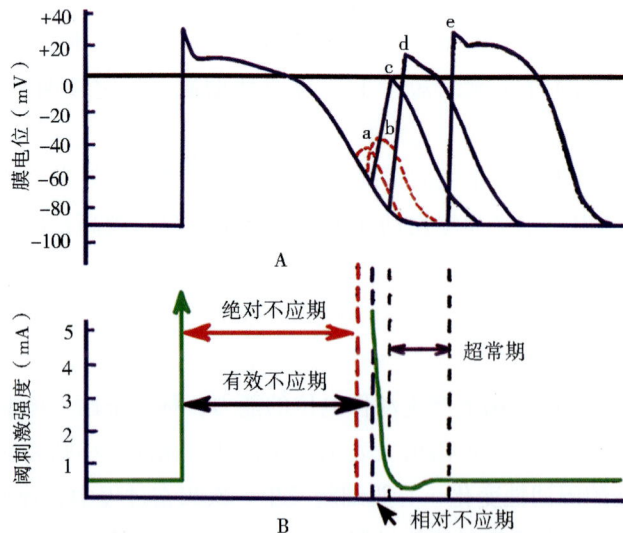

图4-9　心室肌细胞的动作电位与兴奋性的变化
A. 心室肌细胞动作电位在不同的复极化时期给予刺激所引起的反应(a、b、c、d、e)；
B. 用阈值变化曲线说明兴奋后兴奋性的变化

(3)超常期　是指心肌细胞继续复极，膜电位从-80 mV恢复到-90 mV的这段时间。由于此期膜电位水平正处于静息电位与阈电位之间，与阈电位的差距较小，用低于正常阈值的刺激即能引起动作电位，因此表现为兴奋性高于正常，所以称这一时期为**超常期**(supranormal period, SNP)。但此期产生的动作电位，0期去极幅度和速度、兴奋传导速度、时程和不应期均仍然低于正常(图4-9e)，这是因为Na^+通道虽已基本恢复到备用状态，但开放程度仍未恢复正常。

最后，复极完毕，Na^+通道恢复到备用状态，膜电位恢复正常静息水平，兴奋性也恢复正常。

2. 心肌兴奋性变化的特点及与收缩活动的关系 细胞在发生一次兴奋过程中，兴奋性发生周期性变化，是所有生物细胞共同的特性。但心肌细胞的有效不应期特别长，有200～300ms，相当于整个心室收缩期和舒张早期(图4-8)。这个特点使心肌不会像骨骼肌那样产生完全强直收缩，始终保持着收缩和舒张相交替的节律性活动，这是实现心脏泵血功能的重要条件。

3. 期前收缩与代偿间歇 正常心脏是按窦房结的节律而兴奋的，如果在心室肌有效不应期之后，受到人工刺激或窦房结以外的病理性刺激，则可产生一次提前的兴奋和收缩，称为期前兴奋和**期前收缩**(premature systole)或称**早搏**(premature beat)。期前兴奋也有自己的有效不应期，当紧接在期前兴奋后的一次窦房结兴奋传到心室时，常常恰好落在期前兴奋的有效不应期内，因而不能引起心室的兴奋和收缩，由此形成一次"脱失"，必须等到再下一次窦房结的兴奋传到心室时才能引起收缩。这样，在一次期前收缩之后往往会出现一段较长的心室舒张期，称为**代偿间歇**(compensatory pause)(图4-10)。但若窦性心率较慢，随后的窦性兴奋传到心室时，恰好落在期前兴奋的有效不应期结束后，则仍可引起心室一次新的兴奋和收缩，而不出现代偿间歇。

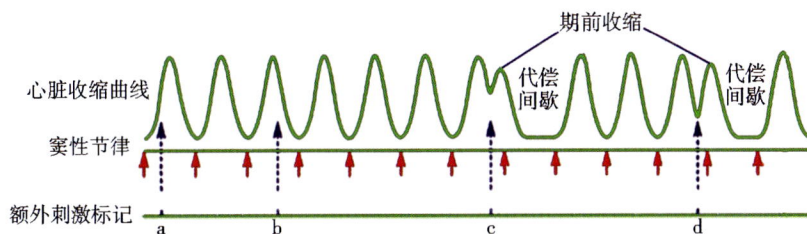

图4-10 期前收缩与代偿间歇
额外刺激a、b、c、d分别落在心脏收缩期和舒张早、中、晚期

4. 影响兴奋性的因素 兴奋性的高低取决于静息电位(或最大舒张电位)与阈电位之间的差距大小以及与0期去极有关的离子通道性状。任何能影响这两个环节的因素均可改变心肌细胞的兴奋性。

(1)静息电位(或最大舒张电位)与阈电位之间的差距 无论是静息电位(或最大舒张电位)水平移动，还是阈电位水平移动，当两者的间隔距离增大时，引起兴奋所需的刺激阈值也相应增大，兴奋性降低；反之，则兴奋性增高。

(2)引起0期去极有关的离子通道性状 以心室肌细胞为例，0期去极的引起与Na^+通道的激活有关。快Na^+通道的性状以"备用""激活"和"失活"三种功能状态存在。Na^+通道所处的状态取决于当时的膜电位水平及相关的时间过程。当膜电位处于正常静息电位水平$-90mV$时，Na^+通道处于备用状态。此时的Na^+通道虽是关闭的，但接受阈刺激时使膜电位去极化至阈电位水平($-70mV$左右)，Na^+通道可被激活开放，导致Na^+内流而产生动作电位。Na^+通道激活后便迅速失活，这时，一方面使Na^+通道关闭，Na^+内流停止；同时，处于失活状态的Na^+通道不能被再次激活，只有通过复活的过程，即当膜电位恢复到静息电位水平时，Na^+通道才能重新恢复到备用状态。由此看出，Na^+通道是否处于备用状态是心肌能否接受正常阈值的刺激、产生动作电位的先决条件，而正常静息电位又是决定 Na^+ 通道能否经过复活恢复到备用状态的关键。不同状态下的 Na^+ 通道对刺激的反应是不同的，由此表现出细胞的兴奋性不同。在慢反应细胞，细胞的兴奋性则取决于 L 型钙通道的功能状态。L 型钙通道的激活、失活和复活的速度均较慢，其复活过程须待膜电位完全复极后才开始。

(三)传导性

心肌细胞具有传导兴奋的能力，这种特性称为**传导性**(conductivity)。心肌细胞膜任何部位产生的兴奋不但可以沿整个细胞膜传播，并且很容易通过低电阻的缝隙连接(闰盘)，引起相邻细胞的兴奋，导致整个心房或心室的兴奋和收缩。因此，整个心房或心室各自在功能上如同一个细胞，被称为**功能合胞体**(functional syncytium)。

1. 心脏内兴奋传播的途径和特点　心脏的正常兴奋起源于窦房结。窦房结发出的兴奋，经心房肌或功能上的**优势传导通路**(preferential pathway)，传播到左、右心房，再经房室交界传到房室束及左右束支，最后经浦肯野纤维传到心室肌，并由心内膜扩布到心外膜侧心室肌，从而引起整个心室兴奋。

由于心肌细胞的结构特点不同，兴奋在心脏各部位的传导速度也不相同。从窦房结发出的兴奋传到房室交界处约需 0.06s，房室交界内传播约需 0.1s，心室内传播约需 0.06s，因此，兴奋从窦房结兴奋开始传播到整个心室，约需时 0.22s。

从传导速度看，兴奋在心房和心室内传导较快，在心室内传导系统的传导速度最快，可达 2~4m/s，使由房室交界传入心室的兴奋能迅速传遍左、右心室，保证左、右心室肌几乎完全同步收缩，产生较好的射血效果。由于房室交界处细胞体积小，细胞间缝隙连接少，细胞膜电位低，0 期去极化幅度小，速度慢，因此，兴奋在此处传播速度极慢，为 0.02~0.05m/s，即兴奋从心房传到心室在房室交界处延搁时间较长(0.1s)，称为**房室延搁**(atrioventricular delay)。由于这一传播延搁，从而使心室在心房收缩完毕之后才开始收缩，不至于产生房室收缩重叠现象；而且心房先收缩，有利于将血液进一步挤入心室，保证有足够的血液充盈心室，这对于心脏充盈和射血有重要意义。

临床上，由于房室交界处的兴奋传导速度慢，易发生传导阻滞，轻者表现为房室传导时间延长；重者则心房下传的兴奋有一部分被阻断而不能传至心室(不完全性房室传导阻滞)，表现为心室搏动次数少于心房，更严重者可发生完全性房室传导阻滞。此外，某些病理或意外(如电击)情况下，可因心肌兴奋和收缩不同步，导致心肌不规则颤动(纤维性颤动，简称纤颤)，根据发生部位不同可引起心房纤颤和心室纤颤，后者严重影响心脏泵血功能。

2. 影响传导性的因素　心肌的兴奋传导原理与神经、骨骼肌相同，也是以局部电流的方式进行。细胞直径与细胞内电阻成反变关系，直径小的细胞内电阻大，产生的局部电流小于粗大的细胞，兴奋传导速度也较后者缓慢。心房肌、心室肌和浦肯野细胞的直径都较大，其中，末梢浦肯野细胞的直径最大，为 70μm，兴奋传导速度可达 4m/s；而房室交界处细胞直径最小，仅为 3μm，传导速度只有 0.02m/s。另外，细胞间缝隙连接的数量也是重要因素，细胞间缝隙连接数量多，传导速度快；反之，则传导速度慢。在机体生命过程中，心肌细胞直径和缝隙连接数量等结构因素不会突然发生明显的变化，因此，它只是决定传导性的一个比较固定的因素。在各种生理或某些病理情况下，心肌传导性的变化主要受以下三个电生理因素影响。

(1)动作电位 0 期去极的速度和幅度　动作电位 0 期去极化速度快和幅度大，其形成的局部电流也大，达到阈电位的速度也快，使传导速度加快；反之，去极化速度慢和幅度小，兴奋传导速度也变慢。

（2）静息电位（或最大舒张电位）水平　兴奋前膜电位水平（静息电位或最大舒张电位）与其所激发的 0 期最大去极化速度之间的关系，称为膜反应性。在快反应细胞，动作电位 0 期去极化的速度和幅度又取决于钠通道效率。钠通道效率是指去极化时钠通道开放的速度和数量。实验证明，钠通道效率也是电压依从性的，它依从于受刺激前的静息膜电位。以静息电位为横坐标，以 0 期最大去极化速度（反映钠通道开放的速度）代表钠通道的效率为纵坐标，绘制出的曲线称为**膜反应曲线**（membrane responsive curve，membrane responsiveness curve）（图 4 - 11）。膜反应曲线定量地反映 0 期最大去极化速度和兴奋前膜电位水平的函数关系，曲线呈 S 形。当膜电位负值低于 -55mV 时，膜对任何刺激都不会发生反应，即 Na^+ 通道已失活；在膜电位 -55 ～ -90mV 给予刺激，则随膜电位值增加，0 期去极化速度也增大，最大速度达 500V/s，传导性也相应提高；当膜电位在 -90mV 以上继续增大时，曲线趋于平坦，0 期去极化速率不再增加，即 Na^+ 通道已被充分激活和利用。在心肌缺血、低氧（如心肌梗死）或高血钾等病理情况下，由于静息电位值降低，使膜反应性降低，传导性降低，从而导致不同形式的传导障碍而出现各种心律失常。临床所用某些抗心律失常药也是通过改变膜反应性而达到治疗作用。苯妥英钠使膜反应曲线向左上方移位，即提高了膜反应性，使传导性增快，故可改善病区心肌的传导性；相反，奎尼丁使膜反应曲线向右下方移位，即可抑制膜反应性，降低传导性。

（3）邻近未兴奋部位的兴奋性　兴奋传导是细胞膜依次发生兴奋的过程，它是由已兴奋部位与相邻未兴奋部位之间的电位差构成的局部电流刺激相邻安静部位的结果。因此，邻近未兴奋部位的兴奋性直接影响膜的动作电位的产生，由此间接影响兴奋的传导。若相邻的未兴奋部位的兴奋性处于有效不应期内，此时 Na^+ 通道正处于失活状态或尚未完全恢复到备用状态，则无论局部电流多强也不能引起兴奋，导致传导受阻；若处于相对不应期或超常期内，所产生的动作电位 0 期去极速度慢、幅度小，传导速度减慢。

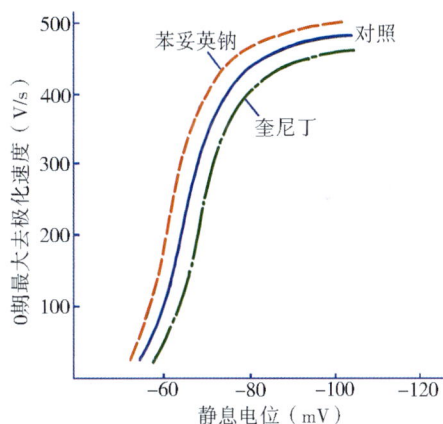

图 4-11　膜反应曲线

（四）收缩性

和骨骼肌细胞一样，心肌细胞在受到刺激发生兴奋时，首先产生动作电位，然后通过兴奋 - 收缩耦联，引起肌丝滑行，从而使整个肌细胞收缩。但心肌细胞收缩与骨骼肌细胞相比，有其自己的特点。

1. 心肌收缩性的特点　主要表现在同步收缩、不发生完全强直收缩和对细胞外钙离子的依赖性三个方面。

（1）同步收缩　兴奋在心房和心室内传导速度很快，故从窦房结产生的兴奋，几乎同时到达所有的心房肌，经过房室交界延搁后，又几乎同时到达所有的心室肌，从而先后引起左、右心房和左、右心室同步收缩。同步收缩产生强大的力量，利于心脏射血。由于同步收缩，使心脏或不发生收缩，或一旦发生收缩，则全部心房肌或心室肌都几乎同时收缩，称为"全或无"式收缩。

（2）不发生完全强直收缩　心肌兴奋性变化的特点是有效不应期特别长，相当于整个收缩期和舒张早期。在此期间，无论多强的刺激都不能再引起心肌细胞兴奋而产生收缩。因此，心脏不会产生完全强直收缩，而始终保持着收缩与舒张交替的节律活动。这对于保证心脏射血与充盈正常的交替，维持正常心脏泵血功能具有重要意义。

（3）对细胞外钙离子的依赖性　由于心肌细胞的肌质网和终池不如骨骼肌发达，贮存的钙量较少，因此心肌兴奋时，兴奋 - 收缩耦联所需的 Ca^{2+} 除来自终池释放外，还须通过兴奋过程中肌膜上 Ca^{2+} 通道开放引起的 Ca^{2+} 内流，而且终池的钙释放通道需要胞外流入的 Ca^{2+} 激活（称为钙诱导钙释放）；心肌细胞的横管系统较骨骼肌发达，因而为 Ca^{2+} 内流提供了结构上的有利条件。在一定范围内增加细胞外液 Ca^{2+} 浓度，可增强心肌收缩力；反之，细胞外液 Ca^{2+} 浓度降低，则心肌收缩力减弱。当细胞外液中 Ca^{2+} 浓度很低，甚至无 Ca^{2+} 时，虽然心肌细胞仍能产生动作电位，却不能引起收缩，这一现象称为兴奋 - 收缩脱耦联。

2. 影响心肌收缩性的因素

（1）血浆中 Ca^{2+} 的浓度　由于心肌收缩对外源性 Ca^{2+} 有明显的依赖性，因此，血 Ca^{2+} 浓度变化对心肌收缩有较大的影响。即在一定范围内，血 Ca^{2+} 升高则心肌收缩增强；反之血 Ca^{2+} 降低时，心肌收缩减弱。在某些病理情况下，如低氧、代谢障碍等因素使慢通道受抑制，Ca^{2+} 内流显著减少，也可发生兴奋 - 收缩脱耦联。

（2）低氧和酸中毒　低氧时可使酸性代谢产物增多。因此，低氧和酸中毒均可使 H^+ 浓度增高。H^+ 与 Ca^{2+} 竞争与肌钙蛋白结合，[H^+] 增加时，Ca^{2+} 与肌钙蛋白的结合降低，心肌收缩力减弱。此外，低氧时，产生 ATP 的量减少，也会导致心肌收缩力减弱。

（3）神经和体液因素　交感神经兴奋或儿茶酚胺浓度增高时，能激活心肌细胞膜上的 β_1 受体，cAMP 生成增多，从而促进慢通道开放，加速 Ca^{2+} 内流，并促进肌质网终池释放 Ca^{2+}，又能促进 ATP 释放能量，使收缩能力提高，收缩力量增大。而副交感神经兴奋，其末梢释放的乙酰胆碱通过心肌细胞膜上的 M 受体，直接或间接抑制钙通道，减少钙内流，使心肌收缩力降低。

三、心电图

人体是个具有长、宽、厚三维结构的容积导体，心脏在人体的中心似电源，每一心动周期中，由窦房结产生的兴奋依次传向心房和心室，这种兴奋的产生和传布时所伴随的生物电变化，通过周围导电组织传播到身体表面，使身体各部位在每一心动周期中都发生有规律的电变化。用引导电极置于肢体或躯干的一定部位通过仪器放大、记录到的心脏综合电位变化的波形，称为**心电图**（electrocardiogram，ECG；electrokardiogram，EKG）。心电图反映整个心脏兴奋的产生、传导和恢复过程中，每个瞬间的生物电综合变化，与心脏的机械舒缩活动无直接关系。

心电传播方向、途径、顺序和时间均有一定规律，具有很高的可重复性、特异性和精确性，是反映心脏各部分电生理活动的良好指标。因此，心电图广泛应用于临床，作为诊断某些心脏疾病（如心律失常、心肌缺血等）的检测手段。

（一）体表心电图

心电图可从体表测得，也可利用心导管技术，经皮穿刺插管沿血管将电极导管置于心腔内记录局部心脏电活动。由于体表心电图无创伤、安全，操作方便，故临床常用体表心电图。

1. 心电图导联　在体表不同部位放置测量电极，并通过导联线与心电图机电流计的正负极连接，这种与心电图机的电路连接方法，称为心电图的导联。临床上做心电图检查时，常用体表心电图导联有三种，即标准导联、加压单极肢体导联和胸导联。标准导联是双极导联，测出的是两点间的电位差。把心电图机的负极接在零电位点上（无关电极），把探查电极接在人体任一点上，就可以测得该点的电位变化，这种导联方式称为单极导联。加压单极肢体导联和胸导联都是单极导联，测出的是探查电极与零电位之间的电位差。

（1）标准导联（也称双极肢体导联） 反映两个肢体之间的电位差。它包括：Ⅰ导联，左上肢为正极，右上肢为负极；Ⅱ导联，左下肢为正极，右上肢为负极；Ⅲ导联，左下肢为正极，左上肢为负极。

（2）胸导联 把左上肢、右上肢和左下肢的三个电位各通过 5000Ω 高电阻，用导线连接在一点，称为中心电站。中心电站的电位在整个心脏激动过程中的每一瞬间始终稳定，接近于零。将心电图机的无关电极与中心电站连接，把探查电极放置在胸前的一定部位，这就是单极胸导联。这种导联方式，探查电极离心脏很近，只隔着一层胸壁，因此心电图波形振幅较大，常用 6 个胸导联，即 $V_1 \sim V_6$。

（3）加压单极肢体导联 探查电极连接在人体的左上肢、右上肢或左下肢，分别得出左上肢单极导联（VL）、右上肢单极导联（VR）和左下肢单极导联（VF）。由于单极肢体导联的心电图波形振幅较小，不便于观测，加压单极肢体导联在单极导联的基础上加以改进，方法是在描记某一肢体的单极导联心电图时，将该肢体与中心电站相连接的高电阻断开，这样就可使心电图波形的振幅增加 50%，分别以 aVL、aVR 和 aVF 命名。

2. 正常体表心电图的波形、间期及其意义

常规心电图通常记录十二个导联，包括标准导联Ⅰ、Ⅱ、Ⅲ导联，加压单极肢体导联中的 aVL、aVR、aVF 导联，以及单极胸导联中的 V_1、V_2、V_3、V_4、V_5、V_6 导联。由于导联的不同，心电图的波形可不完全相同。但不管何种导联，心电图的基本波形都有一个 P 波、QRS 波群和 T 波，有时在 T 波后还出现一个 U 波。图 4-12 所示的心电图是以标准Ⅱ导联为例的，其 P、R、T 波向上，而 Q、S 波向下；而在 aVR 导联上，所有波形的方向均与此相反。此外，每个心电图导联不一定 P、Q、R、S、T 五个波形全有，Q 波或 S 波常可缺如。

心电图是直接描记在印有小方格的特殊记录纸上的。记录纸上的小方格，长和宽均为 1mm，纵坐标代表电压，每一小格相当于 0.1mV 的电位差；横坐标表示时间，每一小格相当于 0.04s（图 4-12）。记录心电图时，首先调节仪器放大倍数，使 1mV 标准电压信号在纵向上产生 10mm 偏移，并选择每秒 25mm 的走纸速度。这样，就能达到上述标准，并可在记录纸上测出心电图各波的电压和经历时间。

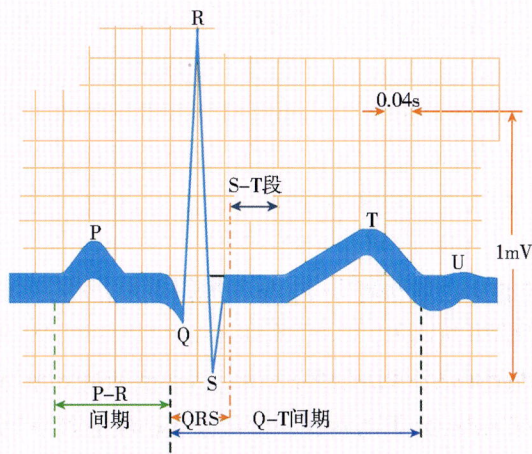

图 4-12 正常人心电图模式图

心电图各波的波形及其生理意义如下：

P波：反映左、右两心房的去极化过程。P波波形小而圆钝，历时0.08～0.11s，波幅不超过0.25 mV。

QRS波群：代表左、右两心室去极化过程的电位变化。典型的QRS波群，包括三个紧密相连的电位波动：第一个向下的波为Q波，中间一个向上的高而尖的是R波，最后一个是向下的S波。在不同的导联中，三个波不一定都出现。各波波幅在不同导联中变化较大，波群历时0.06～0.10s。

T波：反映左、右两心室复极过程的电位变化。T波的方向与QRS波群的主波方向相同。历时0.05～0.25s，波幅一般为0.1～0.8mV。

U波：有时在T波后可能出现一个低而宽的波，方向一般与T波一致，U波的意义和成因尚不清楚。U波升高常见于低血钾及心室肥厚，U波倒置可见于高血钾。

此外，尚有一些重要的间期和时段，也具有重要的理论与实际意义。

P-R间期（PQ间期）：是指从P波起点到QRS波起点之间的时程。P-R间期代表由窦房结产生的兴奋经由心房、房室交界和房室束到达心室，并引起心室开始兴奋所需要的时间，所以也称为房室传导时间。正常为0.12～0.20s，房室传导阻滞时延长。

P-R段：从P波终点到QRS波起点之间的曲线。在房室传导过程中，兴奋通过房室交界区非常缓慢，形成的电位变化十分微弱，一般不能记录出来，所以通常与基线同一水平。

Q-T间期：从QRS波起点到T波终点的时程，代表心室开始去极到完全复极到静息状态的时间。Q-T间期的长短与心率成反比关系，心率愈快，Q-T间期愈短。

S-T段：从QRS波群终了到T波起点之间的线段。正常时该段曲线应与基线平齐，表明心室所有区域都处在去极化状态，各部分之间无电位差。任何导联S-T段降低不应超过0.05mV。S-T段抬高在肢体导联与V_5、V_6导联都不应超过0.1mV。在心肌缺血或损伤等情况下，可出现S-T段异常偏移基线。

R-R间期：从前一个R波的顶点到后一个R波的顶点之间的时程，代表一个心动周期的时间，根据R-R间期可计算出心率。

动态心电图（dynamic electrocardiogram，DCG）：上述常规心电图只能记录瞬间数十次心动周期的波形，它不能反映24h内有无其他图形演变过程。在常规心电图基础上发展起来的DCG，由于它能连续记录心电图的动态变化的心电信息（通常记录24h，必要时可连续记录数日），且DCG记录器体积小，容量大，随身携带方便，不影响日常工作，因此，DCG监测技术已成为现代心血管疾病诊断领域中一项实用、无创、重复性好的临床重要检查方法。DCG不但反映了在此期间被试者在不同状态下活动的心电变化，而且对阵发性或一过性心律失常或（及）显著的心肌缺血均可适时地捕捉到其瞬间变化，为临床诊断治疗提供确切的根据，这是DCG记录的最大优点之一。由于动态心电图是由美国的Holter教授于1957年创建的，故动态心电图又称Holter监测。

（二）心电图与心肌细胞动作电位的关系

心电图虽然来源于心肌细胞的生物电变化，但心电图的波形与单个心肌细胞兴奋时的电位变化曲线有明显的差别（图4-13）。两者并在产生的机制、记录方式上都有许多不同（表4-1）。

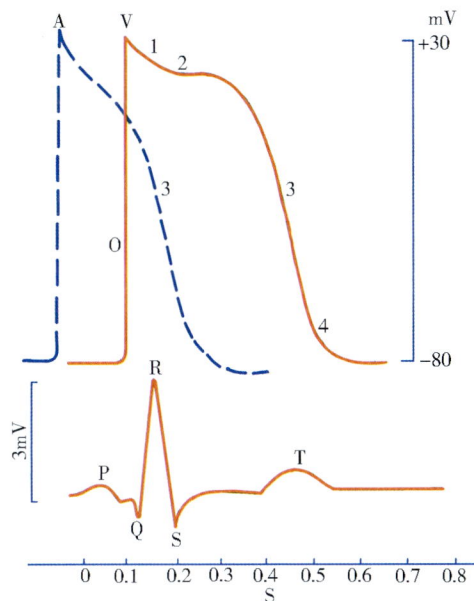

图4-13 心肌细胞电位变化与心电图的比较

A：心房肌细胞电变化；V：心室肌细胞电变化

表4-1 心电图与单个心肌细胞动作电位之间的主要不同

	反映情况	记录部位	记录方式	波形
心电图	整个心脏生物电综合变化	体表	细胞外记录，心脏两点间或与地之间的电位差	呈 P、QRS、T 波
心肌细胞动作电位	单个细胞跨膜电位	单一细胞	细胞内记录，膜内外电位差	分 0、1、2、3、4 期

第三节 血管生理

一、各类血管的结构与功能特点

血管系统与心脏共同构成一个相对密闭的循环管道，主要起着运送血液和物质交换的作用。血管可分为动脉、毛细血管和静脉。各类血管因其在整个血管系统中所处的部位不同，各具有不同的结构和功能特点。根据血管的生理功能，可将血管分为以下几类。

1. 弹性储器血管 弹性储器血管指主动脉、肺动脉及其发出的最大分支。这些血管的管壁坚厚，富含弹性纤维，故有较大的顺应性和弹性。心脏收缩射血时，一方面推动血液向前流动；另一方面使主动脉扩张，容积增大，使射出的血液一部分被储存在大动脉内。待主动脉瓣关闭，心脏停止射血后，被扩张的大动脉壁发生弹性回缩，将在射血期容纳在内的那部分血液继续向前推进。因此，虽然心脏射血是间断的，但由于大动脉的"弹性储器"作用，血管中的血流是连续的。

2. 分配血管 分配血管是指从弹性大动脉至小动脉之间的动脉管道，相当于中动脉，其管壁主要由平滑肌组成，故收缩性较强。其功能是将血液输送至各组织器官，称**分配血管**（distribution vessel）。

3. 毛细血管前阻力血管 随着动脉分支变细，管壁逐渐变薄，弹性纤维逐渐减少，平滑肌渐显重要。通常直径在1mm以下的动脉称为小动脉，直径在500μm以下的小动脉称为微动脉。小动脉和微动脉内径小，管壁血管平滑肌含量丰富，故外周阻力最大，约占总外周阻力的47%，因而将小动脉与微动脉称为**毛细血管前阻力血管**（precapillary resistance vessel）。小动脉与微动脉收缩与舒张，可显著影响微循环的血液灌注量。

4. 毛细血管前括约肌 真毛细血管的起始部常有较为丰富的平滑肌环绕，它的舒缩可调控其后的毛细血管的启闭，故称为**毛细血管前括约肌**（precapillary sphincter）。它的舒缩可决定某一时间内毛细血管开放的数量。

5. 交换血管 交换血管指真毛细血管，其管壁仅由单层内皮细胞构成，管壁薄，通透性好，分布广，与组织细胞的接触面积大，血流慢，有利于血液与组织之间物质交换，是物质交换的场所，称为**交换血管**（exchange vessel）。

6. 毛细血管后阻力血管 毛细血管后阻力血管指微静脉，微静脉因管径小，对血流也产生一定的阻力。它们的舒缩可影响毛细血管前、后阻力的比值，直接影响微循环的流出量，故也称**毛细血管后阻力血管**（postcapillary resistance vessel）。

7. 容量血管 容量血管是指静脉，自微静脉至大静脉的整个静脉系统。与相邻的动脉相比，静脉壁薄、管径大、数量多、容量大，而且可扩张性较大，较小的压力变化就可使容积发生较大的变化。安静状态下，循环血量的60%～70%容纳在静脉中。静脉的口径发生较小变化时，静脉内容纳的血量就可发生很大的变化，而压力的变化较小。因此，静脉在血管系统中起着血液贮存库的作用，在生理学中将静脉称为容量血管。

8. 短路血管 短路血管指血管床中小动脉与小静脉之间直接联系的动脉－静脉吻合支，使小动脉内的血液不经毛细血管而直接流入小静脉。在手指、足趾、耳郭等处的皮肤中有许多短路血管存在，它们在功能上与体温调节有关。

二、血流量、血流阻力和血压

血液在心血管系统中流动的物理学问题属于**血流动力学**（hemodynamics）的范畴。流量、阻力与压力及其之间的关系是血流动力学和一般的流体力学最基本的研究内容。由于血管是有弹性和可扩张性的，而不是硬质刚性管道，血液是含有血细胞和胶体物质等多种成分的液体，而不是物理学中的理想液体，因此血流动力学除与一般流体力学有共同点外，还具有它自身的特点。

（一）血流量与血流速度

1. 血流量 单位时间内流过血管某一截面的血量称为血流量，也称容积速度，其单位通常以 mL/min 或 L/min 来表示。血流量大小取决于两个因素，即血管两端的压力差和血管对血流的阻力。按照流体力学的原理，在一般管道中，液体的流量与该段管道两端的压力差成正比，与管道对液体流动的阻力成反比；在封闭的管道系统中，各个截面的流量都相等。将此规律应用于循环系统中，即在整个体循环中，动脉、毛细血管和静脉各段血管总的血流量也是相等的，都等于心输出量。故心输出量（用 Q 表示）与主动脉压和右心房压的差（ΔP）成正比，与整个体循环的血流阻力（R）成反比，即：$Q = \Delta P / R$。由于右心房压接近于零，故 ΔP 接近于平均主动脉压（P_A）。故三者之间的关系为：

$$Q = \frac{P_A}{R}$$

对于某一器官而言，公式中的 Q 即为器官血流量，ΔP 为灌注该器官的平均动脉压和静脉压之差，R 为该器官的血流阻力。在整体内，供应不同器官血液的动脉血压基本相同，而供应该器官血流量的多少则主要取决于该器官的血流阻力。因此，器官血流阻力的变化是调节器官血流量的重要因素。

2. 血流速度　　血流速度是指血液中的一个质点在血管内流动的线速度。其单位通常以 cm/s 或 m/s 来表示。各类血管中的血流速度与同类血管的总截面积成反比（图4-14）。因此，主动脉的血流速度最快（200mm/s），毛细血管内的血流速度最慢（0.3mm/s）。

血液在血管内稳定流动时，以血管轴心的流速最快，越靠近血管壁流速越慢，到贴近管壁的那薄层血浆基本不流动。血液流动时，血细胞数量也是越近轴心越多。在血流中，血液中各个质点流动的方向一致，与血管的长轴平行，称为层流。但各质点的流速不一，在血管轴心处最快，随着靠近管壁而流速递减。在这种层流情况下，血流量与血管两端压力差成正比。但血流速度快到一定程度，使血流中各个质点流动的方向不一致，即产生湍流。此外，当血液黏滞度过低，血管内膜表面粗糙，以及血流受到某种阻碍或发生急剧转向等情况下，也都容易发生湍流。湍流可使血小板离开血管轴心而靠近管壁，增加了血小板和血管内膜接触和碰撞机会，使血小板易黏附于内膜上而形成血栓。如静脉血栓多发生于静脉瓣处，这是因为静脉瓣处的血流易形成湍流。

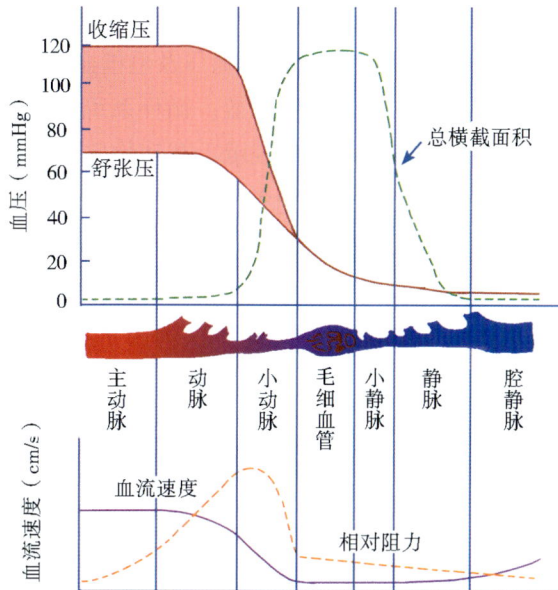

图4-14　血管系统各段的血压、口径总面积与
血流速度关系示意图

（二）血流阻力

血液在血管内流动时所遇到的阻力称为血流阻力。血流阻力主要来源于两方面：①血液内部的摩擦力。②血液与血管壁之间的摩擦力。血流阻力与血管口径、长度及血液黏滞度有关，其关系可用下式表示：

$$R = \frac{8\eta L}{\pi r^4}$$

式中 R 为血流阻力，η 为血液黏滞度，L 为血管长度，r 为血管半径。一般而言，血管长度（L）不会有显著变化，可看作不变的常数，故总外周阻力与血液黏滞度成正比，与血管半径的 4 次方成反比。血液黏滞度主要与红细胞数有关，红细胞数越多，血液黏滞性越高，故血流阻力越大。由于 R 与血管半径的 4 次方成反比，因此，小动脉和微动脉口径只发生很小变化，就可使血流阻力发生很大改变。将血流阻力（R）的公式代入 $Q = \Delta P / R$，则得以下公式：

$$Q = \frac{\pi r^4}{8\eta L}\Delta P$$

此公式称为泊肃叶定律，仅在血液呈层流时适用。当发生湍流时，由于摩擦力增大，使血流阻力远较层流时大。在整个体循环总外周阻力中，大、中动脉阻力约占 19%，小动脉及微动脉约占 47%，毛细血管约占 27%，静脉约占 7%，可见小动脉及微动脉是产生外周阻力的主要部位。生理条件下，血液黏滞度和血管长度不会发生显著变化，而阻力血管的口径经常受神经、体液因素的调节而改变，通过改变血管口径和血管阻力调节各器官血流量以及各器官之间的血流分布。

（三）血压

血压（blood pressure，BP）是指血管内流动的血液对单位面积血管壁的侧压力，也即压强。测定血压时，是以血压与大气压比较，用血压高于大气压的数值表示血压的高度。压强的单位为帕（Pa）。但在生理学和医学中，习惯上用水银柱的高低（即毫米汞柱，mmHg）来表示血压数值（1mmHg = 0.133kPa）。如测得血压为 100mmHg（13.33kPa），则表示血压比大气压高 100mmHg。血管系统各部都具有血压，分别称为动脉血压、静脉血压及毛细血管血压。

血压的形成首先是由于心血管系统内有血液充盈。循环系统中血液充盈的程度可用**循环系统平均充盈压**（mean circulatory filling pressure）来表示。在动物实验中，用电刺激造成心室颤动使心脏暂时停搏，血流就暂停，因此循环系统中各处的压力很快就取得平衡。此时在循环系统中各处所测得的压力都是相同的，这一压力数值即循环系统平均充盈压。其高低取决于循环血量与血管系统容积之间的相对关系。若循环血量增多，或血管系统容积减少，则充盈压升高；反之则降低。用巴比妥麻醉的狗，循环系统平均充盈压约为 7mmHg。人的循环系统平均充盈压估计接近这一数值。

血压形成的另一个基本因素是心脏射血。心室肌收缩时所释放的能量可分为两部分：一部分表现为动能，推动血液在血管中流动；另一部分则形成对血管壁的侧压力，并使血管壁扩张，这部分是势能，即压强能。心舒期内，大动脉弹性回缩，又将一部分势能转变为推动血液的动能，使血液在血管中继续向前流动（图 4 - 15）。由于心脏是间断射血，因此在心动周期中动脉血压会发生周期性的变化。此外，由于血液从大动脉经体循环流向右心房的全过程中，不断消耗能量，故血压逐渐降低，但各部分血压的降落是不均匀的，这是因为血液在各段血管中所遇到的阻力不等。主动脉首端约 100mmHg，最小的小动脉首端约 85mmHg，毛细血管首端约 30mmHg，静脉首端约 10mmHg，血液最后由大静脉回右心房时，压力已近于零（图 4 - 14）。可见，血液流经小动脉、微动脉时，血压降落幅度最大。这是因为血液流经此处所遇阻力最大，势能消耗最多。

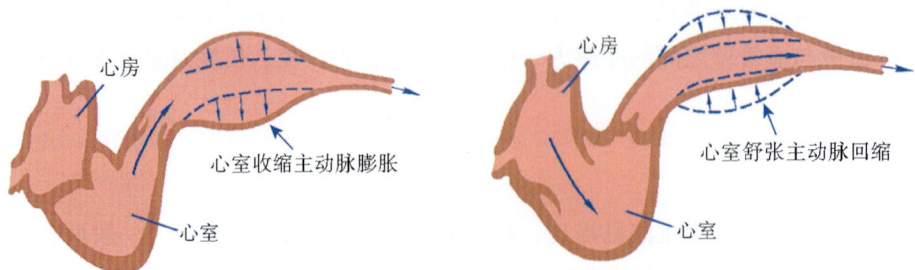

图 4 - 15　主动脉弹性对血压、血流的作用

三、动脉血压和动脉脉搏

(一)动脉血压

1. 动脉血压的正常值　动脉血压是指动脉血管内流动血液对动脉管壁的侧压力。心室射血时，主动脉压急剧升高，在收缩期的中期达到最高值，这时的动脉血压值称为**收缩压**(systolic pressure)；心室舒张时，主动脉压下降，在心舒末期动脉血压的最低值称为**舒张压**(diastolic pressure)；收缩压和舒张压的差值称为脉搏压，简称**脉压**(pulse pressure)；一个心动周期中每一瞬间动脉血压的平均值，称为**平均动脉压**(mean arterial pressure，MAP)。由于收缩期短于舒张期，所以平均动脉压较接近于舒张压，约等于舒张压 +1/3 脉压。

一般所说的动脉血压是指主动脉压。因为在大动脉中血压降落很小，故通常将上臂测得的肱动脉压代表主动脉压。我国健康青年人安静时收缩压为 100～120mmHg，舒张压为 60～80mmHg，脉压为 30～40mmHg，平均动脉压在 100mmHg 左右。动脉血压存在个体、性别和年龄的差异，一般男性比女性略高，随年龄增大，血压也逐渐升高，且收缩压的升高比舒张压显著。表 4-2 为我国健康成人动脉血压的正常值。按照国际和国家制订的高血压标准，凡舒张压 >90mmHg，不论收缩压如何，均列为高血压。由此，成人安静时血压持续高于 140/90 mmHg，则为高血压；低于 90/60mmHg 则为低血压。

表 4-2　我国健康成人安静时动脉血压正常值

	mmHg	kPa	计算公式
收缩压	90～140	12.00～18.70	
舒张压	60～90	8.00～12.00	
脉搏压	30～40	4.00～5.33	收缩压 – 舒张压
平均动脉压	70～103	9.33～13.78	舒张压 +1/3 脉压

2. 动脉血压的形成　动脉血压的形成是多个因素共同作用的结果，主要归纳为以下四个因素：

(1)足够的血量充盈循环系统　循环系统内足够的血液充盈是形成血压的前提条件。循环系统中血液充盈程度用循环系统平均充盈压表示，一般情况下，约为 7mmHg。如果失血过多引起循环血量减少，或者大范围的血管过于扩张而引起血管系统容积增大，血管内不能充满血液时，血压会明显下降。

(2)心脏收缩射血　这是形成动脉血压的基本因素。心室肌收缩所释放的能量一部分用来推动血液在血管内向前流动(动能)，另一部分使血液对血管壁有一定侧压，成为使血管壁扩张的压强(势能)。由于心室的射血是间断性的，所以使动脉血压也呈现出周期性波动。

(3)外周阻力　由于小动脉和微动脉对血流有较大的阻力，使心室每搏输出量约只有 1/3 在心室收缩期流到外周，其余 2/3 暂时贮存在主动脉和大动脉内，因而使动脉血压升高。如果仅有心室收缩而无外周阻力，则心室收缩所释放的能量将全部表现为动能，推动血液迅速流至外周，便不能维持一定的血压水平。

(4)主动脉和大动脉管壁的弹性　由于主动脉和大动脉管壁有弹性，因此心脏收缩射血所产生的能量，一部分用于推动血液流动，另一部分作为势能，在作用于血管壁产生血压的同时，使主动脉和大动脉扩张，将心脏射血量的约 2/3 暂时贮存，从而使大动脉内的压力得到减缓，即收缩压不会突然升得太高。待心脏舒张，射血停止，通过大动脉管壁弹性回缩作用再把贮存的能量释放出来，推动心缩期贮存的血液继续向外周流动，并保持对血管壁一定的压力，使舒张压维持一定的水平，因此，缓冲了动脉血压的波动。

3. 影响动脉血压的因素　如前所述，凡影响动脉血压形成的因素，都可影响动脉血压，但主要因素是心输出量和外周阻力。大动脉管壁弹性及循环血量和血管系统容积之间的相互关系也影响动脉血压(图 4 - 16)。

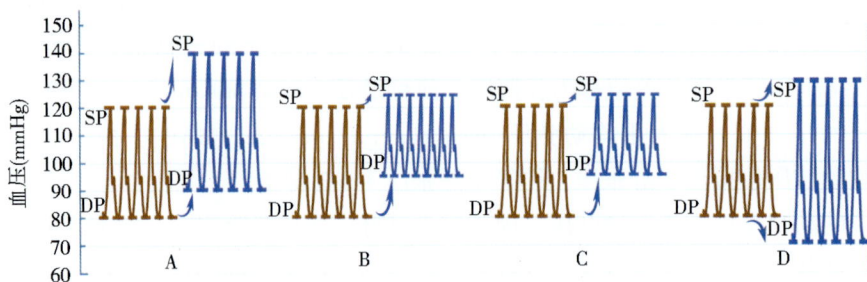

图 4 - 16　每搏输出量、心率、外周阻力及
大动脉弹性对血压的影响
A：每搏输出量增加；B：心率加快；
C：血管收缩(外周阻力增加)；D：大动脉弹性下降
SP：收缩压；DP：舒张压

(1)每搏输出量　搏出量增加，心缩期射入主动脉的血量增多，管壁所受的张力也更大，故收缩压明显升高。由于动脉血压升高，血流速度加快，收缩期内增多的这部分血量仍可在心舒期流向外周。到舒张期末，大动脉内存留的血量和每搏输出量增加之前相比，有增加但不多。因此，每搏输出量增加引起的动脉血压升高，主要表现为收缩压的升高，舒张压升高不多，故脉压增大。反之，当每搏输出量减少时，则主要使收缩压降低，脉压减小。可见，一般情况下，收缩压的高低主要反映心脏每搏输出量的多少。凡是影响静脉回心血量而改变前负荷或影响心肌收缩能力的因素都能影响每搏输出量，进而影响血压。

(2)心率　如果每搏输出量和外周阻力都不变，心率加快，则由于心舒期缩短，在心舒期内流至外周的血液减少，故心舒期末存留于主动脉的血量增多，舒张压因而明显升高。由于动脉血压升高可使血流速度加快，因此在心缩期有较多的血液从主动脉流至外周，收缩压的升高不如舒张压的升高明显，脉压减小。相反，如心率减慢，舒张压降低幅度比收缩压降低幅度大，故脉压增大。

(3)外周阻力　若心输出量不变而外周阻力加大，则心舒期内血液流向外周的速度减慢，心舒期末存留在主动脉内的血量明显增多，故舒张压明显升高。在心缩期，由于动脉血压升高，血流速度快，受外周阻力的影响相对较小，故收缩压的升高不及舒张压显著，脉压减小。反之，当外周阻力减小时，舒张压降低比收缩压更明显，故脉压加大。可见，在一般情况下，舒张压的高低主要反映了外周阻力的大小。

外周阻力的改变主要是由骨骼肌和腹腔器官阻力血管口径的改变所引起的。临床上常见的原发性高血压的发病主要是由于小动脉痉挛甚至硬化导致血管口径变小，造成外周阻力过高所致。另外，如果血液黏滞度增高，外周阻力增大，舒张压就升高。

(4)主动脉和大动脉的弹性储器作用　主动脉和大动脉的弹性储器作用有缓冲动脉血压波动幅度的作用。老年人常因动脉管壁硬化，大动脉的弹性储器作用减弱，故脉压增大。

(5)循环血量和血管系统容积的比例　循环系统平均充盈压是形成动脉血压的前提，而循环系统平均充盈压的大小，又取决于循环血量和血管系统容积两者的相应关系。在正常情况下，神经体液调节使循环血量和血管系统容积相适应，血管系统充盈程度的变化不大。任何原因引起循环血量相对减少或血管系统容积相对增大，都会使循环系统平均充盈压下降，使动脉血压降低。相反，循环血量相对增多或血管系统容积相对缩小，都将导致动脉血压升高。

以上对影响动脉血压各种因素的叙述，都是在假设其他因素不变的前提下，分析单一因素发生变化对动脉血压可能发生的影响。实际上，在整体情况下，当一种因素发生改变时，机体将对其他因素重新调整，因此动脉血压的任何改变，往往是各种因素相互作用的综合结果。

（二）动脉脉搏

动脉血压随心室收缩和舒张活动而发生周期性波动。这种周期性压力变化所引起动脉血管搏动的现象称为**动脉脉搏**（arterial pulse）。用手指可在身体浅表部位摸到动脉搏动，桡动脉是临床上最常用的检测部位。

动脉脉搏波首先在主动脉根部产生，产生后沿着动脉管壁向外周血管传播。脉搏波的传播速度比血流速度快得多。脉搏波的传播与动脉管壁的弹性呈反变关系。主动脉的弹性最大，脉搏波的传播最慢，传播速度为 $3\sim5m/s$，在大动脉为 $7\sim10m/s$，到小动脉段可加快到 $15\sim35m/s$。老年人的动脉血管弹性降低，故其脉搏波的传播速度较青年人为快。

1. 动脉脉搏波的波形及意义 用脉搏描记仪记录到的浅表动脉脉搏的波形称为脉搏图（图 4-17）。动脉脉搏的波形可因描记方法和部位不同而有差异，但一般都包括以下几个组成部分：

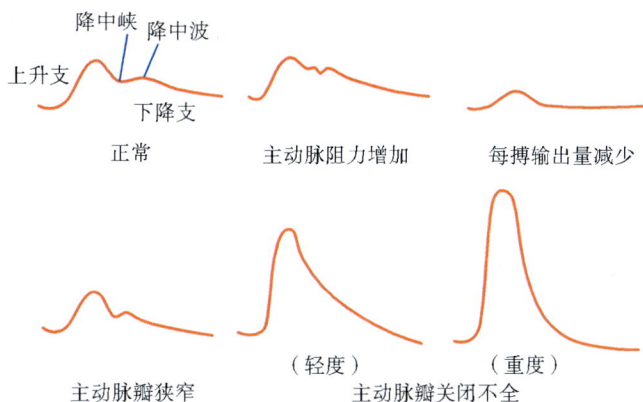

图 4-17 正常及病理情况下动脉脉搏图

（1）上升支 在心室的快速射血期，动脉血压迅速上升，管壁被扩张，形成脉搏波形中的上升支。上升支的斜率和幅度受心输出量、射血速度和外周阻力等因素的影响。心输出量少，射血速度慢，外周阻力大，则上升支的斜率小，幅度也低；反之，则上升支的斜率大，幅度也大。

（2）下降支 在心室减慢射血期，射血速度减慢，射入主动脉的血量少于从主动脉流出的血量，故动脉血压开始下降，被扩张的大动脉弹性回缩，形成脉搏波下降支的前段。随后，心室舒张，动脉血压继续下降，形成下降支的其余部分。在主动脉脉搏图中，其下降支上有一个切迹，称为降中峡，发生在主动脉瓣关闭的瞬间。由于心室舒张，心室内压迅速下降，主动脉内的血液向心室方向反流，反流的血液将主动脉瓣关闭，并撞击在闭合的主动脉瓣上被弹回，使动脉血压再次稍有上升，管壁又稍有扩张，因此在降中峡的后面形成一个短暂向上的小波，称为降中波。动脉脉搏波形中下降支的形状可大致反映外周阻力的高低。外周阻力高，脉搏波下降支的下降速率较慢，降中峡的位置较高；外周阻力较低，则下降支的下降速率较快，降中峡位置较低，其后的下降支坡度小且较为平坦。

2. 中医学脉诊、脉象、脉象图与现代研究　中医学脉象蕴涵着丰富的人体生理病理信息，是传递和了解体内功能变化的窗口。中医学通过切脉获得的脉象是中医学辨证的一个重要依据，对诊断疾病、推测疾病的变化及预后、判断疗效，都具有重要的临床意义。心脏有节律的搏动，可使脉管随之亦产生有节律的搏动，中医学称之为"脉搏"。通过触摸"寸口"脉（腕后桡动脉）为主的脉搏所显示的部位、形态、强度、节律和速率的综合形象，即"脉象"，可了解全身气血的盛衰及脏腑的功能状况，作为诊断疾病的依据之一，即中医学的"脉诊"。

以往中医学是根据切脉时手指的主观感觉来判断脉象，现代中医学研究脉象大多采用研制高灵敏度的传感器获得的脉象图，结合切脉、心功能仪、模糊数学理论等以求从脉象图中获得更多信息，为中医学脉诊提供客观指标。

四、微循环

微循环（microcirculation）是指微动脉和微静脉之间的血液循环。它是实现血液与组织液之间物质交换的场所。

（一）微循环的组成及血流通路

各器官、组织的结构和功能不同，微循环的结构也不同。人手指甲皱皮肤的微循环形态比较简单，微动脉和微静脉之间仅由呈袢状的毛细血管相连；骨骼肌和肠系膜的微循环形态则比较复杂。典型的微循环由微动脉、后微动脉、毛细血管前括约肌、真毛细血管、通血毛细血管、动静脉吻合支和微静脉等部分组成（图4-18）。微循环组成可归纳为两套闸门和三条通路。

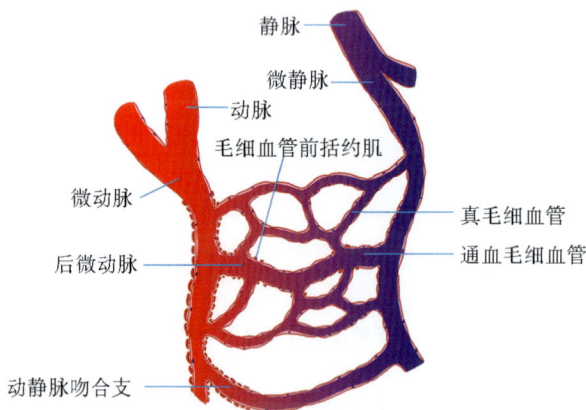

静脉
微静脉
动脉
毛细血管前括约肌
微动脉
真毛细血管
后微动脉
通血毛细血管
动静脉吻合支

图4-18　微循环模式图

1. 两套闸门　两套闸门指：①微动脉是动脉系统的最后分支，有完整的环行平滑肌，在神经和体液因素的调控下，可收缩或舒张，改变血管阻力，从而控制与其相连的整个微循环的血流量，微动脉起着微循环"总闸门"的作用。②微动脉分支后成为管径更细的后微动脉，每根后微动脉向一至数根真毛细血管供血。真毛细血管通常从后微动脉以直角方向分出。在真毛细血管起始端通常有1~2个平滑肌细胞，形成毛细血管前括约肌。它受交感神经的影响较小，但对CO_2、H^+、激肽以及组胺等物质却很敏感。该括约肌的舒缩状态决定进入真毛细血管的血流量，在微循环中起着"分闸门"的作用。毛细血管的血液经微静脉进入静脉。最细的微静脉管径不超过

$20\sim30\mu m$，管壁没有平滑肌，在功能上属于交换血管。较大的微静脉管壁有平滑肌，在功能上是毛细血管后阻力血管。微静脉的舒缩状态可影响毛细血管血压，从而影响毛细血管处的液体交换和静脉回心血量。

2. 三条通路

（1）直捷通路 血液从微动脉经后微动脉和通毛细血管进入微静脉的通路称为**直捷通路**（thoroughfare channel，preferential channel）。通血毛细血管是后微动脉的直接延伸，其管壁平滑肌逐渐稀少以至消失。直捷通路经常处于开放状态，血流速度较快，很少进行物质交换，其主要功能是使一部分血液能迅速通过微循环而进入静脉，直捷通路在骨骼肌组织的微循环中较为多见。

（2）动静脉短路 血液从微动脉经动静脉吻合支直接回流到微静脉，此通路称为**动静脉短路**（arteriovenous shunt）。其管壁结构类似微动脉，管壁较厚，血流迅速。在人体某些部分的皮肤和皮下组织，特别是手指、足趾和耳郭等处，这类通路较多。动静脉吻合支在功能上不是进行物质交换，而是在体温调节中发挥作用。当环境温度升高时，动静脉吻合支开放增多，皮肤血流量增加，皮肤温度升高，有利于发散身体热量；当环境温度降低时，则动静脉短路关闭，皮肤血流量减少，有利于保存体热。

（3）迂回通路 指血液从微动脉经后微动脉、毛细血管前括约肌、真毛细血管网后汇集到微静脉的通路。**迂回通路**（circuitous channel）的途径长，流速缓慢，且真毛细血管管壁很薄，通透性好，因此，它是血液与组织细胞进行物质交换的主要场所，又称为"营养通路"（nutritional channel），存在于人体各组织器官。

（二）毛细血管的数量和交换面积

据粗略估计，人体全身约有 400 亿根毛细血管。不同器官组织中毛细血管的密度有很大差异，如在心肌、脑、肝和肾中毛细血管密度为 $2500\sim3000$ 根/毫米^3，在骨骼肌为 $100\sim400$ 根/毫米^3，骨、脂肪和结缔组织中毛细血管密度较低。假设毛细血管的平均半径为 $3\mu m$，平均长度为 $750\mu m$，则每根毛细血管的表面积约为 $14000\mu m^2$。由于微静脉的起始段也有交换功能，故估计每根毛细血管的有效交换面积为 $22000\mu m^2$。由此可以估计全身毛细血管（包括有交换功能的微静脉）总的有效交换面积将近 $1000m^2$。

（三）微循环物质交换方式

1. 扩散 扩散是指液体中溶质分子的热运动，是血液与组织液之间进行物质交换的最主要形式。毛细血管内外液体中的分子只要其直径小于毛细血管壁的孔隙，就能通过管壁进出毛细血管。某种物质扩散的驱动力是该物质在管壁两侧的浓度差。溶质分子在单位时间扩散的速率与该物质在管壁两侧浓度差、管壁对该物质的通透性以及管壁有效交换面积等因素成正比，与管壁厚度成反比。脂溶性物质如 O_2、CO_2 等扩散速度明显大于非脂溶性物质。

2. 滤过和重吸收 在毛细血管壁的两侧存在静水压，水分子会从压力高的一侧移向压力低的一侧；在毛细血管壁的两侧还存在渗透压，使水分子从渗透压低的一侧移向高的一侧。由于管壁两侧静水压和渗透压的差异，促使液体由毛细血管内向外的移动，称为**滤过**（filtration），而将液体的反方向移动称为**重吸收**（reabsorption）。血液和组织液之间通过滤过和重吸收方式进行的物质交换虽然只占一小部分，但在组织液的生成中起重要作用。

3. 吞饮 在毛细血管内皮细胞一侧的液体可被内皮细胞膜包围并饮入胞内，称为吞饮，在胞内形成吞饮泡，然后运送到细胞的另一侧，并排出细胞外。较大分子的血浆蛋白可由此方式通过毛细血管进行交换。

(四)微循环的调节

微循环以自身调节为主,器官微循环血流量主要通过对灌注该器官微循环阻力血管口径的调节而得到控制。其调节机制一般认为有两类:

1. 肌源性自身调节 当器官微循环灌注压突然升高时,由于血管跨壁压增大,血管平滑肌受到牵张,使肌源性活动增强,发生血管收缩,结果使微循环的血流阻力增大,避免器官血流量因灌注压升高而增多;相反,当器官微循环的灌注量突然降低时,则发生相反的变化,阻力血管舒张。由此,保持器官血流量的相对稳定。

2. 代谢性自身调节 当组织代谢活动增强时,局部组织中氧分压降低,多种代谢产物如CO_2、H^+、K^+、乳酸、腺苷等积聚,使局部后微动脉和毛细血管前括约肌舒张,而局部血流量的增多可为组织提供更多的氧,并带走代谢产物,由此,使局部代谢产物浓度降低,致使毛细血管前括约肌与后微动脉又发生收缩,真毛细血管血流量减少,局部代谢产物再次积聚,如此反复。因此,真毛细血管是轮流交替开放的。平时肌肉中约只有20%的真毛细血管处于开放状态。

除自身调节外,绝大多数的微循环血管对体液因素的变化均表现十分敏感,特别是毛细血管前括约肌没有神经支配,只受体液调节。肾上腺素、去甲肾上腺素、血管紧张素Ⅱ等能使血管收缩;缓激肽、前列环素和组胺等则使血管舒张。微循环前、后阻力血管对儿茶酚胺的敏感性及对缺氧、酸中毒的耐受性不同,表现为前阻力血管对儿茶酚胺的敏感性高于后阻力血管,而对缺氧、酸中毒的耐受性后者大于前者。

在神经调节中,交感神经对微循环有重要影响,微动脉与微静脉均受交感神经支配。微动脉上的交感缩血管神经分布密度大于微静脉。因此,当交感缩血管神经兴奋时,小动脉、微动脉收缩,前阻力增大,微循环灌注量减少,毛细血管压降低;而微静脉收缩,后阻力亦增大,致使微循环血液淤滞,毛细血管压升高。由于前阻力血管占优势,故微循环总的血流量减少。

五、静脉血压和静脉回心血量

静脉除作为血液回流入心脏的通路外,还具有调节循环血流量的功能。静脉系统容量大,易扩张,又能够收缩,因此静脉起着血液贮存库的作用。静脉的收缩或舒张,可有效地调节回心血量和心输出量,使循环功能适应机体在各种生理状态时的需要。

(一)静脉血压

静脉管壁薄、管壁的弹力纤维较少,管腔较大,常常处于充盈不足的状态,因而**静脉血压**(venous blood pressure, venous pressure)很低,且易受重力及血管外组织压力等因素的影响;在动脉系统中,离心脏越远的部位,血压越低,在静脉系统中则相反,近心端静脉压低。

1. 外周静脉压和中心静脉压 静脉血压远低于动脉血压。当体循环血液经毛细血管到达微静脉时,血压降至$15\sim20mmHg$,血液最后流入右心房时,血压已接近于零。通常将各器官静脉的血压称为外周静脉压,而把右心房和胸腔内大静脉的血压称为**中心静脉压**(central venous pressure, CVP)。正常人中心静脉压变动范围为$4\sim12cmH_2O$。

中心静脉压的高低取决于两个因素:①心脏射血能力:良好的心泵功能能及时将回心的血液射入动脉,则中心静脉压较低;心脏射血功能减弱(如心力衰竭)时,右心房和腔静脉淤血,则中心静脉压升高。②静脉回流速度:静脉回流速度慢,则中心静脉压下降;静脉回流速度快,则中心静脉压升高。

2. 中心静脉压的测量及意义　测量中心静脉压具有一定的临床意义。测量时可将静脉导管从颈外静脉、锁骨下静脉或股静脉插入，经大静脉直接进入上、下腔静脉与右心房交界处即可测量。如果心泵功能减弱或静脉血回流速度加快(如输血或输液过多、过快)，则中心静脉压升高。因此中心静脉压可反映心泵功能情况和静脉回心血量的多少，临床上把测量中心静脉压作为控制补液速度和补液量的一个重要指标，中心静脉压过低或有进行性下降的趋势，常表示血量不足或静脉回流障碍，是输血、输液的指征。中心静脉压过高或有进行性升高的趋势，如超过 $16cmH_2O$，则表示心泵功能不全或静脉血回流过快，如输血、输液过快，此时输血、输液要慎重或暂停。

(二)静脉对血流的阻力

在静脉系统中，由微静脉至右心房的压力降落仅约 15mmHg。可见静脉对血流的阻力很小，约占整个体循环阻力的 7%～15%。在循环系统中，静脉是将血液从组织引流回心脏的通道，并起到血液贮存库的作用。小静脉和微静脉在功能上属于毛细血管后阻力血管，毛细血管后阻力的改变可调节毛细血管血压，从而调节组织液的生成，并间接影响循环血量。

(三)静脉回流及其影响因素

静脉回流(venous return)指血液自外周静脉返回右心房的过程；静脉回心血量是指单位时间由外周静脉返回右心房的血液量，通常以 mL/min 或 L/min 表示。由于心血管系统是一个闭合系统，正常时静脉回心血量与心输出量相等，静脉回心血量增加，心输出量也增加；反之亦然。

静脉回心血量取决于外周静脉压和中心静脉压的差值及静脉对血流的阻力，故凡影响外周静脉压、中心静脉压及静脉阻力的因素，都能影响静脉回心血量。

1. 体循环平均充盈压　实验证明，血管内血液充盈程度愈高，静脉回心血量愈多。当循环血量增多或容量血管收缩时，体循环平均充盈压升高，静脉回心血量增多；反之，则减少。体循环平均充盈压是反映血管系统内血液充盈程度的指标。

2. 心脏收缩力　心脏收缩力是静脉血回流的原动力。如果心脏收缩力强，射血时心室排空较完全，在心舒期心室内压较低，对心房和大静脉中血液的抽吸力量就比较大，使静脉回心血量增多；反之则减少。因此，左心衰竭会出现肺淤血和肺水肿；右心衰竭会出现颈外静脉怒张、肝充血肿大及下肢水肿等体征。

3. 重力　血管内血液本身的重力作用于血管壁产生一定的静水压。各处血管静水压的高低取决于人体所在的体位。平卧时身体各部分的位置大都处于和心脏相同的水平，故静水压也大致相同。但当人体由平卧转为直立时，足部血管内的血压比卧位时高。其增高的部分相当于从足部至心脏这一段血柱高度产生的压力，约 90mmHg，而心以上部分血管内的压力比平卧时为低(图4－19)，例如脑膜矢状窦内可降至 －10mmHg。重力形成的静水压的高低对于处于同一水平的动脉与静脉是相同的，但它对静脉的影响远比对动脉的

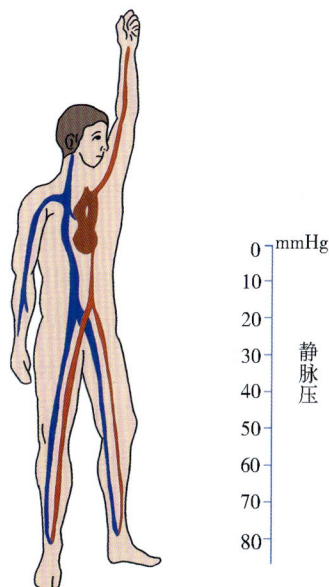

图4－19　直立体位对静脉血压的影响

影响大。因为静脉壁薄，其充盈程度受跨壁压的影响较大。跨壁压是指血液对血管壁的压力与血管外组织对管壁的压力之差。一定的跨壁压是保持血管充盈扩张的必要条件。跨壁压减小到一定程度，静脉就不能保持充盈扩张而发生塌陷，静脉容积也减小。当人直立时，足部血管充盈饱满，而颈部静脉则塌陷。因为大多数容量血管都处于心脏水平以下，如站立不动，则因重力作用而使心脏水平以下的容量血管都扩张充盈，可比卧位时多容纳 400~600mL 血液。这部分血液主要来自胸腔内的血管，于是，便造成体内各部分器官之间血量的重新分配。

4. 骨骼肌的挤压作用　静脉血管易受周围组织压力的影响。静脉受到挤压，可使静脉回流加快。尤其是下肢静脉瓣的存在，使静脉血液由下向上回流时，不至于因重力作用而逆流。因此，骨骼肌与静脉瓣一起发挥了推动静脉血回流入心的"泵"作用，称为静脉泵或肌肉泵。人在步行时，由于肌肉的节律性收缩，"肌肉泵"的功能得以很好发挥，促进静脉血回心，减少血液在下肢的淤积；若站立不动，足部静脉压升高，静脉持续受压，静脉回流受阻，会导致下肢组织水肿。

5. 呼吸运动　呼吸运动也能影响静脉回流。胸膜腔内压始终低于大气压，吸气时胸腔容积扩大，胸膜腔内负压进一步加大，而呼气时胸腔容积缩小，则胸膜腔内负压有所减小(详见第五章)。而右心房和大静脉位于胸腔中间，它们的壁薄，易受胸膜腔内压变化的影响。由于胸膜腔内压始终低于大气压，因此右心房和大静脉经常处于充盈扩张状态。呼气时，胸膜腔内负压相对较小，因此，静脉回心血量也较少；吸气时，由于胸膜腔负压加大，右心房和大静脉更加扩张，此时静脉回心血量增多。可见呼吸运动对静脉回流也起着"泵"的作用。

六、组织液和淋巴液的生成与回流

(一)组织液的生成和回流

组织液(tissue fluid)，又称组织间液(interstitial fluid)，是存在于组织细胞间隙中的细胞外液，绝大部分成胶冻状，不能自由流动，也不易受重力作用而流至身体的低垂部分。将注射针头插入组织间隙内，也不能抽出组织液。

1. 组织液的生成和回流的机制　比较组织液与血浆的成分，除组织液中的蛋白质浓度明显低于血浆外，其他成分基本与血浆相同。这表明组织液是血浆经毛细血管壁滤过生成的，同时组织液又可通过重吸收进入毛细血管内，称为组织液回流。液体通过毛细血管壁的滤过和重吸收取决于滤过力量与重吸收的力量之差值即有效滤过压。有效滤过压是液体通过毛细血管壁滤过和重吸收的动力，由毛细血管内外的四个因素组成，即毛细血管血压、组织液胶体渗透压、血浆胶体渗透压和组织液静水压。其中前两个因素是促进液体滤过(即组织液生成)的力量，后两个因素是促进液体重吸收(即组织液回流)的力量(图 4-20)。

有效滤过压 = (毛细血管血压 + 组织液胶体渗透压) - (血浆胶体渗透压 + 组织液静水压)

人体的毛细血管动脉端的血压平均为 32mmHg，静脉端为 14mmHg，血浆胶体渗透压约为 25mmHg，组织液静水压为 2mmHg，组织液胶体渗透压为 8mmHg。将这些数值分别代入上式，则毛细血管动脉端的有效滤过压为 13mmHg，为正值，表明滤出力量大于重吸收力量，故液体滤出毛细血管壁，生成组织液；而毛细血管静脉端的有效滤过压为 -5mmHg，为负值，表明组织液重吸收(回流)力量大于滤出力量，故组织液回流入血液。

一般情况下，流经毛细血管的血浆，只有 0.5%~2% 在毛细血管动脉端以滤过的方式进入组织间隙。这部分液体中，约 90% 在毛细血管静脉端重吸收回血液，10% 进入淋巴循环。在毛细血

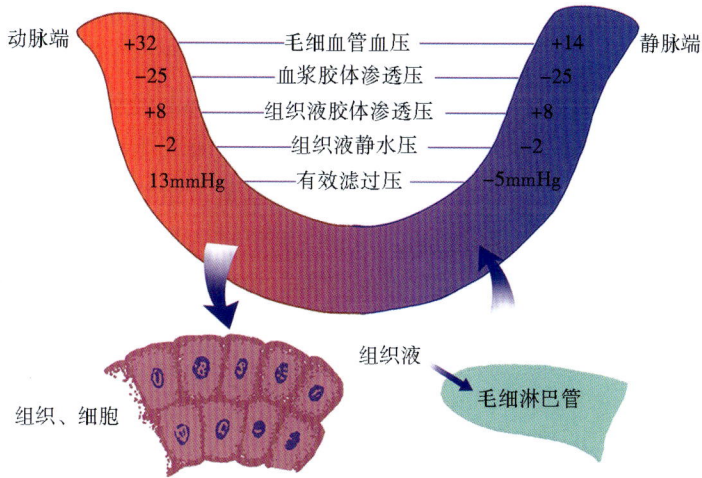

图 4 − 20 组织液生成与回流示意图

+ 代表使液体滤出毛细血管的力量； − 代表使液体吸收回毛细血管的力量

管中，滤过和重吸收之间是逐渐移行的过程，由动脉端向静脉端，滤过量逐渐减少，而重吸收量则逐渐增加。

2. 影响组织液生成和回流的因素 正常情况下，组织液不断生成，又不断重吸收到血管中，保持动态平衡，故血量和组织液量能维持相对稳定。如果因为某种原因使组织液生成过多或重吸收减少，以致组织间隙中有过多的液体潴留，则形成组织水肿。上述决定有效滤过压的四个因素发生改变，均会影响组织液的生成和回流。

(1) 毛细血管血压 毛细血管血压升高，组织液生成增加，反之，则减少。右心衰竭时，静脉回流受阻，毛细血管血压逆行性升高，组织液生成增多，发生水肿。

(2) 血浆胶体渗透压 由于营养不良，机体摄入蛋白质不足，或某些疾病如肾炎，机体蛋白质丢失过多，都可使血浆胶体渗透压降低，有效滤过压增大，组织液生成增多而重吸收减少，产生水肿。

(3) 毛细血管壁的通透性 正常情况下，血浆蛋白很少滤入组织间隙。在烧伤、过敏反应等情况下，局部组织释放大量组胺，使毛细血管壁通透性增大，部分血浆蛋白透过毛细血管壁进入组织细胞间隙，使局部组织液胶体渗透压升高，组织液生成增多，造成水肿。

(4) 淋巴回流 正常时，一部分组织液经淋巴管回流入血液，保持组织液生成量和回流量的平衡。如果淋巴回流受阻(如丝虫病)时，组织液积聚在受阻淋巴管前段部位的组织间隙中，可导致水肿。

(二)淋巴液的生成与回流

淋巴管系统是组织液向血液回流的一个重要辅助系统。与血液系统不同，毛细淋巴管以稍膨大的盲端起始于组织间隙，彼此吻合成网，并逐渐汇合成大的淋巴管。全身的淋巴液经淋巴管收集，最后由右淋巴导管和胸导管导入静脉。

1. 淋巴液的生成与回流机制 组织液进入淋巴管，即成为淋巴，后者又称淋巴液。毛细淋巴管的盲端始于组织间隙，互相吻合成网，其管壁由单层内皮细胞组成，管壁外无基膜，故通透性极高。相邻的内皮细胞边缘呈叠瓦状互相覆盖，形成只向管内开放的单向活瓣，组织液多时，组织的胶原纤维和毛细淋巴管之间的胶原细丝可将互相重叠的内皮细胞边缘拉开，使内皮细胞之间出现较大的缝隙,通透性增大,使组织液(包括其中的血浆蛋白质分子)自由进入毛细淋巴管(图4-21)。

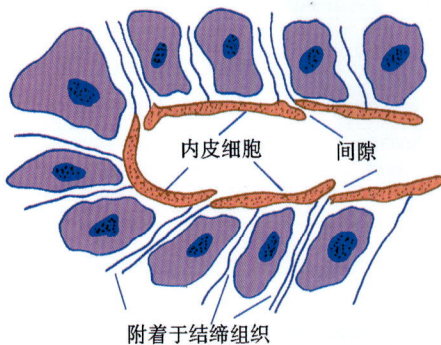

图4-21　毛细淋巴管盲端结构示意图

正常成人在安静状态下约120mL/h淋巴液流入血液循环,其中约100mL经胸导管、20mL经右淋巴导管进入血液。因此,每天生成2～4L淋巴液,大致相当于全身血浆的总量。组织液和毛细淋巴管内淋巴液的压力差是组织液进入淋巴管的动力。凡能增加组织液压力的因素,均能加快淋巴液的生成速度。如毛细血管血压升高、血浆胶体渗透压降低、组织液胶体渗透压升高、毛细血管壁通透性增加等,这些因素都能增加淋巴液的回流量。毛细淋巴管汇合成集合淋巴管。集合淋巴管壁平滑肌的收缩活动和淋巴管腔内的瓣膜共同作用构成淋巴管泵,能促进淋巴回流。另外,骨骼肌节律性收缩、邻近动脉的搏动及外部物体对组织的压迫和按摩等,均能推动淋巴液的流动。

2. 淋巴液生成与回流的生理意义

(1)回收蛋白质　由毛细血管动脉端滤出的血浆蛋白分子只能通过毛细淋巴管进入淋巴液,再转运至血液。每天由淋巴液带到血液的蛋白质多达75～200g,从而维持了血浆蛋白的正常浓度,并使组织液中蛋白质浓度保持较低水平。

(2)运输脂肪及其他营养物质　食物被消化后,营养物质经小肠黏膜吸收入血液,脂肪性食物有80%～90%是由小肠绒毛的毛细淋巴管吸收并运输到血液的。因此,小肠的淋巴液呈乳糜状。少量的胆固醇和磷脂也经淋巴管吸收并被运输进入血液循环。

(3)调节体液平衡　淋巴管系统是血液循环系统的一个重要辅助回流管道。淋巴回流的速度虽然较为缓慢,但一天回流的淋巴液相当于全身血浆总量,故淋巴回流在调节血浆量与组织液量的平衡中起重要作用。

(4)防御和免疫功能　当组织受损伤时就会有红细胞、异物、细菌等进入组织间隙,这些物质可被回流的淋巴液带走。淋巴液在回流的途中要经过多个淋巴结,在淋巴结的淋巴窦内有大量巨噬细胞,能将红细胞、细菌或其他微粒清除掉。此外,淋巴结能释放贮存其中的淋巴细胞和单核细胞,参与机体的细胞免疫和防御功能。

第四节　心血管活动的调节

在不同生理状况下,机体各器官组织的新陈代谢水平不同,对血流量的需求也不一样。机体主要通过神经和体液调节机制,对心脏和各部分血管的活动进行调节,协调地进行各组织器官之间的血流量分配,以适应机体的活动和代谢水平。

一、神经调节

心肌和血管平滑肌接受自主神经支配。机体对心血管活动的神经调节是通过各种心血管反射实现的。

(一)心脏和血管的神经支配

1. 心脏的神经支配　心脏主要受心交感神经和心迷走神经的双重支配。

（1）心交感神经及其作用　支配心脏的交感神经节前纤维起自脊髓第 1～5 胸段脊髓的中间外侧柱的神经元，其轴突在椎旁交感神经链中上行，在星状神经节换元，节后神经纤维经心神经丛支配窦房结、房室交界、房室束、心房肌和心室肌。动物实验中见到，两侧交感神经对心脏的支配有所侧重，右侧心交感神经主要支配窦房结，其效应以加快心率为主；左侧心交感神经广泛分布于心房肌和心室肌，并支配房室交界，在功能上以加强心肌收缩力为主。

心交感神经节后纤维末梢释放**去甲肾上腺素**（noradrenaline，NA；norepinephrine，NE），与心肌细胞膜上的 β_1 受体结合，从而激活腺苷酸环化酶，使细胞内 cAMP 的浓度升高，继而激活蛋白激酶和细胞内蛋白质的磷酸化过程，使心肌细胞膜上的钙通道激活，膜对 Ca^{2+} 通透性增高，引起心脏活动增强。其具体作用及机制如下：①加快心率：因为 Ca^{2+} 通透性增高，Ca^{2+} 内流量增多，自律细胞 4 期自动去极化速度加快，自律性增高。这一效应也称**正性变时作用**（positive chronotropic action）。②加速房室传导：通过加强房室交界慢反应细胞 0 期 Ca^{2+} 内流，动作电位上升速度和幅度增大，房室交界处兴奋传导速度加快。这一效应也称**正性变传导作用**（positive dromotropic action）。③增强心肌收缩力：细胞膜和肌质网 Ca^{2+} 通道激活，心肌细胞动作电位平台期 Ca^{2+} 内流增加，肌质网 Ca^{2+} 释放量也增多，心肌兴奋 - 收缩耦联加强，引起心肌收缩能力提高，故收缩力增强。这一效应也称**正性变力作用**（positive inotropic action）。

心交感神经和儿茶酚胺对心脏的这些兴奋作用可被 β 受体阻滞剂如普萘洛尔等所阻断。

（2）心迷走神经及其作用　心迷走神经节前神经元位于延髓的迷走神经背核和疑核，其轴突和心交感神经一起组成心脏神经丛，并和心交感神经节后纤维伴行至心内神经节换元，节后神经纤维支配窦房结、心房肌、房室交界、房室束及其分支。心室肌也有少量心迷走神经支配，但纤维末梢的数量远较心房肌中为少。两侧心迷走神经对心脏的支配也有差别，但不如心交感神经的支配差异明显。右侧心迷走神经对窦房结的影响占优势，左侧心迷走神经对房室交界的作用占优势。

心迷走神经节后纤维末梢释放乙酰胆碱（ACh），与心肌细胞膜上的 M 受体结合。一方面经 G 蛋白介导激活钾通道，导致复极过程中 K^+ 外流增加；另一方面可抑制腺苷酸环化酶活性，降低细胞内 cAMP 的浓度，抑制 Ca^{2+} 通道，Ca^{2+} 内流减少。所以心迷走神经兴奋时，对心脏活动产生抑制效应，其具体作用及其机制如下：①减慢心率：窦房结复极过程中 K^+ 外流增多，最大舒张电位增大，与阈电位之间距离增大；同时，4 期 K^+ 外流增加，使 4 期自动去极化速度减慢，这两方面的作用均使窦房结自律性降低，心率减慢。这一效应也称**负性变时作用**（negative chronotropic action）。②减慢房室传导速度：由于房室交界慢反应细胞膜 Ca^{2+} 通道受抑制，使动作电位 0 期 Ca^{2+} 内流减少，0 期去极化速度减慢、幅度减小，兴奋传导速度减慢，甚至出现房室传导阻滞，这一效应也称**负性变传导作用**（negative dromotropic action）。③减弱心房肌收缩力：由于复极化过程中 K^+ 外流量增多，使复极加速，平台期也缩短，同时 Ca^{2+} 通道受抑制，使得动作电位期间进入细胞内的 Ca^{2+} 量减少，心肌收缩能力减弱，这一效应也称**负性变力作用**（negative inotropic action）。

心迷走神经和乙酰胆碱对心脏的抑制作用可被 M 型受体阻滞剂如阿托品等药物所阻断。

（3）支配心脏的肽能神经元　近年来的研究表明，心脏还受肽能神经纤维的支配。心脏中存在多种肽类神经纤维，其末梢释放的肽类递质有神经肽 Y（NPY）、血管活性肠肽（VIP）、阿片肽、神经降压素等。现在已知这些肽类递质可与其他递质如单胺类和 ACh 共存于同一神经元内，并共同释放，参与对心肌和冠状血管活动的调节。

2. 血管的神经支配　支配血管平滑肌的神经纤维分为缩血管神经纤维和舒血管神经纤维两

类。机体大多数血管只受交感缩血管神经纤维的单一支配，只有少部分受缩血管纤维和舒血管纤维双重支配。

(1)交感缩血管神经纤维　其节前神经元位于脊髓胸腰段 $T_1 \sim L_3$ 的中间外侧柱，节前纤维在椎旁神经元换元后，节后纤维支配躯干与四肢的血管，交感缩血管神经节后纤维释放的 NE 与血管平滑肌上的肾上腺素能 α 和 β_2 受体结合，NE 与 α 受体结合导致血管平滑肌收缩，与 β_2 受体结合则能引起血管平滑肌舒张。由于 NE 与 α 受体结合的能力较强，而与 β_2 受体的结合能力弱，故缩血管神经兴奋引起收缩血管效应。

体内几乎所有的血管都受交感缩血管神经纤维支配，但体内不同部位的血管中缩血管纤维分布的密度不同。皮肤、黏膜血管上分布的密度最大，骨骼肌和内脏的血管其次，冠脉和脑血管中分布较少。同一器官，动脉中缩血管纤维的密度高于静脉，微动脉中密度最高，但毛细血管前括约肌中神经纤维分布很少。

安静状态下，交感缩血管神经持续发放 $1 \sim 3$ 次/秒的低频冲动，维持血管平滑肌一定程度的收缩状态，称为交感缩血管神经的紧张性活动。当这种紧张活动增强时，血管平滑肌进一步收缩，血管半径减小，外周阻力增加；反之，则外周阻力降低，由此调节不同器官的血流阻力和血流量，参与对血压的影响。

(2)舒血管神经纤维　体内有一部分血管除接受缩血管神经支配外，还接受舒血管神经支配。舒血管神经主要有以下几种：①交感舒血管神经纤维：支配骨骼肌微动脉的交感神经中除了有缩血管纤维外，还有舒血管纤维。交感舒血管神经节后纤维末梢释放递质 ACh，它与血管平滑肌 M 受体结合后，引起血管舒张，阿托品能阻断其效应。和交感缩血管神经纤维相比，舒血管神经纤维无紧张性活动，只有在动物处于情绪激动和发生防御反应时才发放冲动，使骨骼肌血管舒张，血流量增多。在人体内脏也有交感舒血管纤维存在。②副交感舒血管神经纤维：副交感舒血管神经纤维支配人体内少数器官如泪腺、消化腺和外生殖器等的血管平滑肌，其神经末梢释放递质 ACh 与血管壁 M 受体结合，引起血管舒张，尤其是消化腺血管舒张，从而起到对所支配的器官局部血流量进行调节的作用，以此影响腺体分泌。由于支配的器官很少，故对全身总的外周阻力影响不大。③脊髓背根舒血管神经纤维：主要分布在皮肤内，当皮肤受到伤害性刺激时，感觉冲动在沿传入神经传向中枢的同时，也可经传入纤维末梢分叉处沿其他神经分支到达受刺激部位周围的微动脉，使血管舒张，局部皮肤出现红晕。这种通过轴突外周部位完成的反应称为"**轴突反射**"(axon reflex)。这种神经纤维也称背根舒血管神经纤维，其释放的递质还不是很清楚。近年来，免疫细胞化学方法证明可能是降钙素基因相关肽(CGRP)。

(二)心血管中枢

在中枢神经系统内，参与调控心血管活动的神经元胞体相对集中的部位称为心血管中枢。动物实验表明，它们分布在从脊髓到大脑的各级水平上，而不同部位对心血管活动的调控作用不同。

1. 脊髓心血管神经元　在脊髓胸、腰段灰质侧角中有支配心脏和血管的交感节前神经元，骶段还有支配血管的副交感节前神经元。这些神经元是中枢神经系统调节心血管功能传出信息的最后通路。正常情况下，这些神经元的活动受来自延髓和延髓以上的心血管中枢的控制。如果脊髓和脑干之间突然离断，心血管反射活动将暂时消失，动脉血压下降。过一段时间，一些在脊髓节段构成的原始的心血管反射能缓慢恢复，动脉血压也渐恢复至近于正常水平，但波动大，所以脊髓的心血管神经元在整体内不具有精确的整合性调节功能。

2. 延髓心血管中枢　动物实验中，在延髓和脊髓交界处横断脊髓，则动脉血压表现急剧下降，心血管反射也基本消失，而只要保持延髓与脊髓的完整及正常联系，动脉血压就无明显变化，心血管反射就仍然存在。这些结果说明，延髓是维持心血管活动的基本中枢，许多基本的心血管反射都在延髓完成，高位中枢的作用亦是通过延髓下传到脊髓神经元而产生效应。

延髓心血管中枢的神经元是指位于延髓内的心迷走神经元和控制心交感神经和交感缩血管神经活动的神经元。这些神经元在平时都有紧张性活动，经常低频放电，分别构成心迷走紧张、心交感紧张和交感缩血管紧张。心迷走紧张和心交感紧张之间存在交互抑制作用，当心迷走紧张增强时，可抑制交感神经紧张性活动；反之亦然。

目前认为，延髓心血管中枢至少包括以下4个部位的神经元：

（1）缩血管区　引起交感缩血管神经正常的紧张性活动的延髓心血管神经元的细胞体位于延髓头端腹外侧部。它们的轴突下行到脊髓灰质的侧角。心交感紧张也起源于此区神经元。

（2）舒血管区　位于延髓尾端腹外侧部，该部位的神经元兴奋时可抑制延髓头端腹外侧部神经元的活动，导致交感缩血管紧张降低，血管舒张。

（3）传入神经接替站　延髓孤束核的神经元接受由颈动脉窦、主动脉弓和心肺感受器经舌咽神经和迷走神经传入的信息，然后发出纤维至延髓和中枢神经系统其他部位的神经元，继而影响心血管活动。

（4）心抑制区　心迷走神经元的细胞体位于延髓的迷走神经背核和疑核。

3. 延髓以上心血管中枢　指延髓以上包括脑干、下丘脑、小脑和大脑中与心血管有关的神经元，它们在心血管活动调节中所起的作用较延髓心血管中枢更加高级，特别是表现为对心血管活动和机体其他功能之间的复杂的整合。例如，下丘脑是一个非常重要的整合部位，在体温调节、摄食、水平衡及发怒、恐惧等情绪反应的整合中，都起着重要的作用。这些反应都包含有相应的心血管活动的变化。大脑边缘系统也影响心血管的活动，表现为心血管活动与情绪激动相配合；刺激大脑皮层运动区兴奋时，在引起骨骼肌相应收缩外，也引起该骨骼肌血管舒张；刺激小脑顶核时，可引起血压升高，心率加快。

（三）心血管反射

神经系统对心血管活动的调节，是通过反射活动完成的。机体受到内外环境变化的刺激后，通过相应的反射结构，引起各种心血管效应，称为心血管反射。心血管反射的生理意义：①维持动脉血压相对稳定。②调配各器官的血流量，使心血管活动能与机体各种功能状态相适应。下面分别介绍一些比较重要的心血管反射。

1. 颈动脉窦和主动脉弓压力感受器反射　当动脉血压升高或降低时，通过对颈动脉窦和主动脉弓压力感受器的刺激增多或减少，引发心血管活动的变化，使动脉血压降低或升高的调节过程，称颈动脉窦和主动脉弓**压力感受器反射**（baroreceptor reflex，baroreflex），它是体内维持动脉血压相对稳定的一种反射活动。因其反射效应主要是使动脉血压下降，故又称**降压反射**（depressor reflex）。

压力感受性反射的主要感受装置位于颈动脉窦和主动脉弓血管外膜下的感觉神经末梢，称为**动脉压力感受器**（arterial baroreceptor）（图4-22）。压力感受器对压力变化敏感，当动脉血压升高使管壁扩张时，由于血管外膜下的神经末梢被牵拉而兴奋，并由传入神经发出传入冲动。在一定范围内，血压越高，血管扩张程度越大，则压力感受器发出传入冲动越多；反之，血压降低，发出的传入冲动减少。颈动脉窦压力感受器对快速的搏动性的压力变化要比缓慢的、稳定性的压力变化更加敏感。由于颈动脉窦是颈内动脉根部略膨大的部分，管壁较薄，受压力时易扩张，故对血压的变化较主动脉弓压力感受器更为敏感。

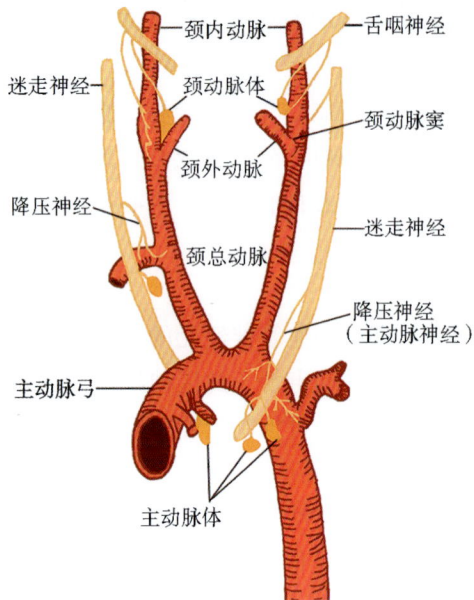

图 4 – 22　颈动脉窦、主动脉弓压力感受器、颈动脉体、主动脉体化学感受器位置示意图

颈动脉窦压力感受器的传入神经是**窦神经**（sinus nerve），它加入舌咽神经进入延髓，和孤束核的神经元发生突触联系。主动脉弓压力感受器的传入纤维加入迷走神经进入延髓。兔的主动脉弓传入纤维在颈部自成一束，称为降压神经，在颅底并入迷走神经干。

压力感受器的传入冲动到达孤束核后，可影响心迷走和交感中枢的紧张性活动，从而调控心血管活动，还有一部分传入冲动上传至下丘脑心血管中枢。压力感受性反射的传出神经是心迷走神经、心交感神经和交感缩血管神经，效应器为心脏和血管。

压力感受性反射是一种负反馈调节机制。其调节过程如下：动脉血压升高时，血管壁被牵张，压力感受器传入冲动增多，分别经窦神经和迷走神经传入延髓心血管中枢，使心迷走紧张性加强，心交感紧张和交感缩血管紧张减弱，从而使心率减慢，心肌收缩力减弱，心输出量减少，同时，由于交感缩血管神经传出冲动减少，血管扩张，使外周阻力降低，最后导致动脉血压回降。反之，当动脉血压降低时，压力感受器传入冲动减少，使心迷走紧张减弱，心交感紧张和交感缩血管紧张性加强，于是心率加快，心肌收缩力增强，心输出量增多，外周阻力增大，使动脉血压回升。

在动物实验中可将颈动脉窦区和循环系统其余部分隔离开来，但仍保留它通过窦神经与中枢的联系，人为地改变颈动脉窦灌注压并测量主动脉压的改变，可获得反映颈动脉窦内压与主动脉压之间的关系，称为压力感受性反射功能曲线（图 4 – 23）。由图可见，体循环动脉血压在一定范围内随窦内压的升高而降低，当窦内压低于 60mmHg 时，窦神经无传入冲动，降压反射活动停止，动脉血压维持于高水平；当窦内压超过 180mmHg 时，压力感受器兴奋已接近饱和，动脉血压不再下降。这表明窦内压感受性反射的效应范围在 60～180mmHg。当窦内压在正常平均动脉压水平 100mmHg 附近波动时，该曲线处于最陡段，此时压力感受性反射最敏感，纠正偏离正常水平的血压的能力最强。

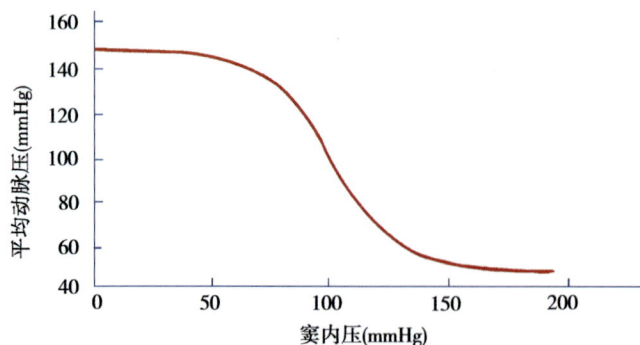

图 4 – 23　压力感受性反射功能曲线

综上所述，当动脉血压升高时，压力感受性反射的活动加强，使动脉血压回降；反之，压力感受性反射减弱，使动脉血压回升。可见，压力感受性反射的生理意义是维持动脉血压相对稳定。在机体心输出量、外周阻力、血量等发生突然变化的情况下，通过压力感受性反射，对动脉血压进行快速调节，使动脉血压不致发生过大波动。因此，在生理学中将窦神经和主动脉神经合称**缓冲神经**（buffer nerve）。动物实验中，切断两侧缓冲神经后，动脉血压不能维持相对稳定，常出现大幅度波动，其变动范围可超过平均动脉血压上下各 50mmHg。但是，切除缓冲神经的动物，一天中血压的平均值并不明显高于正常，因此认为压力感受性反射在动脉血压的长期调节中并不起重要作用。在慢性高血压患者或实验性高血压动物中，压力感受性反射功能曲线向右移，该反射的工作范围发生了改变，即在较正常高的血压水平上进行工作，故动脉血压维持在较高水平，这种现象称为压力感受性反射的**重调定**（resetting）。

2. 颈动脉体和主动脉体化学感受性反射　在颈总动脉分叉处和主动脉弓区域，存在一些直径为 1～2mm 的球形小体，这些特殊的感受装置对血液化学成分变化敏感，分别称为颈动脉体和主动脉体**化学感受器**（chemoreceptor）。当血液中 PO_2 下降、PCO_2 及 ［H^+］升高时，刺激化学感受器兴奋，其传入冲动经窦神经和迷走神经传入延髓后，主要影响延髓呼吸中枢，在兴奋呼吸中枢，使呼吸加深加快的同时，反射性引起心血管中枢活动加强，表现为心率加快、心输出量增加，血管收缩、外周阻力增大，血压升高。

颈动脉体和主动脉体化学感受性反射的生理意义主要是调节呼吸运动，在平时对心血管活动不起明显的调节作用，只有在低氧、窒息、失血、动脉血压过低（低于 60mmHg）或酸中毒等情况下才发生作用。该反射对器官血流量进行重新分配，使内脏、静息肌肉的血流量减少，心、脑等重要器官的血流量并不减少或反而有所增加，以保证机体在缺氧等情况下最重要器官的血液优先供应。因此，一般认为化学感受性反射是一种应急反应。

3. 心肺感受器引起的心血管反射　心肺感受器存在于心房和肺动脉血管壁。它们类似于大动脉壁上的牵张感受器，感受血管内压力的变化，但因其所处循环系统压力较低部分，故又称"低压力感受器"。在生理情况下，这些感受器受到牵拉主要是由血容量增多所致，所以亦称为"容量感受器"。在生理情况下，血容量的变化通过心肺感受器的活动以缓冲动脉血压出现的相应改变，从而保持了血压的平稳。

大多数心肺感受器的兴奋经迷走神经传入，产生迷走紧张加强、交感紧张减弱的效应，结果导致心率减慢，心输出量减少，血管舒张，外周阻力减小，血压下降。心肺感受器还可以抑制肾素的释放，抑制下丘脑使其合成血管升压素减少，通过机体排钠利尿引起血容量减少。由此可见，在体内心肺感受器通过监控血容量增加所引起的低压力区压力变化，辅助降压反射的活动，更加有效地稳定动脉血压。

此外，内脏与躯体的一些感受器也能引起心血管反射，其效应取决于心血管功能的状况以及感受器的性质、刺激的强度和频率等因素。如眼心反射，即压迫眼球可反射性引起心率减慢。阵发性心动过速时，可通过压迫眼球而缓解心动过快的症状，使心跳减慢。扩张肺、胃、肠、膀胱等器官时，也常引起心率减慢、外周血管扩张等反应。而体表的传入冲动，如疼痛、冷、热等刺激往往引起心率加快和血管收缩，血压升高。中医学临床常用针刺调整患者的心血管功能，如电针内关、足三里等穴治疗高血压与心律失常等。

二、体液调节

血液和组织液中一些化学物质对心肌和血管平滑肌活动的影响，构成体液调节。这些体液因素主要是通过血液循环广泛作用于心血管系统，有些则是在组织中形成，作用于局部血管，对局部组织的血流量起调节作用。

（一）肾上腺素与去甲肾上腺素

肾上腺素（adrenaline，Adr；epinephrine，E）和**去甲肾上腺素**（norepinephrine，NE）在化学结构上均属于儿茶酚胺。肾上腺髓质释放的这两种激素中，肾上腺素约占80%，去甲肾上腺素约占20%。交感神经节后纤维末梢释放的递质 NE 也有小部分进入血液循环。

肾上腺素和去甲肾上腺素对心血管活动的影响，是通过与相应受体结合而实现的。它们对心脏和血管的作用有许多共同点，但又不完全相同。肾上腺素可与 α 和 β（β_1 和 β_2）两类肾上腺素能受体结合。在心脏，肾上腺素与 β_1 受体结合，产生正性变时、变传导和变力作用，使心输出量增加，在临床上可作强心急救药使用。在血管，肾上腺素的作用取决于血管平滑肌上 α 和 β_2 受体分布的情况。在皮肤、肾、胃肠、血管平滑肌上 α 受体在数量上占优势，肾上腺素的作用是使这些器官的血管收缩；在骨骼肌和肝的血管，β_2 受体占优势，肾上腺素使这些器官的血管舒张。小剂量的肾上腺素常以兴奋 β_2 受体的效应为主，引起血管舒张，大剂量时也兴奋 α 受体，引起血管收缩。去甲肾上腺素主要与 α 受体结合，也可与心肌 β_1 受体结合，但和血管平滑肌的 β_2 受体结合的能力较弱。静脉注射去甲肾上腺素，可使全身血管广泛收缩，动脉血压升高，故临床上将去甲肾上腺素作为升压药。血压升高又使压力感受性反射活动加强，压力感受性反射对心脏的效应超过去甲肾上腺素对心脏的直接效应，故心率减慢。

（二）血管紧张素

血浆中肝脏合成和释放的**血管紧张素原**（angiotensinogen）在肾近球细胞合成和分泌的**肾素**（renin）水解下，产生十肽的**血管紧张素Ⅰ**（angiotensin Ⅰ），血管紧张素Ⅰ在血浆或组织中，特别是肺血管内皮表面血管紧张素转换酶的作用下，转变为八肽的血管紧张素Ⅱ。后者在血浆和组织中的血管紧张素酶 A 的作用下生成七肽的血管紧张素Ⅲ。血管紧张素Ⅰ一般不具有生理活性，血管紧张素Ⅱ和Ⅲ起主要的生理作用。由于血管紧张素Ⅲ失活快，故血管紧张素Ⅱ显得更重要。其主要作用有：①直接使全身小动脉和微动脉收缩，外周阻力增加，血压升高；也使静脉收缩，回心血量增加，心输出量增加，血压升高。②刺激肾上腺皮质球状带合成和释放醛固酮，后者可促进肾小管对 Na^+ 和水的重吸收，使血容量增加，心输出量增加，血压升高。③刺激延髓缩血管区和促使外周交感神经末梢释放 NE 增加，血压升高。血管紧张素Ⅲ的缩血管作用比 NE 强8～10倍，但只有血管紧张素Ⅱ缩血管作用的1/5 左右，而血管紧张素Ⅲ刺激肾上腺素皮质球状带合成和释放醛固酮的作用则比血管紧张素Ⅱ强。④刺激血管升压素释放，兴奋口渴中枢，导致饮水行为，以增加细胞外液量和循环血量。

综上所述，由血管紧张素、肾素、醛固酮构成的肾素 – 血管紧张素 – 醛固酮系统是调节动脉血压和细胞外液量稳态的一个重要调节系统。在大失血的情况下，由于血压显著下降，肾血流量显著减少，其活动增强，从而防止血压过度下降，因此也是机体抵抗低血压的一种应急机制或保护机制。有关肾素 – 血管紧张素 – 醛固酮系统的调控详见第八章。

（三）心房利尿钠肽

心房利尿钠肽（atrial natriuretic peptide，ANP）又称**心钠素**（cardionatrin），是由心房肌细胞合成和释放的一类多肽，也可在脑、肺、肾中合成。ANP 对心血管的作用是可使血管舒张，外周阻力下降；使心率减慢，搏出量减少，导致心输出量减少，血压下降。另外，心房利尿钠肽通过作用于肾的相应受体，使肾排钠和水量增多，同时抑制肾素 – 血管紧张素 – 醛固酮系统活动并使血管升压素释放减少。当血容量增加，血压升高时，心房肌细胞释放心房利尿钠肽，引起利尿和排钠效应。因此，心房利尿钠肽在体液容量和电解质稳态的调节中发挥重要作用。

（四）血管升压素

血管升压素（vasopressin，VP）又称为**抗利尿激素**（antidiuretic hormone，ADH），是由下丘脑视上核和室旁核的神经内分泌细胞合成和分泌的一种肽类激素，经下丘脑垂体束运输至神经垂体贮存，然后释放入血发挥效应。

VP 的主要作用：①VP 与集合管管周膜上 V_2 受体结合，促使水的重吸收，尿量相应减少。②VP 作用于血管壁 V_2 受体，引起血管平滑肌强烈收缩，是已知最强的缩血管物质之一。正常情况下，血浆 VP 浓度轻度升高时，首先出现抗利尿效应，只有当其血浆浓度明显超过正常值时，才引起升压效应。所以，正常状态下，VP 不参与对血压的调节，只有禁水、失血等应激情况下，VP 释放量大大增加时，才发挥其升压效应。VP 的调控详见第八章。

（五）血管内皮生成的血管活性物质

血管内皮细胞不仅是血管内壁的屏障，而且可以生成并释放多种血管活性物质，根据对血管平滑肌的舒缩作用不同，分为两类：

1. 舒血管物质　在诸多血管内皮生成释放的舒血管物质中，前列环素和内皮舒血管因子作用最强。①**前列环素**（prostacyclin，PGI_2）由内皮细胞内的前列环素合成酶合成，血管内的搏动性血流对内皮产生的切应力促使 PGI_2 的释放，使血管舒张。②**内皮舒血管因子**（endothelium – derived relaxing factor，EDRF），目前明确是一氧化氮（NO），其前体是 L – 精氨酸。内皮舒血管因子可使血管平滑肌的鸟苷酸环化酶激活，使 cGMP 浓度升高，游离 Ca^{2+} 浓度降低，引起血管舒张。血管内皮细胞在静息时有持续性的 NO 基础释放，可与前列环素等舒血管物质共同对抗交感神经末梢释放的去甲肾上腺素及其他缩血管物质的缩血管作用，保持正常血压与器官灌流量。许多因素可引起 NO 的释放，包括血流对血管内皮产生的切应力和缺氧等。另外，在血管内皮细胞表面存在的一些诸如 M 受体、P 物质受体、5 – 羟色胺受体以及 ATP 受体等的激活，均可刺激内皮细胞释放内皮舒血管因子。目前认为 NO 过多是休克晚期持续性低血压发生的主要原因之一。

2. 缩血管物质　血管内皮细胞产生的许多缩血管物质总称**内皮缩血管因子**（endothelium – derived vasoconstrictor factor，EDCF）。其中研究较深入的是**内皮素**（endothelin，ET），它是由 21 个氨基酸构成的多肽，包括三种内皮素（ET – 1、ET – 2 和 ET – 3），作用于血管平滑肌上的受体，促进其肌质网 Ca^{2+} 释放，引起血管收缩，是已知的最强的缩血管物质之一，特别是 ET – 1 具有强而持久的升压效应。动物实验中，当注射内皮素引起较长时间的升压效应之前，常可见一短暂的降压过程。有人认为，这是由于内皮素刺激下引起的血管内皮细胞释放内皮舒血管因子所致。在生理情况下，血管内血流对内皮产生的切应力，也可使内皮细胞合成和释放内皮素。

综上所述，血管的舒缩状态是体内舒血管因素与缩血管因素抗衡的结果。若 NO 减少，会引起血压升高；而缩血管因素过强会引起血压升高。

（六）激肽释放酶 – 激肽系统

激肽释放酶 – 激肽系统（kallikrein – kinin system，KKS）包括激肽释放酶、激肽原、激肽、激肽受体和激肽酶，在体内参与多种功能活动。激肽释放酶是体内的一类可使激肽原分解为激肽的蛋白质。激肽具有舒血管活性，参与对血压和局部组织血流的调节。

激肽释放酶分为两大类：一类存在于血浆，称为血浆激肽释放酶，它的作用是将血浆中的高分子激肽原水解为 9 肽结构的**缓激肽**（bradykinin）；另一类存在于肾、唾液腺和胰腺组织中，称为组织激肽释放酶，其作用是分解血浆中的低分子激肽原，使之生成 10 肽结构的**血管舒张素**（kallidin），后者经氨基肽酶的作用，可转变为缓激肽。缓激肽在激肽酶的作用下水解失活。

缓激肽和血管舒张素是体内最强的舒血管物质之一。多数学者认为，激肽不仅能通过血管内皮释放 NO 使血管舒张，还能直接舒张小动脉、微动脉，以增加局部血流量。

此外，体内还有多种舒血管物质如组胺、前列腺素、阿片肽等。

三、局部血流的自身调节

器官血流量除神经、体液调节外，还存在局部组织的自身调节。在一定的血压变化范围内，通过局部自身调节机制，使器官、组织的血流量保持稳定。关于自身调节机制目前主要有两种学说。

（一）代谢性自身调节机制

当组织代谢活动增强，或局部组织缺氧造成代谢产物增多积聚时，都能使局部的微动脉和毛细血管前括约肌舒张，局部血流量增多，以此向组织提供更多的氧，带走代谢产物。随着代谢产物被清除，局部组织氧分压回升，导致局部小血管的收缩，局部血流量得以回降。这种代谢产物的浓度决定局部血管的舒缩可使组织的局部血流量与局部氧分压、代谢产物的浓度相适应。

（二）肌源性自身调节机制

血管平滑肌本身经常保持一定的紧张性收缩称为肌源性活动。当器官的灌注压升高时，机械牵张血管平滑肌特别是微动脉和毛细血管前括约肌，其肌源性活动的增强使血管口径缩小，器官血流阻力增大，从而使器官血流量不会因灌注压的升高而增多。反之，当器官的灌注压降低时，肌源性活动减弱，器官血流阻力减小，以避免器官血流量因灌注压的降低而减少。通过肌源性自身调节机制使器官组织的血流量保持相对稳定，这对保持生命脏器脑、心、肾的血液供应尤为重要。

四、动脉血压的长期调节

动脉血压的神经反射性调节主要是对短时间内快速发生的血压变化起调节作用。当动脉血压在较长时间内（数小时、数天、数月或更长）发生变化时，神经反射的效应常不足以将动脉血压调至正常水平。动脉血压的长期调节主要是通过肾素－血管紧张素系统及肾脏对体液容量的调节来完成，这种调节机制又称**肾－体液控制系统**（renal－body fluid control system）。此系统的活动过程是：当体内细胞外液量增多时，血量增多，血量与循环系统容量之间的相对关系发生变化，使动脉血压升高；而当动脉血压升高时，能直接导致肾排水和排钠增加，将过多的体液排出体外，从而使血压恢复正常水平。相反，当体内细胞外液量减少时，发生相反的过程，即肾排水和排钠减少，使体液量和动脉血压恢复。

肾－体液控制系统对血压的调节能力取决于一定的血压变化能引起多大程度的肾排水排钠变化。实验证明，血压只要发生很小的变化，就可导致肾排尿量的明显变化。血压从正常水平

100mmHg 升高 10mmHg，肾排尿量可增加数倍，从而使细胞外液量减少，动脉血压下降。反之，动脉血压降低时，肾排尿量明显减少，使细胞外液量增多，血压回升。

肾 – 体液控制系统的活动也可受体内若干因素的影响，其中较重要的是血管升压素和肾素 – 血管紧张素 – 醛固酮系统。血管升压素在调节体内细胞外液量中起重要作用。血管升压素促进肾小管和集合管对水的重吸收，导致细胞外液量增加。当血量增加时，血管升压素的释放减少，肾排水量增加。血管紧张素 II 除了能缩血管和升高血压外，还可促进肾上腺皮质分泌醛固酮。醛固酮能促进肾小管和集合管重吸收 Na^+、分泌 K^+，故细胞外液量增加，血压升高。

总之，血压的调节是复杂的过程，有许多机制参与。每一种机制都在一个方面发挥调节作用，但不能完成全部的、复杂的调节。神经调节一般是快速的、短期内的调节，主要是通过对阻力血管口径及心脏活动的调节来实现的；而长期调节则主要是通过肾对细胞外液量的调节实现的。

第五节　器官循环

通常各器官的血流量与灌注该器官的动、静脉压差成正比，而与该器官血管对血流的阻力成反比。由于各器官的结构、功能和内部血管分布差异，使各器官的血流量及其调节除具有一般的规律外，又有其自身的特点。本节主要讨论心、脑、肺几个主要器官的血液循环特征。

一、冠脉循环

冠脉循环（coronary circulation）是心脏本身血液供应的主要来源。心脏的工作量很大，又处于终生连续活动状态之中，心肌所需要的营养物质和氧气完全依靠冠脉循环供给，因此，冠脉循环对保证心脏功能极为重要。

（一）冠脉循环的解剖特点

心肌的血液供应来自升主动脉的第一对分支——左、右冠状动脉。冠状动脉的主干走行于心脏的表面，左冠状动脉向左前行，随即分为前降支和旋支；右冠状动脉向右行走至房室交界点下行向心尖，此段称后降支。在多数人中，左冠状动脉主要供应左心室的前部，右冠状动脉主要供应左心室的后部和右心室。

冠状动脉小分支常以垂直于心脏表面的方向穿入心肌，然后在心内膜下层分支成网。这种分支方式使冠脉血管在心肌收缩时受到挤压，血流阻力增大。

心肌的毛细血管网分布极为丰富。毛细血管数和心肌纤维数的比例约为 1∶1，因此，心肌和冠脉血液之间的物质交换可很快地进行。

冠状动脉之间有侧支吻合。在人类，这种吻合支在心内膜下较多。正常心脏的冠脉侧支较细小，血流量很少。所以，当冠状动脉突然发生阻塞时，不易很快建立侧支循环，常导致心肌梗死。但如果冠脉阻塞是缓慢形成的，则侧支可逐渐扩张，并可建立新的侧支循环，起心肌供血的代偿作用。

（二）冠脉血流的特点

1. 血流量大，流速快　冠状动脉直接开口于主动脉根部，且血流途径短，并直接流入较小血管中，故其血压较高，流速快，流量大。人体在安静状态下，冠脉血流量为每百克心肌60～

80mL/min。中等体重人群，总的冠脉血流量为 200～250mL/min，占心输出量的 4%～5%，而心脏的重量只占体重的 0.5%（约 300g）。冠脉血管的可扩张性较好，当心肌活动增强，冠脉达到最大舒张状态时，冠脉血流可增加到每百克心肌 300～400mL/min。心肌耗氧量大，需要大量血液供应，心肌主要通过有氧代谢而获得能量，以适应心脏长期持续活动。

2. 以心舒期供血为主 与其他器官循环不同的是，冠脉循环在心室收缩期和心室舒张期中血流量呈现剧烈波动，血流量有明显的时相性。这种时相变动有两方面原因，一是主动脉压的变化，二是细胞间隙中心肌压力的变化。图 4-24 显示狗左、右冠状动脉血流在一个心动周期的变化。当左心室等容收缩期开始，心室壁张力升高，左冠状动脉受压而致血流量突然减少，甚至发生倒流；在左心室射血期，主动脉压升高，冠状动脉血压也随着升高，故冠脉血流量增加；进入减慢射血期，冠脉血流量再次下降；在等容舒张期开始时，心肌对冠脉的挤压作用减弱或消失，冠脉血流阻力减少，冠脉血流量突然增加，到舒张早期冠脉血流量达最高峰，然后又逐渐减少。一般来说，左心室在收缩期血流量只有舒张期的 20%～30%。当心肌收缩加强时，心缩期血流量所占比例更小。由此可见，舒张压的高低和心舒期的长短是影响冠脉血流量的重要因素。体循环外周阻力增大时，舒张压升高，冠脉血流量增多。心率加快时，由于心动周期缩短主要是心舒期缩短，冠脉血流量减少。右心室肌肉比较薄弱，收缩时对血流的影响不如左心室明显。安静时，右心室收缩期的血流量和舒张期的血流量相差不多，甚至收缩期的血流量多于舒张期的血流量。

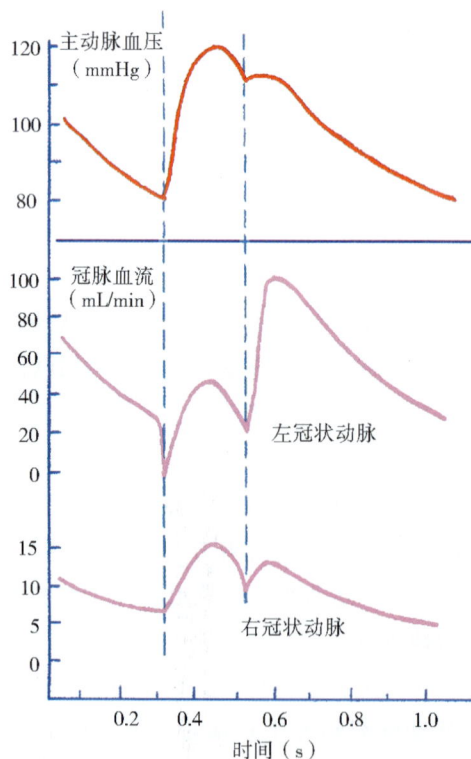

图 4-24 一个心动周期中左、右冠脉血流变化情况

3. 动静脉血氧含量差大 心肌摄氧能力很强。动脉血流经心脏后，其中 65%～70% 的氧被心肌摄取，比骨骼肌的摄氧率约高 1 倍。故经冠脉循环后的静脉血氧储备已很小，当机体进行剧烈运动时，主要靠扩张冠脉血管、增加血流量来提高心肌所需的氧气供应。

(三)冠脉血管及其流量的调节

冠脉血流量受多种因素调节，最重要的是心肌本身的代谢水平的调节。交感和副交感神经也支配冠脉血管平滑肌，但它们的调节作用较弱。

1. 代谢因素对冠脉血管及其流量的调节　有氧代谢是心肌收缩能量的主要来源，心肌耗氧量很大，人在安静状态时，每百克心肌的耗氧量为 $7 \sim 9mL/min$。在肌肉运动、精神紧张等情况下，心肌本身代谢活动明显增强，耗氧量也增加。此时，机体主要通过冠脉血管舒张，即冠脉血流量增加来满足心肌对氧的需求。这说明当心肌耗氧量增加或心肌组织中的氧分压降低时，可引起冠脉舒张，血流量增加。实验证明，冠脉血流量与心肌代谢水平成正比。在失去神经支配和激素等作用时，这种关系依旧存在。

心肌组织中氧分压降低时，某些代谢产物可引起冠状血管舒张，这些代谢产物包括腺苷、H^+、CO_2、乳酸、缓激肽等，其中腺苷最重要。当心肌代谢增强而使局部氧分压降低时，心肌细胞中的 ATP 分解为 ADP 和 AMP，在 $5'$ - 核苷酸酶的作用下，使 AMP 分解产生腺苷，腺苷对小动脉有强烈的舒张作用。因腺苷在生成后几秒钟内即破坏，因此不影响其他器官的血管。

2. 冠脉血管的神经调节　冠状动脉受交感神经和迷走神经的支配。刺激交感神经，可使冠脉先收缩后舒张。初期出现的冠脉收缩乃是由于交感神经激活冠脉平滑肌 α 受体，使血管收缩；而后期出现冠脉舒张，则是因交感神经兴奋同时激活心肌的 $β_1$ 受体，使心率加快、心肌收缩加强、氧耗量增加、代谢加速、代谢产物增多所造成的继发反应。平时此缩血管作用往往被强大的继发性舒血管作用所掩盖，因此交感神经兴奋常引起冠脉舒张。当给予 β 受体拮抗剂后，再刺激交感神经，则只表现出直接的冠脉收缩反应。

虽然迷走神经对冠脉的直接作用是使其舒张，但在完整机体刺激迷走神经，对冠脉血流影响较小，这可能是由于迷走神经对冠脉的直接舒血管被心脏活动减弱、心肌代谢降低所引起的继发性缩血管作用所抵消。在动物实验中证实，如果保持心率不变，刺激迷走神经的效应是冠脉舒张。可见在整体情况下，心脏本身的代谢水平发挥主要的调节作用，神经因素的影响在很短时间内就被心脏代谢改变所引起的血流变化所掩盖。

3. 冠脉血管的激素调节　肾上腺素和去甲肾上腺素可通过增强心肌代谢活动和耗氧量使冠脉血流量增加；也可直接作用于冠脉血管的 α 或 $β_2$ 肾上腺素能受体，引起冠脉血管收缩或舒张。甲状腺激素增多时，心肌代谢加强，耗氧量增加，冠脉舒张，冠脉血流量增加。大剂量血管升压素和血管紧张素 II 能使冠状动脉收缩，冠脉血流量减少。

二、肺循环

肺的血液供应有两套血管，一套来自体循环的支气管动脉，另一套来自肺循环。**肺循环**(pulmonary circulation)特指右心室射出的静脉血通过肺泡壁与肺泡气进行气体交换变成动脉血后返回左心房的血液循环。主要功能是从肺泡气中摄取 O_2，排出 CO_2，进行气体交换。供应呼吸性小支气管以上呼吸道组织营养物质的是支气管动脉，因肺循环血管和支气管血管的末梢间有吻合支沟通，因此一部分支气管静脉血可以进入肺静脉和左心房，使主动脉血液中掺入1%~2%的静脉血。

(一)肺循环的特点

1. 途径短，外周阻力小　肺动脉干长4cm，随即分为左、右两支，再分为若干小支进入肺泡壁形成毛细血管网,最后汇入肺静脉流回左心房。整个肺循环途径比体循环短得多。肺动脉分支短,管径大,管壁薄,可扩张性大,血管的总横截面大,加上肺循环的全部血管都位于胸腔负压环境中(详见第五章),因此肺循环的阻力小。

2. 血压较低 因右心室的收缩能力弱,故肺循环的血压较低,仅为体循环的 $1/6 \sim 1/5$。用插入导管的方法可以直接测量右心室压和肺动脉压。正常人右心室收缩压平均为 22mmHg,舒张压为 $0 \sim 1$mmHg;肺动脉收缩压和右心室收缩压相同,平均为 22mmHg,舒张压为 8mmHg,平均压约 13mmHg。用间接方法可测得肺循环毛细血管平均血压约为 7mmHg。肺循环的终点,即肺静脉和左心房内压力为 $1 \sim 4$mmHg,平均约为 2mmHg,可见肺循环的血压低。由于肺毛细血管压力低于血浆胶体渗透压(25mmHg),因此肺泡间隙中基本上没有组织液。另外,由于肺部组织液的压力为负压,使肺泡壁与毛细血管壁互相紧密相贴,有利于肺泡与血液之间的气体交换。左心衰时,肺静脉血压及肺毛细血管血压升高,可导致液体积聚在肺泡或肺的组织间隙中而形成肺水肿。

3. 肺血管顺应性大,肺的血容量变化大 肺动脉壁厚度只有主动脉壁的 40%,弹力纤维少而短,顺应性大,故肺的血管容量变化较大。肺部平静时血容量为 450mL 左右,占全身总血量的 9%。用力呼气时,肺的血容量可减少至 200mL 左右,而在深吸气时可增加到 1000mL 左右。因其容量大,变化范围也大,故肺循环有贮血库作用。当机体失血时肺循环可将一部分血液转移至体循环,起代偿作用。肺循环的血容量还受呼吸周期的影响,并对左心室输出量和动脉血压发生影响。在吸气时,由腔静脉回流入右心房的血量增多,右心室射出血量增多。由于肺扩张时可将肺循环的血管牵拉扩张,使其容量增大,能容纳较多的血液,而由肺静脉回流入左心房的血液则减少。但经几次心搏后,扩张的肺循环血管已被充盈,故肺静脉回流入左心房的血液逐渐增多。在呼气时,发生相反的过程。因此,在吸气开始时,动脉血压下降,到吸气相的后半期逐渐回升,在呼气相的前半期继续升高,后半期开始下降。呼吸周期中出现的这种血压波动,通常称为动脉血压的呼吸波。

(二)肺循环血流量的调节

1. 低氧 肺泡气的氧分压对肺部血管的舒缩活动有明显的影响。急性或慢性低氧都能使肺部血管收缩,血流阻力增大。引起肺血管收缩的原因不是血液的氧张力低,而是肺泡气的氧分压低。当肺泡氧分压降低时,肺泡周围的微动脉收缩,局部血流阻力增大,血流量减少,这有利于较多的血液流经通气充足的肺泡,进行有效的气体交换。肺泡气中氧分压降低引起肺血管收缩的原因,目前还不清楚。

2. 神经调节 肺血管受交感神经和迷走神经支配。刺激交感神经可产生缩血管作用,肺血管阻力增大,但在整体,交感神经兴奋时体循环血管收缩,将一部分血液挤入肺循环,使肺的血容量增加。循环血中儿茶酚胺也起同样的作用。刺激迷走神经则引起轻度舒血管作用,肺血管阻力稍有降低。

3. 其他体液因素 肾上腺素、去甲肾上腺素、血管紧张素 II、血栓素 A_2、前列腺素 E_2 等能使肺循环的微动脉收缩,组胺、5 – 羟色胺能使肺循环的微静脉收缩,而乙酰胆碱有使肺血管舒张的作用。

三、脑循环

脑循环(cerebral circulation)是指流经整个脑组织的血液循环。血液供应来自颈内动脉与椎动脉。两侧椎动脉在颅腔内先合成基底动脉，再与两侧颈内动脉的分支合成颅底动脉环，由此分支，分别供应脑的各部。脑静脉血汇入静脉窦，主要通过颈内静脉注入腔静脉。脑循环主要功能是为脑组织供氧、供能、提供营养物质、排出代谢产物，以维持脑的内环境稳定。

（一）脑循环的特点

1. 血流量大，耗氧量多　脑组织的代谢水平高，血流量丰富（约为 750mL/min）。脑的重量虽仅占体重的 2%，但血流量却占心输出量的 15% 左右。脑组织所消耗的能量几乎全部来自糖的有氧分解。在安静情况下，每百克脑的血流量为 50~60mL/min，每百克脑组织耗氧 3~3.5mL/min，整个脑的耗氧量约占全身耗氧量的 20%。脑对缺氧或缺血极为敏感，脑缺氧或缺血 10s 可导致意识丧失，缺氧或缺血 5min 以上脑功能出现不可逆性损伤。因此保持连续不断的稳定血流才能满足脑代谢的需要，维持脑的正常活动。

2. 血流量变化小　脑位于骨性颅腔内，容积是固定的。颅内为脑组织、脑血管和脑脊液所充满，三者的容积总和也是固定的。由于脑组织是不可压缩的，故脑血管舒缩受到较大的限制，血流量的变化较小。

3. 存在血-脑屏障　脑循环的毛细血管壁内皮细胞相互接触紧密，并有一定的重叠，管壁上没有小孔。另外，毛细血管和神经元之间并不直接接触，而是被神经胶质所隔开。这一结构对于物质在血液和脑组织之间起着屏障作用，通常称为血-脑屏障。

（二）脑血流量的调节

1. 自身调节　由于脑血管的舒缩受到限制，故脑的血流量主要取决于脑动脉和静脉的压力差以及脑血管的血流阻力。在正常情况下，颈内静脉压接近右心房压，变化不大，故影响脑血流量的主要因素是颈动脉压。颈动脉压升高时，脑血流量可相应增加；颈动脉压降低时，则相反。正常情况下脑循环的灌注压为 80~100mmHg。平均动脉压降低和颅内压升高都可使脑的灌注压降低。但当平均动脉压在 60~140mmHg 的范围内变化时，脑血管可通过自身调节的机制使脑血流量保持恒定。平均动脉压降低到 60mmHg 以下时，脑血流量减少，引起脑的功能障碍。反之，当平均动脉压超过脑血管自身调节的上限时，脑血流量显著增加。高血压患者发病之初，脑血流量有所增加，经过一定时间后，脑血管阻力发生适应性增加，这时血压虽高达 150mmHg，脑血流量也不再增加，这可能是脑内小动脉血管平滑肌增厚之故。

2. 脑代谢产物的影响　脑的各部分血流量与该部分脑组织代谢活动程度密切相关。当脑的某一部分活动加强时，该部分的血流量就增多。代谢活动加强引起局部脑血流量增加的机制，可能是通过代谢产物如 H^+、K^+、腺苷以及 PO_2 降低，引起脑血管舒张。血液 PCO_2 升高时，过多的 CO_2 进入组织后，与组织中的水分子结合，形成 H_2CO_3，后者再解离，产生 H^+。而 H^+ 浓度增高，使脑血流量增加，又可清除增多的 H^+ 和 CO_2，使脑组织局部内环境趋于正常，有利于神经元的正常活动。实验观察到，当脑静脉血 PO_2 由正常时 35mmHg 降至 30mmHg 以下时，将引起脑血管舒张，血流量增多，表明脑血管对血氧减少很敏感。血液中 PO_2 升高时会引起脑血管中等程度的收缩。PCO_2、PO_2 对脑血管的影响在脑血流量的调节中起重要作用，从而保持脑血流量的相对恒定。目前的研究还表明，脑的代谢产物可通过某些神经元，以及血液中的一些活性物质可使脑血管内皮产生 NO 而引起脑血管舒张，脑血流量增加。

3. 神经调节　脑血管也接受交感缩血管纤维和副交感舒血管纤维的支配，但神经因素在脑血管活动调节中所起作用很小。刺激和切断支配脑血管的神经后，脑血流量无明显变化。

（三）血-脑脊液屏障和血-脑屏障

脑脊液主要由脑室的脉络丛分泌而产生，其成分和血浆不同，蛋白质含量极微，葡萄糖含量也较血浆少。但脑脊液中 Na^+、Mg^{2+} 的浓度较血浆中高，K^+、HCO_3^- 和 Ca^{2+} 则较血浆中低。可见，血液和脑脊液之间的物质交换是一种主动的运输过程。此外，室管膜细胞也能产生脑脊液。还有一部分脑脊液则来自血浆经毛细血管壁的滤过。成人脑脊液总量约 150mL，脑脊液的主要功能是在脑、脊髓和颅腔、椎管之间起缓冲作用，既有保护意义，又可作为脑与血液之间物质交换的中介。脑脊液主要通过蛛网膜绒毛被吸收入静脉窦的血液内。蛛网膜绒毛有活瓣状的细微管道，此管道开闭取决于两侧的压力差。当蛛网膜下腔的压力高于静脉窦的压力时，这些管道就开放，这时脑脊液（包括其中含的蛋白质分子甚至小的颗粒如红细胞等）可进入静脉窦血中；当蛛网膜下腔的压力低于静脉窦压力时，管道关闭，液体不能由静脉窦向蛛网膜下腔倒流。脑脊液压力的高低取决于其生成与吸收之间的平衡。正常人卧位时，脑脊液压力平均约为 10mmHg。当脑脊液吸收受阻时，脑脊液压力将升高，并影响脑的血流和脑的功能。

在血液和脑脊液之间存在一种特殊屏障，称为**血-脑脊液屏障**（blood-cerebrospinal fluid barrier，BCFB）。这种屏障对不同物质的通透性是不同的。如 O_2、CO_2 等脂溶性物质易通过屏障，但许多离子和一些大分子物质则很难通过。血-脑脊液屏障的基础是在无孔的毛细血管和脉络丛细胞中运输各种物质的特殊载体系统。

血液和脑组织之间也存在类似屏障，可限制物质在血液和脑组织之间的交换，称为**血-脑屏障**（blood-brain barrier，BBB）。脂溶性物质，如 O_2、CO_2 以及某些麻醉剂和乙醇等，易于通过血-脑屏障，而青霉素、胆盐、H^+、HCO_3^- 和非脂溶性物质不易于通过血-脑屏障。其通透性的大小并不完全和分子的大小有关。例如，葡萄糖和氨基酸的通透性较高，而甘露醇、蔗糖和许多离子通透性很低，甚至不能通过。可见脑内毛细血管的物质交换也是一种主动的运输过程。在电镜下可见脑内大多数毛细血管表面都被星状胶质细胞伸出的突起（称血管周足）所包围，因此，毛细血管的内皮、基膜和星状胶质细胞的血管周足等结构可能就是血-脑屏障的形态基础，毛细血管壁对各种物质特殊的通透性和这种屏障作用有重要的联系。

血-脑脊液屏障和血-脑屏障的存在，对于保持脑组织周围稳定的化学环境和防止血液中有害物质侵入脑内具有重要的生理意义。

第六节　中医学与血液循环

一、中医学的血液循环生理

血液正常循行必须具备两个条件：一是脉管系统的完整性；二是全身各脏腑发挥正常生理功能，特别是与心、肺、肝、脾四脏的关系尤为密切，具体表现为心主血脉、肺朝百脉、肝主藏血和脾主统血。

脉为血之府，血液在脉管中运行不息，流布于全身，环周不休，以营养人体的周身内外上下。故《灵枢·营卫生会》说：“营在脉中，卫在脉外，营周不休，五十而复大会，阴阳相贯，如环无端。”《素问·经脉别论》中还描述了血液循行的具体方向：“食气入胃，散精于肝……食气入胃，浊气归心，淫精于脉。脉气流经，经气归于肺，肺朝百脉，输精于皮毛。毛脉合精，行气于府。府精神明，留于四脏，气归于权衡。”这段论述说明了水谷精气的走行方向，并指出水谷精气是进入血液循环的，还明确提出了心、肺和脉构成血液的循环系统。

心主血脉，主要是指心具有推动血液在脉管中运行的功能。张锡纯在《医学衷中参西录·医论》中说："心者，血脉循环之枢机也。"心为血液循行的动力，而心气是维持心的正常搏动，从而推动血液循行的根本动力。故心气充沛，心脏搏动有力、频率适中、节律一致，血液才能正常地输布全身，发挥其濡养作用。若心气不足，心脏搏动无力；或心阴不足，心脏搏动过快而无力；或心阳不足，心脏搏动迟缓而无力，均可导致血液运行失常。心、血、脉共同构成一个完整的系统，血液在脉中正常运行，必须以心气充沛、血液充盈、脉管通利为基本条件。

肺朝百脉，从结构上理解，认为肺与百脉相通，能使人体全身的血液通过这些血脉流注、汇聚于肺，经肺的呼吸，进行体内外清浊之气的交换，然后再将富含清气的血液通过百脉输送到全身。肺朝百脉的生理功能是助心行血。肺主一身之气，调节着全身的气机，而气为血之帅，血非气不运，故肺可辅助心脏，推动和调节血液的运行。若肺气虚衰，不能助心行血，就会影响心主血脉的生理功能，而出现血行障碍，如胸闷、心悸、唇舌青紫等症状。

肝主疏泄，主藏血。肝主疏泄是指肝气具有疏通、畅达全身气机的生理作用。只有气机调畅，才能充分发挥心主血脉、肺助心行血、脾统摄血液和肝藏血、调节血量的作用，从而保证气血的正常运行。《明医杂著·医论》薛己注："肝气通则心气和，肝气滞则心气乏。"所以，肝的疏泄功能正常，肝气条达舒畅，则气血调和，正常的气血运行得以维持。若肝失疏泄，气机不调，则必然会影响气血的运行。如气机郁滞，血行不畅，则可导致血瘀，出现胸胁刺痛，甚至痞积、肿块、痛经、闭经等；若气机紊乱，或气逆于上而血随气逆，或气陷于下而血随气陷，均可导致血不循常道，溢于脉外而出血。肝主藏血，指肝具有贮藏血液、调节血流量、收摄血液的功能，从而使脉中循环血液维持在一恒定水平。

脾主统血，指脾统管和固摄血液。此作用是通过气的固摄作用而实现的，即气对血的统摄作用的具体体现。脾主运化，为气血生化之源；气为血之帅，血随气行，气能摄血。五脏六腑之血全赖脾气统摄，"血生于脾，故云脾统血"（《济阴纲目》）。脾气健旺，气血旺盛，则气之固摄作用健全，血液就不会溢出脉外，不引起各种出血。

由上可知，血液正常循行需要两种力量：推动力和固摄力。推动力体现在心主血脉、肺助心行血及肝的疏泄功能方面；固摄力体现在脾统血和肝藏血的功能方面。两种力量的协调平衡维持着血液的正常循行，其中任何一个脏器功能失调都会引起血行失常。

二、与中医学血液循环系统相关的现代研究

心气虚证是中医学的一个证候，它可以出现在冠心病、高血压病、病毒性心肌炎、心律失常、风湿性心脏病和贫血性心脏病等疾病发生、发展的过程中。现代医学研究的结果表明：①凡具有心气虚主证的各型患者，心脏功能均有不同程度的减退。左心室有效泵力、心搏出量、心输出量、心脏指数实测值均显著降低，射血前时间（PEP）明显延长，左室射血时间（LVET）明显缩短，PEP/LVET 比值升高，心缩力指数下降，说明心气虚证患者左心收缩功能明显下降；左室舒张末期压升高，说明其心脏舒张功能也受到了一定的影响；主动脉顺应性减少，总外周阻力增加，则说明其外周阻力增加，后负荷加重。心气虚动物模型的血流动力学指标变化也证实了心功能的减退。②血管活动的异常也是心气虚证的一个特征。血栓素 A_2（TXA_2）和前列环素（PGI_2）是一对生物活性很强、作用相反的物质，PGI_2 具有扩张血管和抑制血小板聚集的作用，而 TXA_2 作用相反。可以通过检测其代谢产物 TXB_2 和 6 - Keto - PGF_1 含量来反映 TXA_2 和 PGI_2 的水平。研究发现心气虚患者血浆 TXB_2 的浓度升高，而 6 - Keto - PGF_1 的浓度降低。③心气虚还可出现血液流

变学异常，凝血－纤溶系统失衡会引起微循环障碍，全血比黏度、血浆比黏度、全血还原比黏度、红细胞压积较对照组明显增高，红细胞电泳时间明显延长。④多种体液因素在心气虚证时含量发生改变。近年的研究证明心房利尿钠肽（ANP）血浆浓度的上升可能是"心气虚证"的标志。当右房压升高时，心房肌张力增加，引起 ANP 的分泌增加。cAMP、cGMP 分别是 ANP 的第二信使，cAMP 及 ANP 与心功能状态呈明显的负相关。此外，心气虚动物模型血浆血管紧张素 II（Ang II）显著升高，提示肾素－血管紧张素－醛固酮系统过度激活；血浆内皮素含量明显增加，强烈缩血管，继而影响心功能。⑤氧化应激和炎症反应贯穿于心肌缺血、缺氧发生和发展的全过程。心气虚证同样观察到体内的抗氧化作用减弱及炎症因子的表达增加，如 SOD 活力下降，对脂质过氧化物清除能力减弱，而导致生物体的自由基代谢的动态平衡失调，同时心组织中 NO 含量降低；IL－6 和 TNF－α 的含量增加。

现代研究表明，与肺相关的一系列物质与血液运行有十分密切的关系。如肺通过对肺内代谢物质如前列腺素、血管紧张素、5－羟色胺、缓激肽等的生成、激活或灭活，产生相应的血管收缩和舒张，发挥调节血容量与血压的作用；并通过调节肺内凝血与抗凝血机制的动态平衡，使循环中的血液保持流态的稳定性，从而使血液循环不止。这些调节机制正是"肺朝百脉"的功能表现。如果疾病导致"肺朝百脉"不利，则肺气虚证患者会出现血液流变学的改变，患者的全血高切黏度、全血低切黏度、血浆高切黏度、红细胞刚性指数、红细胞聚集指数、红细胞压积均明显高于正常人，提示肺气虚证患者血液存在高黏、高聚、高浓流变特性；红细胞变形能力减弱，进一步证实了肺气虚证存在血瘀状态。目前对于肺气虚的辨证研究集中在微观——即细胞分子水平上，发现组织液氧分压下降、免疫功能下降、自由基损伤、血液高凝高聚高黏、内皮素增高、血浆纤维结合素下降、微量元素改变等，这些因素直接或间接影响到循环系统的功能。

肝与心主血脉密切相关。现代研究表明，高级神经活动可影响肝的疏泄功能，并且通过交感神经系统和交感－肾上腺系统使心脏（心肌电活动）、外周阻力血管运动功能、微循环系统以及血小板功能与形态发生一系列变化。中医学提出肝主藏血，现代医学认为肝脏参与循环血量的调节，并且有利于血液营养物质合成交换。血管平滑肌系统是肝疏泄和贮藏血液的生理解剖基础，其平滑肌的收缩与舒张功能调节着静脉血库容积和微循环动力作用等方面，使各脏器组织的血供与功能相适应。肝疏泄不及或太过均可导致自主神经功能紊乱、内分泌功能失调，以及整个机体内环境的失衡。疏泄太过（如肝阳上亢）以阻力血管平滑肌紧张性收缩为主，使气血上冲，呈现亢奋状态，则见面红、目赤、舌红，头晕、头胀等，脉管内压力增高，则见弦脉。肝疏泄不及（如肝郁气滞），中枢交感神经功能活动偏低，而外周交感－肾上腺髓质功能偏亢，血管舒缩功能的活性物质 TXB_2 含量升高，6－Keto－$PGF_1α$ 含量下降。若肝藏血功能失常，营养物质不能合成贮存并根据需要交换至血液并及时输送至全身，患者常有轻度贫血、血细胞减少、再生障碍性贫血及溶血性贫血等症状。

研究脾不统血证反复出血的发病机制时发现，半数病例可能与血小板聚集功能缺陷有关。有学者对脾虚、脾不统血者进行了血小板功能及超微结构形态的观察，发现这类患者的血小板数量基本正常，但由于机体能量物质不足及利用障碍，特别是蛋白质代谢障碍，使血小板的膜糖蛋白 I、II、III 及骨架收缩蛋白中的 α－辅肌动蛋白和肌动蛋白结合蛋白生成减少，结构变异，造成血小板黏附、聚集、收缩功能下降，血小板对毛细血管的支持、营养作用降低，毛细血管脆性增加，导致出血。实验研究证实，脾不统血（免疫性血小板减少性紫癜）型模型小鼠的红细胞免疫功能明显低于正常，加减归脾汤能使其红细胞免疫功能恢复正常。临床对免疫性血小板减少性紫癜患者的免疫功能进行观察，也发现患者的免疫功能均有不同程度的降低，通过对治疗前后抗血小板抗体 IgG 的动态观察，并对其全血淋巴细胞转化进行测定，发现其治疗后的抗血小板抗体水平及淋巴细胞转化率均显著改善。

脉诊是中医学"四诊"的重要组成部分，也是中医学辨证论治的主要依据。中医学认为，产生脉象的必要因素是心脏、血管、血液系统。其中，气和血是形成脉象的物质基础，心脏、血管是形成脉象的主要脏器。自 20 世纪 50 年代以来，国内外学者开始关注脉诊的客观化，结合西医诊断学、生物力学、数学、计算机和信息工程学等多学科知识，在脉象的采集、数据分析和临床应用等方面开展了大量的研究。在脉象采集中由单个探头发展到多探头，采集方法由压力信号采集发展到多普勒超声信号采集、光电信号采集；脉象数据的分析与特征提取研究也采用了多种方法，如时域分析、频域分析、幅值分析、小波转换分析、模糊数学分析、非线性动力学分析、血管动力学参量分析、人工神经网络等；并在临床多种疾病的评估与疗效评价中加以应用。这些研究从心血管功能各种指标与脉搏图参数间的关系入手，研究在不同生理及病理状态下，心血管功能和血流动力学与各种脉象形成的关系，结果证实，许多脉象，如弦脉、滑脉、涩脉等多与心脏收缩力、心输出量、血管外周阻力和动脉顺应性、血液的成分、血液黏度、血凝状况、血液流速等有关。根据临床观察，数、脱、促脉可见于窦性心动过速、心房扑动、阵发性心动过速；结脉多见于心律缓慢的窦房阻滞、窦性停搏、早搏、房颤等；代脉可见于呈联律的房性、窦性及交界性早搏；心动过缓的心律失常，脉象多为迟缓、细缓慢；预激综合征并发心律失常，脉多数急等。这些研究证实了脉象可作为客观反映机体脏腑生理病理状态的科学依据。目前的脉象研究除了注重对脉搏图形的获取，还对能量信号的捕获进行研究，从多维空间去描述脉象的特征，从而为临床诊断奠定基础。

复习思考题

1. 心率过快对心脏射血和持久工作有何影响？为什么？
2. 心脏泵血的过程是如何进行的？有哪些评价指标和影响因素？
3. 试比较心室肌细胞和窦房结 P 细胞动作电位的异同点。
4. 试述心室肌细胞兴奋性周期的特点及其与心肌收缩的关系。
5. 简述心电图各波的波形及其生理意义。
6. 阐述动脉血压的形成及其影响因素。
7. 何谓中心静脉压？中心静脉压的高低反映什么问题？
8. 何谓微循环？试述微循环的三条通路及其生理意义。
9. 人直立过久时为什么常导致下肢水肿？
10. 支配心脏和血管的神经有哪些？其作用和作用机制如何？
11. 在正常情况下，调节血压相对稳定的最重要反射是什么？简述该反射的主要过程。
12. 静脉注射肾上腺素和去甲肾上腺素，血压、心率有何变化？为什么？
13. 急性失血时机体发生哪些生理性代偿反应？
14. 试述人体从卧位突然站立时，动脉血压的变化及其机制。
15. 试述冠脉循环的特点及血流量的调节。
16. 简述脑循环与脑血流量调节的特点。

呼吸是机体的重要生命体征，机体活动所需要的能量和维持体温的热量都是来自体内营养物质的氧化，在氧化过程中，需要不断地消耗 O_2 并产生 CO_2。因此，机体必须不断地从外界环境摄取 O_2 并将 CO_2 排出体外，机体与外界环境之间的这种气体交换过程称为**呼吸**（respiration）。它是维持机体新陈代谢所必需的基本生理过程，贯穿生命始终。

呼吸过程包括三个环节（图 5-1）：①**外呼吸**（external respiration）：是指肺毛细血管血液与外界环境之间的气体交换过程，包括肺通气和肺换气，前者是指肺与外界环境之间的气体交换过程，后者是指肺泡与肺毛细血管血液之间的气体交换过程。②气体在血液中的运输：即 O_2 和 CO_2 在血液中的运输过程。③**内呼吸**（internal respiration）：是指组织细胞通过组织毛细血管与组织、细胞之间的气体交换过程，又称为组织换气。有时也将细胞内的氧化过程包括在内。

人体的呼吸即气体交换过程是由呼吸系统与血液循环系统共同完成的。心脏推动血液在血管中不断流动，呼吸时，吸入的 O_2 扩散进入两肺的静脉血，同时两肺静脉血中的 CO_2 扩散进入肺泡并呼出体外，经此过程使流入两肺的静脉血变成动脉血；此动脉血再经左心收缩推动流至全身的组织，在组织处，毛细血管内动脉血中的 O_2 扩散进入组织细胞，同时组织细胞产生的 CO_2 扩散进入血中。在两个系统协调配合下，最终实现外界环境与组织细胞之间的气体交换过程。

中医学认为，人体的正常呼吸是肺肾两脏升降运动的反映。《素问·阴阳应象大论》中说："天气通于肺。"清代林珮琴在《类证治裁·喘证》中说："肺为气之主，肾为气之根。肺主出气，肾主纳气。阴阳相交，呼吸乃和。若出纳升降失常，斯喘作焉。"

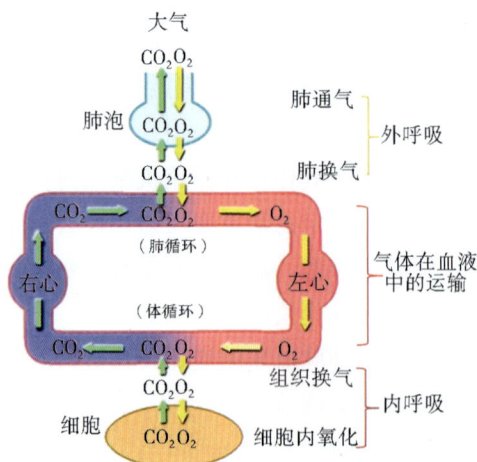

图 5-1　呼吸过程的三个环节

第一节　肺通气

肺通气（pulmonary ventilation）是指肺与外界环境之间的气体交换过程。实现肺通气的结构包括呼吸道、肺泡、胸膜腔和胸廓等。呼吸道是沟通肺泡与外界的通道，肺泡是气体交换的场所，胸廓则以其节律性的扩大和缩小产生肺通气的动力。

一、呼吸道的结构特征和功能

呼吸道也称气道，包括鼻、咽、喉、气管和支气管，是气体进出肺脏的管道。临床上通常以环状软骨下缘为界把鼻、咽、喉称为上呼吸道，气管、支气管及其在肺内的分支称为下呼吸道。通气功能是呼吸道的主要功能。呼吸道黏膜内壁有丰富的毛细血管网，并有黏液腺分泌黏液，这些结构特征使吸入的空气在到达肺泡之前就得到湿润和加温，并对吸入气体中的尘埃或以鼻毛阻挡其进入，或是通过黏膜上皮的纤毛运动将其排出，从而使肺泡获得较为洁净的空气。

气管由许多不完全的环状软骨、平滑肌和弹性纤维所组成。气管与支气管的结构很像一棵倒立的树，气管向下分为左右支气管，进入肺门后反复分支，若以气管为 0 级，可不断分支至 23 级，最后以呼吸性细支气管与肺泡管接通。随着气管的分支，软骨组织逐渐减少以至消失，而平滑肌组织却相对增多。故呼吸时，气管的管径变化很小，也不因平滑肌舒缩而有显著改变。但在支气管和细支气管处，却因软骨组织减少，平滑肌的舒缩对管径的影响较大，从而成为影响气道阻力的主要部位。

呼吸道管径接受神经和体液因素调节：呼吸道平滑肌受迷走神经和交感神经的双重支配。迷走神经兴奋时，其节后纤维末梢释放的递质是乙酰胆碱（ACh），与气管平滑肌上的 M 型胆碱能受体结合，使气管平滑肌收缩，支气管和细支气管管径变小，气道阻力随之增加；交感神经的作用与此相反，当交感神经兴奋时，其节后纤维末梢释放的递质是去甲肾上腺素（NE），与气管平滑肌上的 β_2 型肾上腺素能受体结合，使气管平滑肌舒张，支气管和细支气管管径增大，气道阻力随之下降。一些体液因素如组胺、5 - 羟色胺和缓激肽等，可以引起呼吸道平滑肌的强烈收缩。此外，某些过敏原在支气管黏膜上发生抗原抗体反应时，产生一种"慢反应物质"，能引起平滑肌的痉挛。支气管哮喘的发作与组胺或"慢反应物质"的释放有密切的关系。肾上腺髓质分泌的肾上腺素和去甲肾上腺素作用于呼吸道平滑肌上的 β_2 受体，有舒张呼吸道平滑肌的作用。因此临床上常用拟交感药物，如 β_2 受体激动剂异丙肾上腺素使支气管平滑肌舒张，从而降低气道阻力，缓解支气管哮喘。

二、肺泡的结构和功能

肺泡是由上皮细胞构成的微小气泡，与肺泡管相连，是肺内进行气体交换的结构。

（一）肺泡的结构

肺泡直径为 $80 \sim 250 \mu m$。两肺约有 3 亿~4 亿个肺泡。肺泡壁由肺泡单层上皮细胞及支持它的网织性基膜构成。肺泡上皮细胞分为两型：Ⅰ型细胞，又称扁平细胞呈鳞状，相互连接成薄膜状，覆盖约95%的肺泡表面；Ⅱ型细胞，又称分泌上皮细胞，呈圆形或立方形，分散存在于Ⅰ型细胞之间，约占肺泡总面积的5%，具有分泌功能，能合成和分泌肺表面活性物质。肺泡与肺泡之间的结构称肺泡隔，隔内有丰富的毛细血管网、弹力纤维及少量的胶原纤维等，使肺具有一定的弹性，对维持肺泡气道的稳定开放具有重要意义。

(二)呼吸膜

肺泡气体与肺毛细血管血液之间进行气体交换时，气体扩散所通过的组织结构，即肺泡－毛细血管膜，称为**呼吸膜**(respiratory membrane)。其平均厚度不到 $1\mu m(0.2\sim0.6\mu m)$，具有很大的通透性。人两肺呼吸膜的总面积可达 $70m^2$，在安静状态下，约有 $40m^2$ 参与呼吸活动，即能充分满足在短时间内所必需的气体交换量。呼吸膜在电子显微镜下可分为 6 层，自肺泡内表面向外依次为含肺表面活性物质的液体分子层、肺泡上皮细胞层、肺泡上皮基膜层、由胶原纤维和弹性纤维交织成网的间质层、毛细血管基膜层和毛细血管内皮细胞层(图 5-2)。

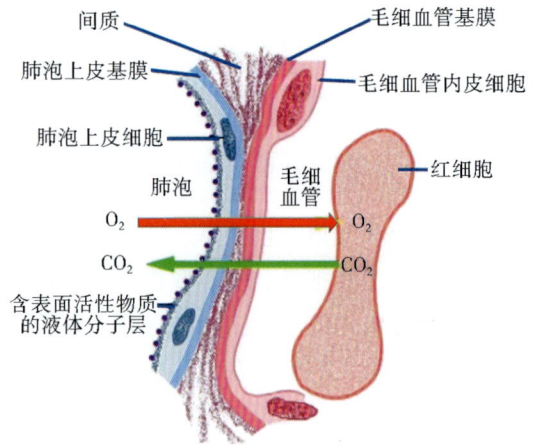

图 5-2 呼吸膜结构示意图

(三)肺表面活性物质

肺泡壁上的 Ⅱ 型细胞分泌的**肺表面活性物质**(pulmonary surfactant，lung surfactant)是一种复杂的脂蛋白混合物，其主要成分是**二棕榈酰磷脂酰胆碱**(dipalmitoyl phosphatidyl choline，DPPC)，它的极性端插入水中，非极性端伸入肺泡气中，以单分子层分布在液－气界面上，其分布密度可随肺泡的张缩而发生相应变化。

肺表面活性物质的作用是降低肺泡表面张力。肺泡内表面液体层与肺泡气之间形成液－气界面，由于界面液体分子间的吸引力大于液－气分子间的吸引力，因而产生表面张力。肺泡表面张力是使肺泡回缩的力量，肺扩张后的回缩力，除小部分来自肺弹性组织外，约 2/3 来自肺泡表面张力。单分子层的 DPPC 掩盖其下面的液体使其不与肺泡气接触，DPPC 分子之间及与液体分子之间吸引力较小，因此能有效降低使肺泡回缩的肺泡表面张力。据测定，DPPC 可使肺泡平静呼气末的表面张力降至 $1\times10^{-4}N/cm$ 以下，比血浆的 $5\times10^{-4}N/cm$ 低得多。

肺表面活性物质降低肺泡表面张力的生理意义有三点：

(1)维持肺泡容积的相对稳定 据 Laplace 定律，吹胀的液泡的内缩压(P)与液泡表面张力(T)成正比，与液泡的半径(r)成反比，即：

$$P = \frac{2T}{r}$$

因此，吹胀的两个大小不等而有孔道相连的液泡，小液泡的内缩压较高，其中气体势必流入大液泡，最终致小液泡萎缩(图 5-3A)。

肺泡直径大小不同，其间除小气道外还有肺泡孔相通，呼气后的小肺泡也会倾向于萎陷(图 5-3B)，但通常这种情况并不发生，其原因在于肺表面活性物质降低表面张力的能力与其在表面的分子分布密度成正比，而肺表面活性物质在肺泡内表面分布的密度又随着肺泡张缩发生相应的改变。当肺泡缩小时，其分布密度增大，对抗表面张力的能力也随之增大，可防止肺泡过度缩小；而当肺泡扩张时，其分布密度下降，对抗表面张力的能力也随之下降，结果肺泡表面张力相应增大，有效防止了肺泡过度扩张，而使大小肺泡容积各自保持相对稳定(图 5-3C)。

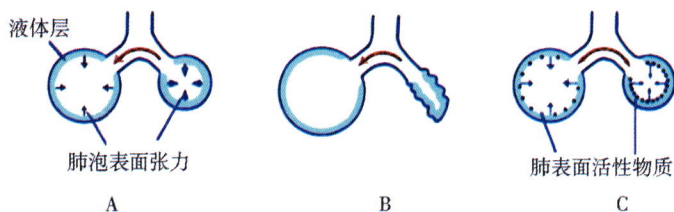

图5-3　大小不同的液泡内压及其连通时
气流方向示意图

（2）降低吸气阻力，减少吸气做功　吸气时肺泡扩张，由于肺表面活性物质能有效降低使肺泡回缩的肺泡表面张力，使肺泡易于扩张，从而降低了吸气阻力，减少吸气做功。成年人患肺炎、肺血栓等疾病时，可因肺表面活性物质减少而发生肺不张，表现为吸气阻力增加，吸气功增大，发生吸气困难。

（3）防止液体在肺泡积聚　肺泡表面张力会使肺泡回缩，当肺泡表面张力较大时，肺泡隔组织间隙势必会随之扩大，将导致组织间隙静水压降低，使自毛细血管滤出的液体过多而形成肺水肿。但是，肺泡表面张力引起的这种液体自肺毛细血管滤出的压力，由于有肺表面活性物质的存在，可减少约20mmHg，使有效滤过压实际上为负值，从而有效地防止了液体在肺泡积聚，保证了肺换气的正常进行。早产儿也可因缺乏肺表面活性物质，发生肺不张和肺泡内表面透明质膜形成，造成呼吸困难，称为新生儿呼吸窘迫综合征，可导致死亡。

三、肺通气原理

（一）肺通气的动力

气体之所以能进出肺是靠压力差的推动。肺与外界的压力差是靠呼吸肌的舒缩引起胸廓与肺的张缩，改变了肺内压所致。因此，呼吸肌收缩与舒张产生的呼吸运动是肺通气的原动力。

1. 呼吸运动　呼吸肌收缩与舒张引起的胸廓节律性扩大和缩小称为**呼吸运动**（respiratory movement），包括吸气运动和呼气运动。主要的吸气肌有膈肌和肋间外肌，主要的呼气肌有肋间内肌和腹肌。此外，还有吸气辅助肌，如斜角肌、胸锁乳突肌等在用力呼吸时也参与呼吸运动。

呼吸时，吸气运动主要是由膈肌和肋间外肌收缩完成的。膈肌介于胸腔和腹腔之间，形成了胸腔的底壁。膈肌状如钟罩，由于胸膜腔内负压和腹腔内器官的挤压，膈肌向上隆起，一般左侧隆起较低，右侧隆起较高。膈肌收缩时，隆起部分向下移位，膈肌收缩愈强，膈肌下移的位置也愈低，使胸廓的上下径延长，扩大了胸腔容积，产生吸气运动。人的肋骨共12对，在后面与脊柱形成关节，向前下方斜行环抱胸腔。肋骨之间有两层斜行肋间肌。肋间外肌从上一肋骨的后端斜向终止于下一肋骨的前上缘。当肋间外肌收缩时，肋骨沿肋脊关节旋转轴上举，胸骨也随之上移，使胸腔前后径增大；同时肋骨向上移位时，其下缘也略向外侧偏转，从而使胸腔的左右径也增大，产生吸气运动（图5-4）。

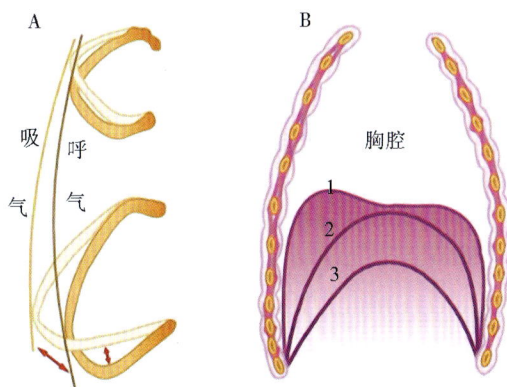

图5-4　胸腔容积随呼吸运动变化示意图

A. 肋间内、外肌收缩引起胸腔的前后径和左右径的变化；

B. 膈肌收缩引起胸腔上下径的变化（1：呼气时；

2：平静吸气时；3：深吸气时）

人呼吸运动的频率和深度，经常随着机体活动而变化。在安静状态下呼吸运动平稳缓和，正常成年人的呼吸频率为12～18次/分，这种安静状态下的呼吸称为**平静呼吸**（eupnea）。在平静呼吸时，吸气运动主要是膈肌和肋间外肌收缩，使胸腔上下径、左右径和前后径增大；呼气运动则是膈肌与肋间外肌舒张，肋骨和胸骨借重力作用而恢复原位，膈肌也被腹腔器官的推挤和胸膜腔负压吸引而恢复原位，胸腔随之缩小，产生呼气。可见，在平静呼吸过程中，吸气运动有吸气肌收缩，是主动的；而呼气运动是吸气肌舒张，是被动的。

当人体活动增强、新陈代谢加快时，呼吸运动会相应加深、加快，这种呼吸称为**用力呼吸**（forced breathing）。在用力呼吸时，吸气时不仅是膈肌和肋间外肌的收缩，还有吸气辅助肌（如斜角肌、胸锁乳突肌、胸肌及背肌等）也参与吸气运动，呼气时则有肋间内肌和腹肌等参与。肋间内肌的肌纤维是从前上到后下，当其收缩时，肋骨和胸骨则是下移并向前偏斜，使胸腔前后径和左右径缩小，以加强呼气运动；腹肌收缩推举腹腔脏器向上使膈肌上移，胸廓上下径缩小。可见，用力呼吸时，无论吸气还是呼气都是主动的过程。

呼吸时，以肋间肌舒缩、胸部起伏为主的呼吸运动称为**胸式呼吸**（thoracic breathing），以膈肌舒缩伴随腹部起伏为主的呼吸运动称为**腹式呼吸**（abdominal breathing）。小儿及男性以腹式呼吸为主；女性在妊娠时，膈肌活动受限，以胸式呼吸为主。但一般情况下，人的呼吸方式是以腹式和胸式混合式呼吸为多见。

2. 肺内压　肺内压（intrapulmonary pressure）是指肺泡内气体的压力。肺通过呼吸道与外界相通，在呼吸暂停、呼吸道通畅时，肺内压与大气压相等。在呼吸过程中，气体之所以能进出肺泡，是因肺泡与大气之间存在着一定的压力差，气体从压力高处流向压力低处。吸气之初，由于肺随着胸廓扩大而增大了容积，肺泡内原有气量未变，致使肺内压力下降而低于大气压，空气即借此压力差通过呼吸道从外界进入肺泡；到吸气末期，进入的空气已充满了扩大的肺容积，肺内压又与大气压相等。呼气时，肺容积缩小，气体被压缩，于是肺内压高于大气压，肺泡内气体通过呼吸道流向外界；至呼气末期，肺内压又与大气压相等。

肺内压的变化与呼吸运动的深浅、缓急和呼吸道的通畅程度有关。平静呼吸时，呼吸和缓，进出气量较少，肺内压的变化幅度也较小。吸气之初肺内压约低于大气压1～2mmHg，即肺内压为 –1～ –2mmHg。呼气之初，肺内压则高于大气压1～2mmHg（图5-5）。

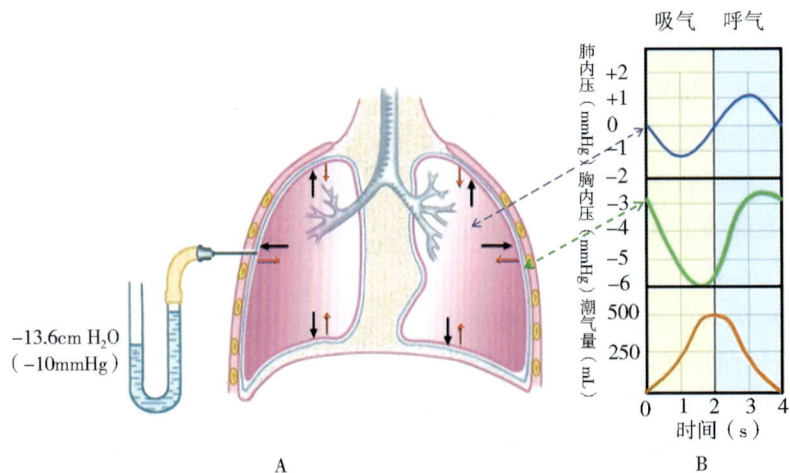

图5-5　吸气和呼气时肺内压、胸膜腔内压、呼吸气容积的变化以及胸膜腔内压直接测量示意图

A. 胸膜腔内压测量示意图；B. 肺内压、胸膜腔内压、呼吸气容积的变化

在用力呼吸时，呼吸运动加深、加快，肺内压的变化幅度也随之增大。如果呼吸道不通畅或阻塞时，肺内压变化更大。如故意紧闭声门而尽力做强烈的呼吸动作，则吸气时肺内压可降低到 $-30 \sim -100mmHg$，而呼气时则可高于大气压 $60 \sim 140mmHg$。

3. 胸膜腔内压 胸膜腔内压（intrapleural pressure）是指胸膜腔内的压力，简称胸内压。胸膜腔是由脏层胸膜和壁层胸膜紧密相贴形成的一种密闭的潜在腔隙，胸膜腔内有少量浆液。这些浆液有润滑作用，可减少呼吸运动时两层胸膜间的摩擦，而且由于液体分子的内聚力，使两层胸膜互相紧贴，不易因胸廓增大或减小而分开，从而保证呼吸运动中肺能紧贴胸廓内侧，随胸廓的大小变化而变化。

胸膜腔内压可用连有检压计的针头刺入潜在的胸膜腔内测得。在平静呼吸过程中，胸膜腔内压较大气压低，若以大气压为 0 计，则胸膜腔内压为负压，故称为胸膜腔内负压（简称胸内负压）。胸膜腔负压的形成与肺和胸廓的自然容积不同有关。出生之后，人胸廓的发育较肺为快，使胸廓的自然容积明显大于肺的自然容积，由于两层胸膜紧紧贴在一起且密闭，肺受胸廓向外牵引而始终处于扩张状态，被扩张的肺所产生的回缩力向内牵拉脏层胸膜，而使密闭的胸膜腔产生负压。

胸膜腔内压实际上是作用于胸膜表面的压力间接形成的。壁层胸膜的表面受到胸廓组织的保护（骨骼和肌肉），故不受大气压的影响。脏层胸膜表面的压力有两个：其一是肺泡内的压力，即肺内压；其二是肺组织由于被动扩张而产生的弹性回缩力，其作用方向与肺内压相反。因此胸膜腔内的压力实际是：

$$胸膜腔内压 = 肺内压 - 肺回缩力$$

在吸气或呼气末，肺内压等于大气压，此时：

$$胸膜腔内压 = 大气压 - 肺弹性回缩力$$

若以大气压力为零位标准，肺处于静止状态时，则：

$$胸膜腔内压 = -肺回缩力$$

由于胸膜腔内负压是肺回缩力形成的，因此，吸气时，胸廓扩大，肺进一步被扩张，回缩力增大，胸膜腔内负压也增大；呼气时则相反，胸膜腔内负压减小。正常人平静呼气末胸膜腔内压为 $-3 \sim -5mmHg$，平静吸气末为 $-5 \sim -10mmHg$，用力吸气时可达 $-30 \sim -80mmHg$，呼气时，胸膜腔内负压减小，紧闭声门用力呼气，胸膜腔内压甚至可以成为正值。

胸膜腔内负压的生理意义：①使肺和小气道维持在扩张状态，不致因肺回缩力而使肺完全塌陷，并使肺随胸廓的张缩而张缩。②胸膜腔为负压，可增大纵隔内腔静脉和胸导管的跨壁压，使管壁扩张，有助于静脉血和淋巴的回流。位于胸腔内的腔静脉、胸导管等由于管壁薄，胸膜腔内负压可使其被动扩张，管内压下降，有利于回流。

当胸膜腔的密闭性遭到破坏时，空气立即进入胸膜腔，形成**气胸**（pneumothorax）。气胸时，胸膜腔内负压减小或消失，两层胸膜彼此分开，肺将因回缩力而塌陷（肺不张），严重影响通气功能；胸腔大静脉和淋巴回流也将受阻，甚至因呼吸、循环功能严重障碍而危及生命。

(二)肺通气的阻力

呼吸时，呼吸肌运动所产生的动力必须克服肺通气的阻力才能实现肺的通气功能。肺通气的阻力包括弹性阻力和非弹性阻力两种。

1. 弹性阻力 外力作用于弹性物体使之变形时所遇到的阻力称为**弹性阻力**（elastic resistance）。弹性阻力大者不易变形，弹性阻力小者易变形。呼吸器官的弹性阻力包括肺的弹性阻力和胸廓的弹性阻力两方面，是平静呼吸时的主要阻力，约占肺通气总阻力的 70%。

（1）**肺的弹性阻力**　肺的弹性阻力来自肺的弹性回缩力，有2/3左右来自肺泡表面液－气界面所产生的肺泡表面张力，1/3左右来自肺内弹力纤维，两者共同形成阻止肺扩张的力量。在正常情况下，肺总是处于一定的扩张状态，因此肺总是表现有弹性阻力。

（2）**胸廓的弹性阻力**　胸廓的弹性阻力来自胸廓的弹性成分。胸廓处于自然位置时的肺容量相当于肺总量的67%左右，此时胸廓无变形，不表现有弹性阻力。只有当它扩张或缩小发生弹性变形时，才具有回到原来自然位置的力出现，即出现弹性阻力。当肺容量小于肺总量的67%（如过度呼气）时，胸廓被牵引向内而缩小，其弹性阻力向外，是呼气的阻力，但却是吸气的动力；相反，当肺容量大于肺总量的67%（如深吸气）时，胸廓被牵引向外而扩大，其弹性阻力向内，是吸气的阻力，但却是呼气的动力。所以，胸廓的弹性阻力既可能是吸气或呼气的阻力，也可能是吸气或呼气的动力，这要视胸廓的位置所定，这与肺的情况不同，肺的弹性阻力总是吸气的阻力。

（3）**肺与胸廓的顺应性**　顺应性（compliance）是指在外力作用下弹性组织发生变形的难易程度。在静态情况下，外来压力克服弹性阻力所引起的容积变化可反映顺应性的大小，所以，一般用顺应性来度量弹性阻力。在同样外力作用下，容易变形者，顺应性大，弹性阻力小；不易变形者，顺应性小，弹性阻力大。可见，顺应性是弹性阻力的倒数，即顺应性（C）与弹性阻力（R）成反变关系：

$$顺应性（C）=\frac{1}{弹性阻力（R）}$$

顺应性的大小通常用单位压力变化下所能引起的容积变化来表示：

$$顺应性（C）=\frac{容积改变（\Delta V）}{压力改变（\Delta P）}$$

①肺的顺应性：指在一定的跨肺压（即肺内压与胸膜腔内压之差）作用下所产生的容量变化。测定时，先将导管送入食管，在呼吸暂停时，测定食管内压（食管内压近似胸膜腔内压）。吸入一定量空气后，再暂停呼吸，测定食管内压。由先后两次食管内压差（ΔP）和吸入气体的量（ΔV），即可算出顺应性。正常成年人平静呼吸时约为0.2L/cmH_2O。在肺充血、肺水肿及肺纤维化等病变情况下，肺组织比较坚硬，弹性阻力增大，肺的顺应性减小，此时吸气必须更加用力，产生更大的胸膜腔内负压，才能有足够的肺通气量。

②胸廓的顺应性：指在一定跨壁压（大气压与胸膜腔内压之差）作用下胸廓的容积变化。用间接方法可测出正常情况下胸廓的顺应性约为0.2L/cmH_2O。胸廓的顺应性可因肥胖、胸廓畸形、胸膜增厚和腹内占位病变等而降低。

③肺和胸廓的总顺应性：肺和胸廓总弹性阻力为两者弹性阻力之和，而顺应性为弹性阻力的倒数，故肺和胸廓的总顺应性可用下列公式计算：

$$\frac{1}{肺和胸廓总顺应性}=\frac{1}{肺顺应性}+\frac{1}{胸廓顺应性}$$

正常肺和胸廓的总顺应性可由此公式算出，约为0.1L/cmH_2O。

2. 非弹性阻力　非弹性阻力（inelastic resistance）主要是指气流通过呼吸道时产生的气道阻力、惯性阻力以及组织的黏滞阻力。非弹性阻力约占呼吸总阻力的30%。非弹性阻力只在呼吸动态过程中才表现出来，属于动态阻力。非弹性阻力的大小主要与呼吸运动的速度和深度有关，平静呼吸时，气流速度缓慢，非弹性阻力很小。

气道阻力（airway resistance）是非弹性阻力的主要成分，占非弹性阻力的80%～90%，它主要是气流通过呼吸道时气体与管壁间及气体分子间的摩擦力。健康人平静呼吸时，总气道阻力为

1～3cmH$_2$O／（L／s）（L／s 为单位时间内气体流量）。

气道阻力受气流速度、气流形式和气道管径等因素影响。呼吸运动加深加快时，气道阻力因气流速度加快而增大，而且还因气流出现湍流增多而增大。气道管径的改变是影响气道阻力的另一个重要因素，管径变小则气道阻力增大，管径变大则气道阻力减小。气道管径主要受三方面因素影响：一是气道内外压力差，吸气时胸膜腔内压下降，气道周围的压力下降，跨壁压增大，管径被动扩大，阻力减小；呼气时则相反，管径缩小，阻力增大。因此支气管哮喘患者呼气比吸气时更为困难。二是自主神经调节气管平滑肌的舒缩，迷走神经兴奋使气管平滑肌收缩，管径缩小而阻力增大；交感神经兴奋则使气管平滑肌舒张，管径增大而阻力下降，呼吸更为畅通。三是体液中的化学物质影响气管平滑肌的舒缩，如血液中儿茶酚胺使气管平滑肌舒张，过敏反应时由肥大细胞释放的组胺、白三烯（慢反应物质）等物质使气管平滑肌收缩。近来发现气管上皮合成释放的内皮素可使气管平滑肌收缩，提示内皮素可能参与哮喘的病理过程。

四、肺容积和肺容量

（一）肺容积

肺容积（pulmonary volume）是指不同状态下肺内气体的容积，是四种互不重叠的呼吸气量，全部相加后等于肺总量。

1. 潮气量 每次呼吸时吸入或呼出的气量称为**潮气量**（tidal volume，TV）。因一吸一呼，似潮汐涨落，故名潮气量。正常成年人平静呼吸时，潮气量为 400～600mL，平均约 500mL。

2. 补吸气量 平静吸气末，再尽力吸入的气量称为**补吸气量**（inspiratory reserve volume，IRV），也称吸气储备量。正常成年人为 1500～2000mL。

3. 补呼气量 平静呼气末，再尽力呼出的气量称为**补呼气量**（expiratory reserve volume，ERV），也称呼气储备量。正常成年人为 900～1200mL。

4. 余气量 余气量（residual volume，RV）指最大呼气末存留于肺内不能呼出的气量。正常成年人为 1000～1500mL。

（二）肺容量

肺容量（pulmonary capacity）是肺容积中两项或两项以上的联合气量（图 5-6）。

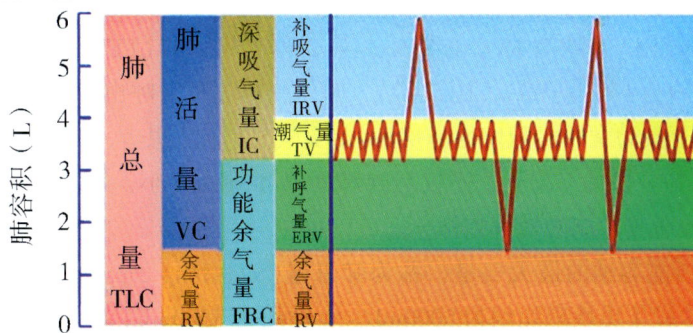

图 5-6 肺容积和肺容量图解

1. 深吸气量 平静呼气末做最大吸气时所能吸入的气量为**深吸气量**（inspiratory capacity，IC）。它等于补吸气量与潮气量之和，是衡量最大通气潜力的一个重要指标。胸廓、胸膜、肺组织和呼吸肌等的病变可使深吸气量减少，最大通气潜力降低。

2. 功能余气量 功能余气量（functional residual capacity，FRC）是指平静呼气末肺内存留的气量，即补呼气量和余气量之和。功能余气量代表了吸气肌处于松弛状态时的肺容量，它对每次呼吸时肺泡内氧分压（PO_2）和二氧化碳分压（PCO_2）变化起着缓冲作用。由于功能余气量的稀释作用，在吸气时，肺泡内 PO_2 不致突然升得太高，PCO_2 不会降得太低；同样，呼气时，肺泡内 PO_2 也不致降得太低，PCO_2 不致升得太高。这样肺泡气和动脉血中 PO_2 和 PCO_2 不会随呼吸发生大幅度波动，有利于在呼吸运动过程中保持气体交换持续进行。肺弹性降低（如肺气肿）、呼吸道狭窄（如支气管哮喘）致通气阻力增大时，可使功能余气量增加；肺纤维化和弹性阻力增大，可使功能余气量减小。

3. 肺活量、用力肺活量和用力呼气量 最大吸气后，从肺内所能呼出的最大气量称为**肺活量**（vital capacity，VC），是潮气量、补吸气量和补呼气量之和。肺活量有较大的个体差异，与身材大小、性别、年龄、呼吸肌强弱等有关。正常成年男性平均约为 3500mL，女性约为 2000mL。

肺活量反映了肺一次通气的最大能力，在一定程度上可作为评价肺通气功能的指标。但由于测定肺活量时不限制呼气的时间，所以不能充分反映肺组织的弹性状态和气道的通畅程度。例如，某些患者肺组织弹性降低或呼吸道狭窄，通气功能已经受到损害，但是如果延长呼气时间，所测得的肺活量可以是正常的。因此，为了能更全面地评价肺通气功能，又进一步提出了用力肺活量和用力呼气量两个测定指标，用来反映一定时间内所能呼出的最大气量。**用力肺活量**（forced vital capacity，FVC）是指一次最大吸气后，尽力尽快呼气所能呼出的最大气体量。正常情况下用力肺活量略小于在没有时间限制下测得的肺活量。**用力呼气量**（forced

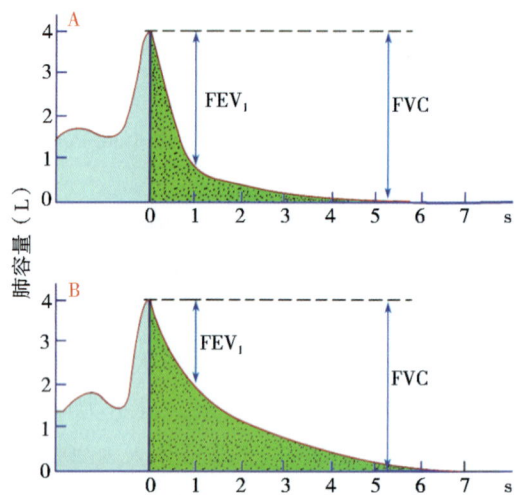

图 5-7 用力肺活量（FVC）和用力呼气量（FEV）
A. 正常人；B. 气道狭窄患者
纵坐标的"0"等于余气量

expiratory volume，FEV）过去称为**时间肺活量**（timed vital capacity，TVC），是指一次最大吸气后再尽力尽快呼气，在一定时间内所能呼出的气体量，通常以它所占用力肺活量的百分数表示。正常时，第 1 秒末的 FEV（FEV_1）约为 FVC 的 83%，第 2 秒末的 FEV（FEV_2）约为 FVC 的 96%，第 3 秒末的 FEV（FEV_3）约为 FVC 的 99%（图 5-7）。其中，第 1 秒内呼出的气体量称为 1 秒用力呼气量（FEV_1），在临床上最为常用。阻塞性肺疾病（如支气管哮喘）患者，FEV_1/FVC 显著下降（低于 65%）。用力呼气量是一种动态指标，不仅反映肺活量容量的大小，而且反映了呼吸所遇阻力的变化，所以是评价肺通气功能的较好指标。

4. 肺总量 肺所能容纳的最大气量，称为**肺总量**（total lung capacity，TLC），它等于肺活量与余气量之和。正常成年男性平均约为 5000mL，女性约为 3500mL。

五、肺通气量

肺通气量是指单位时间内进出肺的气体量。与肺容量相比，肺通气量能更好地反映肺通气的功能。

(一)每分通气量和最大随意通气量

每分通气量(minute ventilation)是指每分钟呼出或吸入的气体量。每分通气量的多少取决于呼吸深度(潮气量大小)和呼吸频率。即：

每分通气量 = 潮气量×呼吸频率(次/分)

平静呼吸时，呼吸频率随年龄、性别的不同有所不同。新生儿为60~70次/分，随着年龄增长逐渐减慢，正常成人为12~18次/分。每分通气量也随体内新陈代谢率而变化，成人在平静呼吸时为6~8L/min。

最大随意通气量(maximal voluntary ventilation)是指以最大的呼吸深度和最快的呼吸速度每分钟所能吸入或呼出的最大气体量。最大随意通气量是了解肺通气功能的良好指标，它既反映肺活量的大小，又反映胸廓和肺组织是否正常及呼吸道是否通畅等情况。正常成人最大随意通气量可达150L/min。

(二)肺泡通气量和无效腔

呼吸性细支气管以前的呼吸道因无呼吸膜结构，不参与气体交换过程，故将这部分呼吸道容积称为**解剖无效腔**(anatomical dead space)，成年人其容积约为150mL。每次吸气能进行气体交换的气体量应是能到达肺泡的气体量，由于解剖无效腔的存在，进入肺泡的气量应等于潮气量减去解剖无效腔气量。因此从气体交换的角度考虑，真正有效的通气量是**肺泡通气量**(alveolar ventilation)，它是指每分钟进入肺泡或由肺泡呼出的气体量，由下式表示：

肺泡通气量 = (潮气量 – 无效腔气量)×呼吸频率(次/分)

如果某人潮气量为500mL，解剖无效腔气量为150mL，则每次吸入肺泡的气量是350mL，若呼吸频率为12次/分，则肺泡通气量为4.2L/min。

当潮气量减半而呼吸频率加倍或呼吸频率减半而潮气量加倍时，每分通气量不变，但肺泡通气量则发生很大变化(表5–1)。因此，浅而快呼吸的肺泡通气量比深而慢呼吸明显减少，从气体交换的效果看，适当深而慢的呼吸更有利于气体交换。

表5–1 不同呼吸频率和潮气量时的每分通气量和肺泡通气量

呼吸频率(次/分)	潮气量(L)	每分通气量(L/min)	肺泡通气量(L/min)
16	0.5	8.0	5.6
8	1.0	8.0	6.8
32	0.25	8.0	3.2

此外，进入肺泡的气体也可因血液在肺内分布不均而未能都与血液进行气体交换，未能进行气体交换的这一部分肺泡容量称为**肺泡无效腔**(alveolar dead space)。人直立时，肺叶顶部有一些肺泡常得不到足够血液供应，不能充分进行气体交换，肺泡无效腔增大。解剖无效腔加上肺泡无效腔合称为**生理无效腔**(physiological dead space)。健康成人平卧时，生理无效腔与解剖无效腔相等或接近，肺泡无效腔接近或等于零。当肺动脉部分栓塞时，肺泡无效腔增大，则生理无效腔大于解剖无效腔，将会影响气体交换。

第二节 呼吸气体的交换

呼吸气体交换是指肺泡和血液之间、血液和组织细胞之间 O_2 和 CO_2 的交换过程，前者是肺换气，后者是组织换气。这种交换是单纯扩散过程。所谓扩散是指气体分子从高分压向低分压处的净转移，气体分压差是气体扩散的动力。

一、气体交换的原理

(一)气体扩散的动力

按照物理学的规律，两个含有不同浓度气体的容器如果相互连通，那么，浓度较高一侧的气体就向浓度较低的一侧扩散，扩散的动力是气体的分压差。肺泡和血液之间的呼吸膜厚度仅 $0.2\sim0.6\mu m$，能让脂溶性的 O_2、CO_2 和 N_2 等气体分子自由扩散，扩散的方向只取决于各气体本身的分压差，而不受其他气体或其分压的影响。

(二)气体扩散速率及影响因素

单位时间内气体扩散的容积称气体扩散速率(D)，它受下列因素的影响：

1. 气体分压差 分压(P)是指混合气体中，某一种气体所具有的压力。混合气体的总压力等于各气体分压之和。气体分压也等于总压力乘以该气体占总容积的百分比。空气是混合气体，在标准状态下大气压力约为760mmHg，空气中氮(N_2)约占79%，氧(O_2)约占20.96%，二氧化碳(CO_2)约占0.04%，其中氮分压(PN_2)为600mmHg，氧分压(PO_2)为159mmHg，二氧化碳分压(PCO_2)为0.3mmHg。两个区域之间的某一种气体的分压差(ΔP)是该气体扩散的动力，分压差大，则扩散快，扩散速率大；分压差小，则扩散慢，扩散速率小。

2. 气体的分子质量和气体溶解度 分子质量小的气体扩散较快，在相同条件下，气体扩散速率和气体分子质量(MW)的平方根成反比。在液体中或气体与液体的交界面上，气体的扩散速率还与它在液体中的溶解度成正比，溶解度高的气体则扩散快。溶解度(S)是指单位分压下溶解于单位容积溶液中的气体量，一般以1个大气压、38℃时100mL液体中溶解气体的毫升数来表示。溶解度与分子质量的平方根之比($S/\sqrt{MW}$)为扩散系数，它取决于气体分子本身的特性。CO_2 在血浆中的溶解度(51.5mL)比 O_2(2.14mL)大24倍，但 CO_2 的分子质量(44)略大于 O_2(32)的分子质量，两者分子质量平方根之比为1.14∶1，所以 CO_2 的扩散系数约为 O_2 的21倍(24/1.14)。

3. 扩散面积和扩散距离 气体扩散速率与扩散面积(A)成正比，与扩散距离(d)成反比。

4. 温度 气体扩散速率与温度(T)成正比。人体的体温相对恒定，温度因素可忽略不计。

综上所述，气体扩散速率与诸因素的关系是：

$$扩散速率(D)\propto\frac{分压差(\Delta P)\times扩散面积(A)\times温度(T)\times气体溶解度(S)}{扩散距离(d)\times\sqrt{分子质量(MW)}}$$

二、气体交换的过程

(一)呼吸气体和人体不同部位气体的分压

人体吸入的空气，主要成分是 O_2 和 N_2，其中 O_2 占20.96%，N_2 占79.00%，CO_2 含量只占约0.04%。N_2 既不是动物组织需要的气体，也对机体无害，可视为无关气体。

由肺内呼出的气体，其容积百分比已有显著改变，O_2 减少到16.4%，CO_2 却增加至4.1%。肺泡气与呼出气的成分又不同，因为呼出气除来自肺泡气外，还混有上次吸入的存留于解剖无效腔中的新鲜空气，故含 O_2 量较肺泡气高，而 CO_2 量则低于肺泡气。干燥肺泡气总压力为 713mmHg，按各气体所占容积计算，则 PO_2 为 104mmHg，PCO_2 为 40mmHg。

流经肺毛细血管的静脉血，可以不断从肺泡气中获得 O_2 并释放出 CO_2 成为动脉血；而动脉血在流经组织毛细血管时，O_2 可被组织细胞摄取利用，而组织代谢产生的 CO_2 则扩散进入血中，使动脉血又成为静脉血，所以动、静脉血中所含的气体量和分压各不相同。动脉血中 PO_2 约为 100mmHg，PCO_2 约为 40mmHg；混合静脉血中 PO_2 约为 40mmHg，PCO_2 约为 46mmHg。

组织代谢消耗 O_2 的同时产生 CO_2。所以，组织中的 PO_2 仅为 30mmHg，PCO_2 则可达 50mmHg，详见表 5–2。

表 5–2　海平面空气、肺泡气、血液和组织内 O_2 和 CO_2 的分压　　[mmHg(kPa)]

	空气	肺泡气	混合静脉血	动脉血	组织
PO_2	159(21.15)	104(13.83)	40(5.32)	100(13.3)	30(4.0)
PCO_2	0.3(0.04)	40(5.32)	46(6.12)	40(5.32)	50(6.65)

(二)肺换气

1. 肺换气过程　混合静脉血流经肺毛细血管时，其 PO_2 为 40mmHg，比肺泡气 PO_2 低，肺泡气中的 O_2 便顺分压差由肺泡向血液扩散；混合静脉血的 PCO_2 约为 46mmHg，肺泡气的 PCO_2 为 40mmHg，所以，CO_2 则以相反方向由血液扩散进入肺泡。O_2 和 CO_2 的扩散都极为迅速，仅需约 0.3s 即可达到平衡。通常情况下，血液流经肺毛细血管的时间约 0.7s，所以当血液流经肺毛细血管全长约 1/3 时，静脉血就已变成了动脉血（图 5–8）。安静时流入两肺的静脉血每 100mL 含 O_2 量为 15mL，经过肺换气后，流出的动脉血每 100mL 含 O_2 量升高到至 20mL，而 CO_2 含量由静脉血的每 100mL 的 52mL 下降至 48mL。经计算，心输出量为 5000mL/min 时，流经两肺的血液每分钟可运走 250mL 的 O_2，同时向肺泡释放 200mL 的 CO_2。

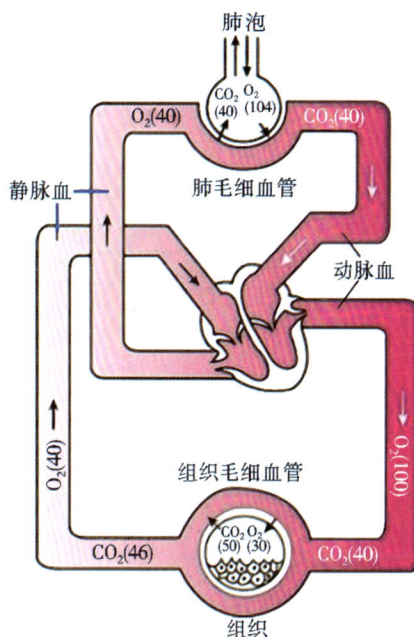

图 5–8　肺换气和组织换气示意图
数字为气体分压(mmHg)

2. 影响肺泡气体交换的因素　影响肺泡气体交换的因素除气体分压差外，还有气体溶解度、扩散面积、扩散距离、气体分子质量、温度及通气/血流比值等。其中气体溶解度、温度和分子质量的影响，前文已述及，在肺泡处影响气体交换的因素则与扩散面积和扩散距离关系最为密切。

(1)呼吸膜的面积　在肺部，扩散面积是指与毛细血管血液进行气体交换的呼吸膜面积。单位时间内气体扩散量与扩散面积成正比，扩散面积大则单位时间内扩散的气体量多。正常成人约有 3 亿多个肺泡，总面积达 $60\sim100m^2$。安静状态下，呼吸膜的扩散面积约为 $40m^2$，而在运动或劳动时，则因肺毛细血管舒张和开放数量增多，扩散的面积可增大到 $70m^2$ 以上。扩散面积可因肺本身的病变而减少（如肺不张、肺实变和肺气肿等），也可因毛细血管关闭和阻塞而减少。

(2)呼吸膜的厚度　在肺部，扩散距离即是呼吸膜的厚度。肺泡气透过呼吸膜与血液进行气体交换。气体扩散速率与扩散距离即呼吸膜的厚度成反比，呼吸膜愈厚，扩散速率就愈低，单位时间内的扩散气体量就愈少。正常呼吸膜的厚度小于 $1.0\mu m$，故气体扩散速度很快。在病理情况下，任何因素使呼吸膜增厚即气体扩散距离增加都会降低气体扩散速率，使气体扩散量减少，如发生肺纤维化和肺水肿等疾病时。

（3）通气/血流比值　**通气/血流比值**（ventilation/perfusion ratio，$\dot{V}_A/\dot{Q}$）是指每分肺泡通气量（$\dot{V}_A$）与每分钟肺血流量（$\dot{Q}$）的比值。因为肺泡气体交换是在肺泡和肺毛细血管之间通过呼吸膜来完成的，因此，其交换效率不仅受呼吸膜的影响，而且也受肺泡通气量、肺血流量及两者比值的影响。正常人安静时肺泡通气量约为 4.2L/min，肺血流量（心输出量约等于肺血流量）约为 5L/min，则通气/血流比值（$\dot{V}_A/\dot{Q}$）为 0.84，此时的匹配最为合适，即流经肺部的混合静脉血能充分地进行气体交换，全部变成动脉血。如果通气/血流比值增大，说明通气过度或血流减少，表示有部分肺泡气不能与血液充分进行气体交换，使肺泡无效腔增大，如肺动脉栓塞，通气/血流比值减小，如通气不足或血流相对过多时，则表示有部分静脉血未能充分进行气体交换而混入动脉血中，如同发生动静脉短路一样，如支气管痉挛。以上两种情况都使气体交换的效率或质量下降，因此 $\dot{V}_A/\dot{Q}$ 比值可作为衡量肺换气功能的指标。

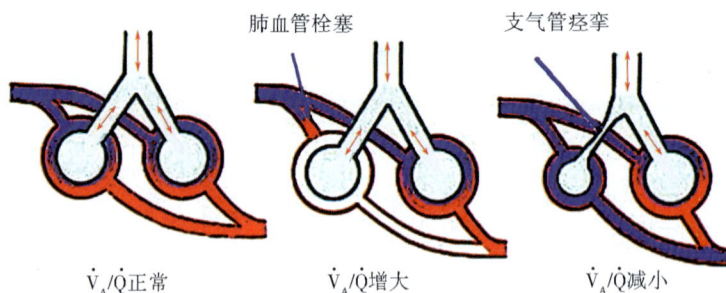

图5-9　通气/血流比值变化示意图

$\dot{V}_A/\dot{Q}$：通气/血流比值

正常成年人在直立时，由于重力作用，肺各个局部的通气量和血流量分布不均匀。肺尖部的通气量和血流量都较肺底部少，但血流量的减少较通气量的减少更为显著，因此在肺尖部通气/血流比值可增大到 3.3，而肺底部则因相对的通气不足，该比值降低为 0.63。这些区域性差异用整体通气/血流比值不能反映出来，因此在临床上，了解肺不同部位的通气/血流比值较总通气/血流比值更有意义。

（三）组织换气

在组织内由于 O_2 被细胞利用，PO_2 降到 30mmHg 以下，组织代谢产生的 CO_2 可使 PCO_2 升至 50mmHg 以上。当动脉血流经组织毛细血管时，O_2 便顺分压差由血液向组织扩散，CO_2 则顺分压差由组织细胞向血液扩散，动脉血因失去 O_2 和得到 CO_2 而变成了静脉血（图5-9）。CO_2 分压差虽不如 O_2 的分压差大，但它的扩散速度比 O_2 快，故仍能迅速完成气体交换。但是，组织的血流量明显减少时或血流速度过慢时，运送到组织的 O_2 量和带走的 CO_2 量都减少，从而导致组织缺氧和局部 CO_2 含量升高，甚至出现发绀。

第三节 气体在血液中的运输

由右心室收缩推动进入两肺的静脉血，通过肺泡气体交换，CO_2 扩散至肺泡的同时 O_2 扩散到肺毛细血管中并转变为动脉血，在左心的推动下经体循环运送至全身各组织；O_2 扩散至全身组织细胞内的同时，氧化代谢所产生的 CO_2 经过组织气体交换，进入人体毛细血管血液中动脉血再转变为静脉血，经静脉回流至肺。由此可见，在气体交换过程中，O_2 和 CO_2 在血液中的运输是重要的一环。血液循环通过其气体运输功能将肺泡气体交换和组织气体交换紧密联系起来。

一、氧和二氧化碳在血液中的存在形式

O_2 和 CO_2 在血液中都有两种存在形式，即物理溶解和化学结合。其溶解和结合的量见表5-3。

表5-3 血液中 O_2 和 CO_2 的含量（mL/L 血液）

	动脉血			静脉血		
	物理溶解	化学结合	合计	物理溶解	化学结合	合计
O_2	3.0	200.0	203.0	1.2	152.0	153.2
CO_2	26.2	464.0	490.2	30.0	500.0	530.0

表中可见，血液中 O_2 和 CO_2 主要是以化学结合形式存在，物理溶解的量较小，但从气体交换的角度来看，物理溶解却起着十分重要的桥梁作用。因为气体交换时，气体进入血液，首先要溶解于血浆提高自身的张力，而后才进一步发生化学结合；相反，血液中的气体释放时，也首先从物理溶解的部分开始，使其在血浆中的张力下降，气体再由结合状态分离出来加以补充，以便继续释放。并且只有物理溶解形式才是化学感受器的有效刺激形式，在生理范围内，调节机体的呼吸运动，使血液中的气体在溶解状态和结合状态之间，保持动态平衡。

二、氧的运输

血液运输的 O_2 主要与血红蛋白（Hb）以化学结合形式存在于红细胞内，占运输总量的 98.5%，而物理溶解的量极少，只占运输总量的 1.5%。通常将每升血液中血红蛋白能够结合 O_2 的最大量，称为**氧容量**（oxygen capacity）；而将每升血液中血红蛋白实际结合 O_2 的量，称为**氧含量**（oxygen content）；氧含量占氧容量的百分比称为**氧饱和度**（oxygen saturation）。在 PO_2 达到或超过 100mmHg 时，每克（g）血红蛋白至少可结合 1.34mL 的 O_2，人正常每升血液中血红蛋白含量约为 150g，故氧容量为 201mL 左右。正常情况下，动脉血的 PO_2 为 100mmHg，则每升动脉血中的氧含量也为 201mL 左右，故动脉血的氧饱和度为 100%；静脉血的 PO_2 为 40mmHg，氧含量减少到 150mL 左右，其氧饱和度下降至 75%，即氧含量与动脉血相比下降了 1/4。

（一）血红蛋白与 O_2 的可逆结合

血液中的 O_2 主要是以氧合血红蛋白（HbO_2）的形式存在。O_2 与血红蛋白的结合和解离可以用下式表示：

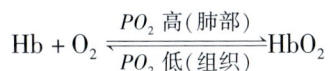

$$Hb + O_2 \underset{PO_2 \text{低（组织）}}{\overset{PO_2 \text{高（肺部）}}{\rightleftharpoons}} HbO_2$$

这一反应迅速，不需酶的催化，为可逆反应。当红细胞随血流经氧分压较高的肺部时，其中的 Hb 与 O_2 迅速结合成氧合血红蛋白（HbO_2）；在流经氧分压较低的组织毛细血管处，氧合血红蛋白又迅速解离释放出 O_2，成为去氧血红蛋白。氧合血红蛋白呈鲜红色，去氧血红蛋白呈紫蓝色。当皮肤浅表毛细血管血液中去氧血红蛋白含量达 50g/L 时，皮肤或黏膜会出现青紫色，称为**发绀**（cyanosis），通常是缺氧的表现，但也有例外，如一氧化碳（CO）也能与 Hb 结合成 HbCO，使 Hb 丧失运输 O_2 的能力，而且 CO 的结合力比 O_2 大 210 倍，但由于 HbCO 呈樱桃红色，患者虽严重缺氧却不出现发绀。

（二）氧解离曲线及其影响因素

1. 氧解离曲线　Hb 氧饱和度和 PO_2 之间有密切关系，当 PO_2 升高时，Hb 氧饱和度也随之增加；相反，当 PO_2 降低时，Hb 氧饱和度也随之降低。反映 Hb 氧饱和度与 PO_2 两者之间关系的函数曲线，称为**氧解离曲线**（oxygen dissociation curve）。图 5-10 的横坐标代表氧分压（PO_2），纵坐标代表 Hb 氧饱和度，100% 表示 Hb 最高的氧饱和度，百分比愈低，表示 O_2 饱和度愈小，亦即 O_2 的解离愈多。从氧解离曲线可以看出，氧分压和 Hb 氧饱和度之间并非呈直线关系，而是呈"S"形曲线。

氧解离曲线呈"S"形与 Hb 的变构效应有关。Hb 由 1 个珠蛋白（含 4 条多肽链）与 4 个血红素构成，每个血红素的中心都含有一个 Fe^{2+}，每个 Fe^{2+} 能结合一个 O_2，故每个 Hb 分子最多可结合 4 个 O_2。但是 Fe^{2+} 与 O_2 结合后仍是二价铁，所以该反应是氧合反应，不是氧化反应。珠蛋白的 4 条多肽链，每结合一个 O_2 都会使 Hb 的构型发生改变，进而影响与 O_2 的亲和力。研究认为 Hb 有两种构型：去氧 Hb 为紧密型（T 型），HbO_2 为疏松型（R 型）。当 O_2 与 Hb 的 Fe^{2+} 结合后，Hb 分子逐步由 T 型变为 R 型，对 O_2 的亲和力逐步增加。R 型对 O_2 的亲和力为 T 型的数百倍。也就是说，Hb 的 4 个亚单位无论是在结合 O_2 还是释放 O_2 时，彼此间有协同效应，即 1 个亚单位与 O_2 结合后，由于变构效应，其他亚单位更易与 O_2 结合；反之，当 HbO_2 的 1 个亚单位释放出 O_2 后，其他亚单位更易释放 O_2。所以，这种变构效应对结合或释放 O_2 都具有重要意义。在氧分压高的肺部由于变构效应，Hb 迅速与 O_2 结合达到氧饱和；而在氧分压低的组织部位，变构效应却又能促使 O_2 的释放。

氧解离曲线各段的特点及意义：

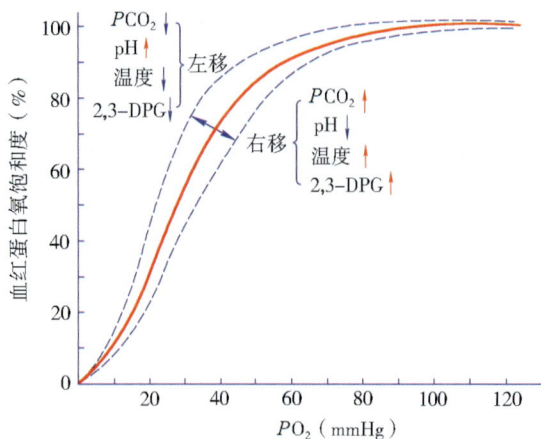

图 5-10　氧解离曲线及其主要影响因素

（1）曲线上段　其特点是 PO_2 在 60～100mmHg 时，曲线较为平坦，PO_2 虽有较大变化，但血氧饱和度的变化不大。曲线上段显示出人对空气中 O_2 含量降低或呼吸性缺氧有很大的耐受能力。在高原、高空或某些呼吸系统疾病时，吸入气或肺泡气的 PO_2 将会降低，但只要不低于 60mmHg，Hb 氧饱和度仍能保持在 90% 左右，血液仍能保证有较高的氧含量。另外，氧解离曲线上段平坦，还意味着当 PO_2 超过 100mmHg 以上时，Hb 氧饱和度的增加也极为有限。

（2）曲线中段　其特点是 PO_2 在 40～60mmHg 时，曲线坡度较陡，在这一范围内

PO_2 下降时，O_2 与 Hb 的解离加速。安静时，动脉血的氧含量约 200mL/L，混合静脉血的 PO_2 为 40mmHg，血氧饱和度为 75%，血氧含量约 150mL/L，即每升动脉血流经组织时，释放出约 50mL 的 O_2 以保证组织代谢的需要。该段曲线可反映安静状态下机体的供氧情况。

（3）曲线下段 其特点是 PO_2 在 15～40mmHg 时，曲线坡度最陡，说明在这一范围内只要血中的 PO_2 稍有下降，血氧饱和度就会大幅度下降，释放出大量的 O_2 以供组织利用。组织活动加强时，PO_2 可降至 15mmHg，HbO_2 迅速解离出大量的 O_2，血氧饱和度下降到 22% 左右，血氧含量降到 44mL/L，即每升动脉血此时能供给组织 150mL 以上的 O_2，为安静时的 3 倍，显然具有重要的生理意义。

2. 影响氧解离曲线的因素 血红蛋白与 O_2 的结合和解离，还受下列因素的影响：

（1）pH 和 PCO_2 的影响 血液 pH 降低与 PCO_2 升高，使 Hb 对 O_2 的亲和力降低，氧解离曲线右移；反之，血液 pH 升高与 PCO_2 降低，使 Hb 对 O_2 的亲和力增加，氧解离曲线左移。氧解离曲线右移有利于 HbO_2 解离 O_2，左移则 Hb 氧饱和度升高。pH 和 PCO_2 对 Hb 氧亲和力的这种影响称为**波尔效应**（Bohr effect）。当血液 pH 降低即 H^+ 增多时，H^+ 与 Hb 多肽链的某些氨基酸残基结合，促使 Hb 分子构型由 R 型变为 T 型，从而降低 Hb 对 O_2 的亲和力；相反，当血液 pH 升高时，促使 Hb 分子构型由 T 型变为 R 型，Hb 对 O_2 的亲和力增加。PCO_2 的影响，一方面是 PCO_2 改变时，pH 会发生相应的改变；另一方面 CO_2 与 Hb 结合可直接影响 Hb 与 O_2 的亲和力。例如在 PCO_2 为 40mmHg 的氧解离曲线上，PO_2 为 50mmHg 时，氧饱和度为 85% 左右。但是，在 PCO_2 为 90mmHg 的氧解离曲线上，同样的 PO_2 其相应的氧饱和度不足 70%。这表明即使血液中 PO_2 不变，单纯 PCO_2 升高，就能使 HbO_2 释放出更多的 O_2。波尔效应亦有利于 O_2 的运输，因肺泡中 PO_2 高，PCO_2 低，Hb 与 O_2 结合会很快达到饱和；动脉血液流入组织毛细血管时，组织细胞的 PO_2 低，而 PCO_2 高，则 Hb 与 O_2 的亲和力下降，将更多的 O_2 解离下来供组织细胞利用。

（2）温度的影响 温度变化对氧解离曲线亦有影响。温度升高，氧解离曲线右移，促进 O_2 的释放；温度降低，曲线左移，Hb 对 O_2 的亲和力增加而不利于 O_2 的释放。温度对氧解离曲线的影响，可能与温度影响了 H^+ 活度有关。温度升高，H^+ 活度增加，降低了 Hb 与 O_2 的亲和力。组织代谢活跃时，局部组织温度升高，CO_2 和酸性代谢产物增加，都有利于 HbO_2 解离出 O_2，使组织获得更多的 O_2 以适应代谢的需要。温度降低，H^+ 活度降低，Hb 对 O_2 的亲和力增加而不易释放 O_2。

（3）2,3 - 二磷酸甘油酸的影响 2,3 - 二磷酸甘油酸（2,3 - DPG）是红细胞无氧糖酵解的中间产物，2,3 - DPG 浓度升高，Hb 与 O_2 的亲和力降低，使氧解离曲线右移。反之，2,3 - DPG 浓度降低，使氧解离曲线左移。在贫血和缺氧等情况下，可刺激红细胞产生更多的 2,3 - DPG，在相同 PO_2 下，HbO_2 可解离出更多的 O_2 供组织利用。人到达高海拔地区两三天后其红细胞 2,3 - DPG 含量即开始增加，这是对缺氧的一种适应反应。

三、二氧化碳的运输

（一）二氧化碳的运输形式

从组织进入血液的 CO_2 也是以物理溶解和化学结合两种形式在血液中运输的。物理溶解的量约占总量的 5%，化学结合的量则占 95%。化学结合的形式有两种：一种是碳酸氢盐的形式（占总量的 88%）；另一种是氨基甲酰血红蛋白形式（占总量的 7%）。

1. 碳酸氢盐　血液流经组织时，CO_2扩散进入血液，先物理溶解于血浆，使血浆中的PCO_2升高。进入血浆中的CO_2可以直接与水结合生成碳酸，但此反应进行非常缓慢，血流经过毛细血管时间短，这一反应几乎是来不及完成的。故当血液中PCO_2升高时，大量的CO_2即迅速扩散进入红细胞，除去少量直接溶解于胞质外，在红细胞内碳酸酐酶的催化下，CO_2与水生成碳酸（碳酸酐酶使此反应加快约5000倍，其催化作用具有双向性），生成的碳酸又迅速解离成H^+和HCO_3^-：

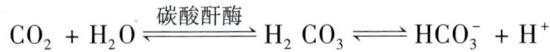

$$CO_2 + H_2O \xrightleftharpoons{\text{碳酸酐酶}} H_2CO_3 \rightleftharpoons HCO_3^- + H^+$$

与此同时，O_2从血液扩散进入组织，释放出O_2的Hb与碳酸解离出来的H^+结合，成为去氧血红蛋白（HHb）。CO_2不断进入红细胞，上述反应也不断进行，于是HCO_3^-在红细胞内也不断增多，小部分HCO_3^-与K^+结合生成$KHCO_3$，大部分HCO_3^-则顺浓度梯度通过红细胞膜上$HCO_3^- - Cl^-$交换体的"帮助"进入血浆。为了保证膜两侧的电荷平衡，血浆中的Cl^-则靠$HCO_3^- - Cl^-$交换体向红细胞内转移，此现象称为**氯转移**（chloride shift）。红细胞膜上这种特异性的$HCO_3^- - Cl^-$交换体，可以使这两种带负电荷的离子实现跨膜交换，从而有利于红细胞内的系列反应持续进行。交换进入血浆的HCO_3^-，则与Na^+结合生成$NaHCO_3$。

综上所述，由组织进入血液的大部分CO_2，最后要以$KHCO_3$的形式存在于红细胞内和以$NaHCO_3$的形式存在于血浆，即以碳酸氢盐的形式由血液运输至肺部。其过程可概括如图5-11。

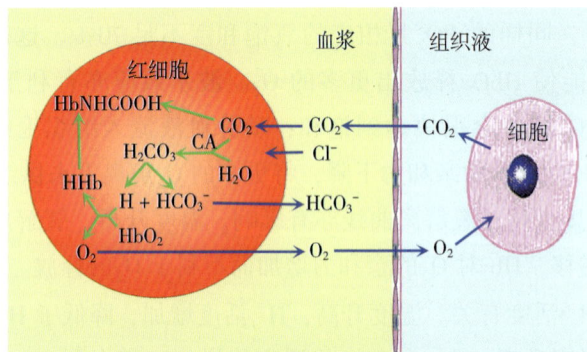

图5-11　CO_2在血液中的运输示意图

当静脉血流经肺泡时，静脉血的PCO_2高于肺泡气，于是血浆中CO_2向肺泡内扩散，上述反应向相反方向进行，即血浆中的$NaHCO_3$解离成Na^+与HCO_3^-，HCO_3^-仍然由红细胞膜上的$HCO_3^- - Cl^-$交换体的"帮助"交换进入红细胞，与胞质中的H^+结合生成碳酸。此时，红细胞内的碳酸酐酶的作用则是促进H_2CO_3分解为CO_2和H_2O，CO_2扩散进入血浆。

2. 氨基甲酰血红蛋白　扩散进入红细胞的CO_2能直接与血红蛋白的氨基结合，形成**氨基甲酰血红蛋白**（carbaminohemoglobin），并能迅速解离出H^+：

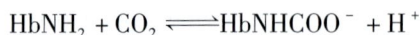

$$HbNH_2 + CO_2 \rightleftharpoons HbNHCOO^- + H^+$$

这一反应无需酶的催化，也是可逆反应，调节它的主要因素是氧合作用。HbO_2与CO_2结合成氨基甲酰化合物的能力比去氧Hb小，因此，在组织部位，去氧Hb含量多，结合的CO_2量也多。在肺部，由于Hb与O_2结合成HbO_2，就迫使CO_2解离扩散入肺泡。因此，这种形式运输CO_2的效率很高，虽然以氨基甲酰血红蛋白形式运输的CO_2仅占总运输量的7%左右，但在肺部排出的CO_2总量中，却有17.5%左右由氨基甲酰血红蛋白所释放。

（二）二氧化碳解离曲线

血液中 CO_2 的运输量直接取决于 PCO_2，PCO_2 升高，运输 CO_2 的量也相应增多，两者基本呈直线关系。反映二氧化碳分压与血液中 CO_2 含量之间关系的曲线，称为 CO_2 解离曲线（carbon dioxide dissociation curve）。图 5 - 12 的 A 点是静脉血 PO_2 为 40mmHg、PCO_2 为 45mmHg 时的 CO_2 含量，约为 52mL/100mL 血液；B 点是动脉血 PO_2 为 100mmHg、PCO_2 为 40mmHg 时的 CO_2 含量，约为 48mL/100mL 血液。可见，静脉血流经肺部转变为动脉血时，每 100mL 血液释放出了 4mL 的 CO_2。

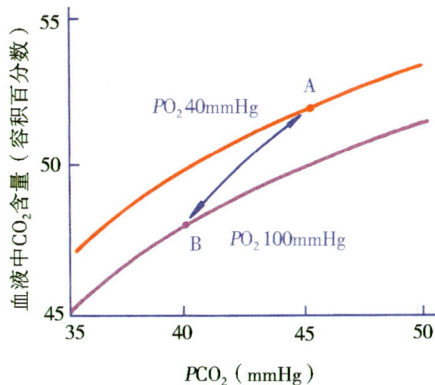

图 5 - 12 CO_2 解离曲线
A：静脉血；B：动脉血

（三）氧与血红蛋白的结合对二氧化碳运输的影响

O_2 与血红蛋白结合，可促使 CO_2 的释放，这一现象称为**霍尔丹效应**（Haldane effect）。在相同的 PCO_2 下，静脉血携带的 CO_2 量比动脉血要多。因为去氧 Hb 容易与 CO_2 结合，携带 CO_2 的能力比 HbO_2 强，更重要的还是由于去氧 Hb 与 H^+ 的结合能力较强，它与 H^+ 结合成 HHb，而使 H_2CO_3 和 HbNHCOOH 解离过程中产生的 H^+ 得以及时移去，有利于反应向右进行，提高 CO_2 的血液运输量。因此，在组织部位，由于 HbO_2 释出 O_2 而成为去氧 Hb，霍尔丹效应促进 Hb 结合 CO_2；而在肺部，因去氧 Hb 与 O_2 结合成 HbO_2，则促进 CO_2 的释放。

第四节　呼吸运动的调节

呼吸运动的意义在于保持肺与外界的气体交换，从而提供机体代谢所需要的 O_2，同时排出体内产生的 CO_2。呼吸运动是靠呼吸肌的舒缩来完成的，呼吸肌虽然受大脑皮层的控制，在一定限度内可以随意舒缩，但呼吸运动主要是一种不受意识支配而具有自动节律性的生理活动。应用分段横截脑干的实验，可以证明调节呼吸运动的基本中枢在延髓。正常呼吸运动是在各级中枢相互配合共同调节下进行的，当受到各种因素影响时，可反射性地引起呼吸频率和深度的变化，从而改变肺的通气量以适应机体代谢的需要。

一、呼吸中枢与呼吸节律的形成

呼吸中枢（respiratory center）是指在中枢神经系统内产生呼吸节律和调控呼吸运动的神经细胞群。呼吸中枢分布在大脑皮层、间脑、脑桥、延髓和脊髓等部位，其中延髓呼吸中枢最为重要，是呼吸节律起源的关键部位。

（一）呼吸中枢

1. 脊髓　脊髓中支配呼吸肌的运动神经元位于 $C_{3\sim5}$ 节段（支配膈肌）和胸段（支配肋间肌和腹肌）脊髓前角。早期研究发现在延髓和脊髓之间离断脊髓，呼吸即行停止，所以认为节律性呼吸运动不在脊髓产生。脊髓只是联系上位脑和呼吸肌的中继站和整合某些呼吸反射的初级中枢。

2. 脑干

（1）延髓　用横断猫脑干的方法，观察到在不同平面横切脑干可使呼吸运动发生不同的变化。在中脑和脑桥之间横断脑干（图5-13a），呼吸节律无明显变化；在脑桥上、中部之间横断（图5-13b），呼吸变深变慢，如同时切断双侧颈迷走神经，吸气相大大延长，提示脑桥上部存在调整呼吸运动（促进吸气转化为呼气）的中枢；在脑桥和延髓之间横断（图5-13c），则不论迷走神经是否完整，长吸式呼吸消失而出现喘式呼吸，表明在脑桥下部可能存在能兴奋吸气活动的长吸中枢；如在延髓和脊髓之间横断（图5-13d），则呼吸运动停止，证明基本呼吸节律产生于延髓。

用微电极记录神经元的电活动表明，在低位脑干内有的神经元呈节律性放电，并和呼吸周期有关，称为呼吸相关神经元或呼吸神经元。在吸气时相放电的称为吸气神经元，在呼气时相放电的称为呼气神经元，在吸气相放电并延续至呼气相的称为吸气-呼气神经元，反之，称为呼气-吸气神经元。吸气-呼气神经元和呼气-吸气神经元均为跨相神经元。还可根据神经元放电的开始时间，放电频率的变化及对各种刺激的反应做进一步划分。在延髓，呼吸神经元主要集中在背侧和腹侧两组神经核团内，分别称为背侧呼吸组和腹侧呼吸组（图5-13）。

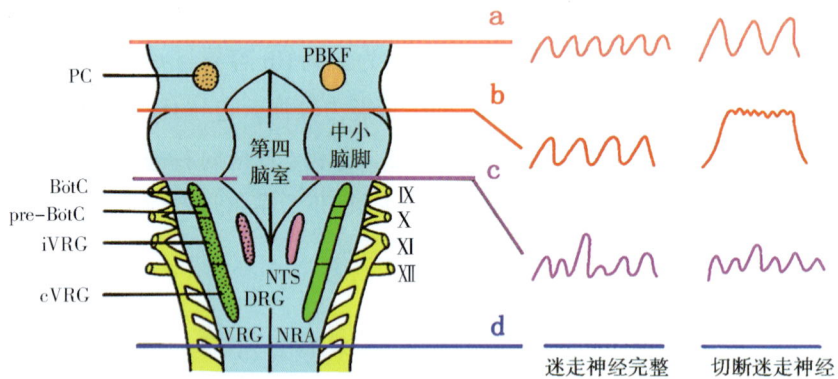

图5-13　脑干与呼吸有关的核团（左）和在不同平面横切脑干后呼吸的变化（右）示意图

Böt C：包钦格复合体；pre-Böt C：前包钦格复合体；cVRG：尾段VRG；
iVRG：中段VRG；DRG：背侧呼吸组；VRG：腹侧呼吸组；NRA：后疑核；
NTS：孤束核；PBKF：臂旁内侧核和Kölliker-Fuse核；
PC：呼吸调整中枢；a、b、c、d为不同平面横切

①背侧呼吸组：其呼吸神经元主要集中在孤束核的腹外侧部，主要含吸气神经元，其轴突交叉到对侧下行至脊髓颈段和胸段，与支配膈肌和肋间外肌的运动神经元形成突触联系，兴奋时产生吸气。DRG有的吸气神经元轴突投射到腹侧呼吸组或脑桥、边缘系统等部位，DRG还接受来自肺支气管、窦神经、对侧腹侧呼吸组头端、脑桥、大脑皮层等处的传入。

②腹侧呼吸组：其呼吸神经元主要集中于后疑核、疑核和面神经后核附近的包钦格复合体。后疑核内主要含呼气神经元，其轴突交叉下行至脊髓胸段，与支配肋间内肌和腹肌的运动神经元形成突触联系，兴奋时产生主动呼气。疑核内主要含吸气神经元，其轴突交叉下行至脊髓颈段和胸段，也与支配膈肌和肋间外肌的运动神经元形成突触联系，兴奋时产生吸气。疑核内的吸气和呼气神经元的轴突还随同侧舌咽神经和迷走神经传出，支配咽喉部呼吸辅助肌。包钦格复合体内主要含呼气神经元，其轴突投射到脊髓和延髓内侧部，抑制吸气神经元的活动。此区也含有调节咽喉部呼吸辅助肌的呼吸运动神经元。

近来有实验证明在疑核和外侧网状核之间的前包钦格复合体有起搏样放电活动，认为它可能

起呼吸节律发生器的作用，是呼吸节律起源的关键部位。

（2）脑桥 在脑桥前部，呼吸神经元相对集中于臂旁内侧核（NPBM）和相邻的 Kölliker‑Fuse（KF）核，合称 PBKF 核群，内中含有一种跨时相神经元，其表现在吸气相与呼气相转换期间发放冲动增多。PBKF 核群和延髓的呼吸神经核团之间有双向联系，形成调控呼吸的神经元回路。将猫麻醉后，切断双侧迷走神经，损坏 PBKF 核群，可出现长吸式呼吸，这说明脑桥上部有抑制吸气的中枢结构，称为脑桥**呼吸调整中枢**（pneumotaxic center）。该中枢主要位于 PBKF 核群，其作用为限制吸气，促使吸气向呼气转换，防止吸气过长过深。

3. 高位脑 呼吸运动还受脑桥以上中枢，如下丘脑、边缘系统、大脑皮层的影响。呼吸运动在一定范围内可以随意进行，并能按自身主观意志，在一定限度内停止呼吸或用力加快呼吸。在饮水、进食、说话、唱歌等与呼吸相关的活动中，尽管人们并没有意识到同时存在呼吸运动的变化，但这些活动和呼吸运动的协调变化都是在大脑皮层严密控制和协调下完成的。大脑皮层运动区通过皮层脊髓束和皮层脑干束控制呼吸运动神经元的活动，是控制随意呼吸运动的高级调节系统，而低位脑干的呼吸中枢则是不随意的自主呼吸节律调节系统。

（二）呼吸节律的形成

基本呼吸节律起源于延髓。关于呼吸节律的形成，目前有两种假说，即起步细胞学说和神经元网络学说。起步细胞学说认为，延髓内有与窦房结起搏细胞相类似的具有起步样活动的呼吸神经元，产生呼吸节律。并有实验证明前包钦格复合体有起搏样放电活动，认为它可能起呼吸节律发生器的作用，是呼吸节律起源的关键部位。神经元网络学说认为，延髓内呼吸神经元通过相互兴奋和抑制而形成复杂的神经元网络，在此基础上产生呼吸节律。平静呼吸时，由于吸气是主动的，故 20 世纪 70 年代有人提出吸气活动发生器和吸气切断机制模型，认为延髓有一些起着吸气发生器作用的神经元，引起吸气神经元呈渐增性放电，产生吸气；另有一些起着吸气切断机制作用的神经元，当其活动增强达到一定阈值时，使吸气活动终止（切断吸气）而转为呼气。呼气末，吸气切断机制的活动减弱，吸气活动便再次发生。激活吸气切断机制神经元的兴奋来自吸气神经元、脑桥臂旁内侧核和肺牵张感受器的传入信号。切断迷走神经和（或）损毁臂旁内侧核，吸气切断机制达到阈值所需时间延长，吸气因而延长，呈现长吸式呼吸。这两种学说中，何种为主导作用尚无定论，虽然前包钦格复合体的起步细胞固然重要，但神经元网络对于正常节律性呼吸活动的方式和频率的维持也是必不可少的。

二、呼吸运动的反射性调节

节律性呼吸运动还受到来自各种感受器传入信息的反射性调节，使呼吸运动的频率、深度和形式等发生相应的改变。这些反射可分为化学感受性反射、机械感受性反射和防御性反射三类。

（一）化学感受性呼吸反射

血液中化学成分的改变，特别是缺氧、二氧化碳和氢离子（H^+）浓度增加，可刺激化学感受器，引起呼吸中枢活动的改变，从而调节呼吸运动的频率和深度，增加通气量，以保证动脉血 PO_2、PCO_2 及 pH 值的相对恒定。

1. 外周和中枢化学感受器 化学感受器是指能感受血液中化学物质刺激的感受器，因其所在部位的不同，分为**外周化学感受器**（peripheral chemoreceptor）和**中枢化学感受器**（central chemoreceptor）。

（1）外周化学感受器 血液循环一章中已提及颈动脉体和主动脉体为外周化学感受器，能感受动脉血中 PCO_2、PO_2 和 H^+ 浓度变化的刺激。颈动脉体的传入冲动经窦神经、主动脉体的传入冲动经迷走神经传入延髓。在 PCO_2 升高、PO_2 下降和 H^+ 浓度增加时传入冲动增多，反之则减少。对于呼吸调节来说，颈动脉体作用远大于主动脉体。颈动脉体的血液供应极其丰富，如猫的颈动脉体重量仅 2mg，但在正常血压下平均血流量多达 0.04mL/min，远远高于其他组织。需要指出的是，外周化学感受器感受的是动脉血 PO_2 水平变化的刺激，而不是动脉血 O_2 的含量刺激，因为在贫血或 CO 中毒时，血 O_2 含量虽然下降，但由于 PO_2 正常，只要血流量充分，外周化学感受器的传入冲动就不会增加。

（2）中枢化学感受器 摘除动物外周化学感受器或切断其传入神经后，外周化学感受器的作用即被消除，但吸入 CO_2 仍能使呼吸加强。过去认为这是 CO_2 对延髓呼吸中枢直接刺激的结果，后来证明在延髓腹外侧浅表部位（表面下约 200μm，分头、中、尾三个区）存在一种化学感受器，与延髓呼吸中枢截然分开，称为中枢化学感受器（图 5-14）。中枢化学感受器的生理刺激是脑脊液和局部细胞外液中的 H^+，而不是 CO_2。血液中的 CO_2 能迅速扩散透过血-脑脊液屏障，与脑脊液中的 H_2O 反应生成 H_2CO_3，然后解离出 H^+，对中枢化学感受器起刺激作用。如果只提高脑脊液中的 CO_2 浓度，保持 pH 不变，则刺激作用不明显。任何提高脑脊液中 H^+ 浓度的因素都能加强呼吸，并与 H^+ 的增加呈平行关系。血液中的 H^+ 不易透过血-脑屏障，故血液中 H^+ 对中枢化学感受器的作用不及 CO_2。

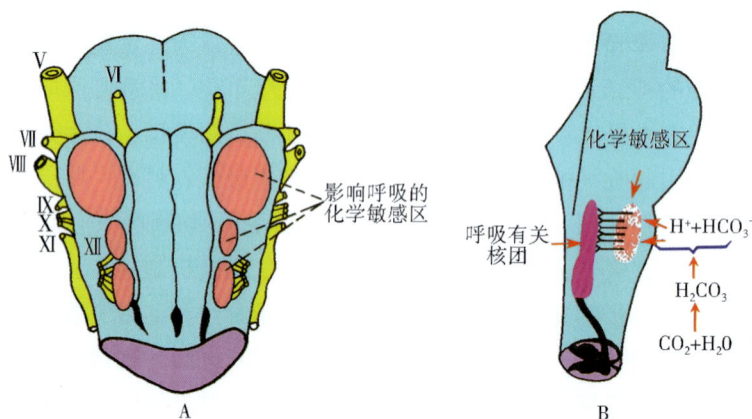

图 5-14 中枢化学感受器
A. 延髓腹外侧的三个化学敏感区；
B. 血液或脑脊液 PCO_2 升高时，刺激呼吸的中枢机制

中枢化学感受器与外周化学感受器不同，它不感受缺氧刺激，但中枢化学感受器对血液 CO_2 升高的敏感性比外周化学感受器高，反应潜伏期比较长，原因是脑脊液中的碳酸酐酶含量很少，扩散进入脑脊液的 CO_2 与 H_2O 反应生成碳酸的反应进行得较慢。

2. PCO_2、H^+ 和 PO_2 对呼吸的调节

（1）CO_2 对呼吸的调节 CO_2 是呼吸最重要的生理性刺激因素，一定水平的 PCO_2 对维持呼吸中枢的兴奋性甚为必要。如人在过度通气后，由于呼出较多 CO_2，使动脉血中 PCO_2 下降，减弱了对中枢和外周化学感受器的刺激，可使呼吸中枢的兴奋性下降，出现呼吸运动减弱或暂停，直到由机体代谢产生的 CO_2 使动脉血液 PCO_2 升高至正常水平，才会恢复正常呼吸。吸入气中 CO_2 浓度升高后，肺泡气和动脉血中 PCO_2 也随之升高，呼吸加深加快，肺通气量增加。CO_2 刺激呼吸的作用，还可以从人体的实验中得到证明：当吸入气 CO_2 浓度由正常时的 0.04% 增加至 1% 时，潮气量即有所增加；CO_2 浓度增加至 4% 时，呼吸频率也见增加；随着吸入气中 CO_2 浓度逐步升高，通气量也随之增加，甚至可达每分钟 80L 以上。但是，如果吸入气中 CO_2 浓度超过 7%，通气量已不能再相应增加，若动脉血中 PCO_2 陡然升高，会抑制中枢神经系统包括呼吸中枢的活动，引起呼吸困难、甚至昏迷；如果吸入气中 CO_2 达 15% 以上，就会很快丧失意识，出现肌肉强直和震颤，称为 CO_2 麻醉。

CO_2 刺激呼吸加强是通过两条途径实现的：一是刺激中枢化学感受器而兴奋呼吸中枢，二是刺激外周化学感受器反射性调节呼吸中枢的活动。两条途径中以中枢化学感受器的作用为主。如切断外周化学感受器的传入神经，CO_2 对呼吸的刺激作用仅略有下降。只有当动脉血中 PCO_2 比正常高 10mmHg 时，刺激外周化学感受器，提高肺通气的效应才会表现出来，而刺激中枢化学感受器只要 PCO_2 升高 3mmHg 就可以引起呼吸的改变。

提高血液中 CO_2 浓度，引起呼吸加强的效应在 1min 左右即达高峰。但如果血液中 CO_2 浓度长期维持在较高水平，$2 \sim 3$ 天后，其效应就会逐渐下降，最终仅及初期效应的 $1/5 \sim 1/8$。这一变化的确切机制尚不清楚，有人认为血中 HCO_3^- 可通过脑脊液表层蛛网膜细胞主动转移入脑脊液，与 H^+ 结合而降低其浓度，从而降低 H^+ 对呼吸的刺激作用。因此血液中 CO_2 对呼吸的作用，初期是快速的急性反应，几天后则变成缓慢的适应性反应。

（2）低氧对呼吸的调节　吸入气 PO_2 降低时，肺泡气 PO_2 也随之降低，导致动脉血 PO_2 降低时，能反射性地引起呼吸加深加快，肺通气增加（图 5-15）。同 CO_2 一样，机体对低 O_2 的反应也有个体差异。一般在动脉 PO_2 下降到 80mmHg 以下时，肺通气才出现明显的增加，可见动脉血 PO_2 对正常呼吸的调节作用不大，仅在特殊情况下，低 O_2 刺激才有重要意义。如严重肺气肿、肺心病患者，肺换气受到障碍，导致低 O_2 和 CO_2 潴留。长时间 CO_2 潴留使中枢化学感受器对 CO_2 的刺激作用发生适应，而外周化学感受器对低 O_2 刺激适应很慢，这时低 O_2 对外周化学感受器的刺激成为驱动呼吸的主要因素。

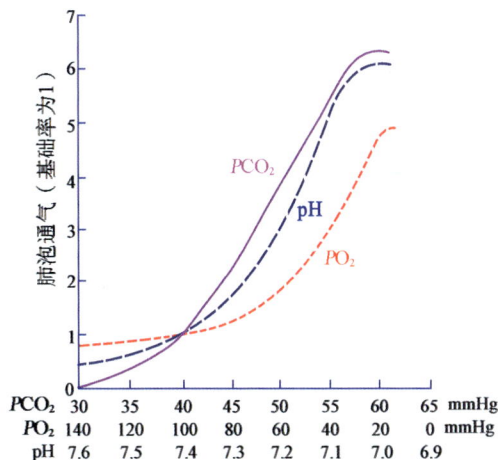

图 5-15　改变动脉血液 PCO_2、PO_2、pH 三因素之一而维持另外两个因素正常时的肺泡通气反应

低 O_2 对呼吸的刺激作用完全是通过外周化学感受器实现的。切断动物外周化学感受器的传入神经或摘除人的颈动脉体，急性低 O_2 的呼吸刺激反应就会完全消失。低 O_2 对中枢的直接作用是抑制作用。但是低 O_2 可以通过对外周化学感受器的刺激而兴奋呼吸中枢，这样在一定程度上可以对抗低 O_2 对中枢的直接抑制作用。不过在严重低 O_2 时，外周化学感受性反射已不足以克服低 O_2 对中枢的抑制作用，终将导致呼吸障碍。在低 O_2 时吸入纯 O_2，由于解除了外周化学感受器的低 O_2 刺激，会引起呼吸暂停，临床上给 O_2 治疗时应注意采用低浓度、低流量的持续给 O_2。

（3）H^+ 对呼吸的调节　当动脉血中 H^+ 浓度增加时，可引起呼吸加强；动脉血中 H^+ 浓度下降时，则引起呼吸抑制。H^+ 对呼吸的影响，是通过外周化学感受器和中枢化学感受器两条途径起作用的。因为 H^+ 不易透过血脑屏障，所以对中枢化学感受器的作用较小，而以外周化学感受器的途径为主。如实验中切断动物的双侧窦神经，原来血液在 pH $7.3 \sim 7.5$ 变动所引起的肺通气反应就会消失。由此可以说明，H⁺对呼吸的调节主要是通过外周化学感受器特别是颈动脉体而起作用的。

3. PCO_2、H^+ 和 PO_2 在呼吸调节中的相互作用　在这三个因素中，如果使其中两个因素保持不变，只改变其中一个因素，对通气量的影响可见图 5-15。图示说明，PO_2 的波动对呼吸的影响最小。在一般动脉血 PO_2 变动范围内（80～140mmHg），通气量变化不明显，只在 PO_2 低于 80mmHg 以后，通气量才逐渐增大。PCO_2 和 H^+ 则不然，只略有波动，就能出现肺通气量明显变化，尤其是 PCO_2 作用更明显。可见在正常呼吸的调节中，PCO_2 起着重要作用，而 PO_2 只在严重缺 O_2 情况下才起作用。

但是，在 PCO_2、H^+ 和 PO_2 三个因素中，如果改变其中一个因素，而对其余两因素不加限制，则通气量的改变与上述有明显的不同（图 5-16），PCO_2 的效应大为增加而 PO_2 效应则明显降低。这是因为三者在起调节作用时，可以协同而加强，也可以相互抵消而减弱。当 PCO_2 增高时，也提高了 H^+ 的浓度，两者的刺激作用相加，使肺通气量比 PCO_2 单独增高时明显加大。在 H^+ 增加使肺通气量增大时，由于通气增加而降低了 PCO_2，也因排出大量 CO_2，使 H^+ 也有所下降，因此，这时的通气量比单独增加 H^+ 时小。当 PO_2 下降时，也因增加通气，呼出较多 CO_2，使 PCO_2 下降，从而降低了缺氧的刺激作用。由此可见，上述三因素相互联系、相互影响，在探讨它们对呼吸的调节时，必须全面地进行观察和分析，才能得到正确的结论。

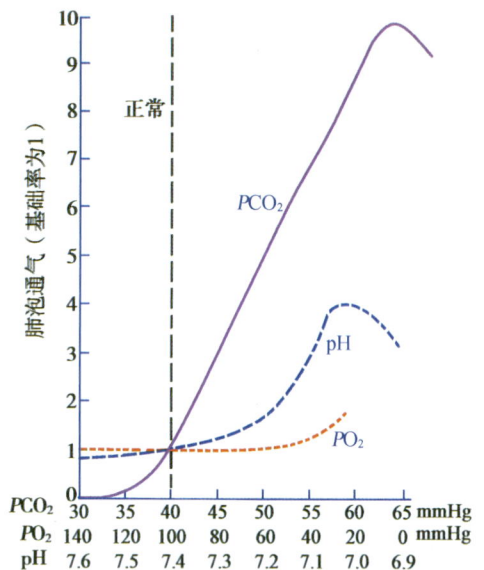

图 5-16　改变动脉血液 PCO_2、PO_2、pH 三因素之一而不控制另外两个因素时的肺泡通气反应

（二）肺牵张反射

麻醉的动物在肺充气或肺扩张时，均能抑制吸气，在肺缩小萎陷时，则引起吸气。切断双侧迷走神经，上述反应消失，说明这是一种反射性反应。这种由肺扩张引起的吸气抑制以及由肺缩小萎陷引起的吸气反射统称为**肺牵张反射**（pulmonary stretch reflex），也叫**黑-伯反射**（Hering-Breuer reflex），它包括肺扩张反射与肺萎陷反射，是一种机械感受性反射。

1. 肺扩张反射　肺扩张反射是肺充气或扩张时抑制吸气的反射。其感受器位于气管至细支气管的平滑肌中，是一种牵张感受器，阈值低，属于慢适应感受器。当肺扩张牵拉呼吸道使之扩张时，感受器兴奋，冲动经迷走神经中的粗纤维传入延髓。通过相应的神经通路联系使吸气切断机制活动加强，促使吸气转为呼气。该反射能加强吸气和呼气的交替，使呼吸频率加快。切断双侧迷走神经后，反射消失，表现为吸气延长、加深，呼吸变慢。

成年人当潮气量增至 1500mL 以上时，才能引起肺扩张反射，可能是由于人肺扩张反射的中枢阈值较高。所以，平静呼吸时，肺扩张反射几乎不参与呼吸深度调节。但在中度到剧烈运动时，该反射在调节呼吸深度和频率中起重要的作用。病理情况下，肺顺应性降低，肺扩张时使气道扩张增加，刺激增强，可以引起该反射加强，使呼吸变浅变快。

2. 肺萎陷反射 肺萎陷反射是指肺缩小萎陷时引起吸气的反射。其感受器也在气管平滑肌内，传入神经纤维走行于迷走神经干中，但其性质尚不清楚。肺萎陷反射在肺明显缩小时才出现，在平静呼吸时调节意义不大，但对于阻止呼气过深起一定作用，并可能与气胸时发生的呼吸增强有关。

(三)呼吸肌本体感受器反射

呼吸肌的本体感受器为肌梭(参见神经系统章节)，当呼吸肌被动拉长或肌梭中的梭内肌收缩时，肌梭都会产生兴奋，冲动通过背根传入纤维到达脊髓，反射性地使肌梭所在的同一呼吸肌收缩力量加强。

呼吸肌本体感受器即肌梭传入冲动在调节呼吸中有一定作用。当气道阻力增大时，呼吸肌本体感受器反射也会相应加强，增强呼吸肌的收缩力量，以克服气道阻力。病理情况下该反射的传入纤维被切断，可见呼吸肌的收缩减弱。例如为解除癌症患者身体某处剧痛，而不得不切断与痛觉有关的脊神经根，以消除痛觉传入，若切除的是高位颈髓若干神经背根管，则该侧膈肌呼吸运动会暂时消失或明显减弱(因膈肌的本体感受器传入纤维在颈3~5节的脊神经根中)。

(四)防御性呼吸反射

呼吸道的鼻、咽、喉、气管和支气管黏膜受到机械性或化学性刺激时，都将引起防御性呼吸反射，借以排除呼吸道中的异物，保持呼吸道畅通。

1. 咳嗽反射 咳嗽反射的感受器存在于喉、气管和支气管黏膜中。大支气管以上部位对机械刺激比较敏感，二级支气管以下部位对化学刺激比较敏感。传入纤维在迷走神经中上行进入延髓。

咳嗽时，先有短促的深吸气，接着紧闭声门做强的呼气动作，使胸膜腔内压与肺内压都迅速上升，然后突然开放声门，由于压差大，使肺泡内气体高速冲出，同时排出气道中的异物或分泌物。

2. 喷嚏反射 喷嚏反射是鼻黏膜受刺激引起的防御性反射。传入神经为三叉神经，反射动作与咳嗽类似，气体主要从鼻腔急速喷出，以清除鼻腔中的刺激物。

第五节 中医学与呼吸生理

一、中医学呼吸生理

中医学中的呼吸生理主要与肺、肾两脏有关，即肺司呼吸，肾主纳气。

中医学"肺"的主要功能是主气、司呼吸，主宣发、主肃降，通调水道，主皮毛，开窍于鼻。其中，主气司呼吸、开窍于鼻等功能与现代医学中肺呼吸功能基本一致，而肺主宣发、肃降、通调水道的功能又与肺的非呼吸功能相似。肺司呼吸是指肺通过吸气运动吸入自然界的清气，通过呼气运动排出体内代谢后的浊气，实现体内外气体的交换。肺司呼吸的功能，实际上是肺气的宣发与肃降作用在气体交换过程中的具体表现。肺气宣发，浊气得以呼出；肺气肃降，清气得以吸入。肺气的宣发与肃降作用协调有序，则呼吸均匀通畅。人体通过不断地呼浊吸清、吐故纳新，促进气的生成，调节气的升降出入，从而保证新陈代谢的正常进行。此外，全身"气"的运行，如人体内血液的运行、津液的输布和排泄，均有赖于肺对气机升降出入的调和，才能维持正常的生理状态。

肾主纳气，指肾气有摄纳肺所吸入的自然界清气，保持吸气的深度，防止呼吸表浅的作用。人体的呼吸功能由肺所主，但吸入的清气，由肺气的肃降作用下达于肾，必须再经肾气的摄纳潜藏，使其维持一定的深度，以利于气体的交换。肾精充足，肾气充沛，摄纳有权，则呼吸均匀和调；若肾精亏虚，肾气衰减，摄纳无力，则会出现呼吸表浅或呼多吸少、动则气喘等肾不纳气的病理表现。

二、与中医学呼吸相关的现代研究

现代研究认为，呼吸肌的运动功能、肺泡与呼吸道等结构与功能状态、肺组织的血液流变学变化应该是肺主气司呼吸的重要组成部分，此外，神经 - 体液因素、细胞因子与免疫功能等也属于其内涵。肺气虚证的临床表现主要是肺通气功能下降，患者的肺活量、最大随意通气量、第一秒时间肺活量、最大呼气中期流速与流速 - 容量曲线等多项指标均不同程度低于正常状态。并且不少患者从通气功能障碍发展至换气功能障碍，表现为动脉血 PO_2、血氧饱和度及肺泡与动脉血氧分压差等指标明显降低，导致机体的低氧状态。

现代病理生理和分子生物学研究认为，肾脏与呼吸功能有很大程度的相关性，为"肾主纳气"找到了一定的现代理论依据。"肾主纳气"最直接的证明是肾脏分泌的促红细胞生成素（EPO）对体内运氧、供氧的调节。EPO 的功能是促进红细胞的生成，红细胞是 O_2 和 CO_2 的运载工具；而刺激肾脏产生 EPO 的条件实质是血液供氧与组织耗氧之间的平衡关系，PO_2 增高，供过于求时，EPO 分泌减少，PO_2 降低，组织缺氧时 EPO 分泌增加。以上证据说明，肾脏通过 EPO 的分泌，对机体氧的摄纳产生重要的影响，起到了"纳气"的作用。肾性贫血出现呼吸浅快，即为"肾不纳气"的实例。此外，肾脏可以通过肾素 - 血管紧张素系统调节血管口径和血液分布，从而调节体内氧的分配。肾上腺皮质分泌的糖皮质激素、肾上腺髓质分泌的儿茶酚胺类激素都可影响物质代谢并作用于心血管系统，对机体 O_2 的供需产生较大的影响和调节。肾小管上皮细胞通过排酸保碱作用，排放 H^+ 和 NH_3 入尿液，从肾小管管腔回收 HCO_3^- 进入血液，对血液中 H^+ 和 HCO_3^- 的浓度起至关重要的调控作用。而血液中 HCO_3^- 是 CO_2 的主要存在形式，HCO_3^- 的浓度又与 CO_2 的运输和组织对 O_2 的摄纳有着紧密的关联。肾脏的这一作用还可直接对血浆中的 PCO_2 和 pH 产生影响，而 PCO_2 和 pH 值的高低又可通过化学感受性反射调节呼吸运动的频率和深度。慢性肾衰竭时可引起呼吸系统并发症，早期可出现肺活量减低，限制性通气障碍和氧弥散能力下降，当伴有代谢性酸中毒时可出现气促，甚至发生柯氏呼吸；进入尿毒症期，则可出现尿毒症肺、尿毒症性胸膜炎、肺钙化，并易发生肺部感染。

针刺"水沟"穴、"素髎"穴对呼吸衰竭及麻醉意外引起的呼吸暂停有兴奋作用，可使膈神经重新产生吸气性放电，缩短呼吸暂停时间。有人认为三叉神经传入纤维与脑干网状巨细胞核、孤束核、中缝核等构成的神经回路，可能是电针"水沟"穴兴奋呼吸中枢的形态学基础。

复习思考题

1. 何谓呼吸？呼吸过程包括哪些环节？
2. 简述人体如何实现肺通气。
3. 试述肺表面活性物质的来源、成分、生理作用与意义。
4. 评价肺通气功能的指标有哪些？各有何意义？

5. 影响肺泡气体交换的因素有哪些？

6. 实验中增加吸入气中的 CO_2 浓度，动物的呼吸有何变化？试述其生理机制。

7. 长期通气不畅的患者(如肺气肿、肺组织纤维化、肺源性心脏病等)，能否给予高流量纯氧以改善患者的状况？试分析其原因。

8. 切断家兔双侧颈迷走神经后，呼吸如何变化？试分析其机制。

第六章

消化和吸收

消化系统的功能是消化和吸收营养物质，为新陈代谢提供物质基础和能量来源。

中医学中对人体的消化吸收功能非常重视，有着悠久而深刻的认识。如《素问·灵兰秘典论》说："脾胃者，仓廪之官，五味出焉。大肠者，传道之官，变化出焉。小肠者，受盛之官，化物出焉。"《类经·藏象类》说："脾主运化，胃司受纳，通主水谷。"经过长期的充实与发展，形成了以脾胃为主，肝、胆、小肠、大肠等为辅的消化生理学理论。

第一节　概　述

生理学将食物在消化道内被分解为可吸收的小分子物质的过程称为**消化**（digestion）。其中，通过消化道肌肉的运动将食物磨碎，使之与消化液充分混合，并向消化道远端推送的过程称**机械性消化**（mechanical digestion）；通过消化腺分泌的各种消化酶的作用，将食物中的大分子物质分解为可被吸收的小分子物质的过程称**化学性消化**（chemical digestion）。食物的成分或其消化后的小分子物质透过消化道黏膜进入血液或淋巴液的过程，称为**吸收**（absorption）。

消化道的平滑肌和消化腺是实现消化活动的主要组织结构。

一、消化道平滑肌的特性

（一）消化道平滑肌的一般生理特性

在整个消化道中，除口及咽、食管上段和肛门外括约肌的肌肉属骨骼肌外，其余的肌肉基本为平滑肌。消化道的平滑肌具有横纹肌的兴奋性、传导性和收缩性等共同特性，但还表现有自身的功能特点。

1. 对化学、机械牵张和温度等刺激较为敏感　消化道平滑肌和骨骼肌相比较，其对化学、机械牵张和温度等刺激更为敏感，而对电刺激敏感性相对低。如用微量乙酰胆碱可使其强烈收缩；用微量肾上腺素可使其舒张；消化道内容物的机械牵张、温度改变等刺激常可引起其强烈反应。而用能引起骨骼肌收缩的电刺激强度作用于消化道平滑肌，常不能引起其收缩。

2. 具有自动节律性　离体后的消化道平滑肌在适宜环境内，在无外来刺激的情况下仍能发生节律性收缩和舒张，但与心肌相比，其节律缓慢且不规则。

3. 紧张性收缩　消化道平滑肌经常保持轻微的持续收缩状态，其意义在于能保持消化道腔内一定的基础压力，维持胃、肠等消化器官的形态和位置，也是消化道平滑肌其他运动形式产生的基础。

4. 富于伸展性　消化道平滑肌能适应需要做较大的伸展。其意义在于，消化道作为中空的容纳器官，经平滑肌伸展后，容纳的食物可比原先容积大数倍，而压力不发生明显的变化。

5. 兴奋性低　消化道平滑肌的兴奋性较骨骼肌低，收缩缓慢，其收缩的潜伏期、收缩期和舒张期都比骨骼肌长。

(二)消化道平滑肌的生物电活动

消化道平滑肌的生物电活动主要有静息电位、基本电节律和动作电位三种形式。

1. 静息电位和基本电节律　消化道平滑肌的静息电位为 $-50\sim-60mV$，主要由 K^+ 外流形成，但也与 Na^+、Cl^- 及 Ca^{2+} 等离子的扩散和生电性钠泵的作用有关。消化道平滑肌细胞在静息电位的基础上，自发产生节律性轻度去极化和复极化，因其决定着消化道平滑肌的收缩节律，故称**基本电节律**(basic electrical rhythm，BER)(图 6-1)，由于其发生频率较慢，又称**慢波**(slow waves)电位。BER 波幅变动在 $5\sim15mV$，其频率随部位不同而异，人胃 BER 约为 3 次/分，十二指肠约为 12 次/分，回肠末端为 $8\sim9$ 次/分。慢波产生的机制尚未完全阐明，一般认为慢波的起步点位于环行肌和纵行肌之间的 Cajal 细胞。Cajal 细胞是一种兼有成纤维细胞和平滑肌细胞特性的间质细胞，它与两层平滑肌细胞均形成紧密的缝隙连接，可将慢波传给平滑肌。去除平滑肌的神经支配后，慢波依然出现，说明慢波的产生不依赖于神经存在，但神经和激素可影响慢波的产生。慢波本身不引起肌肉收缩，但可影响动作电位的产生，一旦慢波去极化达到阈电位水平，可触发动作电位的产生。

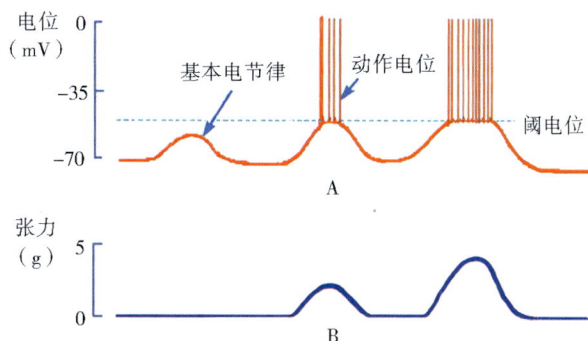

图 6-1　消化道平滑肌的电活动与收缩之间的关系

A. 消化道平滑肌细胞内记录的慢波电位和动作电位；

B. 同步记录的肌肉收缩曲线，显示慢波不能引起肌肉收缩

2. 动作电位　当 BER 的电位波动使细胞膜去极化达到阈电位时(如 $-40mV$)，就可触发动作电位，随后出现肌肉收缩。BER 上触发动作电位的数目越多，肌肉收缩的幅度越大。

消化道平滑肌动作电位的时程较骨骼肌长，为 $10\sim20ms$，幅值较低。它的去极化主要是由一种开放较慢的通道介导的内向离子流(主要是 Ca^{2+}，也有 Na^+)引起的，动作电位频率越高，平滑肌收缩幅度越大。因此，BER 是胃肠运动的起步电位，控制着平滑肌收缩的节律，并决定蠕动的方向和速度。

3. 消化间期复合肌电　在消化间期或禁食期间，人胃肠道能周期性爆发多个动作电位，并伴有平滑肌运动，这种电活动称为**消化间期复合肌电**(interdigestive myoelectric complex，IMC)。IMC 有一定的活动规律，进食能很快使其终止。IMC 的生理意义在于消化间期的电活动所伴随的周期性平滑肌收缩，从胃肠道近端向远端移行，可清除其中的残余食物，为后来的进食及消化做

好准备。IMC 的周期出现与促胃动素的释放周期一致,故认为 IMC 的产生与促胃动素活动有关。IMC 因进食而中断,可能与迷走神经活动增强有关。

二、消化腺的功能

消化腺的功能是分泌消化液,是实现化学消化的基础。在消化道的不同部位有不同的消化腺,人体内重要的消化腺包括唾液腺、胃腺、肠腺、胰腺、肝等,分泌的消化液总量可达 5 ~ 10L/d。消化液主要是由水、有机物(包括消化酶、黏蛋白等)和无机盐等组成。

消化液的主要功能为:①稀释食物,使之与血浆渗透压相等,以利于吸收。②为各种消化酶提供适宜的 pH 环境。③消化酶分解食物成分,使之成为可吸收的小分子物质。④保护消化道黏膜免受理化因素的损伤。

三、消化道的神经支配及其作用

消化道的神经支配包括**外来神经系统**(extrinsic nervous system)和**内在神经系统**(intrinsic nervous system)两大部分,它们共同调节消化道平滑肌的运动和消化腺的分泌等活动。

(一)外来神经系统

外来神经系统是指源于中枢支配消化道的**自主神经系统**(autonomic nervous system),包括交感神经和副交感神经。除口腔、咽、食管上段和肛门外括约肌外,几乎整个消化道都受交感神经和副交感神经双重支配(图 6 - 2)。

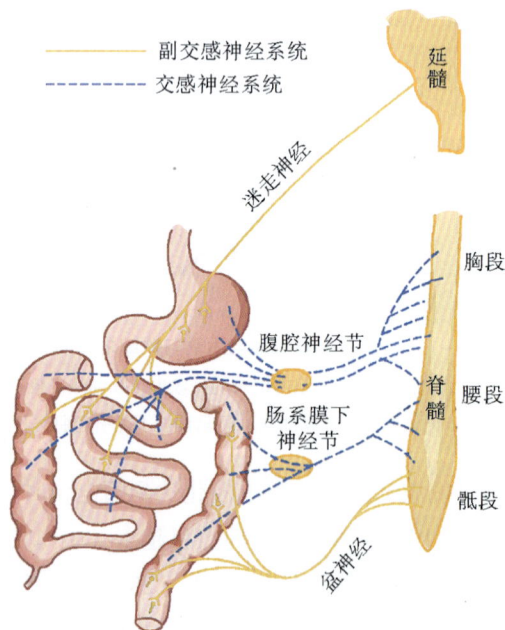

图 6 - 2 胃肠的外来神经支配

1. 交感神经 支配胃肠道的交感神经起源于脊髓胸段第 5 节至腰段第 3 节侧角,发出的节前纤维在腹腔神经节、肠系膜神经节或腹下神经节更换神经元,其节后纤维为肾上腺素能纤维,主要与内在神经系统的壁内神经丛神经元构成突触联系,抑制其兴奋性,或直接支配消化道的胃肠平滑肌、消化道血管平滑肌及消化道腺细胞。交感神经节后纤维兴奋,其末梢释放递质去甲肾上腺素,主要引起消化道运动减弱,腺体分泌减少,但可引起消化道括约肌收缩。

2. 副交感神经 支配消化道的副交感神经源于延髓迷走神经背核和脊髓骶段盆神经,迷走神经纤维分布于横结肠及其以上的消化道,盆神经分布于降结肠及其以下的消化道。其节前纤维进入消化道后,与内在神经系统的壁内神经丛神经元构成突触联系,经更换神经元后,发出节后纤维支配消化道平滑肌、血管平滑肌和腺细胞。支配消化道的大多数副交感神经节后纤维为胆碱能纤维,其兴奋末梢释放递质乙酰胆碱(ACh),主要引起消化道运动增强,腺体分泌增加。近年发现,小部分副交感神经节后纤维兴奋,其末梢释放肽类物质,如血管活性肠肽、生长抑素、脑啡肽、P物质等,因而称为肽能神经纤维,其作用可能与消化道平滑肌、血管平滑肌等的舒张活动有关。

消化道功能活动通常受神经系统调控。消化道感受器可将感受信息传入壁内神经丛,引起肠壁的局部反射,还可借助于内脏传入神经传入脊髓或脑干,反射调节更高级的胃肠功能活动。

(二)内在神经系统

内在神经系统是指消化道的壁内神经丛,包括位于纵行肌与环行肌之间的肌间神经丛和位于环行肌与黏膜层之间的黏膜下神经丛,神经元的数量约为 10^8 个,有感觉神经元、运动神经元和中间神经元,共同构成一个局部反射系统,称为**肠神经系统**(enteric nervous system)。它们既接受外来神经的影响,又是一个完整而相对独立的整合系统,其中的感觉神经元感受来自肠壁或黏膜上的机械性、化学性刺激,经中间神经元的联系,通过运动神经元支配消化道平滑肌、血管和腺体,实现重要的反射调节。如实验动物切除自主神经后,食物对胃肠的刺激仍能引起胃肠运动及腺体分泌,主要是通过肠神经系统的局部反射来完成的,但在完整的机体内,肠神经系统受自主神经系统的调节(图6-3)。

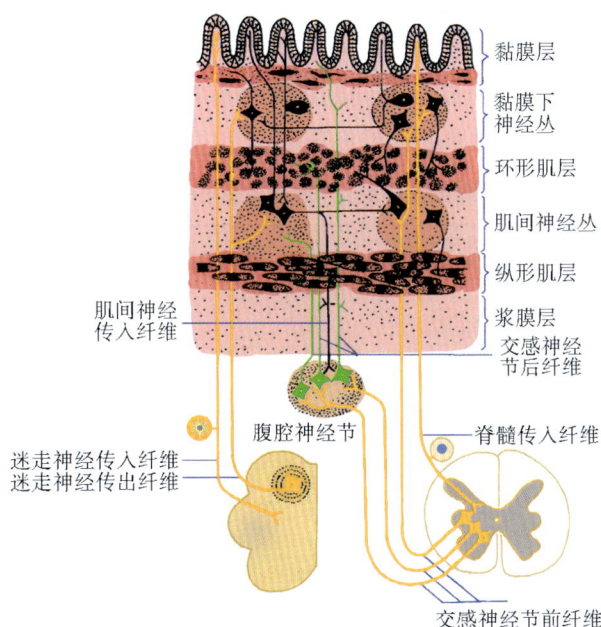

黏膜层
黏膜下神经丛
环形肌层
肌间神经丛
纵形肌层
浆膜层
交感神经节后纤维
肌间神经传入纤维
腹腔神经节
脊髓传入纤维
迷走神经传入纤维
迷走神经传出纤维
交感神经节前纤维

图6-3 胃肠内在神经系统与外来神经的联系

肠神经系统神经元能释放多种递质和调质,如兴奋性递质乙酰胆碱、P物质,抑制性递质血管活性肠肽和一氧化氮。肌间神经丛的运动神经元主要支配平滑肌细胞,调节消化道平滑肌的活动;黏膜下神经丛的运动神经元主要支配腺细胞,调节消化腺和消化道内分泌腺细胞的分泌,也有些支配黏膜下血管平滑肌,调节血管运动。

四、消化道的内分泌功能

消化道平滑肌的活动、消化腺的分泌除受神经控制外，还受激素的调节。消化道黏膜内存在多种内分泌细胞，所分泌的激素统称为**胃肠激素**（gastrointestinal hormone）。胃肠激素其化学结构主要是由氨基酸残基组成的肽类，分子质量多在5kDa以内，故也称为**胃肠肽**（gastrointestinal peptides）。由于中枢神经系统细胞也能释放某些胃肠肽，而原来认为只存在于中枢神经系统的神经肽，也存在于胃肠内分泌细胞，这种双重分布的肽类被统称为**脑–肠肽**（brain – gut peptide）。如**促胃液素**（gastrin）、缩胆囊素、抑胃肽和**促胰液素**（secretin）、血管活性肠肽、P物质、生长抑素、神经降压素等。

（一）胃肠内分泌细胞

胃肠内分泌细胞种类繁多，有40多种，散布于黏膜上皮细胞之间，胃肠内分泌细胞在数量上远超过体内所有内分泌腺细胞的总和。因此，胃肠道不仅是消化吸收的器官，也被认为是体内最大、最复杂的内分泌器官。

胃肠内分泌细胞多呈锥形，基底膨大，顶端较细，有微绒毛突起伸入胃肠腔内，直接感受胃肠内食物成分和pH的刺激而引起细胞的分泌活动，这类细胞称为开放型细胞。另有少数胃肠内分泌细胞位于黏膜上皮细胞下，与胃肠腔无直接接触，它们的分泌受神经兴奋或周围内环境变化的调节，这类细胞称为闭合型细胞。

（二）胃肠激素的作用

胃肠内分泌细胞以远距分泌、旁分泌及神经分泌等不同形式发挥作用。胃肠激素对体内其他器官的功能也有广泛影响，但主要是调节消化器官的功能，概括起来，主要有以下三方面。

1. 调节消化腺分泌和消化道运动　不同的胃肠激素对不同的消化腺、平滑肌和括约肌产生不同的调节作用。五种主要胃肠激素的作用见表6–1。

表6–1　五种胃肠激素的主要作用和引起释放的刺激因素

激素名称	主要生理作用	引起释放的刺激因素
促胃液素	促进胃酸和胃蛋白酶原的分泌，使胃窦和胃幽门括约肌收缩，延缓胃排空，促进胃肠运动和胃肠上皮生长	蛋白质分解产物、迷走神经递质、胃的扩张
促胰液素	促进胰液及胆汁中HCO_3^-分泌，抑制胃酸分泌和胃肠运动，收缩幽门括约肌，抑制胃排空，促进胰腺生长	盐酸、蛋白质分解产物、脂肪酸
缩胆囊素	刺激胰液中消化酶分泌和胆囊收缩，增强小肠和结肠运动，抑制胃排空，增强幽门括约肌收缩，促使奥迪括约肌舒张，促进胰腺组织生长	蛋白质分解产物、盐酸、脂肪酸
抑胃肽	刺激胰岛素分泌，抑制胃酸和胃蛋白酶分泌，抑制胃排空	葡萄糖、脂肪酸、氨基酸
胃动素	在消化期间刺激胃和小肠运动	迷走神经递质、盐酸、脂肪

2. 调节其他激素释放　抑胃肽有很强的促进胰岛素分泌作用。食物消化后葡萄糖的升高能刺激抑胃肽的分泌，抑胃肽促进胰岛素分泌，可防止血糖过高而从尿中流失。此外，生长抑素、胰多肽、血管活性肠肽等对生长激素、胰岛素、胰高血糖素和促胃液素等激素的释放均有调节作用。

3. 营养作用　一些胃肠激素具有促进消化道组织代谢和生长的作用。例如，促胃液素能刺激胃泌酸部位黏膜和十二指肠黏膜的 DNA、RNA 和蛋白质的合成。临床上胃窦切除的患者，血清促胃液素水平下降，同时可发生胃黏膜萎缩；相反，患有促胃液素瘤的患者，血清促胃液素水平增高，多伴有胃黏膜增生肥厚。

第二节 口腔内消化

食物进入口腔后，消化过程即开始。食物在口腔通过咀嚼被磨碎，并被唾液湿润，便于吞咽。唾液中的消化酶对食物有一定的化学消化作用。

一、唾液

（一）唾液的性质、成分和作用

唾液（saliva）主要是由舌下腺、颌下腺和腮腺三大腺体分泌的混合液。纯净的唾液无色无味，pH 6.7～7.1，成年人每日分泌量为 1～1.5L。唾液中水分占 99%，有机物有黏蛋白、唾液淀粉酶、溶菌酶和免疫球蛋白（IgA、IgG、IgM）等，无机物主要有 Na^+、K^+、Ca^{2+}、Cl^-、HCO_3^- 等。

唾液的作用有：①湿润和溶解食物，并产生味觉，便于吞咽。②唾液淀粉酶可将食物中的淀粉分解为麦芽糖。③清洁口腔，唾液中的溶菌酶和免疫球蛋白具有杀菌和抑菌的作用。④排泄作用，进入体内的某些异物如铅、汞、碘、药物等可随唾液分泌排出；某些毒性很强的病菌如狂犬病和脊髓灰质炎病毒等可随唾液分泌，具有传染性。

（二）唾液分泌的调节

唾液分泌的调节完全是神经反射，包括非条件反射和条件反射。

进食时食物对口腔黏膜的机械、化学、温度刺激所引起的唾液分泌，属于非条件反射。食物的外观、颜色、气味、进食环境及语言文字等作用，甚至对食物的联想引起的唾液分泌，属于条件反射。

唾液分泌的初级中枢在延髓的上涎核和下涎核，高级中枢在下丘脑及大脑皮层的味觉与嗅觉感觉区等处。传出神经混入第Ⅶ、Ⅸ对脑神经中，主要是副交感神经，兴奋时其末梢释放递质乙酰胆碱，作用于腺细胞膜上 M 受体，能分泌水量多而有机物含量少的唾液。交感神经源于颈上神经节，节后纤维兴奋时末梢释放去甲肾上腺素递质，作用于腺细胞膜上 β 受体，能分泌含酶而较黏稠的唾液。

二、咀嚼和吞咽

咀嚼（mastication）是咀嚼肌群顺序收缩所组成的复杂反射动作。其作用是：①粉碎和研磨食物。②使食物与唾液充分拌和，促进唾液淀粉酶的化学消化作用，并便于吞咽。③使食物刺激口腔感受器，从而反射性引起胃、胰、肝、胆囊等活动，为下一步的消化做准备。

吞咽（deglutition）是口腔内食物经咽和食管被送入胃的复杂反射过程。按进程把吞咽分为三期：①由口腔到咽：是由大脑皮层控制的随意动作，因此，这期又称为随意期。②由咽到食管上段：是食物刺激软腭所引起的一系列快速反射动作，包括软腭上举、咽后壁前突、封闭鼻咽通道；声带合拢，声门关闭，喉部前移紧贴会厌，封闭咽与气管的通路、呼吸暂停；咽肌收缩，食管上括约肌舒张，使食物从咽进入食管。③由食管到胃：是由食管蠕动把食物从食管上端经贲门进入胃的过程。**蠕动**（peristalsis）是指食管平滑肌顺序舒张和收缩，形成一种舒张波在前而收缩波在后并向前推进的波形运动，它是消化道普遍存在的运动形式。当蠕动波到达食管下端时，贲门舒张，食物进入胃内。

吞咽反射的初级中枢在延髓，传入神经来自软腭、咽后壁、会厌和食管，传出神经在第 Ⅴ、Ⅸ、Ⅹ、Ⅻ 对脑神经中。当吞咽反射发生障碍时，食物易误入气管。

在食管与胃的连接处虽无解剖学上的括约肌，但有一个高压区，其内压比胃内压高 5～10mmHg，可阻止胃内容物逆流入食管，发挥类似生理括约肌的作用，称为食管下括约肌。食管下括约肌的舒缩活动主要受肠道神经系统中的肌间神经丛支配，通过支配收缩和舒张的神经协调作用，食管下端括约肌才能使食物顺利通过和防止胃内容物反流。目前以为，引起食管下括约肌收缩主要是迷走神经的胆碱能纤维兴奋所致，而引起其舒张主要是迷走神经的血管活性肠肽纤维兴奋所致。此外，食管下括约肌的张力也受体液因素调节，食物进入胃后能引起促胃液素、促胃动素等释放，从而加强该括约肌的收缩；而促胰液素、缩胆囊素、前列腺素 A_2、咖啡因、酒精等则使食管下括约肌舒张。

当食管下 2/3 部的肌间神经丛受损时，食管下括约肌不能弛缓，导致食管推送食物入胃受阻，从而出现食物吞咽困难、胸骨下疼痛、反流等症状，称为食管失弛缓症。

第三节　胃内消化

胃具有暂时贮存和消化食物的功能。成人胃一般可容纳 1～2L 的食物。食物入胃后，通过胃的机械和化学消化形成食糜，并借助于胃的运动被逐步推向十二指肠。

一、胃液

（一）胃液的性质、成分和作用

纯净的胃液为无色透明的酸性液体，pH 0.9～1.5。正常成年人每日分泌量为 1.5～2.5L。胃液中除水分外，主要成分有盐酸、胃蛋白酶原、黏蛋白、内因子和 HCO_3^- 等。

1. 盐酸　盐酸也称胃酸，由胃腺的壁细胞分泌，包括游离酸和与蛋白质结合的结合酸，两者合称为总酸。人在空腹时胃酸排出量为 0～5mmol/h（基础酸排出量）；在消化期，在食物的作用下，胃酸排出量可达 20～25mmol/h。临床上一般用中和 100mL 胃液所需 0.1mmol/L NaOH 的毫升数来表示胃液的酸度，称为胃液酸度的临床单位。人空腹时胃液的正常总酸度为 10～50 临床单位，其中游离酸为 0～30 临床单位。胃液中 H^+ 浓度最高可达 150mmol/L，比血浆中 H^+ 浓度高 300 万～400 万倍。因此，壁细胞是逆巨大浓度差主动分泌 H^+ 的。胃酸排出量还与壁细胞数量和功能状态密切相关。

一般认为，胃酸分泌与细胞小管膜上的 H^+ 泵（也称质子泵，即 H^+-K^+-ATP 酶）作用有关（图 6-4）。质子泵是一种镶嵌于细胞膜内的转运蛋白，具有水解 ATP 并转运 H^+ 和 K^+ 的功能。壁细胞内含有丰富的碳酸酐酶，可使 CO_2 与 H_2O 结合生成 H_2CO_3，并迅速解离生成 H^+ 和 HCO_3^-，H^+ 在质子泵的作用下，主动转运到小管腔内，而留在细胞内的 HCO_3^- 在壁细胞基底膜与 Cl^- 进行交换，HCO_3^- 进入血液，Cl^- 则进入细胞内；在壁细胞的管腔膜，Cl^- 通过膜上 Cl^- 通道进入小管腔，与 H^+ 结合生成 HCl。壁细胞的基底膜上具有 Na^+-K^+-ATP 酶，可将细胞内的

Na^+泵出，维持细胞内的低Na^+浓度；进入细胞内的K^+可经基底膜和管腔膜上的K^+通道扩散出细胞。在消化期，由于胃酸的大量分泌，因此有大量的HCO_3^-进入血液，形成所谓的餐后碱潮。现已证实，质子泵是各种因素引起胃酸分泌的最后通路。临床上，选用质子泵抑制剂如**奥美拉唑**（omeprazole），可有效抑制胃酸分泌，故可用于治疗胃酸分泌过多。

盐酸的主要生理作用：①激活胃蛋白酶原，使之变成有活性的胃蛋白酶。②为胃蛋白酶提供最适的酸性环境。③促进食物中蛋白质变性，使之易于消化。④以高酸度杀灭随食物入胃的细菌。⑤盐酸进入小肠后，可促进胰液、胆汁和小肠液分泌。⑥酸性环境使钙和铁形成可溶性盐，促进钙和铁在小肠的吸收。通常胃酸分泌过少，可引起腹胀、腹泻等消化不良症状。而胃酸分泌过多，对胃和十二指肠黏膜有侵蚀作用，极易引发溃疡病。

2. 胃蛋白酶原 由胃腺的主细胞和黏液细胞分泌。**胃蛋白酶原**（pepsinogen）在胃酸或已有活性的胃蛋白酶作用下，被激活成有活性的胃蛋白酶。胃蛋白酶能使蛋白质水解，生成腙和胨以及少量的多肽和氨基酸。胃蛋白酶的最适 pH 为 2.0，当 pH 大于 5.0 时，胃蛋白酶便失去活性。因此，临床上可服用稀盐酸和胃蛋白酶治疗消化不良。

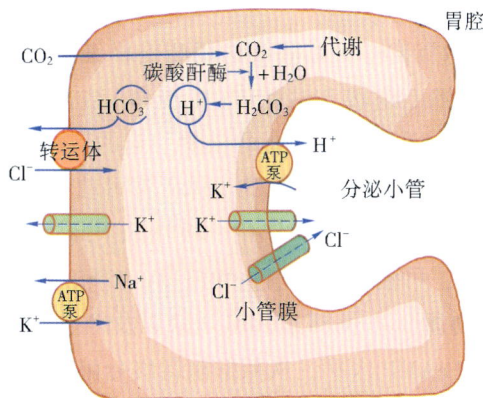

图 6-4 壁细胞分泌盐酸的基本过程

3. 黏液和 HCO_3^- 黏液的主要成分为糖蛋白，具有两种类型：①可溶性黏液：由颈黏液细胞、贲门腺和幽门腺的黏液细胞共同分泌。其主要作用是与胃液的其他成分混合润滑胃内食糜。②凝胶性黏液：由胃黏膜表面上皮细胞分泌，有较强的黏滞性，当胃内食物的机械性和化学性刺激时，可引起大量分泌，在胃黏膜表面形成一层厚 0.5～1mm 的凝胶保护层，与 HCO_3^- 构成黏液屏障。凝胶性黏液主要具有润滑作用，保护胃黏膜免受粗糙食物的机械性损伤，防止胃蛋白酶和高浓度胃酸与胃黏膜表面接触，避免胃黏膜上皮细胞被侵蚀和破坏。

胃有黏液和黏膜两种屏障：①胃黏液屏障：主要由凝胶黏液和 HCO_3^- 构成，凝胶黏液具有较强的黏滞性和形成凝胶的特性，黏滞度为水的 30～260 倍。其一方面均匀覆盖在胃上皮细胞表面，形成保护层；另一方面与 HCO_3^- 一起形成**黏液 – 碳酸氢盐屏障**（mucus – bicarbonate barrier），可中和靠近胃上皮细胞表面的 H^+，降低胃蛋白酶的活性，避免胃黏膜上皮细胞被消化（图 6-5）。②**胃黏膜屏障**（gastric mucosal barrier）：主要是由胃上皮细

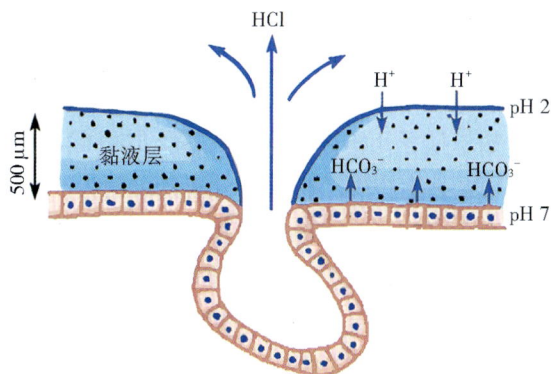

图 6-5 胃黏液 – 碳酸氢盐屏障模式图

胞的顶端膜(apical membrane)和相邻细胞间的紧密连接所构成的生理屏障。其作用是对 H$^+$ 相对不通透，有效防止胃腔中的 H$^+$ 进入黏膜层，避免其侵蚀胃黏膜上皮细胞。

4. 内因子　内因子是由壁细胞分泌的分子质量约 6 万 kDa 的糖蛋白。它能与食物中的维生素 B$_{12}$ 结合，具有保护维生素 B$_{12}$ 并促进其吸收的作用。若内因子缺乏(如胃大部切除或泌酸功能降低等)，则维生素 B$_{12}$ 吸收不良，可导致红细胞发育障碍而引起巨幼红细胞性贫血。

(二)胃液分泌的调节

1. 刺激胃酸分泌的内源性物质

(1)乙酰胆碱　ACh 为迷走神经末梢和部分肠壁内在神经末梢释放的递质。ACh 直接或间接通过兴奋 G 细胞释放促胃液素，刺激壁细胞引起胃酸分泌。

(2)促胃液素　促胃液素由胃窦和十二指肠上段黏膜中的 G 细胞合成并释放，经血液循环作用于壁细胞，引起胃酸分泌。促胃液素以多种分子形式存在于体内，其中主要的形式是 G - 17(小促胃液素)和 G - 34(大促胃液素)，G - 17 的含量较多且刺激胃酸分泌的作用比 G - 34 大 5～6 倍。

(3)组胺　**组胺**(histamine)由胃泌酸区黏膜中的肠嗜铬样细胞释放，释放后可通过旁分泌途径扩散到邻近的壁细胞，与壁细胞上组胺Ⅱ型受体(H$_2$受体)结合，促使胃酸分泌。组胺具有很强的刺激胃酸分泌的作用，它还能增强 ACh 和促胃液素引起的胃酸分泌。

以上三种内源性泌酸物质在壁细胞都有各自的受体，都可独立刺激壁细胞分泌胃酸。但三者又能互相影响、互相加强，其中组胺起着关键作用。故临床上应用 H$_2$ 受体阻断剂西咪替丁拮抗组胺的泌酸作用，减少胃酸分泌，可治疗某些消化性溃疡。

2. 抑制胃酸分泌的内源性物质　生长抑素、前列腺素及上皮生长因子可抑制壁细胞腺苷酸环化酶的活性，降低细胞质内的 cAMP 水平，从而抑制胃酸分泌。生长抑素除可直接抑制壁细胞分泌外，还可抑制 G 细胞和肥大细胞活动，通过抑制促胃液素及组胺的分泌，抑制胃壁细胞胃酸分泌。

3. 消化期胃液分泌的调节　在非消化期间，胃只分泌少量胃液，称为基础胃液分泌或非消化期胃液分泌。进食可刺激胃液大量分泌，称为消化期胃液分泌。其一般按感受食物刺激部位的先后顺序分为头期、胃期和肠期胃液分泌。

(1)头期　指进食时食物刺激头部感受器所引起，故称为**头期**(cephalic phase)胃液分泌。头期胃液分泌的机制可通过"假饲"实验进行分析。即给事先施行食管瘘和胃瘘的狗(图 6 - 6)喂食物时，食物经口腔入食管后，随即从食管瘘流出体外，食物并未进入胃内，但进食 5～10min 后，胃液分泌明显增多，而且持续 1～2h。可见食物只是刺激头部的感受器，在胃瘘却可收集到大量的胃液，这表明进食时食物的形象、气味、声音等能刺激视、嗅、听感受器，分别由第Ⅰ、Ⅱ、Ⅷ对脑神经传入中枢，通过迷走神经传出引起胃液分泌，这种分泌属于条件反射。食物刺激口腔、咽、喉等处的化学和机械感受器引起的胃液分泌属于非条件反射。传出神经均为迷走神经，若切断迷走神经，则头期胃液分泌消失。迷走神经兴奋时，一方面通过胆碱能节后纤维直接引起胃腺分泌，另一方面还可通过非胆碱能节后纤维兴奋胃窦 G 细胞分泌促胃液素，间接刺激胃腺分泌。目前认为，支配 G 细胞的迷走神经节后纤维释放的是一种肽类物质——铃蟾素(bombesin)，也称**促胃液素释放肽**(gastrin - releasing peptide, GRP)。因此，头期的胃液分泌既有神经调节又有体液调节。

头期胃液分泌的特点：分泌的胃液量大，酸度高，胃蛋白酶含量尤其高，故消化能力强。其分泌量占消化期分泌总量的30%，但受情绪和食欲的影响较大。

（2）胃期　指食物入胃后，通过机械性和化学性刺激，继续刺激胃液分泌。**胃期**（gastric phase）胃液分泌可用具有小胃和胃瘘的狗进行研究。当把食物直接由胃瘘放入主胃后30min，小胃就有大量胃液分泌出来，而且持续数小时。胃期引起胃液分泌的机制：①食物机械扩张刺激胃底和胃体部的感受器，通过迷走－迷走神经长反射引起胃液分泌。②食物机械扩张刺激胃底和胃体部的感受器，通过壁内神经丛的短反射，引起胃液分泌。③食物机械扩张刺激胃幽门部，经壁内神经丛作用于胃窦G细胞，使之释放促胃液素，引起胃液分泌。④食物中蛋白质消化产物直接刺激G细胞，释放促胃液素，引起胃液分泌。

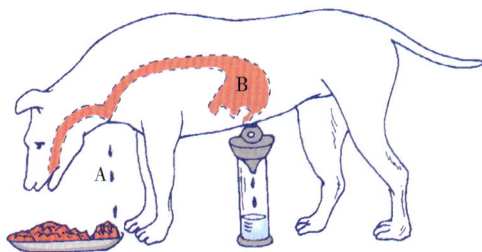

图6-6　假饲实验方法示意图
A：食管瘘；B：胃瘘

胃期胃液分泌的特点：分泌的胃液量大，胃液酸度较高而胃蛋白酶含量较头期低，故消化力比头期弱。其分泌量占消化期分泌总量的60%。

（3）肠期　**肠期**（intestinal phase）指食糜进入小肠后，对肠壁的机械扩张和化学刺激仍可引起少量的胃液分泌。切断胃的外来神经支配后，食糜作用于小肠仍可引起胃液分泌，表明肠期胃液分泌主要是体液性调节。其中促胃液素和小肠黏膜释放的**肠泌酸素**（enterooxyntin）是促使胃液分泌的主要因素。

肠期胃液分泌的特点：分泌的胃液量少，仅占胃液总分泌量的10%。

消化期胃液分泌的三个时相并非截然分开，它们几乎同时开始，互相重叠，共同参与胃的消化活动（图6-7）。在胃液分泌的调节中，头期以神经调节为主，胃期以壁内神经丛和促胃液素的调节作用较为重要，肠期则主要是体液调节起作用。

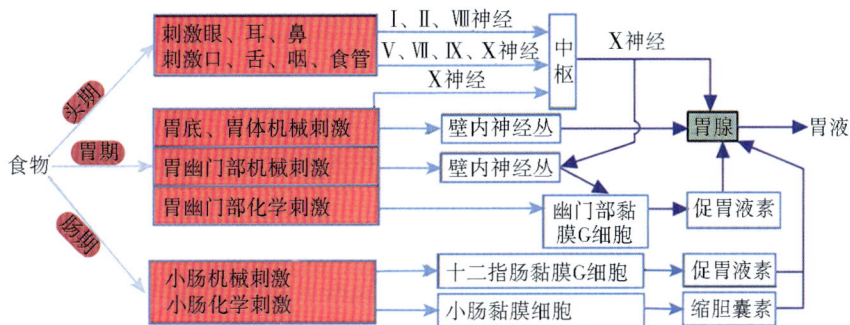

图6-7　消化期胃液分泌的调节示意图

二、胃的运动

胃运动的生理功能：头区（胃底和胃体的前部）容纳和贮存食物，调节胃内压及促进液体排空；尾区（胃体的远端和胃窦）混合、研磨并加快固体食物的排空。

(一)胃的运动形式及意义

1. 容受性舒张 进食时，食物刺激口腔、咽、食管、胃壁等处的牵张感受器，可反射性引起胃底和胃体部肌肉舒张，称为**容受性舒张**(receptive relaxation)。正常人空腹时，胃的容量仅约为 0.5L，进食后，通过胃的容受性舒张能使胃容量增加到 1.5L，而胃内压却无明显升高。其意义在于胃具有容纳和贮存食物的功能，保持胃内压的稳定，有利于胃内消化液与食物混合，实现胃内消化；防止食糜过早排入十二指肠。胃容受性舒张由迷走神经反射完成，可能与迷走神经的抑制性传出纤维末梢释放的肽类物质有关。

2. 紧张性收缩 指胃壁平滑肌细胞经常处于一定程度的缓慢而持续的交替收缩状态，称为**紧张性收缩**(tonic contraction)。其意义在于这种运动能维持胃的位置与形态以及胃内压的稳定，促进其化学消化。如胃的紧张性收缩降低，会引起胃下垂或胃扩张，导致消化功能障碍。

3. 蠕动 胃的蠕动从胃中部开始，食物入胃后 5min 起始。频率约 3 次/分，约需 1min 到达幽门。蠕动波初始波幅较小，越近幽门，蠕动越强。每个蠕动波可将 1~2mL 食糜推入十二指肠。当幽门关闭和前进的蠕动波引起远端胃窦内压升高时，进入胃窦的内容物被挤压而返回，这有助于胃内容物的磨碎和与胃液充分混合。胃蠕动的生理意义：磨碎进入胃内的食物，促进食糜与胃液混合，以利于化学消化；把食糜逐步推进十二指肠。

(二)胃运动的调节

神经和体液因素可通过影响胃的基本电节律(BER)和动作电位来调节胃的蠕动。迷走神经兴奋、促胃液素、胃动素均可使 BER 和动作电位出现的频率增加，胃的蠕动增强；而交感神经兴奋、促胰液素、抑胃肽、缩胆囊素等则抑制胃的运动。

(三)胃排空及其控制

胃内食糜排入十二指肠的过程称为**胃排空**(gastric emptying)。一般食物入胃后 5min 胃排空即开始。胃排空的动力来自胃的运动而形成的胃与十二指肠之间的压力差，排空的速度与食物的理化性状和化学组成有关。稀的、流体食物比稠的或团块食物排空快。三种主要营养食物中，糖类最快，蛋白质次之，脂肪最慢。混合食物从胃完全排空通常需要 4~6h。

胃排空是间断性进行的，受胃内和十二指肠内两方面因素的控制，胃内因素可促进胃排空，十二指肠内因素可抑制胃排空。

1. 促进胃排空的胃内因素 食物对胃壁的扩张刺激可通过壁内神经丛局部反射或迷走－迷走神经反射引起胃运动加强，促进胃排空；食物对胃的扩张刺激和某些化学成分可引起胃窦黏膜 G 细胞释放促胃液素，使胃运动增强，促进胃排空。

2. 抑制胃排空的十二指肠内因素 食糜进入十二指肠后，食糜中的盐酸、脂肪及蛋白消化产物、渗透压及机械扩张等因素，都可以刺激十二指肠壁上的机械和化学感受器，反射性地抑制胃运动，减慢胃排空，此反射称为肠－胃反射，其传出冲动可通过迷走神经、肠神经，甚至还可能有交感神经等几条途径到达胃。肠－胃反射对盐酸的刺激特别敏感，当 pH 降到 3.5~4.0 时，反射即可引起。此外，食糜中的酸和脂肪进入十二指肠后，还可刺激小肠黏膜释放缩胆囊素、促胰液素、抑胃肽等，抑制胃的运动和胃排空。

随着盐酸在十二指肠内被中和，食物的消化产物被吸收，它们对胃的抑制性影响便逐渐减弱，胃运动又逐渐增强，形成下一轮的胃排空。如此反复，直至食糜全部排入十二指肠。因此，胃排空的间断性进行使胃内容物的排空较好地适应十二指肠内消化和吸收的速度。

(四)呕吐

呕吐(vomiting)是机体把胃或小肠内容物从口腔强力驱出的复杂的反射活动。机械的和化学的刺激作用于舌根、咽、胃、小肠、大肠、胆总管、泌尿生殖系统等部位的感受器均可引起呕吐，视觉和内耳前庭器官的位置觉感受器受刺激也可引起呕吐。呕吐时，通常先出现深吸气，接着声门和鼻咽通道关闭，胃和食管下端舒张，膈肌和腹肌强烈收缩，挤压胃体，使胃内容物通过食管经口吐出。由于呕吐时十二指肠收缩和空肠上段也强烈收缩，使十二指肠内压高于胃内压，故十二指肠内容物倒流入胃。因此，呕吐物中常混有胆汁和小肠液。

呕吐中枢位于延髓迷走神经背核水平的孤束核附近。颅内压升高(如脑肿瘤、颅脑损伤等)可直接刺激呕吐中枢而引起强烈呕吐。呕吐中枢与呼吸中枢、心血管中枢均有密切联系，因此呕吐时常有呼吸急促、心跳加快以及恶心、流涎等复杂的反应。

呕吐是一种具有保护意义的防御反射，可将胃内有害的物质排出，避免对机体造成伤害。临床上对食物中毒的患者，可刺激舌根和咽部或使用药物催吐，把胃内有毒物质排出。但持续而剧烈的呕吐会影响进食和正常的消化活动，丢失大量的消化液，导致体内水盐代谢和酸碱平衡失调。

第四节　小肠内消化

食物进入十二指肠后，开始了小肠内消化，它是整个消化过程中最重要的阶段。在小肠内，食糜经胰液、胆汁和小肠液的化学消化和小肠运动的机械消化后，变成小分子物质而被小肠吸收，未被消化的食物残渣则进入大肠。因此，食物通过小肠后，已基本完成了消化和吸收的过程。

一、胰液

由胰腺所分泌的胰液是机体中最重要的消化液。胰腺兼有内分泌和外分泌两种功能。内分泌功能主要参与糖代谢调节(见内分泌章节)；胰腺的外分泌功能是分泌胰液，由胰腺腺泡细胞及腺导管细胞分泌，参与重要的消化活动。

(一)胰液的性质、成分和作用

胰液为无色无味的碱性液体，pH 7.8～8.4，每日分泌量为 1～2L。胰液的成分包括水、无机物和有机物。无机物为 Na^+、K^+、Cl^-、HCO_3^- 等离子，主要由腺导管细胞分泌；有机物主要是消化酶，包括分解三大营养物质的消化酶，由腺泡细胞分泌。

1. 水和无机物及其作用　胰液中的水占的比例最大，约为 97.6%，主要起溶解及稀释食糜作用。胰液中的无机物主要为 HCO_3^-，HCO_3^- 的主要作用为中和进入十二指肠的胃酸，使肠黏膜免受胃酸侵蚀，若此功能降低，则易导致十二指肠溃疡；为小肠内多种消化酶的活动提供最适pH 环境。

2. 有机物及其作用　胰液的有机物主要是多种消化酶，还有胰蛋白酶抑制剂等。

(1)**胰淀粉酶**　**胰淀粉酶**(pancreatic amylase)以活性形式分泌，是一种 α 淀粉酶，其对生或熟淀粉水解效率很高，水解产物为糊精、麦芽糖及麦芽寡糖。胰淀粉酶作用的最适 pH 为 6.7～7.0。

(2)**脂类水解酶**　主要有四种：①**胰脂肪酶**(pancreatic lipase)：可分解三酰甘油为脂肪酸、

单酰甘油和甘油。最适 pH 为 7.5～8.5。其作用需要**辅脂酶**（colipase）的帮助。②辅脂酶：它是胰脂肪酶的辅助因子，由腺泡细胞分泌的一种小分子蛋白质，在胰腺腺泡中以酶原形式合成，释放后可被胰蛋白酶激活而发挥其生理作用。辅脂酶与胰脂肪酶在三酰甘油的表面形成一种高亲和力的复合物，牢固地附着在脂肪微滴表面，防止胆盐将脂肪酶从脂肪表面置换下来。③**磷脂酶 A₂**（phospholipase A₂，PLA₂）：PLA₂以酶原的形式存在，在胰蛋白酶的作用下被激活，可水解卵磷脂为溶血卵磷脂。溶血卵磷脂能损害细胞膜的结构，急性胰腺炎患者血清中 PLA₂ 水平增高。④**酯酶**（esterase）：是催化酯类物质的酯键使之水解的酶类。它可水解胆固醇酯，生成胆固醇和脂肪酸。

（3）蛋白水解酶　胰液中蛋白水解酶主要有**胰蛋白酶**（trypsin）和**糜蛋白酶**（chymotrypsin），此外还有**弹性蛋白酶**（elastase）和**羧基肽酶**（carboxypeptidase）等。它们均以酶原的形式贮存在腺泡细胞内或被分泌。胰蛋白酶原在小肠液中被肠激酶（又称肠致活酶）激活，胰蛋白酶本身也能激活胰蛋白酶原，即自身催化。此外，盐酸、组织液也能使胰蛋白酶原激活。胰蛋白酶还可激活糜蛋白酶原。胰蛋白酶和糜蛋白酶的作用极相似，能分解蛋白质为䏡和䏰，当两种酶同时作用时，可分解蛋白质为多肽和氨基酸。弹性蛋白酶和羧基肽酶可把多肽进一步分解为氨基酸，还能水解核糖核酸和脱氧核糖核酸为单核苷酸。

（4）胰蛋白酶抑制因子　正常情况下，胰液中的蛋白水解酶并不能消化胰腺本身，除胰蛋白酶是以酶原的形式分泌外，**胰蛋白酶抑制剂**（trypsin inhibitor）可使胰蛋白酶失活，可阻止由于少量胰蛋白酶在腺体内活化所发生的自身消化作用，从而保护胰腺。但由于其量少，故作用有限。当病理原因导致胰导管梗阻或胰腺腺泡受损伤，胰液从腺泡和导管壁逸出，进入胰腺间质，胰蛋白酶原被组织液激活，致使胰腺组织发生自身消化，引起急性胰腺炎。

由于胰液中具有水解三大类主要营养物质的消化酶，因而胰液是消化力最强和最重要的消化液。当胰液分泌缺乏时，即使其他消化液分泌正常，食物中的脂肪和蛋白质仍不能完全消化，但糖类的消化一般不受影响。由于脂肪和蛋白质不能被消化和吸收，可引起脂肪泻。

（二）胰液分泌的调节

在非消化期，胰液分泌极少。进食时胰液开始分泌并持续增加。消化期的胰液分泌受神经和体液调节，但以体液调节为主。

1. 神经调节　食物的形象、气味及食物对消化道的刺激，可通过神经反射（包括条件反射和非条件反射）引起胰液分泌。反射的传出神经为迷走神经。迷走神经可通过其末梢释放乙酰胆碱直接作用于胰腺，也可通过促胃液素的释放而间接引起胰腺分泌。迷走神经主要作用于胰腺腺泡细胞，因此，兴奋时引起胰液分泌的特点是酶含量丰富，但水和碳酸氢盐含量很少。

2. 体液调节　主要有促胰液素、缩胆囊素两种。

（1）促胰液素　促胰液素由小肠黏膜 S 细胞分泌，通过血液循环作用于胰腺导管细胞。其分泌特点是：大量的水和 HCO_3^-，酶的含量很少。刺激促胰液素分泌的最强因素是盐酸，其次是蛋白分解产物和脂肪酸，糖类几乎无作用。

（2）缩胆囊素　**缩胆囊素**（cholecystokinin，CCK）是由小肠黏膜 I 细胞分泌的一种肽类激素，也称促胰酶素。其主要作用于腺泡细胞，引起胰腺分泌大量的消化酶和促进胆囊收缩，排放胆汁。刺激缩胆囊素分泌的主要因素是蛋白分解产物，如氨基酸、多肽；其次是脂肪酸、盐酸、脂肪。

近年研究表明，促胰液素与缩胆囊素促进胰液分泌的机制不同，前者以 cAMP 为第二信使，后者则通过磷脂酰肌醇系统，在 Ca^{2+} 的介导下发挥作用，但两者之间有协同作用，同时使用促胰液素与缩胆囊素时，其所分泌的 HCO_3^- 含量比单独使用促胰液素时多。

二、胆汁

胆汁(bile)主要由肝细胞分泌，称为肝胆汁。胆管上皮细胞也能分泌水分和碳酸氢盐，在非消化期一并流入胆囊贮存；在消化期，胆汁直接由肝脏和胆囊大量排至十二指肠。由胆囊排出的胆汁称为胆囊胆汁。

(一)胆汁的性质、成分和作用

1. 胆汁的性质和成分　胆汁为有色、味苦和较稠的液体。肝胆汁呈金黄色，透明清亮，偏碱性(pH 7.4)，成年人每天分泌量为0.8~1L。胆囊胆汁因浓缩颜色变深，因碳酸氢盐被吸收而呈弱酸性，pH 6.8。胆汁中的无机物为Na^+、K^+、Cl^-和HCO_3^-等，有机物主要是胆盐、胆色素、胆固醇和卵磷脂，无消化酶。其中与消化功能有关的是胆盐，它是结合的胆汁酸所形成的钠盐。胆色素是血红蛋白的分解产物，包括胆红素和它的氧化物胆绿素。胆色素的种类和浓度决定胆汁的颜色。当血液中胆色素过多时可出现黄疸。胆固醇是体内脂肪代谢的产物，是胆汁酸的前身。

在胆汁中，卵磷脂与胆盐形成微胶粒，使胆固醇溶于其中。卵磷脂是胆固醇的有效溶剂，因此，胆固醇的溶解量取决于胆汁中卵磷脂与胆固醇的适当比例，当胆固醇过多或卵磷脂减少时，胆固醇可沉积而形成结石。

2. 胆汁的作用　胆汁虽无消化酶，但对脂肪的消化和吸收具有重要作用。

(1)促进脂肪的消化　胆汁中的胆盐、卵磷脂和胆固醇可作为乳化剂，降低脂肪的表面张力，使脂肪乳化成微滴，分散于肠腔中，从而增加与胰脂肪酶的接触面积，促进脂肪的分解。

(2)促进脂肪和脂溶性维生素的吸收　胆盐达到一定浓度后，可聚合成微胶粒，脂肪酸、单酰甘油等可掺入到微胶粒中而形成水溶性复合物，很容易穿过小肠黏膜的不流动水层(又称静水层)，从而能促进脂肪分解产物的吸收，这一作用也促进了脂溶性维生素(维生素A、D、E、K)及胆固醇的吸收。若缺乏胆盐，将影响脂肪的消化和吸收，甚至引起脂性腹泻。

(3)中和胃酸和促进胆汁自身分泌　胆汁排入十二指肠后，还可中和一部分胃酸；进入小肠的胆盐绝大部分由回肠黏膜吸收入血，通过门静脉再回到肝脏重新利用，这一过程称为胆盐的肠肝循环(图6-8)。返回肝脏的胆盐有刺激肝胆汁分泌作用，称为胆盐的利胆作用。

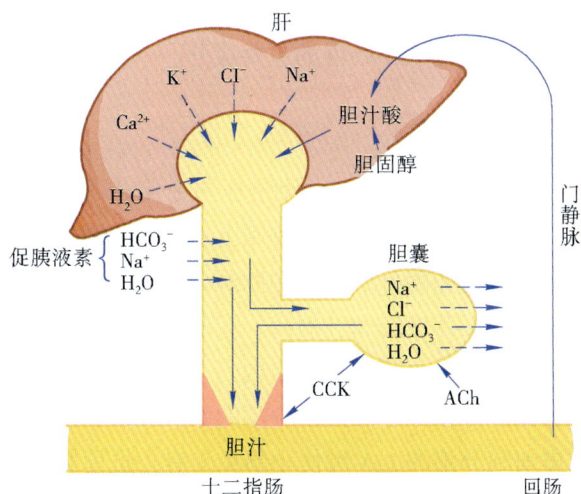

图6-8　胆盐的肠肝循环示意图

(二)胆汁分泌与排出的调节

食物是引起胆汁分泌和排出的自然刺激物,其中以高蛋白食物作用最强,高脂肪或混合食物次之,糖类食物的作用最弱。胆汁分泌和排出受神经和体液因素的调节,其中体液调节更为重要。

1. 神经调节 进食动作或食物对胃和小肠的刺激,可反射性使肝胆汁分泌少量增加,胆囊收缩轻度加强。反射的传出神经是迷走神经,通过末梢释放乙酰胆碱作用于肝细胞和胆囊,增加胆汁分泌和引起胆囊收缩;切断两侧迷走神经或用胆碱能受体阻断剂可阻断此效应。此外,迷走神经还可通过促胃液素释放而间接引起肝胆汁分泌和胆囊收缩。

2. 体液调节

(1)胆盐 胆盐可通过肠肝循环刺激肝胆汁分泌,是引起肝细胞分泌的主要刺激物。

(2)促胃液素 促胃液素可通过血液循环作用于肝细胞和胆囊,促进肝分泌胆汁和胆囊收缩,也可间接通过刺激胃酸分泌,由胃酸作用于十二指肠黏膜,使之释放促胰液素,引起胆汁分泌。

(3)促胰液素 促胰液素主要作用于胆管系统促进胆汁分泌,因此胆汁中水和 HCO_3^- 含量增加,但胆盐含量不增加。

(4)缩胆囊素 主要作用于胆囊和肝胰壶腹括约肌,引起胆囊收缩,肝胰壶腹括约肌舒张,从而促进胆囊胆汁排出。此外,缩胆囊素也有轻度的促进胆汁分泌的作用。

(三)胆囊的功能

胆囊的主要功能:①贮存和浓缩胆汁:在非消化期,由于肝胰壶腹括约肌收缩,肝胆汁进入胆囊贮存。在贮存期间,胆囊黏膜吸收水分和无机盐,使胆汁浓缩 4～10 倍。②调节胆管内压和排出胆汁:在消化期,胆囊收缩,肝胰壶腹括约肌舒张,将胆囊胆汁排入十二指肠。胆囊具有调节胆管内压的作用,当括约肌收缩时,胆囊便舒张,以容纳胆汁,减少胆管内压力;当括约肌舒张时,胆囊收缩,增加胆管内压,使胆汁排入十二指肠。

三、小肠液

小肠液由十二指肠腺和小肠腺分泌。十二指肠腺,又称勃氏腺,位于十二指肠黏膜下层,分泌碱性液体,内含黏蛋白,具有保护十二指肠免受胃酸侵蚀的作用。小肠腺,又称李氏腺,分布于全部小肠的黏膜层内,其分泌液构成小肠液的主要成分。

(一)小肠液的组成与作用

小肠液是一种弱碱性液体,pH 7.5～8.0,渗透压与血浆相等。成年人每天分泌 1～3L。其成分为水、无机盐、黏蛋白、消化酶等。在小肠黏膜上皮细胞表面,特别在绒毛上皮细胞表面含有能消化特殊食物产物的消化酶,如能分解小肽的肽酶,分解中性脂肪的脂肪酶和 4 种分解双糖的酶,即蔗糖酶、麦芽糖酶、异麦芽糖酶和乳糖酶。这些酶的作用可使微绒毛外表面的相应食物成分进一步水解,分解产物随后进入小肠上皮细胞内。

小肠液的主要作用:①保护作用:十二指肠分泌的碱性黏液,可起润滑作用和保护十二指肠黏膜免受胃酸侵蚀;肠上皮细胞分泌的 IgA 可使小肠免受有害抗原物质的侵害;溶菌酶可溶解肠壁内的细菌。②消化作用:十二指肠分泌的碱性黏液可中和进入十二指肠内的胃酸,造成弱碱性环境,为小肠内多种消化酶提供适宜的 pH 环境。小肠上皮细胞分泌的肠激酶可激活胰蛋白酶原,后者促进蛋白质消化和分解。另外，小肠绒毛上皮细胞表面所含有的多种消化酶能分别对多肽、脂肪、碳水化合物起化学消化作用。③稀释作用：小肠液可稀释肠内消化产物，使其渗透压降低，促进小肠内食物消化产物的消化和吸收。

(二)小肠液分泌的调节

小肠液的分泌是经常性的。食糜对小肠黏膜的机械刺激和化学刺激，通过小肠壁内神经丛的局部反射，是引起小肠液分泌的主要因素，其中小肠对食糜的扩张刺激最为敏感，小肠内食糜量越多，分泌也越多。刺激迷走神经可引起十二指肠腺分泌，刺激交感神经可抑制十二指肠腺分泌，但自主神经系统的作用并不明显。促胃液素、促胰液素和血管活性肠肽等胃肠激素都有刺激小肠液分泌的作用。

四、小肠的运动

小肠消化期的运动形式除具有持续的紧张性收缩外，还有分节运动和蠕动。消化间期则有周期性**移行性复合运动**(migrating motility complex，MMC)。

(一)小肠运动的形式及意义

1. 紧张性收缩　小肠平滑肌的紧张性收缩是保持其形状、位置及进行其他运动形式的基础。当小肠平滑肌的紧张性收缩增强时，肠内容物的混合和运送增快；相反，当小肠平滑肌的紧张性收缩减弱时，则肠内容物的混合和运送减慢。

2. 分节运动　分节运动(segmentation)是小肠特有的运动形式，是环行肌收缩和舒张的节律性运动。在消化期，小肠环行肌以一定的间隔在许多点同时收缩或舒张，把肠管内食糜分成许多节段。数秒后，收缩处与舒张处交替，原收缩处舒张，而原舒张处收缩，使原来的节段又分为两半，邻近的两半又混合成一新的节段，如此反复进行(图6-9)。分节运动的作用：①使消化液与食糜充分混合，有利于消化酶对食物进行分解消化。②促进食糜与小肠壁紧密接触，有利于消化分解产物的吸收。③挤压肠壁，促进血液和淋巴液回流，有助于吸收。④对小肠内食糜有一定的推进作用。

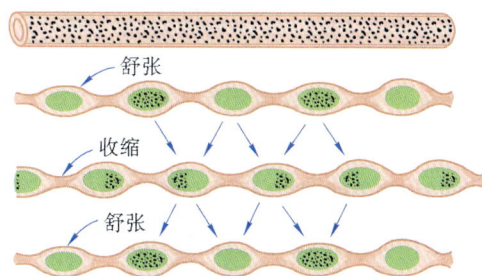

舒张

收缩

舒张

图6-9　小肠分节运动模式图

3. 蠕动　在小肠的任何部位均可发生蠕动，其速度为0.5~2.0cm/s，近端小肠的蠕动速度较快，远端小肠的蠕动速度较慢。小肠的蠕动较弱，通常仅蠕动3~5cm便消失。实际小肠内食糜的净移动平均仅为1cm/min，因此，食糜从幽门部移动到回盲瓣历时3~5h。小肠还有一种进行速度快、传播距离远的蠕动，称为蠕动冲，在肠梗阻或肠道感染使肠黏膜受到强烈刺激时可发生，可将食糜从小肠始段推送到结肠。其生理学意义是迅速清除食糜中的有害刺激物或解除肠管的过度扩张。

小肠蠕动推动食糜或气体所产生的声音(气过水声等)称肠鸣音。肠鸣音的强弱可反映肠蠕动的状况。肠蠕动增强时，肠鸣音亢进；肠麻痹时，肠鸣音减弱或消失。

4. 移行性复合运动 小肠在消化间期呈现以间歇强力收缩伴随有较长静息期为特征的周期性运动，称移行性复合运动。小肠的 MMC 起源于胃下部，每 60～90min 发生 1 次，约 90min 可到达回肠末端。其主要作用：①将肠内容物往后推移并清除干净。②阻止结肠内细菌迁移到终末回肠。

(二)小肠运动的调节

1. 神经调节 神经系统对小肠运动的调节通过内在神经丛和外来神经共同完成。内在神经丛对小肠运动起重要调节作用。小肠内容物的机械性和化学性刺激可通过局部神经丛反射引起小肠蠕动加强。外来神经中副交感神经兴奋可加强小肠的收缩运动，交感神经兴奋则抑制小肠运动。它们是通过小肠壁内神经丛实现的。小肠运动还受高级中枢的影响，如情绪的改变。

2. 体液调节 促胃液素、缩胆囊素、胃动素、胰岛素和 5 - 羟色胺可增强小肠运动。促胰液素和胰高血糖素能抑制小肠运动，而 VIP 和 NO 是肠内神经系统释放的引起小肠舒张的递质。在这些激素中，缩胆囊素和促胃动素可能是最重要的。

(三)回盲括约肌的功能

在回肠末端与盲肠交界处的环行肌明显增厚，称为回盲括约肌。回盲括约肌通常保持轻度的收缩，形成关闭的活瓣，可防止回肠内容物过快进入大肠，阻止大肠内容物向回肠倒流。一方面延长食糜在小肠内的停留时间，有利于小肠内容物的完全消化和吸收；另一方面避免小肠遭受大肠有害物质的侵害。

第五节　肝脏的功能

肝脏是人体内最大的消化腺，参与机体的消化、代谢、排泄、解毒和免疫等许多过程，其中以代谢功能最为重要。

一、肝脏的功能特点

肝脏的许多功能与其血液循环特点和所含酶类密切相关。

1. 肝脏血流的特点 肝脏的血液供应极为丰富，成人肝血流量约占心输出量的1/4。其血液有门静脉和肝动脉双重来源，两种血液在窦状毛细血管内混合。门静脉汇集来自腹腔内脏的血液，内含从胃肠道中吸收入血的大量营养物质，将在肝内代谢、贮存或转运；门静脉血中的有害物质及微生物抗原性物质也将在肝内被解毒或清除。由肝动脉流入肝脏的血液含有充足的氧，是肝脏供氧的主要来源。门静脉和肝动脉的终支均流入肝血窦，肝血窦是肝小叶内血液流通的管道。正常情况下肝血窦可贮存一定量的血液，在机体失血时，可从窦内排出较多血液，以代偿循环血量的不足。

2. 肝脏酶学的特点 肝脏的主要功能是进行三大营养物质的代谢，包括糖类的分解和糖原合成、蛋白质及脂肪的分解与合成、维生素及激素的代谢等。肝是人体内含酶最丰富的器官，可见到几乎体内所有的酶类，因此，肝内各种代谢活动十分活跃。肝内酶蛋白含量约占肝总蛋白含量的2/3，大致可分为两类：①肝内和肝外同时存在的酶：如磷酸化酶、碱性磷酸酶、组织蛋白酶、转氨酶、核酸酶和胆碱酯酶等。②仅在肝内存在的酶：如组氨酸酶、山梨醇脱氢酶、精氨酸酶、鸟氨酸氨基甲酰转移酶等。

二、肝脏与消化有关的功能

(一)肝脏分泌胆汁的作用

肝细胞能够不断地生成胆汁酸和分泌胆汁。胆汁可促进脂肪在小肠内的消化和吸收。如胆汁缺乏，摄入的脂肪将有40%从粪便中丢失，且还伴有脂溶性维生素的吸收不良。

(二)肝脏对物质代谢的作用

几乎所有营养物质的代谢，都需要肝脏参与。

1. 糖类代谢　单糖经小肠黏膜吸收后，由门静脉到达肝脏，在肝内转变为肝糖原而贮存。成年人肝内约含100g肝糖原，仅够禁食24h内用。当血糖浓度超过正常时，葡萄糖合成糖原增加；当血糖浓度低于正常时，贮存的肝糖原立刻分解为葡萄糖进入血液，以提高血糖水平。此外，许多非糖类物质如蛋白质分解产物氨基酸、脂肪分解产物甘油等在肝内通过糖异生转变为糖，而葡萄糖也可在肝内转变为脂肪酸和某些氨基酸。

2. 蛋白质代谢　由消化道吸收的氨基酸通过肝脏时，仅约20%不经过任何化学反应而入体循环到达各组织，而大部分的氨基酸则在肝内进行蛋白质合成、脱氨、转氨等作用。

肝脏是合成血浆蛋白的主要场所，血浆蛋白是维持血浆胶体渗透压的主要成分，若血浆蛋白减少，可引起组织水肿。许多凝血因子的主要合成部位也是肝脏，如纤维蛋白原、凝血酶原等，肝病时可引起凝血时间延长和发生出血倾向。蛋白质氧化、脱氨作用也主要在肝内进行，脱氨后所生成的氨可转变为尿素由尿液排出，这对于维持机体内环境稳态有着重要意义。

3. 脂类代谢　肝脏是脂类代谢的主要场所和脂肪运输的枢纽，能够合成和贮存各种脂类，部分供应自身需要，主要满足全身脏器的需求。饥饿时，贮存的体脂先被运送到肝脏，然后进行分解，转化为机体利用的能量。在肝内中性脂肪可水解为甘油和脂肪酸，此反应可被肝脂肪酶加速，甘油可通过糖代谢途径被利用，而脂肪酸完全氧化为CO_2和水。肝脏还是体内脂肪酸、胆固醇、磷脂合成的主要器官之一。人体内血脂的各种成分保持相对恒定依赖于肝细胞的调节。当脂肪代谢紊乱时，可导致脂肪堆积于肝脏内而形成脂肪肝。

三、肝脏的其他功能

(一)肝脏的贮备功能及肝脏的再生

成熟的肝细胞呈静息而又高度分化状态，具有强大的功能贮备和再生能力。动物实验证明，当肝被切除70%～80%后，并不显示出明显的生理功能紊乱，而且残余肝脏可生长至原有的重量和体积后停止，这称为肝脏的再生。但若肝受到不断的损伤，在肝细胞再生的同时，会产生大量结缔组织破坏其正常结构，从而导致肝硬化。

(二)肝脏在免疫反应中的作用

肠黏膜因感染而受损伤时，致病性抗原物质便可穿过肠黏膜(为肠道免疫系统的第一道屏障)进入肠壁内毛细血管和淋巴管，因此，肠系膜淋巴结和肝脏便构成了肠道免疫系统的第二道防线。实验证明，来自肠道的大分子抗原可经淋巴结至肠系膜淋巴结，而小分子抗原则主要经过门静脉至肝脏。肝脏中的单核－巨噬细胞可吞噬这些抗原物质，经过处理的抗原物质可刺激机体的免疫反应。因此，健康的肝脏可发挥其免疫调节作用。

（三）肝脏的解毒作用

肝脏是人体内主要的解毒器官，对机体的保护作用极为重要。有毒物质在肝脏经过氧化、甲基化及结合反应等，使毒物转化为比较无毒的或溶解度大的物质，随胆汁或尿液排出体外。

肝脏解毒的方式有：①化学作用：通过氧化、还原、分解、结合和脱氨等作用，其中结合作用是一种重要方式。毒物在肝内与葡萄糖醛酸、硫酸、氨基酸等结合后变为无害物质，随尿排出。②分泌作用：一些重金属如汞，以及来自肠道的细菌可由胆汁分泌排出。③蓄积作用：某些生物碱如士的宁和吗啡，可在肝脏蓄积，然后肝脏逐渐少量释放这些物质，以减少中毒程度。④吞噬作用：肝血窦的内皮层含有大量肝巨噬细胞，具有很强的吞噬能力，能吞噬血液中的异物、细菌及其他颗粒。据估计，门静脉血液中的细菌 99% 在经过肝血窦时被吞噬。

（四）肝脏对激素代谢的作用

肝脏是许多激素生物转化、灭活或排泄的重要场所。当患肝病时患者可因雌激素灭活障碍而在体内积蓄，引起性征改变；如醛固酮和抗利尿激素灭活的障碍可引起钠和水在体内潴留。

第六节 大肠的功能

大肠没有重要的消化功能，主要作用是吸收水分和电解质，参与机体水、电解质平衡的调节；吸收结肠内细菌合成的维生素 B 族、维生素 K 等物质；完成食物残渣的加工，形成和暂时贮存粪便并将其排出体外。

一、大肠液及其大肠内细菌的作用

（一）大肠液的分泌

大肠液是由大肠腺所分泌的碱性黏液，pH 8.3～8.4，其主要成分是黏液和碳酸氢盐。黏液的主要作用是保护肠黏膜和润滑粪便。碳酸氢盐可中和大肠内细菌产生的酸性物质，保护大肠壁免受侵蚀。

大肠液的分泌由食物残渣对肠壁的直接机械刺激或通过内在神经丛反射引起。刺激外来神经的副交感神经(盆神经)可使大肠液分泌增加，刺激交感神经可使大肠液分泌减少。

（二）大肠内细菌的作用

大肠内有许多来自空气和食物的细菌，由于大肠内的环境和温度很适宜细菌繁殖，故细菌在大肠内大量繁殖。大肠内的细菌占粪便固体量的 20%～30%。大肠内细菌种类很多，主要有大肠杆菌、葡萄球菌等。大肠内细菌的主要作用是对食物残渣进行腐败和发酵。大肠内细菌还能利用食物残渣合成维生素 K、维生素 B 复合物和叶酸，经肠壁吸收后可被人体利用。若长期应用抗生素，可导致肠内菌群紊乱和维生素缺乏。

二、大肠的运动和排便

(一)大肠的运动形式

大肠的运动少而慢，对刺激反应较迟缓，因此，大肠具有暂时贮存粪便的功能。大肠主要有袋状往返运动和集团蠕动两种运动形式。

1. 袋状往返运动　由环行肌无规律收缩而使结肠折叠成袋，并使袋内容物向两个方向做短距离运动，但不向前推进。其意义是使肠内容物得到充分混合，促进水和电解质的吸收。

2. 集团蠕动　大肠除有类似小肠缓慢的蠕动形式外，还有一种起始于横结肠进行很快且前进很远的蠕动，是以多个结肠袋或一段结肠形成的节段性收缩，使大肠内容物被推移远至乙状结肠或直肠的运动，称为集团蠕动。集团蠕动每日 1~3 次，常见于进餐后，是食物充胀胃或十二指肠，通过胃 – 结肠反射或十二指肠 – 结肠反射所致。其作用是将结肠内容物迅速向肛门端推进，当推至直肠时，可产生便意。

(二)排便反射

食物残渣在大肠内停留可达 10h 以上，在大肠内，食物残渣经过大肠内细菌的发酵与腐败，最后形成粪便。粪便成分除食物残渣外，还包括脱落的肠上皮细胞、大量的细菌和肠上皮细胞排出的代谢终产物。

人直肠内通常没有粪便。当粪便进入直肠时，刺激直肠壁内机械感受器，感受信号经盆神经和腹下神经传至脊髓腰骶段初级排便中枢，同时上传到大脑皮层，引起便意。当条件许可时，大脑皮层发出冲动兴奋初级排便中枢，经盆神经使降结肠、乙状结肠和直肠收缩，肛门内括约肌舒张；同时阴部神经冲动减少，肛门外括约肌舒张，使粪便排出，形成排便反射。此外，排便时腹肌和膈肌也发生收缩使腹压增加，促进粪便排出。当条件不许可时，大脑皮层发出冲动抑制初级排便中枢，则可抑制排便。若对便意经常予以抑制，可使直肠壁对粪便压力的刺激失去正常的敏感性。如果粪便在大肠内停留时间过久，水分吸收过多而变干硬，可产生便秘。

第七节　吸　收

食物经过消化后，各种营养物质已被充分分解。经消化后的食物分解产物、水、无机盐和维生素等通过消化道上皮细胞进入血液或淋巴的过程称为吸收。正常人体所需的各种营养物质都是经消化道吸收进入机体的，因此，吸收功能对于维持人体正常生命活动具有非常重要的生理意义。

一、消化道主要吸收部位及其机制

(一)吸收的部位

消化道不同部位对各种物质吸收的能力差异极大，这主要与消化道各部分的组织结构以及食物在各部位被消化的程度和停留时间的长短有关。在口腔和食管内，食物基本上不被吸收，但某些药物，如硝酸甘油含在舌下可被口腔黏膜吸收。胃的吸收能力很弱，仅能吸收高脂溶性的乙醇、少量水分和某些药物(如阿司匹林)等。小肠是营养物质吸收的主要部位，吸收营养物质的种类最多，数量也最大。一般来说，糖类、蛋白质和脂肪的消化产物大部分是在十二指肠和空肠吸收的；回肠可主动吸收胆盐和维生素 B_{12}（图 6-10）。大部分的营养物质，通常进入空肠已被吸收完毕，回肠主要是吸收功能的贮备。小肠内容物进入大肠时几乎不含可被吸收的营养物质。大肠主要吸收水分和无机盐，此外还能缓慢吸收某些药物。

(二)小肠吸收的有利条件

小肠是各种消化产物吸收的主要场所，因为小肠有许多吸收的有利条件：①食物在小肠内已完全消化：在小肠内，糖类、蛋白质、脂类食物已被消化分解为可吸收的小分子物质。②小肠有巨大的吸收面积：由于小肠较长，小肠黏膜有很多环行皱襞，皱襞上又有很多突起的绒毛，绒毛的上皮细胞顶端有许多微绒毛，使小肠黏膜的表面积比同样长短的简单圆筒的面积增加到 600 倍，总面积可达 $200m^2$（图 6-11）。③小肠具有便于吸收的特殊结构：小肠绒毛内有毛细血管、毛细淋巴管、平滑肌及神经纤维，平滑肌的舒缩可使绒毛发生节律性伸缩与摆动，促进绒毛内的血液和淋巴流动。④食物在小肠内停留时间长：食物在小肠内停留时间为 3～8h，使营养物质有充分的吸收时间。

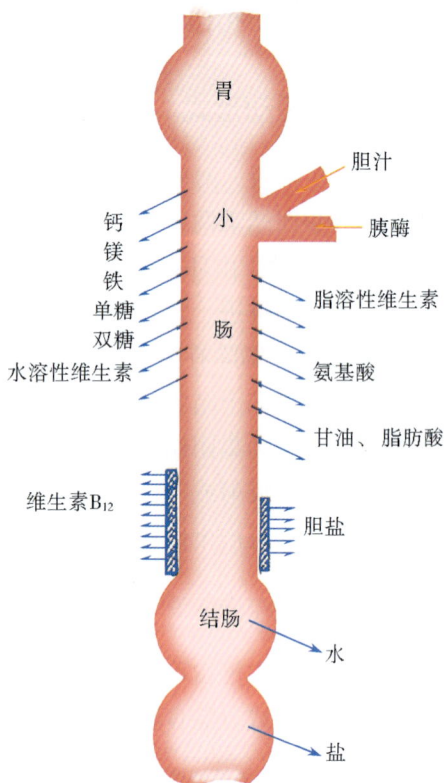

图 6-10 各种营养物质在消化道的吸收部位

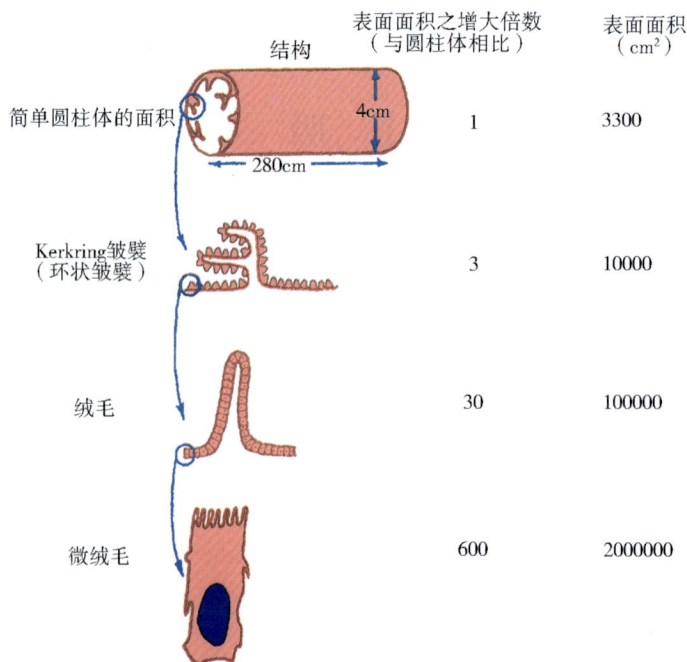

图 6-11 小肠结构与内表面积增加的关系

（三）吸收的途径与机制

1. 吸收的途径　小肠内的吸收主要通过跨细胞和细胞旁两种途径。①跨细胞途径：肠腔内的物质通过小肠绒毛上皮细胞的顶端膜进入细胞内，再通过基底侧膜进入细胞间隙，最后转入血液或淋巴。②细胞旁途径：肠腔内的物质通过小肠上皮细胞之间的紧密连接进入细胞间隙，再转入血液或淋巴（图6－12）。

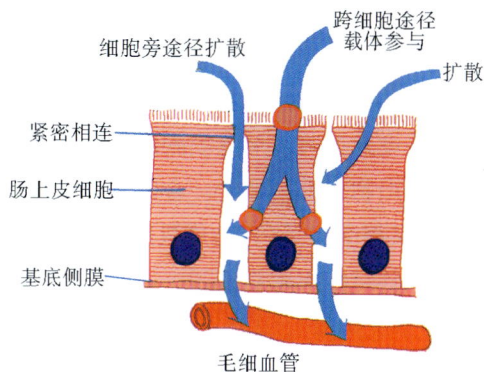

2. 吸收的机制　营养物质吸收的机制有被动和主动转运两种。①被动转运：即不耗能使营养物质通过滤过、渗透和扩散等方式进入肠壁血管和淋巴管内的过程。②主动转运：在肠黏膜的上皮细胞膜上存在着多种泵，如 Na^+ 泵、K^+ 泵、I^- 泵等。通过这些泵的作用，不仅耗能使 Na^+、K^+ 等主动吸收，还可促进其他物质（如葡萄糖、氨基酸）的继发性主动转运而被吸收。

图 6－12　小肠黏膜吸收水和小分子溶质途径

二、主要营养物质的吸收

（一）糖类的吸收

食物中的糖类一般分解为单糖后，才能被小肠上皮细胞所吸收。吸收的主要部位在十二指肠和空肠。肠道吸收的单糖中，主要是葡萄糖（约占总吸收量的80%），其余是半乳糖、果糖和甘露糖。各种单糖在小肠的吸收速率相差很大：己糖的吸收比戊糖（木糖）快；己糖中又以葡萄糖和半乳糖吸收快，果糖次之，甘露糖最慢。

葡萄糖的吸收是耗能的继发主动转运过程，其能量来自钠泵（详见第二章），故用抑制钠泵的哇巴因等代谢抑制剂，能抑制葡萄糖的主动吸收。半乳糖和葡萄糖的吸收过程基本相同。果糖则不能逆浓度差主动转运，其吸收是通过扩散而被动转运。果糖被吸收后经毛细血管进入血液循环。

（二）蛋白质的吸收

蛋白质的分解产物包括二肽、三肽和氨基酸，它们的吸收机制与葡萄糖相似，即为继发性主动转运，依赖钠泵的耗能活动过程。在小肠腔上皮细胞膜存在有多种 Na^+－氨基酸和 Na^+－肽同向转运体，但有少数氨基酸的吸收不依赖 Na^+ 转运体，可通过易化扩散方式进入上皮细胞内。蛋白质的分解产物主要在十二指肠和空肠吸收，回肠吸收较少。氨基酸几乎完全经毛细血管进入血液循环。

通常蛋白质不能被直接吸收，一旦直接吸收了少量蛋白质，不仅无营养作用，相反，还可成为抗原而引发机体超敏反应。

（三）脂肪的吸收

食物中的脂类95%以上是三酰甘油，此外还有少量的胆固醇酯和磷脂。三酰甘油只有水解为脂肪酸、单酰甘油和甘油，才能被吸收。

脂类水解产物的吸收可通过血液和淋巴两条途径，而以淋巴途径为主。甘油因溶于水，可同单糖一起吸收。中、短链脂肪酸可从肠腔直接扩散入小肠上皮细胞，再进入血液。长链脂肪酸、单酰甘油和胆固醇等则必须和胆盐结合形成混合微胶粒才能被吸收。由于胆盐有亲水性，它携带脂类的水解产物通过覆盖在小肠绒毛表面的不流动水层而到达微绒毛，释放出脂类的水解产物。后者顺浓度差扩散入上皮细胞内，胆盐则返回肠腔在回肠主动重吸收。在小肠上皮细胞内质网中脂类分解产物又重新酯化，合成三酰甘油、胆固醇酯及卵磷脂。重新酯化产物与细胞中的脱辅基脂蛋白(又称载脂蛋白)合成**乳糜微粒**(chylomicron)。乳糜微粒在高尔基复合体中被包裹为分泌囊泡。囊泡移行到细胞侧膜时，通过出胞作用进入绒毛内的乳糜管，经淋巴途径吸收(图6-13)。

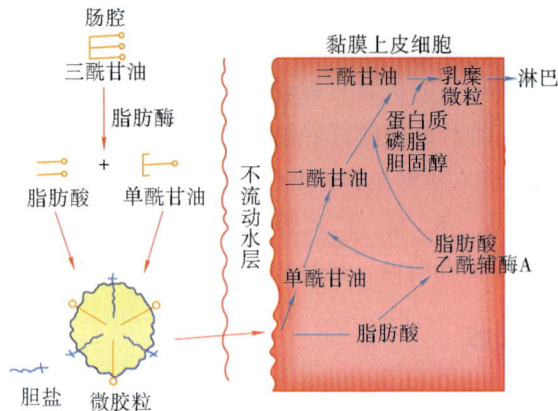

图 6-13 脂肪在小肠内消化和吸收方式示意图

肠道中的胆固醇主要有两个来源：一是来自食物，二是来自胆汁。影响胆固醇吸收的因素很多：①食物中的胆固醇含量越多则吸收越多，但不呈直线关系。②食物中的脂肪和脂肪酸能促进胆固醇的吸收。③食物的植物固醇(如豆固醇、β-谷固醇)抑制胆固醇的吸收。④胆盐可与胆固醇形成混合微胶粒而促进其吸收。⑤食物中的纤维素、果胶、琼脂等易与胆盐结合而形成复合物，能抑制胆固醇的吸收。

(四)无机盐的吸收

各种无机盐吸收的难易程度不同。一价碱性盐类(如钠、钾)的吸收较快，多价碱性盐类(如镁、钙)则吸收较慢。易与钙结合形成沉淀的盐类(如硫酸钙、磷酸钙)不能被吸收。

1. 钠的吸收 成年人小肠每天吸收的钠为25~30g，其中饮食摄入钠为5~8g，其余来自消化腺的分泌，小肠液中的钠仅有少量经粪便排出。体内对钠的需求较大，消化腺每日分泌和摄入的钠95%~99%被肠道吸收。因此，一旦因严重腹泻导致钠的大量丢失，可使血钠剧降甚至危及生命。钠主要在空肠吸收，其次是回肠，结肠最少。钠是主动吸收的，即由肠上皮细胞基底侧膜上 Na^+-K^+ 泵活动所造成的细胞内低 Na^+ 浓度，促进肠腔内 Na^+ 顺浓度差进入细胞。钠的主动吸收为单糖和氨基酸吸收提供了动力。反之，单糖和氨基酸的存在也促进 Na^+ 的吸收。

Na^+ 通过四种方式经肠上皮细胞顶端膜进入细胞内：①Na^+-有机溶质(如葡萄糖、半乳糖、氨基酸、二肽、三肽等)同向转运。②Na^+-Cl^- 同向转运。③Na^+-H^+ 与 Na^+-K^+ 逆向交换。④少量 Na^+ 可经水相通道被动扩散。

2. 铁的吸收 人每日吸收约1mg，仅为每日食物中铁含量的1%左右，吸收的部位是十二指肠和空肠，以二价铁(Fe^{2+})的形式主动吸收。吸收过程：肠上皮细胞释放转铁蛋白进入肠腔，与 Fe^{2+} 结合成复合物，并以受体介导的入胞形式进入细胞内，转铁蛋白释放出 Fe^{2+} 后可重新进入肠腔，而进入胞内的 Fe^{2+}，一部分从基底侧膜以主动转运形式入血，另一部分与胞内的脱铁铁蛋白结合成铁蛋白(ferritin)，留在胞内以防止铁的过量吸收。

影响铁吸收的因素：①机体对铁的需要量。当缺铁时(如缺铁性贫血)，机体吸收铁的能力增强。②高价铁不易被吸收，需还原为亚铁离子才能吸收。③还原性物质，如维生素 C、果糖、半胱氨酸等有助于铁的还原而促进铁的吸收。④胃液中的盐酸有助于铁的溶解而促进铁的吸收，胃大部切除后易伴缺铁性贫血。⑤铁与某些负离子易形成不溶性盐(如氢氧化物、磷酸盐、碳酸氢盐)，以及与食物中植酸、草酸、鞣酸和谷粒纤维形成不溶性复合物，而不易被吸收。

3. 钙的吸收　通常食物中的钙只有20%～30%被吸收，其余随粪便排出。钙只有呈水溶性离子状态时才能被吸收，维生素 D、脂肪、酸性环境能促进小肠吸收钙。钙主要在酸度较大的小肠上段，特别是十二指肠以主动转运的形式被吸收，吸收的多少受机体需要量的影响。吸收过程：Ca^{2+} 通过肠上皮细胞顶端膜的钙通道顺电化学梯度进入胞内，并与**钙结合蛋白**(calbindin)结合。进入胞内的 Ca^{2+} 由基底侧膜上 Ca^{2+} 泵及 $Na^+ - Ca^{2+}$ 交换体转运到细胞外间隙。

影响钙吸收的主要因素有：①活化的 1,25 - 二羟维生素 D_3 可诱导钙结合蛋白及钙泵等蛋白合成而促进钙的吸收。②儿童和哺乳期妇女或低钙饮食时，机体对钙吸收可增加。③离子状态的钙(如氯化钙、葡萄糖酸钙)易于吸收，不溶性钙盐则难于吸收。④脂肪、草酸盐、磷酸盐、植酸等可与 Ca^{2+} 形成不溶性复合物而抑制吸收，脂肪酸和葡萄糖可促进钙的吸收。⑤进入小肠的胃酸可促进钙游离，有助于钙吸收。

4. 负离子的吸收　小肠吸收的负离子主要有 Cl^- 和 HCO_3^-。除部分 Cl^- 与 Na^+ 同向转运吸收外，肠腔负离子主要通过由 Na^+ 主动吸收造成的电位差而被动扩散吸收的。HCO_3^- 吸收是以与 H^+ 交换的方式进行的，即通过 $Na^+ - H^+$ 交换进入肠腔的 H^+ 与 HCO_3^- 结合形成 H_2CO_3，解离为 H_2O 和 CO_2，CO_2 直接吸收入血。所以，HCO_3^- 是以 CO_2 的形式吸收的。

(五)水的吸收

成年人每天摄入的水量约2L，由消化腺分泌的消化液约7L，随粪便排出的水仅为0.1～0.2L，因此消化道每天吸收约9L 水。其中空肠吸收5～6L，回肠吸收2L，结肠吸收0.4～1L，十二指肠吸收很少。水以渗透方式被动吸收，即各种溶质，特别是氯化钠吸收后产生的渗透压梯度是水吸收的主要动力。水经跨细胞途径和细胞旁途径转入血液。严重呕吐、腹泻可使人体丢失大量水分和电解质，从而导致人体脱水和电解质紊乱。

(六)维生素的吸收

维生素分为脂溶性和水溶性两类。水溶性维生素以易化扩散方式在小肠上段被吸收，但维生素 B_{12} 只有与内因子结合成水溶性复合物才能被回肠吸收。水溶性维生素(包括维生素 B_1、B_2、B_6、PP、C)及生物素和叶酸等均依赖于 Na^+ 的同向转运体而被吸收。脂溶性维生素(包括维生素 A、D、E、K)的吸收与脂类水解产物的吸收相同，大部分以淋巴途径吸收。

第八节　中医学与消化吸收

一、中医学的消化生理

中医学认为，人体的消化功能是以脾胃为主，肝、胆、小肠、大肠等为辅的过程。

脾胃同居于中焦，是对饮食物进行消化吸收的最重要脏器。脾主运化，胃主受纳腐熟水谷。脾主运化，是指脾具有将水谷化为精微，并将精微物质吸收转输至全身的生理功能。脾主运化包括运化水谷和运化水液两个方面（运化水液内容详见第八章）。运化水谷，是指脾有消化吸收饮食物和运输营养物质的功能。食物经过消化吸收，其中的水谷精微由脾上输于肺，转输到全身，以营养五脏六腑、四肢百骸、皮毛肌肉各个组织器官。脾运化水谷精微功能旺盛，机体的消化吸收功能才能健全，为化生精、气、血、津液提供足够的养料，使全身各组织得到充分的营养，进行正常的生理活动。反之，若脾的运化水谷精微功能减退，则机体的消化吸收功能失常，可出现腹胀、便溏或完谷不化、食欲不振，甚至消瘦、倦怠等症状。胃主受纳腐熟水谷，是指胃能够接受和容纳食物，并将其初步消化，形成食糜。胃的功能必须和脾的运化功能相配合，方能使水谷化为精微。胃主受纳，脾主运化；脾主升清，胃主降浊。一纳一运，一升一降，共同完成饮食物的消化吸收。所以说，脾胃为"后天之本""气血生化之源"。

肝胆在消化中起辅助作用。中医学"肝"的主要功能是"肝藏血"和"主疏泄"，其余如"肝主筋""其华在爪""肝开窍于目""肝受血而能视"等都是其主要功能的延伸。中医学的"肝"在"主疏泄"及"藏血"的功能方面，与现代医学的肝脏生理功能相似。肝主疏泄，是指肝气具有疏通、畅达全身气机的作用，可协调脾胃的气机升降，保证胆汁的正常分泌和排泄。脾胃的运化功能，主要体现在脾胃之气的升降相因和协调平衡，这与肝气的疏泄功能密切相关，即"土得木而达"。如肝失疏泄，就会影响到脾胃的消化功能和胆汁的分泌与排泄，从而出现消化功能不良的病症。临床上常见的肝气郁结患者，除可出现胸胁满胀、烦躁易怒外，常兼见胃气不降的嗳气和脾气不升的腹泻等症状，前者称"肝气犯胃"，后者则为"肝脾不和"。胆为"中精之府"，它贮藏胆汁，胆汁即精汁，来源于肝，故前人有"肝之余气，溢于胆，聚而成精汁"的说法。胆汁注入于肠中，有促进对饮食物的消化作用。胆汁的排泄有赖于肝主疏泄功能。

小肠、大肠位于消化道的下端，它们的生理功能主要是小肠受盛化物和泌别清浊，大肠传化糟粕。小肠受盛指小肠接受由胃下传的初步消化的饮食物，使其在小肠内停留比较长的时间，并对其进一步消化。经小肠消化后的食物，分别为水谷精微和糟粕，通过小肠泌别清浊的功能，水谷精微被吸收，食物残渣被输送至大肠。小肠在吸收水谷精微的同时也吸收了大量的水液，故有"小肠主液"之谓。小肠泌别功能正常，则水谷精微、水液和糟粕各走其道，精微得布，二便正常。若小肠泌别清浊功能失职，则可影响脾的输布精微，并影响二便。大肠接受经过小肠泌别清浊后剩下的食物残渣，再吸收其中多余的水液，形成粪便，传送至大肠末端，经肛门而排出体外。

综上所述，中医学对消化生理的认识是饮食入胃后，经胃的受纳和腐熟作用，使其初步消化并下达于小肠，经小肠受盛化物的作用，使之进一步消化分解，并经泌清别浊分为水谷精微和糟粕。水谷精微被脾吸收后，在脾气的升清作用下，一方面将之向上输送至心肺，成为气血等生命物质化生的来源；另一方面，"散精"至全身，供机体需要。糟粕被传送至大肠，经大肠的传化而变成粪便，再排出体外。需要注意的是，中医学脾的功能涵盖了胃、肝、胆、胰、小肠、大肠等整个消化道的主要功能，是个功能性的脏腑定位，与现代解剖学的概念不同。

二、与中医学消化功能相关的现代研究

对以消化和吸收功能异常为主的疾患，临床多与脾虚运化失常有关，而代谢组学技术证实，脾气虚、脾阳虚模型存在能量代谢、脂代谢、糖代谢等异常，提示脾虚证存在消化吸收功能的障碍，故在此重点介绍脾虚证对消化系统影响的现代医学研究。大量的研究表明，脾虚证存在着消

化系统结构与功能、消化腺分泌、胃肠激素、胰腺功能等多方面、不同程度的异常改变。

完整的胃肠道形态结构是脾主运化功能得以正常进行的基础。动物实验与临床观察均发现，脾虚时胃肠道黏膜、平滑肌及神经末梢等出现明显损伤或增生，而胃肠道黏膜的损伤会引发一系列局部免疫反应，打破肠黏膜的免疫平衡状态，引起肠道内菌群失调，并引发肠壁的黏液层变薄、黏膜萎缩及继发性肠黏膜酶活性下降，甚至出现食物超敏反应或炎症。如经组化、透射电镜和扫描电镜观察，发现脾虚小鼠胰腺泡上皮酶原、胰岛细胞、胃主细胞与壁细胞、G 细胞、内分泌细胞、十二指肠绒毛及吸收上皮微绒毛、小肠黏膜圆顶区 M 细胞等均减少，固有层呈慢性炎症，微循环淤血明显；胰腺泡腔、上皮及胞核内有大肠杆菌感染；十二指肠绒毛及肠腺、肝及胰 ATP 酶、山梨醇脱氢酶(Sorbitol dehydrogenase, SDH)缺乏；肝苏丹红染色为脂肪变，肝、肌糖原 PAS(Periodic Acid‑Schiff stain)染色表达降低或消失。这提示脾虚小鼠的糖类、脂肪、蛋白质代谢及肠道、全身黏膜系统免疫功能都发生障碍。

有研究发现，脾气虚证患者餐后胃电波幅与高幅维持时间都明显低于正常人，胃壁张力降低，胃蠕动波减少，胃排空时间延长，胆囊浓缩和收缩功能障碍；实验性脾虚动物模型也观察到相似的现象，经四君子汤加味治疗后，大鼠胃电波和胃运动波可恢复至接近正常组水平。此外，采用同步检测胃平滑肌电活动、腔内压力变化的方法及血浆胃动素(MOT)放射免疫测定法，对各型脾虚证患者的胃运动功能进行研究，结果显示各型脾虚证患者胃电节律紊乱的程度和电‑机械脱耦联率均显著高于正常人；腔内压力波的各项指标均较正常人降低；血浆 MOT 水平呈增高趋势，并与胃电节律紊乱呈正相关。其提示脾虚证患者胃运动功能异常可能与血浆 MOT 水平增高、胃电节律紊乱、胃机械运动功能障碍有关。对吸收功能的研究表明，脾气虚模型大鼠肝细胞内线粒体结构病变随着饮食失节的程度呈加重趋势，提示脾气虚证可致肠道吸收不良、氨基酸等营养物质含量下降，导致肝脏合成蛋白质原料不足，线粒体的功能和结构逐渐破坏并加重，使肝脏合成蛋白质的能力逐渐降低。

脾虚证的研究中还发现，多种消化液分泌、胃肠激素水平发生了明显的变化。研究表明，脾虚时胃液、胰液、小肠液等分泌出现不同程度的异常改变，常导致唾液淀粉酶、胃酸、胃蛋白酶原、胰淀粉酶、胰蛋白酶原、糜蛋白酶原、碳酸氢盐等多种中药的消化酶分泌不足，从而影响糖类、蛋白质和脂肪等营养物质的充分消化和吸收。如对脾虚证胃痛患者的研究发现，胃窦黏膜中 D 细胞数量显著减少，D 细胞分泌生长抑素，有抑制促胃液素、胃酸、胃蛋白酶原分泌的作用；脾虚泄泻患者回肠末端、横结肠、乙状结肠黏膜中 P 物质(SP)和血管活性肠肽(VIP)测定结果提示，SP 和 VIP 可能与脾虚泄泻症状有关，根据脾虚临床表现和 VIP 的功能，VIP 可能起更重要的作用。动物实验发现，脾虚模型的胃蛋白酶、尿 D‑木糖排泄率、血中胃动素、促胃液素(gastrin)及缩胆囊素均显著降低，生长抑素显著升高，推测脾虚证存在胃肠消化、吸收及运动等功能全面抑制。脾虚时胰腺的功能也受到很大的影响，外分泌与内分泌功能均发生严重紊乱，致使消化功能明显下降、吸收发生紊乱。研究发现，脾虚大鼠血清淀粉酶活性降低、脂肪酶活性升高，提示脾虚时胰腺的结构和功能发生了非急性炎性病变，且经四君子汤健脾治疗后得到改善。

另外，有人认为脾气虚证的发生机制首先在脾主运化这一环节上，有三个方面的变化：一是红细胞膜蛋白变构使携氧能力下降；二是各组织的线粒体破坏和能源物质贮存下降，导致氧化磷酸化作用受阻和酵解代谢增强；三是胃肠黏膜屏障和微绒毛破坏，影响吸收功能。

综上所述，脾虚证患者和动物模型均存在不同程度的消化系统功能障碍，主要表现为消化液分泌减少、消化酶活性降低、胃肠激素分泌异常、胃肠道运动功能紊乱、营养吸收减少、物质代谢障碍等，可见中医学脾的功能在消化吸收中的重要性。

复习思考题

1. 消化道平滑肌具有哪些一般生理特性？
2. 胃和小肠分别有何种特有的运动方式？有何生理意义？
3. 何谓胃肠激素？其生理作用是什么？
4. 试述胃液的主要成分、作用及其分泌调节。
5. 何谓胃的排空？哪些因素可影响胃的排空？
6. 胃液中含大量胃酸和胃蛋白酶，为何不会引起自身消化？
7. 试述胰液的主要成分、作用及其分泌调节。
8. 试述胆汁的主要成分、作用及其分泌调节。
9. 交感神经和副交感神经对消化活动是如何调节的？
10. 为什么说小肠是食物吸收的主要部位？
11. 三大营养物质是如何吸收的？

第一节　能量代谢

新陈代谢是机体生命活动的基本特征之一，其过程一方面不断从周围环境中摄取营养物质，合成体内新的物质，贮存能量；另一方面又不断分解体内自身原有物质，释放能量供机体活动需要，同时排出代谢终产物。在机体物质代谢过程中所伴随的能量的释放、转移、贮存和利用，称为能量代谢。

一、机体能量的来源和转化

（一）能量的来源

从现代生理学研究看，人体不能直接利用自然界的光、电、机械等物理能，只能利用营养物质中所蕴藏的化学能。这些营养物质是糖类、脂肪和蛋白质。

1. 糖类　糖类是机体最重要的能源物质，人体所需能量30%～70%来源于糖类。糖类被消化分解为葡萄糖从肠道吸收入血后，可直接供全身组织细胞利用，也可以肝糖原和肌糖原的形式贮存于肝脏和肌肉中。肌糖原是骨骼肌中随时可以动用的能源贮备，能较好地适应骨骼肌在紧急情况下的需要。肝糖原是维持血糖水平相对恒定的重要糖原贮备，在神经－体液调节下，肝糖原与血糖含量保持动态平衡，使血糖浓度保持相对恒定。当血糖消耗而浓度下降时，可从肝糖原分解得到补充；血糖浓度升高时，则肝糖原合成增加。糖在体内分解供能的途径有有氧氧化和无氧酵解（详见生物化学）。在生理情况下，绝大多数组织细胞因氧气供应充足均能通过有氧氧化获能。然而，机体内糖原的贮备较少，通常成人糖的贮备仅为150g左右。当机体处于饥饿状态使机体贮存的糖原几乎耗竭时，脂肪则成为主要的供能物质。

2. 脂肪　脂肪在体内的贮存量可达体重的10%～20%，是体内重要的贮能和供能物质。1g脂肪氧化所释放的能量约为同等质量糖或蛋白质的2倍。一般情况下，通过脂肪氧化分解为机体提供的能量在机体消耗的总能量中的30%～50%，但在短期饥饿时，由于糖原的大量消耗，脂肪则成为主要的供能物质。

3. 蛋白质　蛋白质是人体组织细胞的重要组成成分，是构成机体组织细胞的原料。一般情况下蛋白质不用来供能，只有在长期饥饿或不能进食，而体内的糖原、脂肪贮备耗竭的情况下，机体才会依靠组织蛋白质分解产生的氨基酸供能，以维持必需的生理活动。

（二）能量的转化

糖类、脂肪、蛋白质三大营养物质在体内氧化供能的途径各不相同，但乙酰辅酶A是其代谢的共同中间产物，三羧酸循环是它们的共同代谢途径。它们代谢释放的能量约有50%以上直接转化为热能，以维持体温，并向体外散发；其余不足50%以化学能的形式转移到三磷酸腺苷（ATP）中贮存，用于机体进行各种生理活动，如肌肉收缩、神经传导、腺体分泌、各种物质的合成及各种"泵"的活动等。因此，ATP既是体内的重要贮能物质，又是直接的供能物质。

除了ATP外，体内还有另一种含有高能磷酸键的化学物，即磷酸肌酸（creatine phosphate，CP），机体内的CP贮存量比ATP多，特别是肌肉中更多，但是CP不能直接提供细胞活动所需要的能量。当机体内物质氧化分解生成的能量过多时，ATP将高能磷酸键转移给肌酸，生成CP将能量贮存起来。当机体需要大量消耗ATP时，CP又将贮存的能量转移给ADP，使ADP生成ATP，以补充组织细胞内ATP的消耗。这种补充作用比直接由食物氧化释放的能量补充得快，只需几分之一秒，可满足机体在进行应急生理活动时对能量的需求。所以CP可以看作ATP的贮存库，但不能直接提供细胞生命活动所需的能量。因此，从整个能量代谢的过程来看，ATP的合成与分解是体内能量转换和利用的关键环节。体内能量的释放、转移、贮存和利用之间的关系见图7-1。

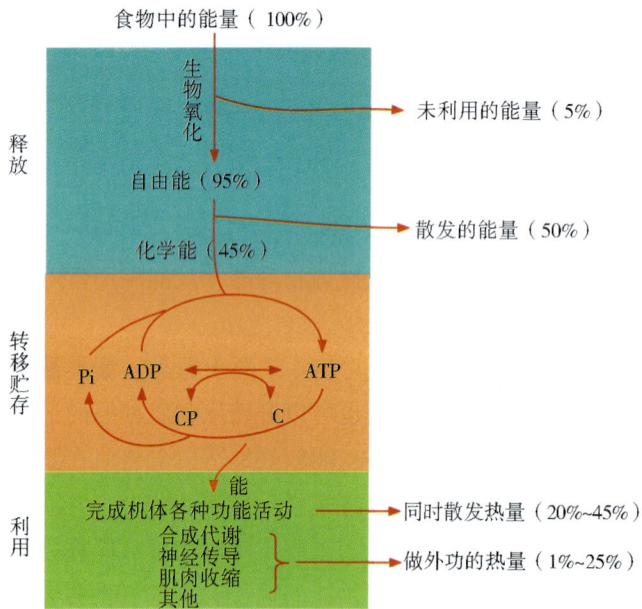

图7-1 体内能量的释放、转移、
贮存和利用示意图

C：肌酸；Pi：磷酸；CP：磷酸肌酸

（三）能量平衡

人体的**能量平衡**（energy balance）是指机体摄入的能量与消耗的能量之间的平衡。在各种生理状态下，能量的摄入绝大部分来自食物中所蕴藏的化学能，而消耗的则包括基础代谢、食物的特殊动力作用（后述）、身体运动及生长发育等。能量的平衡并不是要求每个人在每天的能量摄取都要做到平衡，而是要求成年人在一段时间内（一般为5～7天）其消耗的与摄入的能量基本相等。如果人体摄入的能量少于消耗的能量，机体即动员贮存的能源物质，因而使体重减轻，称为能量的负平衡；相反，如果人体摄入的能量多于消耗的能量，机体则将多余的能量主要转化为脂肪组织，使体重增加，导致肥胖，称为能量的正平衡。肥胖会引发许多疾病，如糖尿病、高脂血症、冠心病、高血压等。临床上常用**身体质量指数**（body mass index，BMI）和腰围作为判断肥胖的简易诊断指标。身体质量指数是指体重（kg）除以身高（m）的平方所得的商，计算公式：BMI = 体重（kg）÷ 身高^2（m^2）。身体质量指数是世界公认的一种评定肥胖程度的分级方法。一般而言，正常男性BMI介于20～25，女性介于18～22；BMI在25～30为超重，BMI大于30为肥胖。在我国，成年人身体质量指数大于等于24为超重，大于等于28为肥胖。腰围主要反映腹部脂肪的分布，成年人的腰围，在男性不宜大于85cm，女性不宜大于80cm。

二、能量代谢的测定

(一)测定原理

在机体整个能量转化过程中，所有形式的能量(动能、势能、热能、电能和化学能等)既不增多也不减少，这就是能量守恒定律。机体的能量代谢也遵循这一规律，即在整个能量转化过程中，机体所利用的蕴藏于食物中的化学能与最终转化成的热能和所做的外功，按能量来折算是完全相等的。因此，测定在一定时间内机体所消耗的食物，或者测定机体所产生的热量与所做的外功，都可测算出整个机体的能量代谢率(单位时间内所消耗的能量)。

(二)测定方法

测定整个机体单位时间内发散的总热量，通常有两类方法：直接测热法和间接测热法。

1. 直接测热法 直接测热法是利用热量计测定整个机体在单位时间内向外界环境发散的总热量。此总热量就是能量代谢率。热量计是由隔热材料组成的密闭装置，将受试者放置在其中。在安静条件下，机体所散发的热量被流过该装置管道的水所吸收，根据流过管道的水量和温度差，就可测出水所吸收的热量。由于直接测热法的设备复杂，操作繁琐，使用不便，因而临床极少应用。一般都采用间接测热法。

2. 间接测热法 间接测热法的理论依据是化学反应中所遵循的定比定律。在一般化学反应中，反应物的量与产物量之间呈一定的比例关系，这就是定比定律。例如，氧化 1mol 葡萄糖需要 6mol O_2，同时产生 6mol CO_2 和 6mol H_2O，并释放一定的热能(ΔH)。下列反应式表明了这种关系：

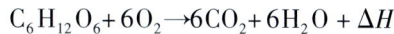

$$C_6H_{12}O_6 + 6O_2 \rightarrow 6CO_2 + 6H_2O + \Delta H$$

同一种化学反应，不论经过什么样的中间步骤，也不管反应条件差异有多大，这种定比关系仍然不变。例如，在人体内氧化 1mol 葡萄糖和体外氧化燃烧 1mol 葡萄糖，虽然反应条件和步骤不一样，但最终都要消耗 6mol O_2 并产生 6mol CO_2 和 6mol H_2O，而且产生的热量也相等。因此定比定律成了能量代谢间接测热法的重要依据。

间接测热法的基本原理就是利用这种定比关系，查出一定时间内整个人体中氧化分解的糖类、脂肪、蛋白质各有多少，然后据此计算出该段时间内整个机体所释放出来的热量。由于食物的结构不同，氧化时所产生的热量和耗氧量也不同，因此利用间接测热法测量单位时间内机体的产热量常涉及以下几个基本概念。

(1)食物的热价 将 1g 食物在体内完全氧化或在体外燃烧时所释放出来的热量称为**食物的热价**(thermal equivalent of food)。食物的热价分为物理热价和生物热价。前者指食物在体外燃烧时释放的热量，后者系食物经过生物氧化所产生的热量。糖类(或脂肪)的物理热价和生物热价是相等的，而蛋白质的生物热价则小于它的物理热价。因为蛋白质在体内不能被彻底氧化分解，它有一部分主要以尿素的形式从尿中排泄。三种营养物质的热价见表7-1。

表 7-1 三种营养物质氧化时的有关数据

营养物质	产热量(kJ/g)			耗氧量 (L/g)	CO_2产量 (L/g)	氧热价 (kJ/L)	呼吸商 (RQ)
	物理热价	生物热价	营养学热价 [*]				
糖类	17.15	17.15	16.7	0.83	0.83	21.00	1.00
蛋白质	23.43	17.99	16.7	0.95	0.76	18.80	0.80
脂肪	39.75	39.75	37.7	2.03	1.43	19.70	0.71

注：[*] 营养学中常用该数据计算食物的热价。

（2）食物的氧热价　某种营养物质被氧化时消耗 1L O_2 所产生的热量，称为该食物的**氧热价**（thermal equivalent of oxygen）。氧热价在能量代谢的测定方面有重要意义，可根据机体在一定时间内的耗氧量计算出它的能量代谢率。三种营养物质的氧热价见表 7-1。

（3）呼吸商　机体通过呼吸从外界摄取氧，以供各种营养物质氧化分解的需要，同时也将代谢终产物 CO_2 呼出体外。一定时间内机体的 CO_2 产量与耗氧量的比值称为**呼吸商**（respiratory quotient，RQ）。呼吸商应该以 CO_2 和 O_2 的摩尔数（mol）比值来表示。但是，因为在同一温度和气压条件下，容积相等的不同气体，其摩尔数都是相等的，所以通常都用容积数（mL 或 L）来计算 CO_2 与 O_2 的比值，即：

RQ = 产生的 CO_2 摩尔数/消耗的 O_2 摩尔数 = 产生的 CO_2 毫升数/消耗的 O_2 毫升数

糖类、脂肪和蛋白质氧化时，它们的 CO_2 产量与耗氧量各不相同，因而它们具有不同的呼吸商（表 7-1）。

由于各种营养物质的碳、氢、氧含量不同，所以无论它们在体内还是体外氧化，其耗氧量与 CO_2 产量都不同。所以，在理论上任何一种营养物质的呼吸商都可以根据它的氧化终产物（CO_2 和 H_2O）化学反应式计算出来。

1g 葡萄糖氧化时消耗的 O_2 和产生的 CO_2 分子数相等，呼吸商应该等于 1。根据上述葡萄糖氧化的反应式所示，CO_2 产量与耗氧量均为 6mol，故：RQ = 6mol CO_2/6mol O_2 = 1。

同理，可计算出脂肪氧化时的呼吸商为 0.71，蛋白质的呼吸商为 0.8。在人的日常生活中，营养物质不是单纯的，而是糖类、脂肪和蛋白质混合而成的（混合膳食）。所以，呼吸商常变动于 0.71~1.00。人体在特定时间内的呼吸商要看哪种营养物质是当时的主要能量来源而定。若糖类是能量的主要来源，则呼吸商接近于 1.00；若主要是脂肪，则呼吸商接近于 0.71。在长期病理性饥饿情况下，能量主要来自机体本身的蛋白质和脂肪，则呼吸商接近于 0.80。一般情况下，摄取混合食物时，呼吸商常在 0.85 左右。

（4）非蛋白呼吸商　体内能量主要来自糖类和脂肪的氧化，蛋白质的因素可以忽略不计。为了计算方便，可根据糖类和脂肪按不同比例混合氧化时所产生的 CO_2 量以及消耗 O_2 量计算出相应的呼吸商。这种呼吸商称为**非蛋白呼吸商**（non-protein respiratory quotient，NPRQ）。知道非蛋白呼吸商，就可以从表 7-2 中找出氧热价，用氧热价乘以耗氧量即可得到非蛋白质代谢的产热量，再加上蛋白质分解的产热量，最终就可以算出机体的总产热量。

表 7-2　非蛋白呼吸商和氧的热价

非蛋白呼吸商	氧化的百分比（%）		氧热价（kJ/L）
	糖类	脂肪	
0.707	0.0	100.0	19.61
0.71	1.1	98.9	19.62
0.73	8.4	91.6	19.72
0.75	15.6	84.4	19.83
0.77	22.8	77.2	19.93
0.79	29.9	70.1	20.03
0.80	33.4	66.6	20.09
0.82	40.3	59.7	20.19
0.84	47.2	52.8	20.29

续表

非蛋白呼吸商	氧化的百分比（%）		氧热价（kJ/L）
	糖类	脂肪	
0.86	54.1	45.9	20.40
0.88	60.8	39.2	20.50
0.90	67.5	32.5	20.60
0.92	74.1	25.9	20.70
0.94	80.7	19.3	20.82
0.96	87.2	12.8	20.91
0.98	93.6	6.4	21.01
1.00	100.0	0.0	21.12

3. 能量代谢的简便测算法　间接测热法的测算程序复杂而繁琐，应用不便，在临床和劳动卫生中，通常采用简便的计算方法。方法如下：

（1）测定受试者在一定时间内的耗氧量和 CO_2 产生量，求得呼吸商，根据此呼吸商查表7-2得到相应的氧热价。氧热价乘以耗氧量，得到该时间内的产热量。

（2）用代谢测定仪测定受试者一定时间内的耗氧量，将混合膳食的呼吸商定为0.82，此时的氧热价约为20.20kJ，用此氧热价乘以所测的耗氧量，即为该时间内的产热量。

$$产热量 = 20.20(kJ/L) \times 耗氧量(L)$$

（三）能量代谢的衡量标准

由于个体差异，单位时间内不同个体的总产热量是不同的。若以每千克体重的产热量进行比较，则小动物每千克体重的产热量比大动物高得多。事实证明，能量代谢率高低与体重并不成比例关系，而与体表面积基本上成正比，无论身材高大或瘦小，其每平方米体表面积的产热量比较接近。所以，能量代谢率通常以单位时间（1h）内每平方米体表面积的产热量为衡量单位，即以 $kJ/(m^2 \cdot h)$ 来表示。

人体体表面积的大小，可根据身高和体重两项数值按 Stevenson 公式推算：

$$体表面积(m^2) = 0.0061 \times 身高(cm) + 0.0128 \times 体重(kg) - 0.1529$$

在实际应用中，根据体表面积测算图（图7-2）直接求出。将受试者的身高和体重分别在图上用点标出，然后连接两点画一直线，直线与中间的体表面积列线的交点即为该人的体表面积。

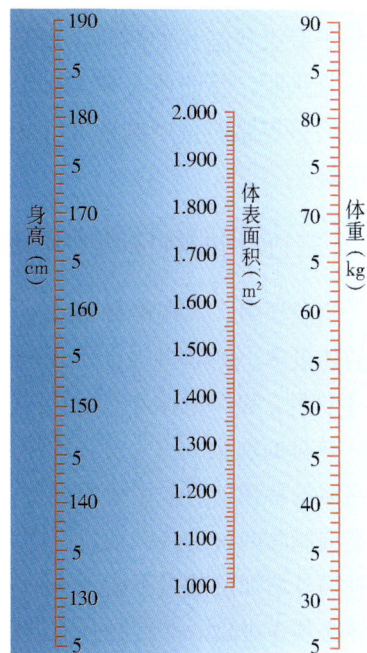

图7-2　人体体表面积测算图

三、影响能量代谢的主要因素

影响能量代谢的因素很多，主要有肌肉活动、精神活动、食物的特殊动力作用和环境温度等。

（一）肌肉活动

肌肉活动对能量代谢的影响最为显著。机体任何轻微的活动都可提高代谢率。人在运动或劳动时，因肌肉活动需要补给能量，而能量来自大量营养物质的氧化，导致机体耗氧量的增加。机体耗氧量的增加与肌肉活动的强度成正比关系。肌肉活动的强度也称为肌肉工作的强度，也就是劳动强度。劳动强度通常用单位时间内机体的产热量来表示，也可用能量代谢率作为评估劳动强度的指标。随着劳动或运动强度的增加，能量代谢率也增加，见表7-3。

表7-3　不同状态时的能量代谢率

肌肉活动形式	平均产热量 [kJ/(m²·h)]	肌肉活动形式	平均产热量 [kJ/(m²·h)]
静卧休息	163.80	扫地	681.60
出席会议	204.00	打排球	1022.40
擦窗	498.00	打篮球	1453.20
洗衣物	593.40	踢足球	1497.60

（二）精神活动

脑的重量只占体重的2%，但在安静状态下，脑得到的血量却占了循环血量的15%左右，这说明脑组织的代谢水平很高。在安静状态下，脑组织的耗氧量接近安静时肌肉组织耗氧量的20倍。

人在平静地思考问题时，能量代谢受到的影响并不大，产热量增加一般不超过4%。但在精神处于紧张状态，如烦恼、恐惧或强烈情绪激动时，能量代谢率将会明显增加，这可能是因为精神紧张时，骨骼肌出现无意识的肌紧张及刺激代谢的激素（甲状腺激素、肾上腺髓质激素）释放增多等原因，产热量可以显著增加。因此，在测定基础代谢率时，受试者应消除精神紧张的影响。

（三）食物的特殊动力作用

实验证明，人在进食1h左右开始，延续到7~8h，其产热量要比所吃食物在体内氧化所产生的热量多。例如摄入能产100kJ热量的蛋白质后，人体实际产热量为130kJ，额外多产生了30kJ热量，表明机体产热量超过了蛋白质氧化后产热量的30%。这种由食物引起机体产生"额外"热量的现象，称为**食物的特殊动力作用**（specific dynamic action of food）。在三大营养物质中，蛋白质的特殊动力作用最为显著，可达30%，这可能主要与氨基酸在肝脏氧化脱氨基作用有关；糖类或脂肪的食物特殊动力作用为其产热量的4%~6%；而混合食物可使产热量增加10%左右。这种额外增加的热量不能用来做功，只能用于维持体温。因此，为了补充体内额外的热量消耗，机体必须多进食一些食物补充这份多消耗的能量，以达到机体能量的收支平衡。目前对食物的特殊动力作用的机制尚未完全了解。

（四）环境温度

周围环境温度对机体的能量代谢影响很大。人在安静状态下，环境温度在20℃~30℃时，能量代谢水平较低。当环境温度低于20℃时，代谢率开始有所增加，若在10℃以下，代谢率则显著增加。其原因主要是由于寒冷刺激反射性地引起寒战以及肌紧张增强所致。当环境温度超过

30℃时，代谢率又会逐渐增加。这可能是因为体内化学反应加速，还有出汗功能旺盛及呼吸、循环功能增强等因素的作用。

四、基础代谢

(一)基础代谢的概念

基础代谢(basal metabolism)是指基础状态下的能量代谢。所谓基础状态是指人体处在清醒而又非常安静，不受肌肉活动、环境温度、食物及精神紧张等因素影响时的状态，即：①空腹12h以上。②静卧0.5h以上，使肌肉处于松弛状态。③清醒、安静以消除精神紧张。④室温要保持在20℃~25℃。由于这种基础状态消除了影响能量代谢的各种因素，人体的各种生理功能较稳定，因此代谢率也较稳定。这时的基础代谢是满足人体最基本的生理活动需求。**基础代谢率**(basal metabolic rate，BMR)是指单位时间内的基础代谢，即在基础状态下，单位时间内的能量代谢。基础代谢率比一般安静时的代谢率可低8%~10%，但不是最低的；熟睡或长期饥饿时，代谢率更低。

(二)基础代谢率的测定

基础代谢率的测定，通常采用简化法测定和计算，具体步骤如下：

1. 依据耗氧量计算出产热量：产热量 = 20.20(kJ/L) × 耗氧量(L)。
2. 根据身高、体重计算或从图7-2中得出体表面积，可计算出基础代谢率。

基础代谢率的表示方法：在排除体表面积影响后，将实测值与同年龄和同性别组正常平均值(表7-4)比较，以排除年龄和性别的影响，用实测值与正常平均值相差百分比表示，即：

$$基础代谢率 = \frac{实测值 - 正常平均值}{正常平均值} \times 100\%$$

表7-4　中国人正常的基础代谢率平均值 [kJ/(m² · h)]

年龄(岁)	11~15	16~17	18~19	20~30	31~40	41~50	50以上
男性	195.53	193.44	166.22	157.85	158.69	154.08	149.06
女性	172.50	181.72	154.08	146.55	146.96	142.36	138.59

现举例说明BMR的计算：

某受测者，男，23岁，身高170cm，体重60kg，基础状态下每小时耗氧量为14L，则其产热量 = 20.20 × 14 = 282.8(kJ/h)。

经计算体表面积为1.68m²，故其基础代谢率为168.33 kJ/(m² · h)。从表7-4得知，23岁男子的正常基础代谢率为157.85 kJ/(m² · h)，受测者超过正常值的百分数为：

$$(168.33 - 157.85) \div 157.85 \times 100\% = 6.64\%。$$

(三)基础代谢率的正常水平与异常变化

从表7-4可知，基础代谢率随性别、年龄等不同而有生理变化。男子的基础代谢率平均比女子高；幼年比成年高；年龄越大，代谢率越低。但是，同一个体的基础代谢率，只要测定时的条件完全符合前述的要求，重复测定的结果基本相同。这就反映了正常人的基础代谢率是相当稳定的。

一般认为，基础代谢率的实际数值与正常的平均值比较，相差±（10%～15%）属于正常，当相差超过±20%时，才有可能是病理变化。例如，甲状腺功能低下时，基础代谢率将比正常值低20%～40%；甲状腺功能亢进时，基础代谢率将比正常值高25%～80%（图7-3）。因此，基础代谢率的测量是临床诊断甲状腺疾病的重要辅助方法。体温的改变对基础代谢率也会产生重要影响。一般体温每升高1℃，基础代谢率将升高13%左右。其他如糖尿病、红细胞增多症、白血病，以及伴有呼吸困难的心脏病等也伴有基础代谢率升高。当机体处于病理性饥饿时，基础代谢率降低。其他如肾上腺皮质和垂体的功能低下、阿狄森病、肾病综合征以及垂体肥胖症也常伴有基础代谢率降低。

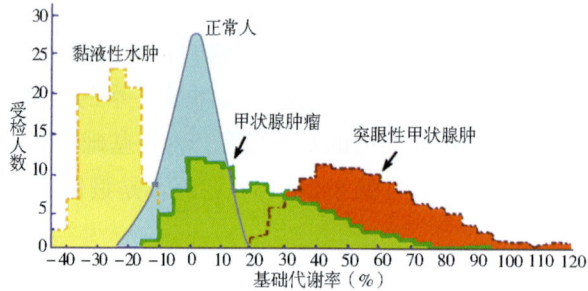

图7-3　甲状腺疾病患者的基础代谢与正常人基础代谢的比较

横坐标的0代表正常平均值；-20表示比正常人平均值低20%，20表示高20%

第二节　体温及其调节

一、人体正常体温及其生理波动

（一）体温的概念与正常值

体温（body temperature）相对恒定是机体进行新陈代谢和正常生命活动的必要条件。机体的外周组织，包括皮肤、皮下组织和肌肉等的温度称为**体表温度**（shell temperature），也叫表层温度。体表温度易受环境温度或机体散热的影响而不稳定，各部位之间的差异也较大。一般情况下，四肢末梢皮肤温度最低，越接近躯干、头部，皮肤温度越高。在炎热环境中，皮肤温度的部位差将变小；在寒冷环境中，随着气温下降，手、足的皮肤温度降低最显著，但头部皮肤温度变动相对较小。机体深部，如心、肺、脑和腹腔内脏等处的温度称为**体核温度**（core temperature），也叫深部温度。体核温度比体表温度高，且比较稳定，各部位之间的差异也较小。在不同环境中，体核温度和体表温度的分布会发生相对改变。在较寒冷的环境中，体核温度分布区域缩小，主要集中在头部与胸腹内脏，而且体表与体核之间存在明显的温度梯度。在炎热环境中，体核温度可扩展到四肢（图7-4）。

生理学所说的体温是指机体深部的平均温度，由于体内各器官的代谢水平不同，它们的温度略有差别。在安静时，肝代谢最活跃，温度最高，其次是心脏和消化腺。在运动时，则骨骼肌的温度最高。但血液循环使体内各器官的温度会经常趋于一致。全身的血液均回流于右心房，因此，右心房血液的温度可代表体核温度的平均值，但不易测量。临床上通常用口腔温度、直肠温度和腋窝温度来代表体温。**直肠温度**（rectal temperature）的正常值为36.9℃～37.9℃，**口腔温度**

（oral temperature）为 36.7℃～37.7℃，**腋窝温度**（axillary temperature）为 36.0℃～37.4℃。测体温时需注意以下几点：①测定直肠温度时应将体温计插入直肠 6cm 以上。②测定口腔温度时应将温度计置于舌下，将口紧闭，以免受吸入空气的影响。③测定腋窝温度时，要保持腋窝干燥，上臂紧贴胸廓，测定时间需要 5～10min。因测定腋窝温度不易发生交叉感染，所以是测量体温最常用的方法。值得指出的是：在实验研究中，食管温度可以作为深部温度的一个指标；鼓膜温度的变动大致与下丘脑温度的变化一致，所以在体温调节生理实验中常用鼓膜温度作为脑组织温度的指标。

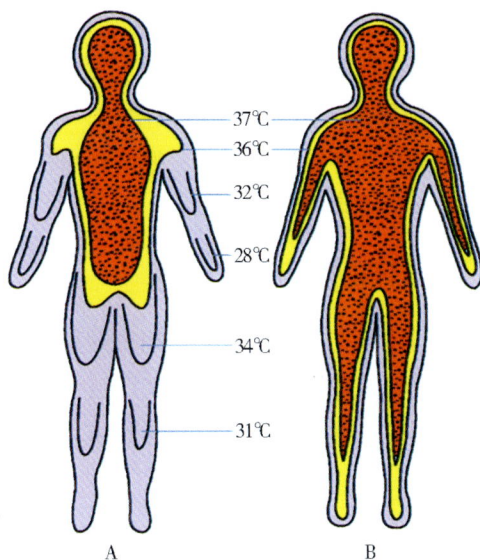

图7-4 在不同环境温度下人体体温分布图
A. 环境温度20℃；B. 环境温度35℃

（二）体温的生理变动

人体的体温是相对稳定的，但在生理情况下，人体的体温可随昼夜、年龄、性别、环境温度、精神紧张和体力活动等因素的影响而发生变化，但一般不超过1℃。

1. 昼夜波动 在一昼夜之中，人体体温呈周期性波动。清晨2～6时体温最低，午后1～6时最高。体温的这种昼夜周期性波动称为昼夜节律或**日周期**（circadian rhythm）。这与肌肉活动及耗氧量无关，而与下丘脑的生物钟功能有关，属于一种内在的**生物节律**（biorhythm）。

2. 性别 成年女性的平均体温比男性高0.3℃左右。这可能与女性皮下脂肪较多，散热较少有关。育龄女性的基础体温随月经周期而发生变动（图7-5）。月经期和排卵前期体温较低，排卵日最低，在排卵后体温升高（0.3℃～0.6℃），这种体温升高一直持续至下次月经开始。因此，测定成年女性的基础体温有助于了解有无排卵和排卵日期。排卵后的体温升高可能与血中孕激素的水平增高有关。

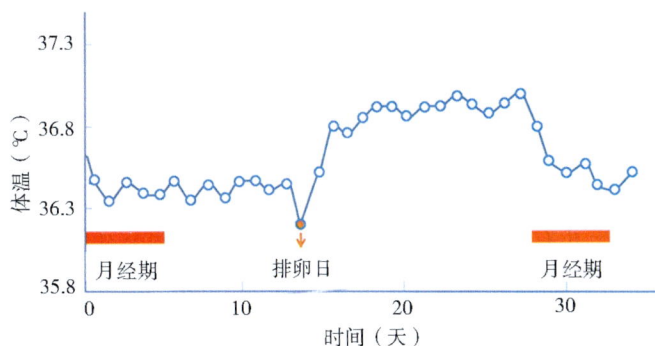

图7-5 女性月经周期中基础体温变化曲线

3. 年龄 一般情况下，儿童、青少年的体温较高，随着年龄的增长体温逐渐下降。老年人由于基础代谢率低，所以体温低于青壮年人。新生儿，特别是早产儿，由于体温调节机制发育还不完善，体温调节能力差，所以他们的体温容易受环境温度的影响而波动，因此对新生儿应加强护理。

4. 肌肉活动 肌肉活动时代谢加强，产热量因而增加，可导致体温升高。所以，临床上应让患者安静一段时间以后再测体温。测定小儿体温时还应防止其哭闹。

5. 其他因素 此外，在情绪激动、精神紧张、进食等情况下，体温都会有一定的升高；环境温度的变化对体温也有影响；麻醉药可抑制体温调节中枢，扩张皮肤血管，增加散热。故在测定体温时，应考虑到这些情况。

二、人体的产热与散热

人体的体温之所以能够保持相对的稳定，是因为机体在体温调节机制的控制下，使产热过程和散热过程处于平衡。如果机体的产热量大于散热量，体温就会升高；若散热量大于产热量，则体温就会下降，直到产热量与散热量重新取得平衡时才会使体温稳定在新的水平。

（一）产热

1. 主要产热器官 机体的热量是三大营养物质在体内各组织器官中进行氧化分解所产生的。从影响整体温度的角度看，机体主要的产热器官是内脏和骨骼肌。在安静时，机体的主要产热器官是内脏和脑，其中，肝脏是代谢最旺盛的器官，产热量最大。运动和劳动时，骨骼肌是产热的主要器官，其产热量可占机体总产热量的90%（表7-5）。

表7-5　几种组织器官的产热百分比

组织器官	占体重百分比（%）	产热量（%）	
		安静状态	劳动或运动
脑	2.5	16	1
内脏（主要是肝）	34.0	56	8
骨骼肌	56.0	18	90
其他	7.5	10	1

2. 产热的调节反应 当机体处于寒冷环境中时，散热量明显增加，此时机体的产热量也增加，以维持体热平衡，增加产热的途径如下：

（1）战栗产热　战栗是骨骼肌同时发生不随意的节律性收缩。其特点是屈肌和伸肌同时收缩，所以不做外功，但产热量高。发生战栗时，代谢率可增加4～5倍，是人在寒冷环境中产热的主要方式，这有利于维持机体在寒冷环境中的**体热平衡**（body heat equipoise）。

（2）非战栗产热　非战栗产热又称代谢产热，指机体处于寒冷环境中，除战栗产热外，体内还会发生广泛的代谢产热增加现象。这种非战栗产热以褐色脂肪组织的产热量为最大，约占非战栗产热总热量的70%。新生儿有褐色脂肪组织贮存，但因体温调节功能尚不完善，不发生战栗，所以非战栗产热对新生儿来说具有重要意义。

（3）调节性产热　寒冷刺激作用于机体，通过中枢神经系统使腺垂体的促甲状腺激素释放量增加，进而促进甲状腺激素的释放。例如机体在寒冷环境中度过几周以后，甲状腺激素的分泌量可增加2倍以上，代谢率增加20%～30%。此外，寒冷刺激也可兴奋交感-肾上腺髓质系统，使肾上腺素和去甲肾上腺素分泌增多，机体产热量增加。

（二）散热

新陈代谢产生的热量，随着流动的血液带到体表，通过皮肤散发至周围环境，因而人体皮肤是主要散热部位。当环境温度低于体温时，大部分的体热通过皮肤的辐射、传导和对流散热。当环境温度高于体温时，则通过皮肤蒸发散热。另有一小部分热量通过呼吸、排尿和排粪而散失（表7-6）。

表7-6　在环境温度为21℃时人体散热方式及其所占比例

散热方式	散热量（kJ）	百分比（%）	散热方式	散热量（kJ）	百分比（%）
辐射、传导、对流	8792	70.0	加热吸入气体	314	2.5
皮肤水分蒸发	1821	14.5	尿、粪	188	1.5
呼吸道水分蒸发	1005	8.0	合计	12560	100.0
呼气	440	3.5			

1. 散热方式

（1）辐射散热　是指机体以热射线的形式将热量传给外界较冷物质的一种散热形式，称为**辐射散热**（radiative heat dissipation）。在机体安静状态下，以此种方式散发的热量所占比例较大，约占总散热量的60%。辐射散热量同皮肤与环境间的温度差，以及机体有效辐射面积等因素有关。皮肤温度稍有变动，辐射散热量就会有很大变化。四肢表面积比较大，因此在辐射散热中有重要作用。当皮肤温度与环境温度差越大，或是机体有效辐射面积越大，辐射的散热量就越多。反之，当环境温度高于皮肤温度时，机体表面将吸收周围高热物体的辐射能而提高体温。

（2）传导散热　**传导散热**（thermal conduction）是机体的热量直接传给与之接触的较冷物体的一种散热方式。机体深部的热量以传导方式传到机体表面的皮肤，再由皮肤直接传给相接触的物体（如空气、床或衣服等）。与皮肤接触的物体导热性越好，传导散热量越大。如接触金属制品较接触木制品传导散热快得多。另外，人体脂肪的导热度低，肥胖者皮下脂肪较多，女子一般皮下脂肪也较多，所以，其由深部向表层传导的散热量要少些。皮肤涂油脂类物质，也可以起减少散热的作用。水的导热性好，若皮肤接触比其温度更低的水，则机体散热较快。临床上利用冰袋、冰帽给高热患者降温就是这个道理。

（3）对流散热　**对流散热**（convective heat dissipation）是指通过气体的流动来交换热量的一种散热方式。对流是传导散热的一种特殊形式。人体周围总是绕有一薄层同皮肤接触的空气，人体的热量传给这一层空气，身体周围热空气上升，使体热发散到空间，由新的、密度大的冷空气补充到人体周围，再被人体散发的热量加温而上升流走。通过对流所散发的热量的多少，受风速影响。风速越大，对流散热量也越多；反之，对流散热量就越少。穿衣可减少机体对流散热，因而具有保温作用。

当环境温度等于或高于体表温度时，上述三种散热方式将停止，于是蒸发散热便成为机体散热的唯一方式。

（4）蒸发散热　**蒸发散热**（thermal evaporation）是水分在体表发生汽化时，吸收体热而将其散发的一种形式。体表每蒸发1g水分可使机体散失2.43kJ热量。人体蒸发有两种形式，即**不感蒸发**（insensible evaporation）和**出汗**（sweating）。

人体即使处在低温中，没有汗液分泌时，皮肤和呼吸道都不断有水分渗出而被蒸发掉，这种水分蒸发称为不感蒸发，其中皮肤的水分蒸发又称为不显汗。在室温30℃以下时，人体每日不感蒸发的水分相对恒定，一般为1000mL左右，其中通过皮肤的为600～800mL，通过呼吸道黏膜的为200～400mL。婴幼儿的不感蒸发的速率比成人大，因此，在缺水时婴幼儿更容易造成严重脱水。不感蒸发是一种很有成效的散热途径，有些动物如狗，皮肤虽有汗腺结构，但在高温环境下也不能分泌汗液，而必须通过**热喘呼吸**（panting）由呼吸道来增强蒸发散热。

出汗，是指汗腺分泌汗液的活动。出汗是可以意识到的有明显的汗液分泌，因此，汗液的蒸发又称为可感蒸发。人在安静状态下，当环境温度达30℃左右时便开始出汗。如果空气湿度大，而且着衣较多时，气温达25℃便可引起人体出汗。人进行劳动或运动时，气温虽在20℃以下，也可出现出汗，而且汗量往往较多。出汗速度受多种因素影响。环境温度越高，出汗速度越快。但在高温环境中时间太长，出汗速度会因汗腺疲劳而明显减慢。湿度大，汗液不易被蒸发，体热因而不易散发。此外，风速大时，汗液易蒸发，汗液蒸发快，容易散热而使出汗速度变慢。因此，人在高温、高湿、通风差的环境中容易发生中暑。劳动强度也影响出汗速度，劳动强度越大，产热量越多，出汗量越多。

正常情况下，汗液中水分占99%，固体成分则不到1%。固体成分中，大部分为氯化钠，也有少量氯化钾、尿素等。汗液中的氯化钠浓度一般低于血浆，乳酸浓度高于血浆；蛋白质和葡萄糖的浓度几乎为零。在高温作业等大量出汗的人，汗液中可丧失较多的氯化钠，因此应注意补充氯化钠。刚从汗腺细胞分泌出来的汗液，与血浆是等渗的，但在流经汗腺导管时，由于部分钠和氯被重吸收，故最后排出的汗液是低渗的。所以当机体因大量出汗而造成脱水时，可导致高渗性脱水。

2. 散热的调节

（1）出汗的调节　出汗是体温调节的重要反应之一。人体有大汗腺和小汗腺两种，大汗腺局限于腋窝和外阴部等处，其活动可能与性功能有关；小汗腺广泛分布于全身皮肤，其活动与体温调节有关。出汗是一种反射性活动，出汗中枢分布在从脊髓到大脑皮层的中枢神经系统中。在正常情况下，起主要作用的是下丘脑的出汗中枢。人体小汗腺主要接受交感胆碱能纤维支配，所以乙酰胆碱对小汗腺有促进分泌作用。环境温度升高或剧烈运动时通过乙酰胆碱促进全身各部位的小汗腺分泌汗液称为**温热性出汗**（thermal sweating）。温热性出汗的生理意义在于增加蒸发散热，调节体温。位于手、足及前额等处的小汗腺也有一部分受交感肾上腺素能纤维支配，当精神紧张或情绪激动而引起的出汗称为**精神性出汗**（mental sweating）。精神性出汗主要见于掌心、脚底、腋窝和前额等部位，精神性出汗与体温调节关系不大。

（2）*皮肤血流量的调节*　皮肤通过辐射、传导和对流散失的热量取决于皮肤和环境之间的温度差，而皮肤温度的高低由皮肤血流量所控制。皮肤血管的特点是，分布到皮肤的动脉穿过隔热组织（脂肪组织等），在乳头下层形成动脉网；皮下的毛细血管高度弯曲，其静脉端形成丰富的静脉丛；另外皮下还有大量的动静脉吻合支，这些结构特点决定了皮肤的血流量可以在较大范围内变动。机体的体温调节机制通过交感神经系统控制着皮肤血管的口径。在炎热环境中，交感神经紧张度降低，皮肤小动脉舒张，动静脉吻合支开放，皮肤血流量因而大大增加，于是较多的体热从机体深部被带到体表层，提高了皮肤温度，增强了散热作用；在寒冷环境中，交感神经紧张度增强，皮肤血管收缩，皮肤血流量剧减，皮肤温度降低，散发的热量也随之减少，以保持正常体温。

三、体温调节

人和恒温动物有完善的体温调节机制。在外界环境温度发生改变时，机体能通过调节产热和散热过程，维持体温相对稳定。体温调节是一个复杂的过程，涉及感受温度变化的温度感受器，通过温度觉传导通路把温度信息传达到体温调节中枢，经过中枢整合后，通过传出神经调整产热器官和散热器官等效应器的活动，从而使体温保持相对稳定。

(一)温度感受器

对温度敏感的感受器称为温度感受器。根据其部位的不同,将温度感受器分为外周温度感受器和中枢温度感受器;按其感受的刺激可分冷感受器和温感受器。

1. 外周温度感受器 分布于人体皮肤、黏膜和内脏中,它们都是游离神经末梢。当皮肤温度升高时,温感受器兴奋,而当皮肤温度下降时,则冷感受器兴奋。从动物实验记录温度感受器发放冲动观察到,冷感受器在27℃时发放冲动频率最高,而温感受器则在47℃时发放冲动频率最高。当皮肤温度偏离这两个温度时,两种感受器发放冲动的频率都逐渐下降。在人类,皮肤温度低于30℃时产生冷觉,皮肤温度在35℃左右则引起温觉。皮肤冷感受器数量较多,为温感受器的4~10倍,提示皮肤温度感受器在体温调节中主要感受外界环境的冷刺激,防止体温下降。

2. 中枢温度感受器 是指分布在脊髓、延髓、脑干网状结构及下丘脑等处对温度变化敏感的神经元。其中因温度升高而放电频率增加者称**热敏神经元**(warm – sensitive neuron),因温度下降而放电频率增加者称**冷敏神经元**(cold – sensitive neuron)。研究表明,在脑干网状结构和下丘脑的弓状核中以冷敏神经元居多,而在**视前区 – 下丘脑前部**(preoptic – anterior hypothalamus,PO/AH)中,热敏神经元居多。实验证明,局部脑组织温度变动0.1℃,这两种温度敏感神经元的放电频率就会发生变化,而且不出现适应现象。此外,PO/AH中某些温度不敏感神经元能够对下丘脑以外的部位的温度变化产生反应,表明外周温度信息都会聚于这类神经元。另外,这类神经元还能直接对致热物质5 – HT、去甲肾上腺素及多种多肽发生反应,并导致体温的改变。

(二)体温调节中枢

分段切除多种恒温动物脑的实验观察到,切除下丘脑以上脑组织,保持下丘脑及其以下的神经结构完整,动物仍具有维持恒定体温的能力。如进一步破坏下丘脑,则动物不再具有维持体温相对恒定的能力。这说明,调节体温的基本中枢在下丘脑。实验进一步证明,PO/AH是体温调节中枢的关键部位。其依据如下:①机体各部的温度传入信息都会聚于PO/AH。②广泛破坏PO/AH区域,动物的体温不能维持稳定。③PO/AH含有较多的温度敏感神经元,它对上传的温度信息能进行分析整合,并做出相应的调节反应。如致热原等化学物质通过血液运输,而后作用于PO/AH区的温度敏感神经元,引起体温调节反应。

下丘脑感受到体内外环境温度变化刺激后,它发出的控制信号主要经过以下三条途径调节产热和散热装置的活动,以维持体温的稳定:①通过交感神经系统调节皮肤血管舒缩反应和汗腺分泌。②通过躯体神经改变骨骼肌的活动,如在寒冷环境时的战栗等。③通过甲状腺和肾上腺髓质激素的分泌活动的改变来调节机体的代谢水平(图7 – 6)。

(三)体温调节机制——调定点学说

体温调节机制目前主要用调定点学说加以解释。该学说认为,体温的调节类似于恒温器的调节,PO/AH区中有一个控制体温的**调定点**(set-point),其结构基础是PO/AH区的温度敏感神经元。体温调定点是将体温设定在一个温度值,如37℃,当机体处于这一温度值时,机体的产热和散热过程处于平衡状态,体温能维持在调定点设定的温度水平。如果偏离此设定数值,则由反馈系统将偏离信息输送到控制系统,然后经过对受控系统的调整来维持体温的恒定。例如,该学说认为,由细菌所致的发热是由于热敏神经元的阈值因受到致热原的作用而升高,调定点上移(如

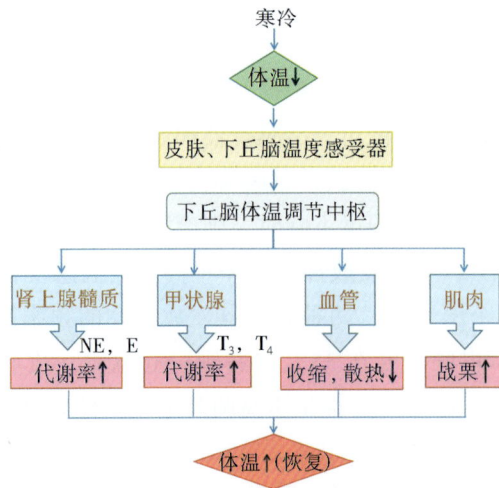

图7-6　下丘脑对体温的调节

NE：去甲肾上腺素；E：肾上腺素；

T_3：三碘甲腺原氨酸；T_4：四碘甲腺原氨酸

38℃）的结果。因此，发热反应开始先出现恶寒战栗等产热反应，直到体温升高到38℃以上时才出现散热反应。如果致热原不消除，产热与散热两个过程就继续在此新的体温水平上保持着平衡。临床上应用退热药能阻断致热原的作用，使调定点回落到正常水平，体温恢复正常。

（四）体温调节的方式

体温调节的方式包括自主性体温调节和行为性体温调节。

1. 自主性体温调节　自主性体温调节由温度感受器、体温调节中枢、效应器等共同完成。自主性体温调节是体温调节的基础，是通过体内体温自控系统的活动来实现的。如图7-7所示，下丘脑是体温调节中枢，应属于控制系统，由下丘脑发出的信息控制着产热器官（如肝脏、骨骼肌等）和散热器官（如皮肤血管、汗腺等）的活动，使受控对象机体深部的温度保持在一个稳定水平。而输出变量体温总是会受到内、外环境因素的干扰，如机体的运动或外环境气候因素的变化，如气温、湿度、风速等。此时则通过温度检测器——皮肤及深部温度感受器（包括中枢温度感受器）将干扰信息反馈于调定点，经过体温调节中枢的整合，再调整受控系统的活动，重建机体的体热平衡，使机体体温恢复至原来水平。

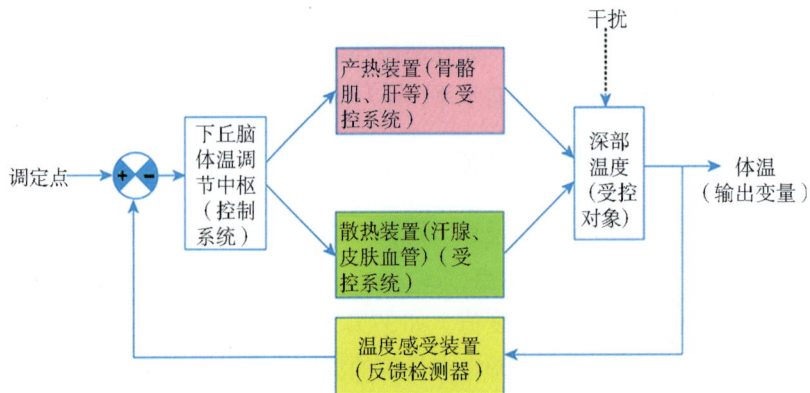

图7-7　体温调节自动控制示意图

2. 行为性体温调节　行为性体温调节是指人有意识地通过一定的行为对体温进行调节。人在不同温度环境中，为了保暖或降温而有意识地采取紧缩一团或伸展肢体、增减衣服、使用冷暖空调等特殊的姿势和行为，以保证其生理最适温度。行为性体温调节是自主性体温调节的补充。

第三节　中医学与体温生理学

一、中医学中能量代谢与体温的相关理论

中医学认为，气是构成人体和维持人体生命活动的最基本物质，气具有温煦、营养和气化作用。《难经·二十二难》中说："气主煦之。"气是机体能量的来源，是体内产生热量的物质基础。其温煦作用是通过激发和推动各脏腑组织生理功能，促进机体的新陈代谢来实现的。气可分阴阳，气具有温煦作用者，谓之阳气。《质疑录·论阳常有余》曰："人身通体之温者，阳气也。"《医碥·气》曰："阳气者，温暖之气也。"气的营养作用指气为机体脏腑功能活动提供营养物质的作用。如就营卫之气而言，营气属阴，运行于脉中，是血脉中具有营养作用的气，可以认为是机体能量的物质基础；卫气属阳，运行于脉外，能够"温分肉，充皮毛，肥腠理，司开阖"，可以视为机体的能量。卫气流布于体表乃至周身，功能之一就是对脏腑、肌肉和皮毛发挥温养作用，使肌肉充实、皮肤润泽；另一方面，调节控制腠理的开阖、汗液的排泄，通过温煦产热和出汗散热之间的相互协调，维持人体体温的相对恒定。故《读医随笔·气血精神论》曰："卫气者，热气也。凡肌肉之所以能温，水谷之所以能化者，卫气之功用也。虚则病寒，实则病热。"气化指在气的运动作用下产生的各种变化，也是机体内气、血、精、津液新陈代谢过程中物质与能量转化的基本形式。因此，中医学的气化功能类似于西医学的新陈代谢过程。

阴阳学说中也有关于能量代谢与体温的论述。《素问·阴阳离合论》说："阴阳者，数之可十，推之可百，数之可千，推之可万，万之大不可胜数，然其要一也。"这就是说，阴阳是无限可分的，众多事物都具有阴阳矛盾对立统一之内涵。一般来说，凡是剧烈运动的、外向的、上升的、温热的、明亮的、兴奋的都属于阳；相对静止的、内守的、下降的、寒冷的、晦暗的、抑制的都是属于阴。《素问·阴阳应象大论》中说："阴静阳躁，阳生阴长，阳杀阴藏。"由此，大体上可以认为，西医学所说的物质代谢属阴，能量代谢属阳。代谢又分为同化过程和异化过程，前者属阴，后者属阳。"阴阳平秘"，则人体的体温能够保持相对恒定；阴阳失去平衡协调，"阳盛则热，阴盛则寒"，"阳虚则外寒，阴虚则内热"。此外，古人说，在一个昼夜中，从早晨到中午阳气占主导地位；从中午到傍晚，阳气渐退，阴气渐升，从入夜至凌晨阴气占主导地位；但从凌晨到次日清晨，阴气渐退，阳气渐升，直至中午占主导地位。这与西医学关于体温昼夜波动的现象十分吻合。

二、与体热相关的现代研究

阴阳理论对人体的体温调节具有重要的意义。现代研究认为，中医学的阴阳是人体内物质运动状态或物质的多少相对于最佳稳态的左右偏离，一般偏快（或物质增多）是阳，偏慢（或物质减少）是阴，其阈值偏离则构成阴盛或阳盛。如腋下体温为36.0℃～37.4℃，阈值下限为36.0℃，上限为37.4℃；阴盛则体温降低，阳盛则体温升高（发热）。有研究发现，阳虚、阴虚证具有体温规律异常变化和行为性调节活动异常。阳虚者体温平均水平低于正常，而阴虚者高于正常；阳虚证患者体温调定点上移；阳虚动物有显著的蜷缩拥挤和竖毛等表现。阳虚大鼠热敏神经元比例

上升，阴虚大鼠冷敏神经元比例上升，阳虚和阴虚大鼠神经元放电频率和对热刺激的耐受性下降，提示阳虚和阴虚大鼠体温调节中枢功能有一定程度的下降，并伴有产热 – 散热功能失衡。实验研究还发现，阴虚、阳虚大鼠体温昼夜节律也发生特征性改变，表现为不仅涉及昼夜体温整体水平和波动幅度的相反变化趋势（升高与降低），而且其节律相位转移方向也相反（超前与滞后），说明阴虚、阳虚病理状态具有不同的时间病理学基础和本质。此外，也有从自主神经功能方面讨论"阳虚则寒，阴虚则热"，较为一致的认识是：肾阳虚者主要表现为副交感神经偏亢，肾阴虚者主要表现为交感神经功能偏亢。由于副交感神经功能亢进使功能低落、心跳减慢、血压下降、有效血循环量不足、基础代谢率下降等，故临床表现出"阳虚则寒"的证候，如基础体温偏低、肢端温度下降；由于交感神经功能亢进使功能增强、心跳加快、血液循环量增多、血压升高、基础代谢率上升等，故临床表现出"阴虚则热"的证候，如基础体温偏高、午后潮热、五心烦热、烦渴咽干等。研究还发现，肾阳虚多表现为下丘脑 – 垂体 – 靶腺轴功能障碍或低下。肾阳虚证患者和动物模型的皮肤温度下降，血清中 T_3、T_4 含量下降；肾阳虚大鼠肾上腺皮质束状带细胞线粒体嵴发生显著退行性改变，由功能旺盛的囊泡状嵴转变为功能低下的管状嵴。温补肾阳中药可以改善肾阳虚动物模型的上述变化。

中西医结合研究表明，气虚也与能量代谢障碍有关，认为细胞内 ATP 合成不足是产生气虚证的内在基础。关于卫气，有学者认为卫气的卫外御邪功能与神经末梢的功能相似。在皮肤内含有皮肤腺、汗腺、血管等受自主神经支配的附属器官。当机体处于高温时，交感神经活动紧张性增高，汗腺分泌，汗孔启开，汗液从皮肤排出以散热；当机体处于低温时，交感神经活动紧张性降低，汗腺不分泌，竖毛肌收缩，汗孔闭合，以防体内热量丢失。另外，研究还发现，卫气虚损可在中枢水平影响体温调节，卫气虚动物中枢体温调节功能低下，散热过度或产热不足，对外界环境变化刺激的体温调节稳定性较差，对高温环境的耐受性较差，而且腠理松，易出汗，体温调节中枢对致热源的敏感性降低。研究发现，在室温 5℃ 时，距健康人皮肤表面 0.5cm 处为 7℃，比室温高 2℃，从而得知人体表周围存在着一个巨大的热能场，推测这可抵挡寒冷的巨大热场可能是卫气的体现，它可反映人体卫气的变化。

ATP 是人体供能与贮存能量的重要形式，ATP 酶是反映机体能量代谢的可靠指标。其中最重要的是 $Na^+ – K^+ – ATP$ 酶，它是基础代谢下产热最主要的酶，其活性被认为是机体寒热感觉的基础，研究发现其在寒证、热证、五脏阳虚证等证型中皆出现规律性改变。研究表明，寒体、热体的 $Na^+ – K^+ – ATP$ 酶活性及 T_3、T_4、睾酮、孕酮、雌二醇等含量发生变化，热体上述指标的活性和含量偏高而寒体偏低；虚寒证大鼠 ATP 含量、能荷比例、$Na^+ – K^+ – ATP$ 酶与 $Ca_2^+ – Mg_2^+ – ATP$ 酶活性均明显降低，热性中药附子能够提高上述指标，有利于虚寒证物质与能量代谢的恢复；以温热刺激为特色的中医学疗法——灸法能够提高机体 $Na^+ – K^+ – ATP$ 酶活性，从而提高机体能量代谢，达到治疗畏寒肢冷的效果。

复习思考题

1. 试述影响能量代谢的因素。
2. 试分析能量平衡异常是否能导致肥胖或消瘦。
3. 根据散热原理，临床上给高热患者可采取哪些物理降温的方法？
4. 人在剧烈运动时，如何维持体温平衡？
5. 为什么发热患者常伴有寒战反应？

第八章
尿的生成与排出

在新陈代谢过程中，机体产生一些无用甚至有害的终产物，这些物质必须及时排出体外，才能维持内环境的稳态。机体将新陈代谢的终产物、进入体内过剩的物质和异物（药物、毒物）通过血液循环由排泄器官排出体外的过程，称为**排泄**（excretion）。机体主要的排泄途径有：①呼吸器官：以气体形式排出二氧化碳和少量水分。②消化道：随粪便排出胆色素及钙、镁、铁等无机盐。③皮肤：以汗液的形式排出水分、氯化钠和尿素等。④肾脏：通过生成尿液排出过剩的水分、大部分代谢产物和各种无机盐等。因为尿中排泄的物质种类最多、数量最大，并能随着机体的需要调节尿量和尿液成分，在维持机体水、电解质、渗透压、酸碱度等的相对平衡中起重要作用，因此肾脏是机体最重要的排泄器官。此外，肾脏还具有内分泌功能，可分泌肾素、促红细胞生成素、前列腺素和激肽等生物活性物质，参与调节动脉血压、骨髓红细胞的生成、骨骼生长发育、血管活动等过程；肾脏中的 1α - 羟化酶可将 25 - 羟 - 维生素 D_3 转化为 1,25 - 二羟维生素 D_3，调节血钙和血磷水平。

尿液的生成包括肾小球的滤过、肾小管和集合管的重吸收以及肾小管和集合管的分泌三个基本过程，即首先通过肾小球的滤过在肾小囊中生成原尿，之后通过肾小管和集合管的选择性重吸收及肾小管和集合管的分泌，最后生成终尿。

中医学对人体内水液代谢早有认识，《素问·经脉别论》说："饮入于胃，游溢精气，上输于脾；脾气散精，上归于肺；通调水道，下输膀胱。水精四布，五经并行。"这是对水液代谢过程的简要概括。而中医学对于水液代谢的核心器官——肾脏功能的认识也有着悠久的历史，认为肾脏有多方面功能，如"肾藏精，为精血生化之源"，"肾主水，为水之下源"，"肾主纳气，为气之根"，"肾主骨生髓，开窍于耳和二阴，其华在发，在志为恐，在液为唾"等，远远超出了现代解剖学上肾脏功能的范畴。因此，中医学中的"肾"与西医学中的肾脏并不完全相同。

第一节　肾脏的结构和血液循环特点

一、肾脏的结构特点

（一）肾单位

肾单位（nephron）是肾脏的基本结构和功能单位，它与集合管共同完成尿液的生成。每一个肾单位由肾小体和与之相连的肾小管两部分构成。肾小体分布于肾皮质部分，包括肾小球和肾小囊。肾小管管壁均由单层上皮细胞构成，长而弯曲，根据其结构分为近曲小管、髓袢和远曲小管三段，根据其功能又可分为近端小管、髓袢细段和远端小管三部分。肾单位的组成与相互关系如图8-1：

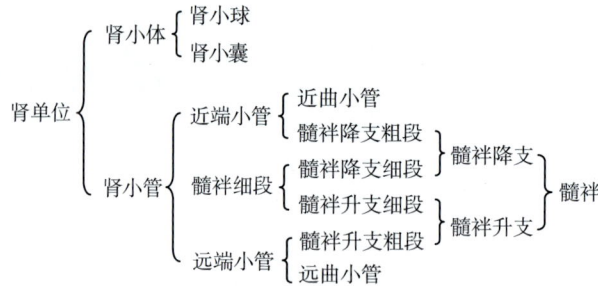

图8-1　肾单位的组成与相互关系

人两侧肾脏约有200万个肾单位。肾单位受损伤后，一般不能再生。老年人肾脏中具有功能的肾单位数量逐渐减少，在这种情况下，留存的肾单位能进行功能上的代偿。

集合管与远曲小管末端相连。每一条集合管收集多条远曲小管运输来的液体，许多集合管再合并汇入乳头管，最后形成的尿液经肾盏、肾盂、输尿管进入膀胱。集合管不包括在肾单位内，但在功能上和远曲小管密切联系，它在尿的生成，特别是在尿浓缩与稀释过程中起重要作用。

(二)皮质肾单位和近髓肾单位

肾单位按其所在部位不同，可分为**皮质肾单位**(cortical nephron)和**近髓肾单位**(juxtamedullary nephron)两种类型(图8-2)。两类肾单位在结构和功能上的主要区别见表8-1。

表8-1　皮质肾单位和近髓肾单位的主要区别

	皮质肾单位	近髓肾单位
肾单位数量	多，占85%～90%	少，占10%～15%
肾小球分布	外、中皮质层	近髓内皮质层
肾小球体积	较小	较大
入、出球小动脉口径比	约2:1	约1:1
出球小动脉分支情况	一支，分布于肾小管周围	两支，一支分布于肾小管周围，另一支形成U形直小血管
髓袢长度	短，只达外髓质层(甚至不到髓质)	长，深入内髓质层(甚至到达乳头部)
含肾素分泌颗粒	较多	几乎没有
生理功能	生成尿液	尿液的浓缩与稀释

(三)球旁器

球旁器(juxtaglomerular apparatus)主要分布在皮质肾单位，由球旁细胞、致密斑和球外系膜细胞三种特殊细胞群组成(图8-3)。

1. 球旁细胞　球旁细胞是指入球小动脉中膜内一些特殊分化的平滑肌细胞，细胞多数呈椭圆形，胞质内有含肾素的分泌颗粒。球旁细胞受交感神经支配，交感神经兴奋促进肾素分泌。

2. 致密斑　致密斑位于远曲小管的起始部，由高柱状的经特殊分化的肾小管上皮细胞构成。这些细胞在靠近球旁细胞处呈现斑状隆起，细胞核聚集且染色较深，故称为致密斑。致密斑是一种感受器，可感受小管液中NaCl含量的变化，并将信息传递至球旁细胞，调节肾素的释放，继而影响尿的生成。

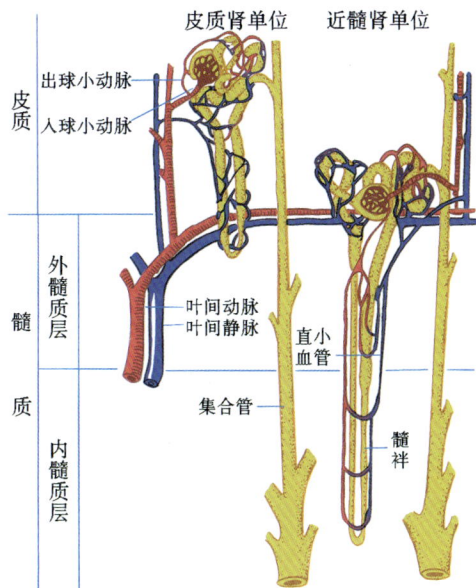

图 8-2　肾单位和肾血管示意图

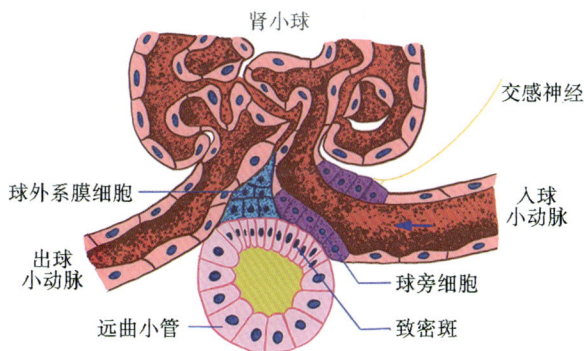

图 8-3　球旁器示意图

3. 球外系膜细胞　球外系膜细胞又称间质细胞，是指入、出球小动脉和致密斑构成的三角区内的一群细胞，这些细胞有收缩和吞噬能力。

二、肾脏的血液循环特点

1. 血流量大，血流分布不均匀　安静时，正常成人每分钟约有 1200mL 血液流经两侧肾脏，占心输出量的 1/5～1/4，所以肾脏的血液供应很丰富。肾脏不同部位的血流分布不均匀，约94% 分布在肾皮质，5%～6% 分布在外髓质，只有不到 1% 的肾血流量分布到内髓质。

2. 两次形成毛细血管网　肾动脉由腹主动脉垂直分出，经肾门进入肾内后，依次分支为叶间动脉、弓状动脉、小叶间动脉、入球小动脉，入球小动脉进入肾小球后，继续分支形成第一次肾小球毛细血管网，后汇集成出球小动脉离开肾小球。出球小动脉再次分支形成第二次毛细血管网，缠绕于肾小管和集合管的周围。可见，进入肾脏的血液要经过两次毛细血管网，然后汇合成小叶间静脉、弓状静脉、叶间静脉、肾静脉，最后由肾静脉离开肾脏。由于皮质肾单位入球小动脉口径约为出球小动脉口径的 2 倍，因此肾小球毛细血管网内血压较高，有利于肾小球的滤过；流经肾小管和集合管周围的毛细血管网内血压较低，而血浆胶体渗透压较高，故有利于肾小管和集合管的重吸收。

3. 肾血流量相对稳定 安静状态下，当肾动脉灌注压在一定范围内(70～180mmHg)变化时，进入肾脏的血流量可保持相对稳定。

三、肾血流量的调节

(一)自身调节

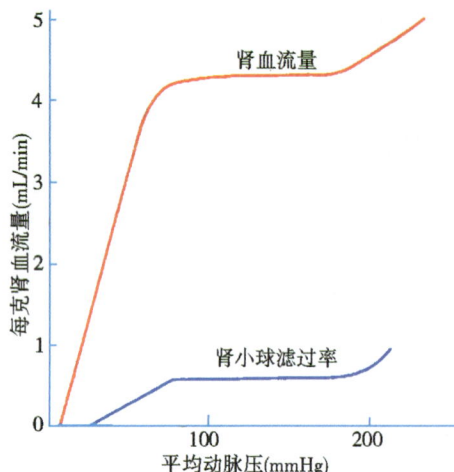

图8-4 肾血流量和肾小球滤过率的自身调节

肾血流量的相对稳定有赖于肾血流量的自身调节。在离体去神经肾灌流实验中观察到，肾动脉灌注压在70～180mmHg范围内变化时，肾血流量和肾小球滤过率能保持相对稳定。若肾动脉灌注压超出上述变化范围，肾血流量和肾小球滤过率都将随着肾动脉灌注压的升高而增加(图8-4)。这种在不依赖肾外来神经和体液因素调节的情况下，肾血流量在一定动脉血压变化范围内能保持相对稳定的现象，称为肾血流量的自身调节。肾血流量的这种调节方式不仅使肾血流量保持相对稳定，而且使肾小球滤过率保持相对稳定，这样可避免肾脏对水分和各种溶质的排出随动脉血压的波动而发生大幅度波动，使水和电解质的排出保持相对稳定，因而肾血流量的自身调节具有重要的生理意义。关于肾血流量的自身调节机制，目前主要有肌源学说和管-球反馈学说两种解释。

1. 肌源学说 该学说认为，当肾动脉灌注压在一定范围内升高时，肾动脉管壁平滑肌受到牵张刺激，使血管平滑肌紧张性增强，血管口径缩小，血流阻力增大，这样肾血流量将不会随着血压的升高而增加。反之，当肾动脉灌注压在一定范围内降低时，肾动脉管壁平滑肌舒张，肾血流量将不会减少。实验观察到，若用罂粟碱、水合氯醛或氰化钠等药物抑制血管平滑肌的活动，上述自身调节反应消失，这表明肾血流量的自身调节与血管平滑肌功能有关。这种由肾动脉血管平滑肌特性决定的肾血流量的自身调节机制，称**肌源性机制**(myogenic mechanism)。另外，肾血流量的自身调节作用是有一定限度的，当肾动脉灌注压低于70mmHg或高于160～180mmHg时，由于肾血管平滑肌的舒张或收缩均已达极限，自身调节不再进一步发挥作用，此时肾血流量不能再维持相对稳定，而是随肾动脉灌注压的变化而变化。

2. 管-球反馈学说 管-球反馈(tubulo-glomerular feedback)是肾血流量自身调节的另一种机制。当肾血流量和肾小球滤过率增加时，到达远曲小管致密斑的小管液流量和NaCl含量也增加，致密斑感受此信息后，通过相关信号转导机制，使入球小动脉收缩，肾血流量和肾小球滤过率减少至正常。反之，当肾血流量和肾小球滤过率减少时，流经远曲小管致密斑的小管液流量下降，NaCl含量减少，致密斑感受此信号后，通过上述机制使肾血流量和肾小球滤过率增加至正常水平。这种由小管液流量变化影响肾血流量和肾小球滤过率的现象称为管-球反馈。

(二)神经和体液调节

调节肾脏血流量的神经主要是交感神经。一般情况下，肾交感神经的紧张性程度较低，对肾血流量的调节作用不明显。但当肾交感神经兴奋时，肾交感神经通过血管壁平滑肌膜上的α受体，使肾血管收缩，肾血流量减少。调节肾血流量的体液因素较多，如肾上腺素、去甲肾上腺素、血管升压素、血管紧张素Ⅱ、内皮素等均可使肾血管收缩，肾血流量减少；反之，一氧化氮、前列腺素、缓激肽、心房利尿钠肽等则均可使肾血管舒张，肾血流量增加。

　　总之，通常情况下，在一定的血压变动范围内，肾脏依靠自身调节保持肾血流量的相对稳定，以维持正常的泌尿功能；在紧急情况下，通过交感神经及肾上腺髓质激素等体液因素调节，全身血液将重新分配，使肾血流量减少，优先保证脑、心脏等重要器官的血液供应。可见，肾血流量的神经和体液调节能使肾血流量与全身血液循环相配合，满足机体不同状态下对血流量的需求。

第二节　肾小球的滤过功能

　　肾小球滤过(glomerular filtration)是指血液流过肾小球毛细血管时，血浆中的水分、小分子的溶质以及少量分子量较小的蛋白质经肾小球滤过膜进入肾小囊中形成原尿的过程。用微穿刺法从两栖类动物(如蝾螈或蛙)的肾小囊中直接抽取液体，经微量化学分析表明，这些囊内液除了蛋白质含量甚少之外，其余各种晶体物质如葡萄糖、氯化物、无机磷酸盐、尿素、尿酸和肌酐等成分的浓度都与血浆中的浓度非常接近(表8-2)，而且囊内液的渗透压和酸碱度也与血浆相似。由于血细胞和大分子的蛋白质不能滤出，所以这是一种超滤过程，原尿就是血浆的超滤液。

表8-2　血浆、原尿和终尿成分比较

成分	血浆(g/L)	原尿(g/L)	终尿(g/L)	终尿/血浆倍数
蛋白质	65~85	微量	0.00	—
葡萄糖	1.00	1.00	0.00	—
水	900	980	960	1.1
Na$^+$	3.30	3.30	3.50	1.1
Cl$^-$	3.70	3.70	6.00	1.6
K$^+$	0.20	0.20	1.50	7.5
磷酸盐	0.03	0.03	1.20	40.0
尿素	0.30	0.30	18.0	60.0
尿酸	0.04	0.04	0.50	12.5
肌酐	0.01	0.01	1.00	100.0
氨	0.001	0.001	0.40	400.0

一、滤过膜及其通透性

(一)滤过膜

　　滤过膜(filtration membrane)是肾小球滤过的结构屏障，它是肾小球毛细血管内的血液与肾小囊腔中超滤液之间的隔膜。滤过膜从血管腔向外依次由内、中、外三层结构组成：①滤过膜的内层为毛细血管内皮细胞，细胞上有许多直径50~100nm的小孔，称为窗孔，血浆中的水、小分子溶质及小分子蛋白质能自由通过这些小孔，但血细胞不能通过。另外，内皮细胞表面有大量带有负电荷的糖蛋白，可阻碍带负电荷的蛋白质通过。②滤过膜的中层为基膜层。基膜层是一种非细胞性结构，由水合凝胶构成微纤维网，主要成分有Ⅳ型胶原蛋白、纤维粘连蛋白、层粘连蛋白、带负电荷的硫酸类肝素和蛋白聚糖。基膜层上有4～8nm的多角形网孔，网孔的大小决定着溶质分子是否可以通过，故基膜层是滤过膜的主要屏障。③滤过膜的外层是肾小囊脏层上皮细胞。肾小囊脏层上皮细胞具有足突，足突之间形成裂隙，裂隙上覆盖有裂隙膜，膜上有直径4～14nm的小孔，是物质滤过的最后一道屏障（图8-5）。近年来通过研究发现，裂隙膜的主要蛋白成分是**裂隙素**（nephrin），其主要作用是防止蛋白质的滤出。若缺乏裂隙素，尿液中将出现蛋白质。

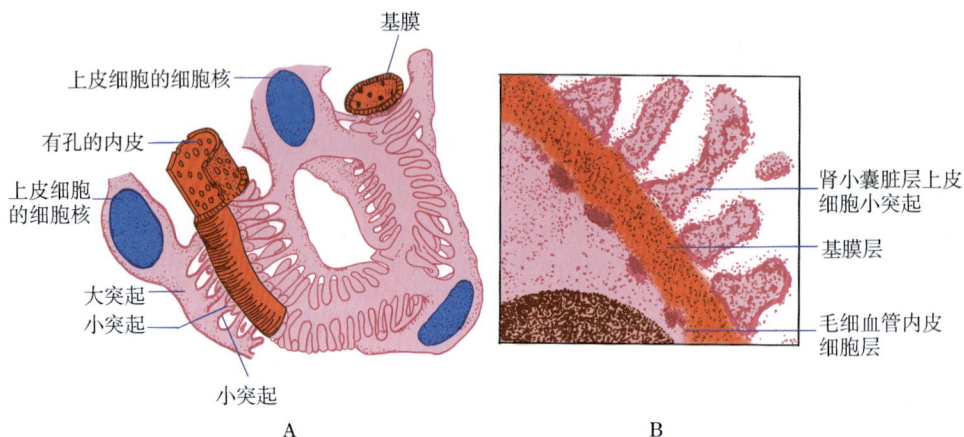

图8-5 电镜下的滤过膜示意图

A. 上皮细胞的足突和滤过裂隙的形成；B. 滤过膜

（二）滤过膜的通透性

滤过膜能使血浆中的许多物质滤过，具有一定的通透性；同时又能阻止血液中的血细胞、血浆中的大分子物质和带负电荷的较大物质滤出，又具有一定的屏障作用。

1. 机械屏障 滤过膜三层结构中的各种孔径构成了滤过膜的机械屏障。对于电中性的物质，滤过膜的通透性主要取决于该物质分子的有效半径。通常有效半径小于2.0nm的小分子物质，如葡萄糖分子的有效半径为0.36nm，可自由滤过；有效半径大于4.2nm的大分子物质则不能滤过；有效半径介于2.0～4.2nm的物质，随着有效半径的增加，物质在滤液中的浓度逐渐降低，即滤过率与有效半径成反比。

2. 电学屏障 滤过膜三层结构中所含的带负电荷的糖蛋白构成了滤过膜的电学屏障。滤过膜对于带正电荷的物质具有吸引作用，促进其滤过；对于带负电荷的物质有排斥作用，阻止其滤过。用带不同电荷的右旋糖酐进行实验观察到，有效半径相同的右旋糖酐，带正电荷的右旋糖酐较容易被滤过，而带负电荷的右旋糖酐则较难滤过（图8-6）。

由此可见，肾小球滤过膜既有阻止大分子物质滤过的机械屏障作用，又有阻止带负电荷物质滤过的电学屏障作用。所以，对于带电荷物质是

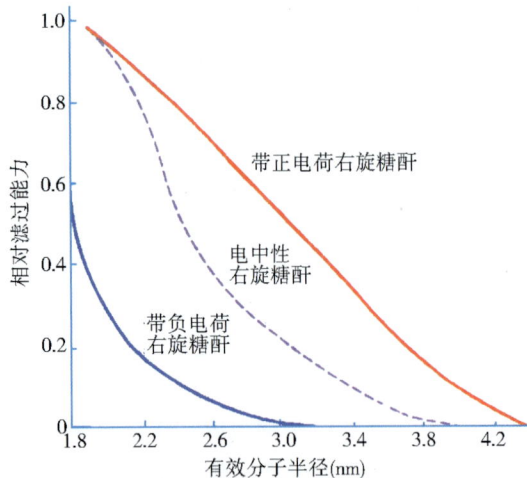

图8-6 不同分子有效半径和所带电荷对

右旋糖酐滤过能力的影响

纵坐标：1.0表示能自由滤过；0表示不能滤过

否能通过滤过膜，不仅取决于该物质分子的有效半径，还取决于其带有的电荷性质。研究发现，血浆中的白蛋白虽然有效半径约为 3.6nm，但由于白蛋白带负电荷，所以很难被滤过。当肾脏发生病理改变时，滤过膜上带负电荷的糖蛋白减少，电学屏障作用减弱，故带负电荷的血浆蛋白滤过增多而出现蛋白尿。可见，两种屏障使滤过膜对血浆中物质的滤过具有选择性，这种选择性对原尿的成分起着决定作用。

二、肾小球滤过的动力——有效滤过压

肾小球滤过的动力是**有效滤过压**（effective filtration pressure）。肾小球有效滤过压与组织液生成的有效滤过压形成原理相似，是促进超滤的动力与对抗超滤的阻力之间差值。由于肾小囊内原尿中蛋白质浓度极低，其胶体渗透压可忽略不计。因此，有效滤过压可用下式表示：

有效滤过压 = 肾小球毛细血管血压 - （血浆胶体渗透压 + 肾小囊内压）

其中肾小球毛细血管血压是促进肾小球滤过的动力，而血浆胶体渗透压和肾小囊内压则是对抗滤过的阻力。用微穿刺法测得大鼠皮质肾小球毛细血管血压平均值为 45mmHg，且从肾小球毛细血管的入球端到出球端，血压下降不多。血浆胶体渗透压不是固定不变的，因为在血液流经肾小球毛细血管时，血浆中的水分不断滤出，血液中血浆蛋白的浓度逐渐增加，血浆胶体渗透压也随之升高。据测定，血浆胶体渗透压在入球端为 25mmHg，而出球端已上升到 35mmHg。肾小囊内压较为恒定，与近曲小管内压力相近，约为 10mmHg。由上述数据计算得到的肾小球有效滤过压如下：

入球端有效滤过压 = 45 - （25 + 10） = 10（mmHg）

出球端有效滤过压 = 45 - （35 + 10） = 0（mmHg）

以上数据表明，在靠近入球小动脉端，有效滤过压为正值，故有滤过作用。当血液由肾小球毛细血管的入球端向出球端流动时，在有效滤过压的作用下不断生成超滤液。由于血浆胶体渗透压不断升高，滤过的阻力逐渐增大，故有效滤过压随之减小（图 8 - 7）。可见，肾小球毛细血管入球端至出球端的有效滤过压呈现出递降趋势。而当毛细血管由入球端移行到出球端时，滤过的动力等于滤过的阻力，有效滤过压下降为零，称为**滤过平衡**（filtration equilibrium），此时滤过停止。因此，尽管肾小球毛细血管全长都有滤过功能，但只有从入球小动脉端到滤过平衡之前的一段毛细血管才有滤过现象。

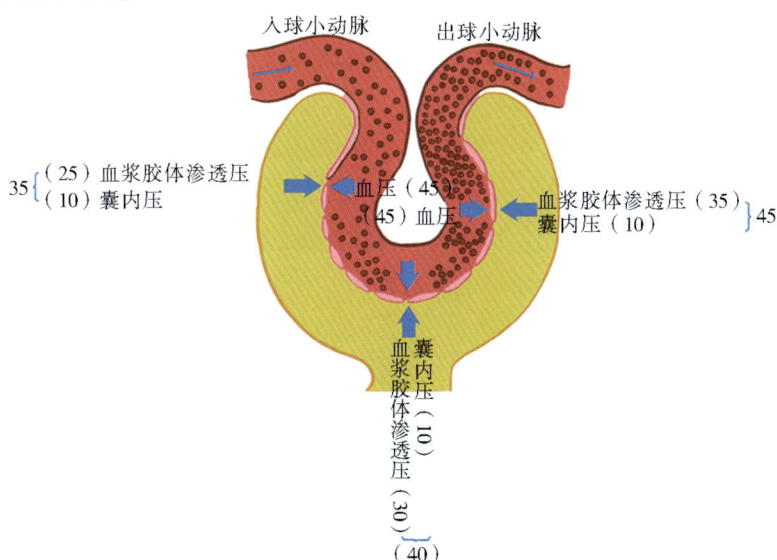

图 8 - 7 肾小球有效滤过压的组成及变化示意图（单位：mmHg）

三、肾小球滤过率与滤过分数

(一)肾小球滤过率

单位时间内(每分钟)两肾生成的超滤液(原尿)量称为**肾小球滤过率**(glomerular filtration, GFR),是检查肾小球滤过功能的重要指标。肾小球滤过率与体表面积有关。据测定,体表面积为 $1.73m^2$ 的正常成年人,其肾小球滤过率为 125mL/min 左右。由此计算,两侧肾脏每昼夜从肾小球滤出的超滤液总量高达 180L 左右,成年人的血浆总量约为 3L,说明人体内的血浆每日在肾小球处多次被滤过。

(二)滤过分数

滤过分数(filtration fraction, FF)是指肾小球滤过率与肾血浆流量的比值。**肾血浆流量**(renal plasma flow, RPF)是指单位时间(每分钟)内流过两肾的血浆量。通常血浆量占全血量的 55%,以安静时正常成年人肾血流量为 1200mL/min 计算,肾血浆流量约为 660mL/min,所以滤过分数为 $(125/660) \times 100\% \approx 19\%$。该数据表明,正常情况下,流经肾脏的血浆约有 1/5 由肾小球滤过进入肾小囊腔中生成原尿,而未被滤出的 4/5 的血浆继续由出球小动脉流向肾小管周围的毛细血管。

四、影响肾小球滤过的因素

(一)滤过膜的通透性和面积

1. 滤过膜的通透性　正常人肾小球滤过膜通透性较为稳定,但在病理情况下则可发生较大变化。如发生肾小球肾炎时,滤过膜的机械屏障和电学屏障作用均减弱,滤过膜的通透性随之增加,使本来不能滤出的大分子蛋白质甚至红细胞滤出,患者出现蛋白尿和血尿。

2. 滤过膜的面积　人体两侧肾脏的肾小球滤过膜的总面积约为 $1.5m^2$ 以上,如此大的滤过面积有利于血浆的滤过。在生理情况下,两侧肾脏的全部肾小球均处于活动状态,足以保证肾小球持续而稳定地滤过。病理情况下,如急性肾小球肾炎,炎症部位的肾小球毛细血管壁肿胀,管腔变窄或完全阻塞,活动的肾小球数目减少,有效滤过面积减少,肾小球滤过率随之降低,导致少尿,甚至无尿。

(二)有效滤过压

有效滤过压是肾小球滤过的动力,构成有效滤过压的三个因素中任一因素发生改变,都将影响肾小球的有效滤过压,进而影响肾小球的滤过作用。在生理情况下,肾小球毛细血管血压较易发生变化,是影响有效滤过压的主要因素。

1. 肾小球毛细血管血压　正常情况下,当动脉血压在 70～180mmHg 范围内变动时,肾血流量通过自身调节作用而保持相对稳定,肾小球毛细血管血压无明显变化,肾小球滤过率保持不变。但当动脉血压下降到 70mmHg 以下时(如大失血),肾小球毛细血管血压明显降低,有效滤过压下降,肾小球滤过率减小,出现少尿;如果动脉血压进一步降低至 40～50mmHg 以下时,肾小球滤过率降为零,出现无尿。

2. 血浆胶体渗透压　正常情况下,血浆胶体渗透压变动幅度很小。但是,当静脉输入大量生理盐水、肾小球毛细血管通透性增大、病理情况下肝功能严重受损等各种原因均可引起血浆蛋白浓度降低，致使血浆胶体渗透压降低，有效滤过压升高，肾小球滤过率增加，尿量增多。

3. 肾小囊内压 正常情况下，肾小囊内压比较稳定。但肾盂或输尿管结石、肿瘤压迫等可引起输尿管阻塞，肾小囊内压升高，有效滤过压和肾小球滤过率均降低，尿量减少。另外如果磺胺类药物浓度过高，在肾小管的酸性环境中析出结晶，以及有些溶血性疾病过多的血红蛋白均可堵塞肾小管，引起肾小囊内压升高而影响肾小球滤过。

（三）肾血浆流量

肾血浆流量的变化对肾小球的滤过有很大影响。肾血浆流量增多时，肾小球毛细血管内血浆胶体渗透压上升的速度和有效滤过压下降的速度均减慢，达到滤过平衡的位置将靠向出球小动脉端，使毛细血管的很长一段都有滤液生成，因而肾小球滤过率增加。在大鼠实验中观察到，当肾小球的血浆流量是正常流量的 3 倍时，将不出现滤过平衡，肾小球毛细血管的全长均有滤液生成，肾小球滤过率将进一步增加。反之，肾血浆流量减少时，肾小球毛细血管内血浆胶体渗透压上升的速度加快，有效滤过压很快接近于零，达到滤过平衡的位置将靠向入球小动脉端，使毛细血管只有较短的一段有滤液生成，因而肾小球滤过率也随之降低。当交感神经兴奋性加强，如剧烈运动、大失血、剧痛、严重缺氧和中毒性休克等特殊情况时，肾动脉强烈收缩，肾血浆流量和肾小球滤过率会明显减少。

第三节　肾小管和集合管的重吸收和分泌功能

一、肾小管和集合管的重吸收功能

原尿流入肾小管后称为小管液。肾小管和集合管上皮细胞具有将小管液中的水和各种溶质重新转运回血液的功能，称**肾小管与集合管的重吸收**（renal tubule and collecting duct reabsorption）。

（一）重吸收的特点和方式

1. 重吸收的特点

（1）各段肾小管的重吸收能力不同　近端小管，特别是近曲小管的重吸收能力最强，是重吸收最主要的部位。近曲小管重吸收的量最大，占重吸收总量的65%～70%；重吸收物质种类最多，原尿中的葡萄糖、氨基酸、维生素及微量蛋白质等，几乎全部在近曲小管被重吸收；Na^+、K^+、Cl^-、HCO_3^- 等无机盐及水也绝大部分在此段被重吸收。余下的水和无机盐陆续在髓袢细段（占 15%～20%）、远端小管和集合管（占 10%～15%）被重吸收，虽然远端小管和集合管的重吸收量少，但却受神经、体液因素的影响和调节，因而对调节机体水、电解质和酸碱平衡起重要作用（图 8-8）。

（2）选择性　比较原尿和终尿的量和质可以发现，成人每天生成的原尿量约有 180L，但终尿每天只有 1.5L 左右，表明肾小管对水的重吸收量高达 99%，排出量只占原尿的 1% 左右；原尿中葡萄糖和氨基酸的浓度与血浆中的相同，但终尿中则几乎没有，表明葡萄糖和氨基酸全部被肾小管重吸收；电解质，如 Na^+、K^+、Cl^- 等大部分被重吸收，尿素只有小部分被重吸收，肌酐则完全不被重吸收（表 8-2），表明肾小管和集合管的重吸收具有选择性，既能保留对机体有用的物质，又可有效地清除对机体有害的和过剩的物质，从而维持机体内环境的稳态。

肾小球　肾小囊

重吸收全部葡萄糖和氨基酸，大部分Na^+、Cl^-、K^+、HCO_3^-和H_2O，部分硫酸盐、磷酸盐、尿素和尿酸等

分泌H^+，酸中毒时分泌NH_3，排泄酚红、青霉素等

$NaCl$、K^+、HCO_3^-、H_2O

H^+、NH_3、K^+

近曲小管　　远曲小管

$NaCl$
K^+

K^+

集合管

Na^+、尿素、H_2O

髓袢

H_2O

尿素

$NaCl$

H^+、NH_3、K^+

尿素

尿素

尿素

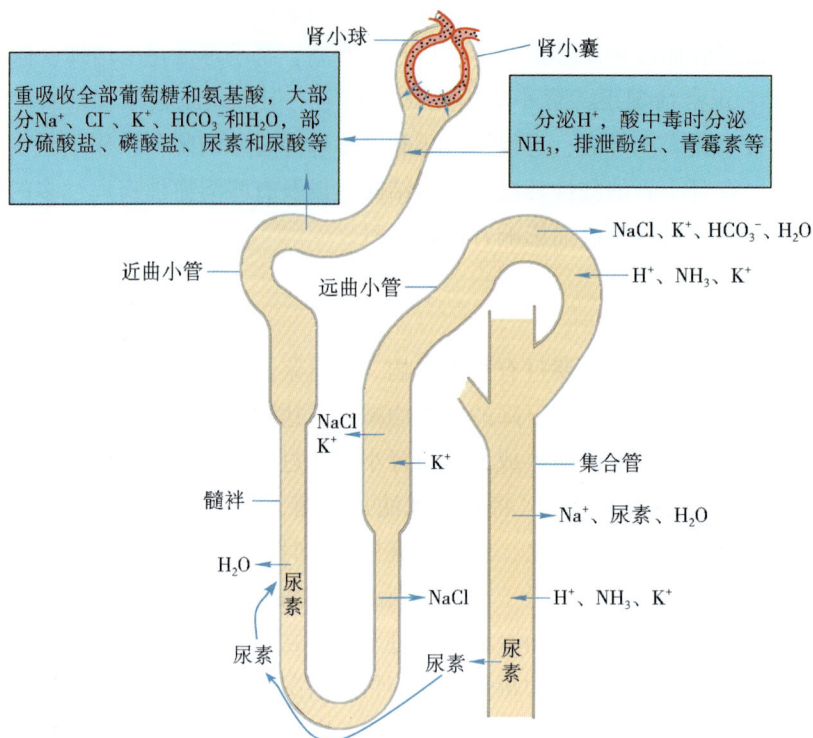

图8-8　肾小管和集合管对各类物质的重吸收和分泌示意图

（3）饱和性　肾小管与集合管主动重吸收各种物质的量并不是无限制的，而是有一定的限度，这与肾小管与集合管上皮细胞管腔膜拥有的转运体数量有关，较为典型的就是葡萄糖的重吸收（见葡萄糖的重吸收）。

2. 重吸收的方式　根据细胞膜两侧物质浓度的不同，肾小管与集合管重吸收的方式有主动重吸收和被动重吸收两种。主动重吸收是指肾小管及集合管上皮细胞通过耗能，将小管液中的溶质逆浓度梯度或电位梯度转运到肾小管周围的组织间液中的过程，有原发性主动转运（如钠泵、质子泵、钙泵等）、继发性主动转运（同向、逆向转运）和入胞等方式。一般来说，小管液中各种对机体有用的物质，如葡萄糖、氨基酸、Na^+等都是由肾小管及集合管主动重吸收的。被动重吸收是指小管液中的水和溶质顺浓度梯度、电位梯度或渗透压梯度进入小管周围组织间液的过程，有单纯扩散、易化扩散和渗透等方式。小管液中的尿素、水和Cl^-等物质（髓袢升支粗段除外）均是以被动重吸收的方式重吸收的。

主动重吸收与被动重吸收均以跨细胞途径为主。跨细胞途径实际上是以细胞内液为中间媒介的两次跨膜转运，即小管液内的物质先通过肾小管细胞的管腔膜转运到细胞内，然后再从细胞内液通过肾小管细胞的管周膜转运到组织间液中，进而通过毛细血管壁回到血液。小管液中的Na^+、Cl^-和水还可通过肾小管上皮细胞之间的紧密连接直接进入上皮细胞间隙的组织间液随后进入毛细血管，称旁细胞途径。

（二）几种重要物质的重吸收

1. Na^+和Cl^-的重吸收　近端小管前半段和后半段对Na^+重吸收的机制是不同的。在近端小管前半段，Na^+的重吸收是与葡萄糖、氨基酸的同向转运以及H^+的逆向转运耦联在一起的一个主动转运过程（图8-9）。在近端小管后半段，Na^+则是伴随Cl^-的重吸收而被动重吸收。

在近端小管前半段，管腔膜上存在 Na^+－葡萄糖、Na^+－氨基酸同向转运体和 Na^+－H^+ 逆向转运体，管周膜和侧膜上存在钠泵。通常在钠泵的作用下，细胞内的 Na^+ 被转运到细胞间隙，因而小管细胞内的 Na^+ 浓度远低于小管液。当小管液流经此段时，小管液中的 Na^+ 以及葡萄糖、氨基酸与管腔膜上的 Na^+－葡萄糖或 Na^+－氨基酸同向转运体结合形成三联体，然后顺着 Na^+ 电化学梯度将葡萄糖或氨基酸一起转运进入细胞内，进入细胞内的 Na^+ 迅速被管周膜和侧膜上的钠泵泵入细胞间隙，这样，一方面使细胞内 Na^+ 的浓度降低，保证小管液中的 Na^+、葡萄糖或氨基酸不断转运进入细胞内；另一方面使细胞间隙中 Na^+ 的浓度升高，

图 8-9　近端小管前半段重吸收物质示意图

X：葡萄糖、氨基酸、磷酸盐等；CA：碳酸酐酶

渗透压升高，通过渗透作用，促进水从紧密连接处进入细胞间隙。进入细胞间隙的水可引起细胞间隙的静水压升高，这一升高的静水压可促使 Na^+ 和水通过基膜进入相邻的毛细血管而被重吸收；同时也可使部分 Na^+ 和水通过紧密连接再返回小管腔内，后一现象称为回漏（back－leak），此模式称泵－漏模式。进入细胞内的葡萄糖或氨基酸在其浓度高于组织间液时，以易化扩散的方式进入组织间液，进而被重吸收。

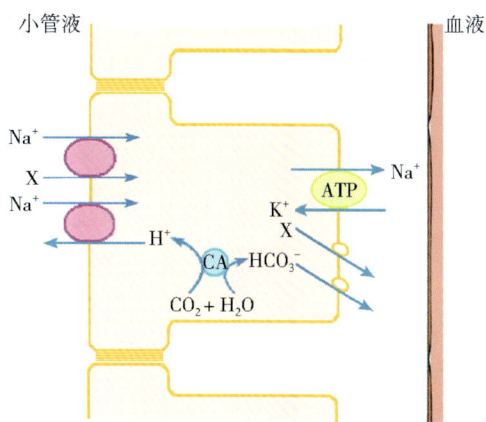

此外，有一部分小管液中的 Na^+ 与管腔膜上的 Na^+－H^+ 反向转运体结合，该转运体在顺浓度梯度转运 Na^+ 进入细胞的同时，也将细胞内的 H^+ 分泌到小管液中，进入细胞内的 Na^+ 随即被管周膜和侧膜上的钠泵转运至细胞间隙而主动重吸收，分泌到小管液中的 H^+ 将有利于小管液中 HCO_3^- 的重吸收。

在近端小管后半段，NaCl 主要是通过细胞旁途径而被动重吸收的。小管液进入近端小管后半段后，由于 Na^+ 随着葡萄糖、氨基酸的重吸收已经基本完毕，使管腔内电位比管外低（约 －4mV），同时由于近端小管前半段 HCO_3^- 的优先重吸收，使该部位小管液中 Cl^- 的浓度明显高于小管周围组织间液（约 1/3），因此 Cl^- 顺着电化学梯度经紧密连接直接扩散进入小管周围组织间液中，并使小管周围组织间隙中负电荷的数目急剧增加，进一步增加了管内外的电位差，在这种管内外的电位差的作用下，Na^+ 顺着电位梯度经紧密连接（即旁细胞途径）也被动重吸收。因此，该部位 NaCl 的重吸收属于被动性的。部分 Cl^- 也可通过管腔膜上的 K^+－Cl^- 同向转运体和管周膜上的 Cl^- 通道经跨细胞途径重吸收。

在髓袢升支粗段 Na^+、Cl^- 的重吸收是以 Na^+－$2Cl^-$－K^+ 同向转运模式进行的。在髓袢升支粗段的管腔膜上有 Na^+－$2Cl^-$－K^+ 同向转运体，该转运体在肾小管腔面与 Na^+、Cl^-、K^+ 结合形成 Na^+－$2Cl^-$－K^+ 同向转运复合体，然后顺着 Na^+ 电化学梯度将 Cl^- 和 K^+ 一起转运进入细胞内，进入细胞内的 Na^+ 迅速被管周膜上的钠泵泵到细胞间隙和组织间液中，进入细胞内的 Cl^- 则顺浓度梯度经管周膜基底侧的 Cl^- 通道进入组织间液，而 K^+ 则顺着浓度梯度经管腔膜又返回小管腔内继续参与 Na^+、K^+、Cl^- 的同向转运（图 8-10）。临床上，利尿剂如呋塞米（速尿，furosemide）可抑制髓袢升支粗段管腔膜上的 Na^+－$2Cl^-$－K^+ 同向转运体，使该段对 Na^+、Cl^- 的重吸收明显减少，而产生强大的利尿效应。

在远曲小管的起始段，Na^+、Cl^- 则是通过 Na^+－Cl^- 同向转运体进入小管上皮细胞内，进入细胞内的 Na^+ 被钠泵泵入细胞间隙，Cl^- 则通过管周膜基底侧的 Cl^- 通道进入细胞间隙。噻嗪类利尿药可抑制此处的 Na^+－Cl^- 同向转运体，而导致利尿。

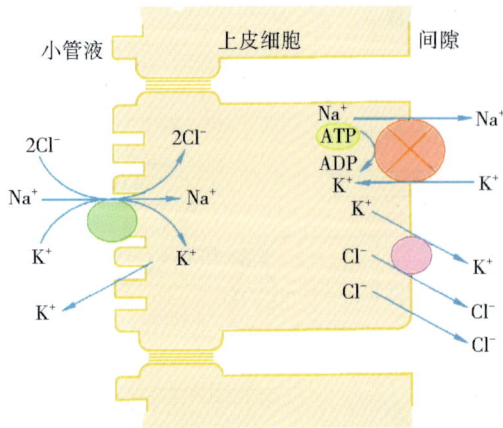

图 8−10 髓袢升支粗段对 Na^+、Cl^- 的重吸收示意图

远端小管后段及集合管含两类细胞，即主细胞和闰细胞，前者与 Na^+ 的重吸收有关，后者与 H^+ 的分泌有关(详见 H^+ 的分泌)。主细胞的管腔面有 Na^+ 通道，小管液中的 Na^+ 可通过此通道进入细胞内，然后被 Na^+ 钠泵入细胞间隙而重吸收，小管液中 Na^+ 的重吸收可造成管腔内电位变负，从而促进小管内 Cl^- 经细胞旁途径被动重吸收，利尿剂阿米洛林(amiloride，氨氯吡咪)可抑制此通道，从而减少 Na^+ 的重吸收，也使 Cl^- 的重吸收减少。此外，远端小管及集合管对 Na^+ 的重吸收还受醛固酮的调节(详见尿生成调节)。

2. 水的重吸收 水的重吸收是靠渗透作用进行的。在肾小管由于 Na^+、葡萄糖、氨基酸、Cl^-、HCO_3^- 等溶质被重吸收而造成了小管液和组织间液之间的渗透压差，于是水在渗透压差的驱动下透过肾小管上皮细胞和细胞间的紧密连接进入细胞间隙而被重吸收。水的重吸收有两种情况：一种是发生在近端小管，由于此段对水通透性较大，而且不受任何因素的影响，因此水的重吸收是伴随溶质的重吸收而被动重吸收，是一种等渗性重吸收，与体内是否缺水无关，对尿量影响也不大；另一种是发生在集合管，此段对水的通透性受血管升压素调节，是一种非等渗性的重吸收，即当机体缺水时，在血管升压素的作用下此段对水的通透性大大增加，促进水的重吸收，反之水的重吸收就减少，以此来调节机体水的平衡和渗透压平衡。

在肾小管各段都有水通道蛋白，但亚型不同，近端小管、髓袢降支细段上皮细胞的管腔膜与基底侧膜为水孔蛋白 AQP_1，内髓质部集合管上皮细胞的管腔膜及细胞内囊泡中为 AQP_2，基底侧膜为 AQP_3、AQP_4。

3. 葡萄糖的重吸收 葡萄糖重吸收的部位仅限于近端小管，其他各段都没有重吸收葡萄糖的能力，如果葡萄糖在近端小管不能全部被重吸收，终尿中将出现葡萄糖，产生糖尿。

葡萄糖的重吸收如前所述，是与 Na^+ 耦联的，通过 Na^+−葡萄糖同向转运体的转运而重吸收。因此，如果肾小管腔中无 Na^+，或用药物将钠泵抑制，葡萄糖就不能被重吸收(图 8−9)。

由于近端小管上皮细胞膜上的 Na^+−葡萄糖同向转运体数目有限，近端小管对葡萄糖的重吸收有一定的限度，当血液中葡萄糖浓度超过 180mg/100mL(10mmol/L)时，有部分近端小管对葡萄糖的重吸收已达到极限，尿中开始出现葡萄糖，此时的血糖浓度称为**肾糖阈**(renal threshold for glucose)。每个肾单位的肾糖阈不完全一样。当血糖浓度继续升高时，尿中葡萄糖浓度也随之增高，血糖浓度升高到 300mg/100mL(16.7mmol/L)时，全部肾小管对葡萄糖的重吸收能力均达到极限时，尿中葡萄糖的排出量将随血糖浓度升高而平行增加，此时的葡萄糖滤过量为葡萄糖的最大转运量。正常成年人肾的葡萄糖重吸收极限量，男性为 375mg/min，女性为 300mg/min(图 8−11)。

正常人血糖浓度稳定，一般不会达到肾糖阈，小管液中的葡萄糖被全部重吸收，尿中不会有葡萄糖。糖尿病患者的血糖明显升高，往往超过肾糖阈，故产生糖尿。

4. HCO_3^- 的重吸收 小管液中的 HCO_3^- 是以 CO_2 的形式被动重吸收的。因肾小管管腔膜对 HCO_3^- 没有通透性，HCO_3^- 不易通过管腔膜而被重吸收，故在肾小管内先与 H^+ 结合生成 H_2CO_3，H_2CO_3 在管腔膜上的碳酸酐酶作用下分解为 CO_2 和水，脂溶性的 CO_2 很容易通过管腔膜进入细胞

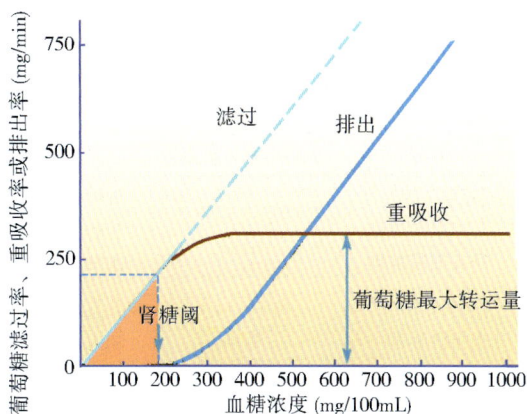

图 8-11　葡萄糖的重吸收和排泄

内，在细胞内碳酸酐酶的作用下，CO_2 再与细胞内的水结合生成 H_2CO_3，随后解离成 H^+ 和 HCO_3^-，H^+ 通过 $Na^+ - H^+$ 交换分泌到小管腔中，HCO_3^- 则与交换回细胞内的 Na^+ 一起转运入血（图 8-12）。正常情况下，小管液中 85% 的 HCO_3^- 在近端小管被重吸收。HCO_3^- 的重吸收对维持机体的酸碱平衡有重要作用。碳酸酐酶抑制剂乙酰唑胺，可通过上述机制，减少 $Na^+ - H^+$ 交换，从而减少 Na^+ 和 HCO_3^- 重吸收，增加 $NaHCO_3$、$NaCl$ 和水的排出，产生一定的利尿作用。

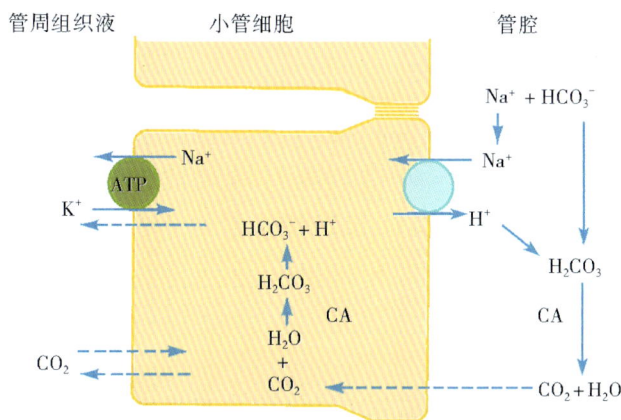

图 8-12　近端小管 HCO_3^- 重吸收示意图

CA：碳酸酐酶

5. K^+ 的重吸收　每日从肾小球滤过的 K^+ 约为 35g，而每日尿中排出的 K^+ 为 2～4g。微穿刺实验证明，肾小球超滤液中的 K^+ 绝大部分在近端小管被重吸收回血，而终尿中的 K^+ 主要是由远端小管和集合管分泌的，其分泌量的多少与血 K^+ 浓度有关，并受醛固酮的调节。近端小管对 K^+ 的重吸收是一个主动转运过程。因为小管液中 K^+ 浓度为 4mmol/L，大大低于细胞内 K^+ 浓度（150mmol/L），以及此处管腔内的电位低于小管周围组织间液，所以 K^+ 重吸收是逆电位差和逆浓度差进行的。因此认为，管腔膜是主动重吸收 K^+ 的关键部位，其主动重吸收的机制尚不清楚。而细胞内的 K^+ 浓度比细胞外液高 30～40 倍，故 K^+ 通过管周膜入血是顺浓度梯度转运的。

6. 其他　小管液中氨基酸的重吸收与葡萄糖的重吸收机制相似，在管腔膜侧，氨基酸、Na^+ 同时与氨基酸 - Na^+ 同向转运体结合转运。另外，Ca^{2+}、HPO_4^{2-}、SO_4^{2-} 的重吸收也与 Na^+ 同向转运，其中 Ca^{2+} 的重吸收和排泄受甲状旁腺激素等调节；正常时进入原尿中的微量蛋白质，则以入胞方式重吸收。

现将肾小管重吸收物质的情况总结为表 8 – 3。

表 8 – 3　肾小管重吸收物质的情况总结

重吸收物质	重吸收率（%）	重吸收部位、量和方式			重吸收机制和特点
		近端小管	髓袢	远端小管和集合管	
Na^+	99	65%～70% 主动	15%～20% 升支粗段主动 升支细段被动	10%～15% 主动	近端小管以泵 – 漏式和 Na^+–H^+ 交换，远端小管和集合管与 K^+、H^+ 分泌有关，并受醛固酮调节
Cl^-	99	65%～70% 被动	15%～20% 升支粗段继发主动	10%～15% 被动	升支粗段与 K^+、Na^+ 同向转运，其他部位伴随 Na^+ 重吸收
K^+	100	几乎全部 主动			机制尚不清楚
HCO_3^-	99	80%～90% 被动	10%～20% 被动		以 CO_2 形式重吸收，同时伴有 H^+ 的分泌
葡萄糖	100	全部 主动			与 Na^+ 同向协同转运，有限度（肾糖阈）
H_2O	99	65%～70% 被动	10% 降支被动 升支无通透	20%～25% （主要在集合管） 被动	受渗透压调节，集合管重吸收受 VP 和醛固酮调节

二、肾小管和集合管的分泌功能

肾小管和集合管的分泌（renal tubule and collecting secretion）是指肾小管和集合管的上皮细胞将血液中或其自身代谢的产物排入小管液中的功能。一般将前者称排泄，后者称分泌，但因这两个过程难以严格区分，故常把两者统称为肾小管和集合管的分泌功能。现已证明，能够从肾小管和集合管上皮细胞分泌的物质主要有 H^+、K^+、NH_3。

（一）H^+ 的分泌

各段肾小管和集合管都能分泌 H^+，但分泌 H^+ 的能力最强的是近端肾小管，约占 80%，主要是通过 Na^+– H^+ 交换分泌 H^+，同时促进 HCO_3^- 重吸收（见 HCO_3^- 重吸收），起到排酸保碱的作用。

远曲小管和集合管的闰细胞管腔膜中含有 H^+– ATP 酶（质子泵）。细胞内 H^+ 浓度升高时，质子泵将细胞内的 H^+ 泵到肾小管腔中。分泌到肾小管腔中的 H^+ 可与小管液中的 HPO_4^{2-} 结合形成 $H_2PO_4^-$，也可与小管上皮细胞分泌的 NH_3 结合形成 NH_4^+，随尿排出。这对体内酸碱平衡的调节具有重要的意义（图 8 – 13）。

（二）NH_3 的分泌

正常情况下，NH_3 的分泌发生在远端小管和集合管。但在酸中毒的情况下，近端小管也可分泌 NH_3。远端小管和集合管上皮细胞分泌的 NH_3 主要是肾小管上皮细胞在代谢过程中由谷氨酰胺脱氨而来，其次来自细胞内其他氨基酸的脱氨。NH_3 为脂溶性物质，能自由通过细胞膜。当小管液的 pH 值较低时，细胞内的 NH_3 较易向小管液中扩散。NH_3 进入小管液后，与小管液中的 H^+ 结合并生成 NH_4^+，NH_4^+ 再与小管液中的 Cl^- 结合生成 NH_4Cl（酸性铵盐）随尿排出（图 8 – 13）。NH_4^+ 的生成一方面使小管液中的 NH_3 浓度下降，所形成的浓度差可加速 NH_3 的分泌；另一方面

又降低了小管液中 H^+ 的浓度，也有利于 H^+ 进一步的分泌。由此可见，远端小管和集合管分泌 NH_3 的活动，对调节体内酸碱平衡也具有重要的意义。

（三）K^+ 的分泌

小管液中的 K^+ 绝大部分已在近端小管被重吸收，而尿中排出的 K^+ 主要是由远端小管和集合管的主细胞分泌的。远端小管和集合管主细胞分泌 K^+ 与 Na^+ 的主动重吸收有密切的联系。在远端小管和集合管主细胞的管腔膜上有 Na^+ 通道，小管液中的 Na^+ 可由此进入细胞内，进而增强管周膜和侧膜上的 $Na^+ - K^+$ 泵活动，其结果是一方面将细胞内的 Na^+ 泵入细胞间隙，使小管腔内成为负电位（$-10 \sim -40mV$），这种电位差是促进 K^+ 分泌的动力；另一方面也将细胞外液中更多的 K^+ 泵入细胞内，从而使远端小管和集合管上皮细胞内的 K^+ 浓度远远高于小管液中的 K^+ 浓度，于是 K^+ 能够顺着电位差和浓度差进入小管液中。这种 K^+ 的分泌与 Na^+ 的主动重吸收的耦联过程，称为 $K^+ - Na^+$ 交换。

远端小管和集合管除有 $K^+ - Na^+$ 交换外，还存在有 $H^+ - Na^+$ 交换，由于 $K^+ - Na^+$ 交换和 $H^+ - Na^+$ 交换都依赖于 Na^+，故两者之间有竞争抑制作用。当 $H^+ - Na^+$ 交换增强时，$K^+ - Na^+$ 交换减弱；反之，当 $K^+ - Na^+$ 交换增强时，则 $H^+ - Na^+$ 交换减弱。何者占优势，取决于远端小管和集合管上皮细胞内的 H^+、K^+ 的浓度（图 8-13）。

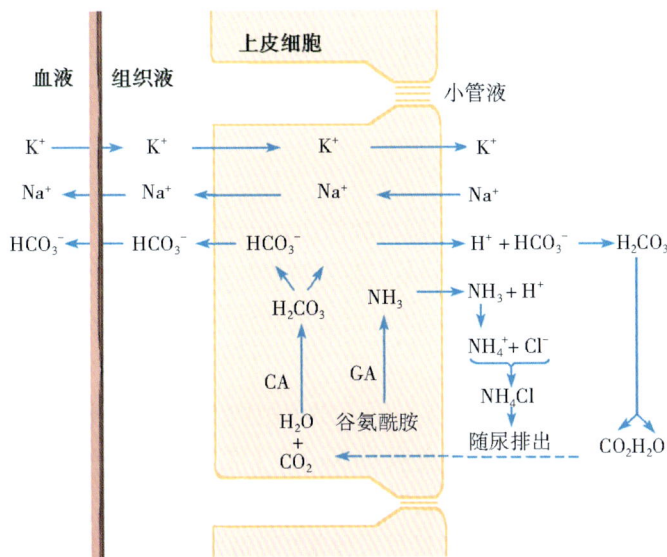

图 8-13　肾小管泌 H^+、K^+ 和 NH_3 示意图

CA：碳酸酐酶；GA：谷氨酰胺酶

体内的代谢产物肌酐和对氨基马尿酸既能从肾小球滤过，又可经肾小管和集合管分泌排入小管液。进入体内的酚红、青霉素、丙磺舒、利尿药呋塞米等由于与血浆蛋白结合而不能被肾小球滤过，但可在近端小管被主动分泌到小管液中。

三、影响肾小管和集合管重吸收和分泌的因素

（一）影响重吸收的因素

1. 小管液中溶质的浓度　小管液中溶质所形成的渗透压，是对抗肾小管重吸收水分的力量。

当小管液中溶质浓度增加时，可使肾小管内的渗透压增高，肾小管特别是近端小管对水的重吸收减少，因而尿量增加。这种由于渗透压升高而引起的尿量增多的现象，称为**渗透性利尿**（osmotic diuresis）。糖尿病患者的多尿，就是属于渗透性利尿。糖尿病患者由于血糖浓度升高超过了肾糖阈，小管液中的葡萄糖不能完全被重吸收，从而使小管液中的溶质浓度增加，引起肾小管液的渗透压升高，阻碍了水在肾小管的重吸收，因而产生多尿。临床上常利用一些能经过肾小球滤过，而又不被肾小管重吸收的药物，如甘露醇和山梨醇等，来增加小管液中溶质的浓度，进而升高肾小管液的渗透压，引起尿量增加，以达到利尿和消除脑水肿的目的。

2. 球－管平衡 在正常情况下，近端小管对 Na^+ 和水的重吸收率始终占肾小球滤过率的 $65\% \sim 70\%$，这种现象称为**球－管平衡**（glomerulo－tubular balance）。

球－管平衡与近端小管对 Na^+ 的**定比重吸收**（constant fraction tubular reabsorption）有关。正常情况下，由于近端小管对 Na^+ 的重吸收量始终占肾小球滤过 Na^+ 量的 $65\% \sim 70\%$，因而水的重吸收量也占肾小球滤过量的 $65\% \sim 70\%$。这种定比重吸收的机制与管周毛细血管血压和胶体渗透压改变有关。在肾血流量不变的前提下，如果肾小球滤过率增加，则进入近端肾小管旁毛细血管的血量就会减少，此时，毛细血管血压降低而胶体渗透压升高，于是，组织间液就加速进入近端小管周围的毛细血管，组织间隙内静水压因之下降，有利于近端小管对 Na^+ 和水的重吸收；如果肾小球滤过率减少则相反，从而始终使近端小管对 Na^+ 和水的重吸收率占肾小球滤过率的 $65\% \sim 70\%$。

在充血性心力衰竭等病理情况下，球－管平衡会被打破，从而影响近端肾小管对 Na^+ 和水的重吸收。球－管平衡的生理意义在于通过肾小球与近端肾小管功能活动的协调，使终尿量不致因肾小球滤过率的增减而出现大幅度的变动。

（二）影响分泌的因素

1. 血液 pH 在酸中毒时，肾小管细胞内碳酸酐酶活性增强，H^+ 生成量增加，细胞内 H^+ 浓度升高，囊泡中的 H^+-ATP 酶（质子泵）插入管腔膜数目明显增加，H^+ 分泌也随之增加，于是 Na^+-H^+ 交换增强。临床上，用乙酰唑胺抑制碳酸酐酶活性时，肾小管分泌 H^+ 减少。此外，酸中毒时，不但远端小管和集合管分泌 NH_3，近端小管也能分泌 NH_3。

2. 血 K^+ 浓度 血钾浓度降低，使肾小管上皮细胞内 K^+ 浓度降低，从而使远端小管和集合管泌 K^+ 减少，Na^+-K^+ 交换减弱，为了重吸收 Na^+，于是 Na^+-H^+ 交换增加，故低钾血症时常因 Na^+-H^+ 交换增加而发生碱中毒；反之，高钾血症时常发生酸中毒。

远端小管和集合管主细胞分泌 K^+ 的量与人体 K^+ 的摄入量有密切关系。高 K^+ 饮食可排出大量的 K^+，低 K^+ 饮食则尿中排 K^+ 量少，从而维持机体 K^+ 浓度的相对恒定。

3. 醛固酮 可使 Na^+ 重吸收增加，造成小管腔内的负电位，由此促进 K^+ 的分泌。此外，醛固酮还可提高细胞内 K^+ 浓度，有利于 K^+ 分泌。

第四节 尿液的浓缩和稀释

尿液的渗透压可随体内液体量的变化而大幅度变动。当体内缺水时，肾脏将排出渗透压明显高于血浆渗透压的尿，称**高渗尿**（hypertonic urine），表示尿液被浓缩；当体内水过剩时，将排出渗透压低于血浆渗透压的尿，称**低渗尿**（hypotonic urine），表示尿液被稀释。若无论是体内缺水还是水过剩，排出尿的渗透压总是与血浆渗透压相等或相差无几，则称**等渗尿**（isosmotic urine），表明肾脏的尿液浓缩和稀释功能严重受损。正常人尿液的渗透压波动在 $50 \sim 1200mOsm/L$，说明肾脏有很强的浓缩和稀释尿液的能力，这对调节体液平衡和稳定渗透压有着极其重要的作用。

一、尿液浓缩和稀释的基本过程

尿液的浓缩和稀释过程主要在肾髓质中进行，肾髓质层越厚，髓袢越长者，浓缩尿液的能力越强，如沙鼠的肾髓质层特别厚，髓袢也特别长，它的肾能产生 20 倍于血浆渗透压的高渗尿；猪的肾髓质层较薄，髓袢也较短，只能产生 1.5 倍于血浆渗透压的高渗尿；而人的肾髓质层中等厚度，髓袢中等长，最多只能产生 4～5 倍于血浆渗透压的高渗尿。

用冰点降低法测定大鼠肾组织液的渗透压，发现肾皮质组织液的渗透压与血浆相等，而肾髓质部的组织液的渗透压比血浆的渗透压高，且随着由髓质外层向乳头部深入而逐渐升高，分别为血浆渗透压的 2.0、3.0、4.0 倍（图 8-14）。这表明尿液的浓缩和稀释过程之所以在肾髓质中进行，是因为肾髓质部呈高渗梯度状态。

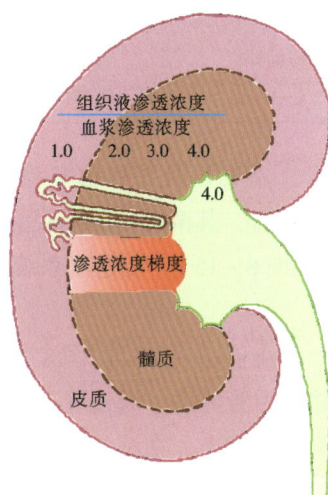

图 8-14　肾髓质高渗梯度示意图

（一）尿液的浓缩

尿液的浓缩（concentration of the urine）是由于小管液中的水被重吸收而溶质仍留在小管液中造成的。当来自髓袢升支粗段的低渗小管液流进处于高渗梯度髓质中的集合管时，在血管升压素（VP）的作用下，集合管上皮管腔膜上的 AQP_2 数目增加，对水的通透性明显提高，水在渗透压差的作用下被"抽吸"出集合管，而溶质仍留在小管液中，尿液被浓缩。在机体高度缺水时，由于血管升压素大量地释放，每日尿量可只有 300～400mL，而尿的渗透压可高达 1200～1400mOsm/L，比血浆高 4～5 倍。

（二）尿液的稀释

尿液的稀释（dilution of the urine）是由于小管液中的溶质被重吸收而水仍留在小管液中造成的。当体内水过多而血管升压素释放被抑制时，集合管对水的通透性非常的低，来自髓袢升支粗段的低渗小管液在流经集合管时，即使处于髓质高渗梯度的环境中，水也不能被重吸收，而 NaCl 可继续被主动重吸收，于是小管液的渗透压进一步降低，可降低至 50mOsm/L，最后形成大量的低渗尿，造成尿液的稀释。当血管升压素完全缺乏时，如严重尿崩症患者，每天可排出高达 20L 的低渗尿，相当于 24 小时肾小球滤过量的 10%。

二、肾髓质高渗梯度形成的机制

(一)肾髓质高渗梯度的形成原理

有关肾髓质高渗梯度的形成原理,目前用各段肾小管对水和溶质的通透性不同(表8-4)以及髓袢的**逆流倍增**(counter-current multiplication)作用来解释。

表8-4 各段肾小管和集合管对 Na^+、水和尿素的通透性

部位	NaCl	尿素	水
髓袢降支细段	不易通透	中等通透	高度通透
髓袢升支细段	高度通透	不易通透	不通透
髓袢升支粗段	不易通透,主动重吸收	不通透	不通透
远端小管	不易通透,主动重吸收	不通透	不通透
集合管皮质部	不易通透,主动重吸收	不通透	有VP易通透
集合管髓质部	不易通透,主动重吸收	易通透	有VP易通透,并增加尿素通透

1. 逆流倍增 物理学中将在两个下端相通且并列的 U 形管道中,液体流动的方向相反的现象,称为逆流。如液体在 U 形管道流动时,其两管间的隔膜允许液体中的溶质在两管间交换,称逆流交换,二者构成了一个逆流系统(图8-15)。在逆流系统溶质交换的过程中,便会产生逆流倍增现象。

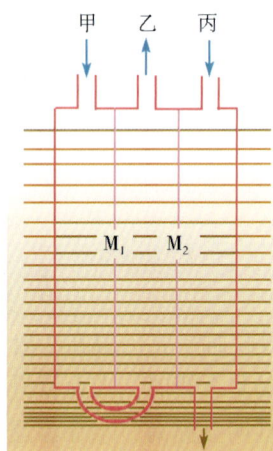

图8-15 逆流倍增现象
模型示意图

逆流倍增现象可用图8-15模型来解释。模型中含有溶质的液体从甲管流进,通过管下端的弯曲部分折返流入乙管,然后从乙管反向流出。在溶液流动的过程中,由于 M_1 膜能主动将溶质由乙管泵入甲管,且 M_1 膜对水的通透性很低,因此,甲管中的溶液在向下流动的过程中将不断接受由乙管泵入的溶质,到甲管下端的弯曲部溶质浓度达到最高;当溶液折返流入乙管并向上流动时,由于 M_1 膜将溶质泵入甲管,乙管溶液中的溶质浓度不断下降。这样,不论是甲管还是乙管,从上往下溶质浓度均逐渐升高,形成溶质的浓度梯度,即出现了逆流倍增现象。

如果乙管和丙管也构成一个逆流系统,当渗透浓度较低的溶液从丙管向下流动时,而且 M_2 膜对水有通透性,对溶质不通透,水将因渗透作用而进入乙管,这样,丙管内溶质的浓度从上到下逐渐增加,从丙管下端流出的液体就变成了高渗溶液。

在肾脏中,髓袢降支细段类似于甲管,髓袢升支粗段类似于乙管,集合管类似于丙管,髓袢升支粗段的通透性与 M_1 膜相似,集合管膜的通透性与 M_2 膜相似。所以,肾髓质高渗梯度的形成可以用逆流倍增现象来解释。

2. 外髓部高渗梯度形成的机制 髓袢升支粗段位于外髓部能主动重吸收 Na^+ 和 Cl^-,而对水不通透(表8-4)。当小管液经髓袢升支粗段向皮质方向流动时,管内的 Na^+ 和 Cl^- 不断地被主动转运到升支粗段外围的组织间液,而水不能随之转运,其结果使小管内 NaCl 浓度逐渐降低,渗透压也随之下降,在接近肾皮质部时小管液已变为低渗液,而髓袢升支粗段周围的组织间液则逐渐变成高渗,且越靠近内髓部,渗透压越高,从而形成外髓部的高渗梯度(图8-16)。可见,外

髓部高渗梯度的形成主要与髓袢升支粗段主动重吸收 NaCl 有关。

3. 内髓部高渗梯度形成的机制　内髓部组织间液高渗梯度的形成是由尿素的再循环和髓袢升支细段对 NaCl 的被动重吸收形成的。

从表 8-4 得知：①远端小管、集合管的皮质部和外髓部对尿素都不通透，但在 VP 的作用下，水在集合管被重吸收。当小管液流经这些部位时，由于外髓部的高渗梯度，水不断被重吸收，而尿素不能被重吸收，小管液中尿素的浓度逐渐升高，当含高浓度尿素的小管液进入集合管的内髓部时，由于管壁对尿素易通透，小管液中尿素迅速顺浓度梯度扩散到内髓部组织间液，使内髓部组织间液中的尿素浓度增高，形成内髓部的初步高渗状态。髓袢降支细段对尿素具有中等的通透性，所以内髓部组织间液中的高浓度尿素又可顺浓度梯度扩散入降支细段，然后再经髓袢升支细段、升支粗段、远端小管、集合管皮质部和外髓部，又回到集合管内髓部再扩散到内髓部组织间液中，形成**尿素再循环**（urea recirculation）（图 8-16）。尿素的再循环有助于内髓部渗透压梯度的形成。②髓袢降支细段对 Na^+ 不易通透，而对水则易通透，于是小管液中的水被内髓部的高渗梯度溶液吸出，小管液中的 NaCl 则被浓缩，浓度逐渐升高，在髓袢顶端折返处达到最高值；当含高浓度 NaCl 的小管液绕过髓袢顶端流入升支细段时，由于升支细段对 NaCl 易通透而对水不通透，NaCl 则顺浓度差逐渐扩散入内髓部组织间液，增强内髓部组织间液的高渗梯度（图 8-16）。因此，内髓部高渗梯度的形成是由于尿素循环和髓袢升支细段对 NaCl 的被动重吸收。

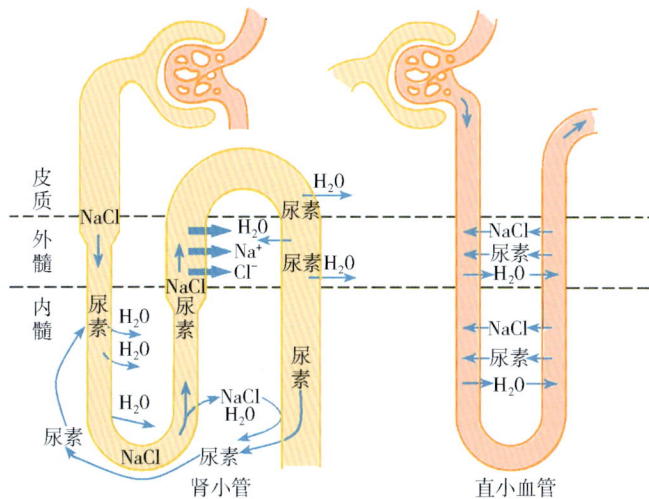

图 8-16　内、外髓部高渗梯度形成与保持机制示意图

（二）肾髓质高渗梯度的保持

肾髓质高渗梯度的保持主要依靠直小血管的**逆流交换**（counter-current exchange）作用来实现的。

1. 逆流交换　逆流交换可用图 8-17 模型来说明。图 8-17 表示两种不同形式的 U 形管，其底部浸在盛有热水的盆里，管中水流方向都是相反的，即从降支流下，从升支流出，管中和盆里的数字代表水的温度。在图 8-17A 中，U 形管的升、降支之间不能进行热量交换，因而降支中的冷水在流入热源以前得不到热量而水温不能上升，升支中的水在离开热源以后水温也不易降低。这样，冷水流过这种 U 形管时，可以从热源中带走相当多的热量，从而使热源的热量丧失很多。但在图 8-17B 中的 U 形管就不是这样，这种 U 形管的升、降支之间能够交换热量，因此，降支中的冷水在进入热源以前可被从升支管壁透过来的热量加热，升支中的热量因不断透入降支而降低，所以当冷水流过这种 U 形管时，从热源带走的热量就很少，从而保持了热源的热量。这

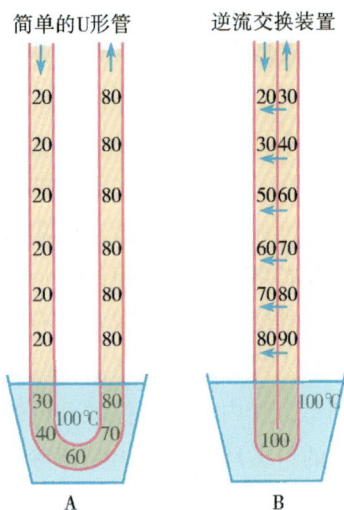

简单的U形管 逆流交换装置

图 8-17　逆流交换模型示意图

种升、降支管壁相接触并能够相互进行热量交换的现象称为逆流交换。

2. 直小血管的作用　直小血管的作用可用逆流交换来解释。直小血管是近髓肾单位的出球小动脉延伸形成的毛细血管，细长达髓质深部，呈 U 形，与髓袢、集合管等紧邻且平行，行走于高渗梯度的髓质中，且管壁对水、电解质的通透性高，血液在直小血管中流动可产生非常明显的逆流交换作用。

在直小血管降支进入髓质的入口处，其血浆渗透浓度约为 300mOsm/L，由于直小血管对溶质和水的通透性高，当它在向髓质深部下行的过程中，周围高渗的组织间液中的溶质就会顺浓度梯度不断扩散到直小血管降支中，而其中的水则被高渗组织间液吸出，直至血管中的血浆渗透压与髓质组织间液的渗透压达到平衡，因此，愈向内髓部深入，降支血管中的溶质浓度愈高，在折返处，其渗透浓度可高达 1200mOsm/L。当直小血管血液从髓质深部折返流入升支时，升支血管内血液中的 NaCl 和尿素的浓度比同一水平面的组织间液的浓度高，于是升支血液中的 NaCl 和尿素又会逐渐扩散回到组织间液，而组织间液中的水又渗回直小血管升支中。这样，当升支的血液离开外髓部时，绝大部分 NaCl 和尿素就被保留于髓质部的组织间液中，而多余的水被带走，从而保持了肾髓质的高渗梯度(图 8-16)。由此可见，肾髓质高渗梯度的保持主要是依靠直小血管的逆流交换作用。

第五节　尿生成的调节

机体根据内环境的情况调节尿生成的三个基本过程，以改变尿量和尿液成分，维持内环境稳态。尿生成的调节方式主要有神经调节、体液调节和自身调节，其中体液调节较为复杂，下面重点叙述。

一、体液调节

(一)血管升压素

1. 生理作用与作用机制　血管升压素(VP)也称抗利尿激素(ADH)，是一种 9 肽激素，主要由下丘脑视上核和室旁核的神经元合成，沿下丘脑-垂体束运输到神经垂体贮存，并由此释放进入血液循环。

VP 的主要生理作用是提高集合管上皮细胞对水的通透性，从而促进水的重吸收，使尿液浓缩，尿量减少。此外，VP 还可增加内髓部集合管对尿素的通透性，促进髓袢升支粗段对 NaCl 的主动重吸收，以提高肾髓质组织间液的高渗梯度，有利于尿液的浓缩。

关于 VP 的作用机制，目前认为，它能与集合管上皮细胞管周膜上的血管升压素受体 2(V₂受体)相结合，通过激活 G 蛋白与膜内的腺苷酸环化酶耦联，使细胞内的 cAMP 增加，cAMP 进一步激活蛋白激酶 A(PKA)，PKA 可使细胞内囊泡中的 AQP₂ 磷酸化，触发囊泡内的 AQP₂ 转移到管腔膜上，形成水通道，从而提高管腔膜对水的通透性。水通过管腔膜进入细胞后，可自由通过基底侧膜的水孔蛋白 AQP₃和 AQP₄进入组织间隙而被重吸收入血（图 8-18）。当 VP 缺乏时，管腔膜上的水孔蛋白以入胞的形式被摄入胞质内，形成囊泡，此时集合管对水的通透性明显降低。

2. 合成与释放的调节 调节 VP 合成与释放的最有效刺激是血浆晶体渗透压和循环血量的改变。

（1）血浆晶体渗透压 血浆晶体渗透压是生理条件下调节 VP 合成、释放的最重要因素。下丘脑视上核附近有**渗透压感受器**（osmoreceptor），它对血浆晶体渗透压的改变十分敏感，只要血浆晶体渗透压升高 1%～2%，即引起 VP 分泌增加。

当机体大量出汗、严重呕吐或腹泻等造成体内水分不足时，血浆晶体渗透压升高，对渗透压感受器的刺激增强，使下丘脑－神经垂体合成、释放的 VP 增多，集合管对水的重吸收增加，尿量减少，尿液浓缩，从而有利于保存体内的水分，维持水的平衡；反之，短时间内大量饮清水后，血浆被稀释，血浆晶体渗透压降低，对渗透压感受器的刺激减小，VP 合成和释放减少，集合管对水的重吸收减少，尿量增多，尿液被稀释。这种大量饮清水后引起尿量增多的现象称为**水利尿**（water diuresis）（图 8-19），它是临床上用来检测肾稀释功能的一种常用方法。

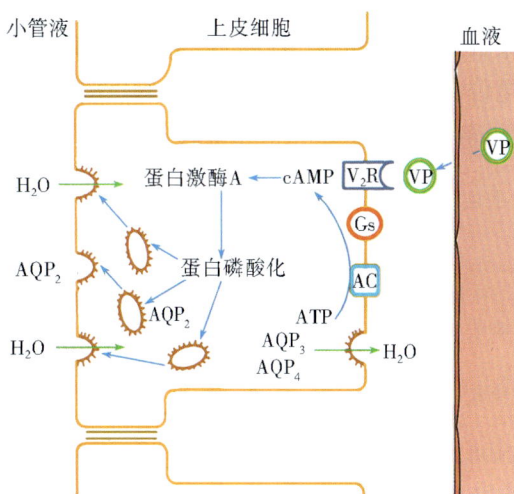

图 8-18 血管升压素的作用机制示意图

VP：血管升压素；AC：腺苷酸环化酶；R：V₂受体

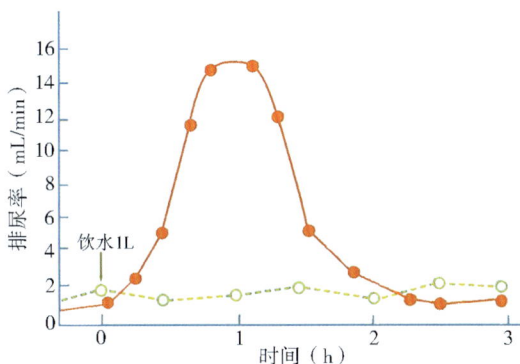

图 8-19 饮清水与等渗盐水对尿量影响的示意图

（2）循环血量 循环血量的改变可作用于左心房和胸腔大静脉壁上的**容量感受器**（volume receptor），反射性地调节 VP 的合成和释放。当循环血量增多时，心房内压增高，对容量感受器刺激增强，迷走神经传入冲动增多，反射性地抑制 VP 的合成和释放，集合管对水的重吸收减少，尿量增多，排出体内过剩的水分，使循环血量得以恢复。相反，当急性大失血、严重呕吐或腹泻等使循环血量减少时，对容量感受器的刺激减弱，迷走神经传入冲动减少，VP 的合成和释放则增多，使集合管对水的重吸收增加，尿量减少，有利于血容量的恢复。

此外，动脉血压的升高，通过刺激颈动脉窦的压力感受器，也可以反射性地抑制 VP 的释放。疼痛刺激、情绪紧张等可促进 VP 的释放，使尿量减少；弱的冷刺激可使其分泌减少，尿量增多。当下丘脑病变累及视上核和室旁核或下丘脑－垂体束时，VP 的合成和释放发生障碍，可导致尿量明显增加，每日可达 10L 以上，称为**尿崩症**（diabetes insipidus）。

(二)醛固酮

1. 生理作用与作用机制 醛固酮(aldosterone)由肾上腺皮质球状带分泌,可促进肾远曲小管和集合管对 Na^+ 的重吸收和对 K^+ 的排出,即保 Na^+ 排 K^+。因为 Na^+ 重吸收增加造成小管腔内的负电位,促进了 K^+ 的分泌和 Cl^- 的重吸收,所以醛固酮在增强远曲小管和集合管对 Na^+ 的重吸收的同时,对 Cl^- 和水的重吸收也增加,导致细胞外液量增多。

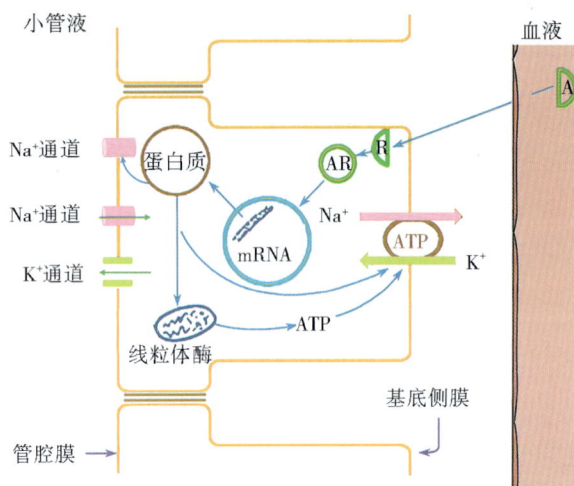

图 8-20 醛固酮作用机制示意图
A:醛固酮;R:胞质受体;
AR:激素-胞质受体复合物

醛固酮进入远曲小管和集合管的上皮细胞后,与胞质受体结合,形成激素-胞质受体复合物,再进入胞核后,与核受体结合形成激素-核受体复合物,通过基因调节,生成特异性 mRNA,合成醛固酮诱导蛋白。该蛋白可以通过:①改变管腔膜的 Na^+ 通道蛋白构型,增加管腔膜的 Na^+ 通道开放数量。②增加线粒体中合成 ATP 的酶,为上皮细胞 Na^+ 泵活动提供更多的能量。③增加基底侧膜 Na^+ 泵的活性,促进细胞内 Na^+ 泵出和 K^+ 泵入,以提高细胞内 K^+ 浓度,有利于 K^+ 分泌(图 8-20)。

2. 醛固酮分泌的调节 醛固酮的分泌主要受肾素-血管紧张素-醛固酮系统,以及血 K^+、血 Na^+ 浓度等因素的调节。

(1)肾素-血管紧张素-醛固酮系统 血浆中肾素、血管紧张素和醛固酮在功能上相互联系形成一个完整的功能系统,称为**肾素-血管紧张素-醛固酮系统**(renin-angiotensin-aldosterone system,RAAS)。在这个系统中,肾素主要由球旁细胞分泌,是一种蛋白水解酶,能催化血浆中的血管紧张素原转变为血管紧张素I(AngI,10 肽),Ang I 在血液和组织中,特别是在肺组织中血管紧张素转换酶的作用下,继续降解为血管紧张素Ⅱ(8 肽),血管紧张素Ⅱ除有较强的缩血管作用外,还可刺激肾上腺皮质球状带分泌醛固酮。血管紧张素Ⅱ在氨基肽酶的作用下,进一步水解为血管紧张素Ⅲ(7 肽),它也能刺激球状带分泌醛固酮。

肾素-血管紧张素-醛固酮系统对尿生成的调节作用主要取决于肾素的分泌,而肾素的分泌受多方面因素的调节。肾内有两种感受器,即入球小动脉管壁上的牵张感受器和致密斑感受器。当动脉血压下降,循环血量减少,使肾血流量减少时,入球小动脉管壁受牵张的程度减弱,使球旁细胞释放肾素增加;同时,由于肾血流量减少,肾小球滤过率也随之降低,流经致密斑的 Na^+ 量也降低,可激活致密斑感受器,进而使球旁细胞释放肾素的量进一步增加。此外,球旁细胞也受交感神经支配,肾交感神经兴奋时,也能引起肾素的释放量增加。血中肾上腺素和去甲肾上腺素也可直接作用于球旁细胞的 β_1 受体,促使肾素释放增加(图 8-21)。

(2)血 K^+、Na^+ 的浓度 当血 K^+ 浓度升高或血 Na^+ 浓度降低时,可直接刺激肾上腺皮质球状带分泌醛固酮,促进肾脏保 Na^+ 排 K^+;反之,当血 K^+ 浓度降低或血 Na^+ 浓度升高时,则抑制醛固酮分泌,从而维持机体血 Na^+ 和血 K^+ 浓度的相对恒定。血 K^+ 浓度改变对醛固酮的分泌调节更为灵敏。

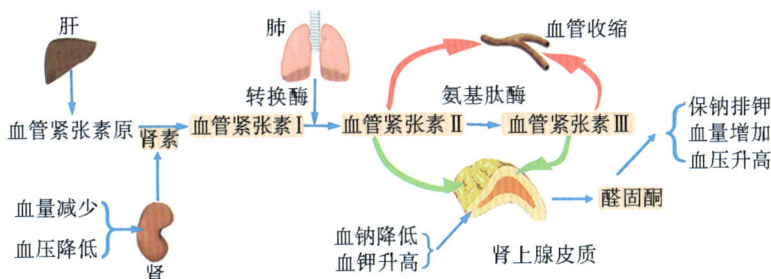

图 8-21　肾素-血管紧张素-醛固酮系统的调节

Ang I ：血管紧张素 I ；Ang II ：血管紧张素 II ；Ang III ：血管紧张素 III

（三）心房利尿钠肽

心房利尿钠肽（ANP）是由心房肌细胞合成和释放的多肽，当心房壁受到牵张程度增大时，ANP 合成和释放增加。其主要生理作用是使血管平滑肌舒张和促进肾脏排 Na^+ 、排水。ANP 对肾脏的作用机制可能包括使入球小动脉管壁平滑肌舒张，肾小球滤过率变大；抑制集合管对 Na^+ 的重吸收，促进肾脏排钠；抑制球旁细胞分泌肾素，使血管紧张素 II 和醛固酮生成减少，Na^+ 排出增加。在脑内，ANP 可以抑制血管升压素的释放，使集合管对水的重吸收减少，排出增加。

此外，肾上腺素、去甲肾上腺素、血管紧张素 II 、内皮素、一氧化氮、前列腺素、多巴胺、缓激肽、尿舒张肽等其他体液因素也参与了尿生成的体液调节，详见表 8-5。

表 8-5　一些体液因素对尿生成的调节

体液因素	引起分泌的刺激	主要作用部位	主要生理作用
肾上腺素、去甲肾上腺素	交感神经兴奋、血容量减少	近端小管、升支粗段	Na^+ 与水重吸收增加
血管紧张素 II	肾素	小动脉、近端小管	小动脉收缩，Na^+ 与水重吸收增加
内皮素	血管内皮切应力、血管紧张素 II 、缓激肽	小动脉、集合管	小动脉收缩，Na^+ 重吸收减少
一氧化氮	血管内皮切应力、乙酰胆碱、缓激肽	小动脉	小动脉舒张，肾小球滤过率变大
前列腺素	交感神经兴奋、血管紧张素 II 、缓激肽	小动脉、升支粗段、集合管	小动脉舒张，Na^+ 与水重吸收减少
多巴胺	血容量增加	近端小管	Na^+ 与水重吸收减少
缓激肽	激肽释放酶	小动脉、集合管	小动脉舒张，Na^+ 与水重吸收减少
尿舒张肽	血容量增加	集合管	Na^+ 与水重吸收减少

二、神经调节和自身调节

肾交感神经不仅支配肾血管，还支配球旁器和肾小管上皮细胞，对肾小管的支配以近端小管、髓袢升支粗段和远端小管为主。其调节作用是通过以下三个方面实现的：①收缩肾血管，减少肾血流量，降低肾小球滤过率。②促进肾小管对 Na^+ 等溶质的重吸收。③促进球旁细胞释放肾素。前两者为直接调节，后者为间接影响。

肾内自身调节（renal autoregulation）主要包括肾血流量的自身调节、小管液中溶质浓度对水重吸收的影响、球-管平衡等，详见前述。

第六节　血浆清除率

一、清除率测定方法

清除率（clearance rate，C）是指两侧肾脏在单位时间（每分钟）内能将多少毫升血浆中所含的某物质完全清除，这个被完全清除了该物质的毫升数，称为该物质的清除率（mL/min）。计算公式为：

$$C = (U \times V) / P$$

公式中，C 为某物质的清除率，U 为尿中某物质的浓度（mmol/L），V 为每分钟尿量（L/min），P 为血浆中某物质的浓度（mmol/L）。根据上式就可计算出各种物质的清除率。由于肾小管对各种物质的重吸收和分泌不同，因此各种物质的清除率也并不一样。例如，葡萄糖的清除率为 0，因为尿中不含葡萄糖（$U = 0$mg/100mL），而尿素则为 70mL/min，等等。通过清除率可了解肾脏对各种物质的排泄功能，所以它是一个较好的肾功能测定方法。

二、测定清除率的意义

清除率是测定肾小球滤过率、肾血浆流量和推测肾小管转运功能，研究了解肾功能的一种重要方法。

（一）测定肾小球滤过率

在整体水平是不可能直接测出两肾的肾小球滤过率的，但通过测定菊粉清除率和内生肌酐清除率却可间接测出。

1. 菊粉清除率　设肾小球滤过率为 F，血浆中某物质的浓度为 P，重吸收量为 R，分泌量为 E，U 为尿中某物质的浓度，V 为每分钟尿量。那么，每分钟从肾排出某物质的量（$U \times V$）应为肾小球滤过量与肾小管、集合管的重吸收量和分泌量的代数和，即 $U \times V = F \times P - R + E$。如果某物质可以自由滤过，而且既不被重吸收（$R = 0$），也不被分泌（$E = 0$），则 $U \times V = F \times P$，通过换算，就可得出肾小球滤过率，而该物质的肾小球滤过率实际上就是它的清除率，即 $F = (U \times V) / P = C$，因此，可利用清除率测定肾小球滤过率。

菊粉（inulin），也称菊糖，进入体内后不被代谢，可自由通过肾小球，同时又不被肾小管重吸收和分泌，因而用菊粉清除率（C_{in}）可准确地测定肾小球滤过率。因为 $U_{in} \times V = F \times P_{in}$，所以 $F = (U_{in} \times V) / P = C_{in}$。利用此方法可测得正常人的肾小球滤过率为 125mL/min，进而推算两侧肾脏每昼夜的超滤液量高达 180L 左右。C_{in} 虽然精确，但程序繁杂，临床常用较为简便的内生肌酐清除率来代替。

2. 内生肌酐清除率　内生肌酐是指体内组织代谢所产生的肌酐，主要由肌肉的磷酸肌酸转变而来。肌酐能自由通过肾小球滤过，在肾小管中很少被重吸收，故它的血浆清除率也可代表肾小球滤过率（GFR）。按下式可计算出 24 小时的内生肌酐清除率（C_{cr}）：

$$内生肌酐清除率 = \frac{尿肌酐（mg/L） \times 尿量（L/24h）}{血浆肌酐（mg/L）}$$

GFR 在正常成年人是相当恒定的，我国正常成年人内生肌酐清除率平均为 128L/24h，该值可用于衡量肾脏疾病患者肾小球的滤过功能。如患慢性肾衰竭的患者，由于肾小球受损进行性加重，GFR 也进行性下降；急性肾小球肾炎患者，在其他肾功能没发生改变的情况下，GFR 就有明显的降低。此外，在大量失血、脱水和循环衰竭时，GFR 也明显下降。

(二)测定肾血浆流量

如果血浆中某一物质，在经过肾循环一周后可以被完全清除(通过滤过和分泌)，亦即在肾动脉中该物质有一定浓度，但经过肾小球滤过和肾小管分泌，该物质在肾静脉血液中的浓度为 0，则该物质每分钟的尿中排出量($U \times V$)，应等于每分钟通过肾的血浆中所含的量。设每分钟通过肾的血浆量为 X，血浆中该物质浓度为 P，即 $U \times V = X \times P$，则该物质每分钟通过肾的血浆量即为该物质的清除率。因为 $U \times V = X \times P$，所以 $X = (U \times V)/P = C$。

碘锐特(diodrast)或**对氨基马尿酸**(para – aminohippuric acid，PAH)注入静脉后，流经肾脏一次即能被几乎全部清除掉，肾静脉中其浓度接近于零。因此，碘锐特或对氨基马尿酸每分钟由尿中排出的量，就等于每分钟通过肾脏的血浆中所含的量，故其血浆清除率即为每分钟肾脏的血浆流量。由此测得的清除率平均为 660mL/min，相当于肾血浆流量(RPF)，根据血细胞比容，就可用下式计算出**肾血流量**(renal blood flow，RBF)：

肾血流量 $= C_{PAH}/(1 - 红细胞比容) = 660mL/min \div (1 - 45\%) = 1200mL/min$

也可用已知的 GFR 和 RPF，进一步计算出滤过分数(FF)，即：

$FF = GFR \div RPF = (125 \ mL/min \div 660 \ mL/min) \times 100\% \approx 19\%$

(三)推测肾小管的功能

将各种物质的清除率与肾小球滤过率进行比较，可判断肾小管对物质的重吸收和分泌功能。如某物质的清除率小于肾小球滤过率，则表示该物质在肾小球滤过后，又被肾小管重吸收了；反之，则表明肾小管分泌了该物质。如葡萄糖的清除率(C_G)与肾小球滤过率(C_{in})比值小于 1，即 $C_G/C_{in} < 1$，表明肾小球滤出的葡萄糖被肾小管重吸收了；若 $C_{PAH}/C_{in} > 1$，则表明有部分 PAH 是被肾小管分泌出来的。

用清除率方法还可以推断某物质在肾小管内的转运是主动还是被动的。如尿素是第一个根据其清除率而确定在肾小管中被动重吸收的物质，因为尿素在肾小管中的重吸收没有上限，表明其转运不需酶或载体参与，而是依赖其在小管液中和血浆中的浓度差，以扩散的方式进行的。事实上，尿素在尿液中的浓度始终高于其在血浆中的浓度，而主动转运的物质无论是重吸收还是分泌都是有一定的限度的，即有一个最大转运率，故其在血浆中的浓度足够高时，其清除率就接近于 C_{in}。如当血中葡萄糖很高时，$C_G/C_{in} = 1$。

(四)定量测定肾脏排水功能

通过肾**自由水清除率**(free water clearance，C_{H_2O})可定量测定肾脏排水功能。C_{H_2O} 是指单位时间内必须从尿中除去或加入多少容积的纯水(即无溶质的水或称自由水)才能使尿液与血浆等渗，这是用肾清除率的方法来定量测定肾脏排水功能的一个指标。值得指出的是，血浆中并无真正的自由水存在，自由水清除率是通过渗透单位清除率(osmolar clearance，C_{osm})计算出来的。因为 $C_{osm} = (U_{osm} \times V)/P_{osm}$，$V = C_{osm} + C_{H_2O}$，所以 $C_{H_2O} = V(1 - U_{osm}/P_{osm})$。式中，$V$ 为每分钟尿量，U_{osm} 为尿液渗透压，P_{osm} 为血浆渗透压。当尿液为低渗时，C_{H_2O} 为正值；当尿液为高渗时，C_{H_2O} 为负值。正常情况下，血管升压素可促进集合管重吸收自由水，浓缩尿液，使 C_{H_2O} 成为负值。因此，可用 C_{H_2O} 了解集合管的浓缩功能。

第七节　尿的排放

尿液的生成是个连续不断的过程，正常成年人一昼夜所排出的尿量在 1000～2000mL，平均约为1500mL。生理情况下，尿量的变化很大，如摄入的水多或出汗少时，尿量增多；如摄入的水少或出汗多时，尿量减少。临床上，通常将每昼夜排出的尿量长期持续在 2500mL 以上，称为**多尿**（polyuria）；每昼夜排出的尿量在 100～500mL 范围内，称为**少尿**（oliguria）；每昼夜排出尿量不足100mL，称为**无尿**（anuria）。小管液由集合管汇入乳头管，经肾盏到肾盂，再通过输尿管周期性的蠕动运送到膀胱贮存，当膀胱内贮存的尿液达到一定量时引起排尿反射，将尿液经尿道排出体外。因此，尿液的排出是间歇性的。

一、膀胱与尿道的神经支配

膀胱是一个中空的肌性器官，膀胱壁由逼尿肌构成，膀胱与尿道连接处为内括约肌，都属于平滑肌组织，受盆神经和腹下神经支配；尿道外部是外括约肌，为骨骼肌，受阴部神经支配。

盆神经起源于脊髓骶段 2～4 节的侧角，属副交感神经，当其兴奋时，可使膀胱逼尿肌收缩，尿道内括约肌松弛，促进排尿。腹下神经起源于脊髓胸 12～腰 2 段的侧角，属交感神经，当其兴奋时，可使膀胱逼尿肌松弛，尿道内括约肌收缩，从而阻止排尿。阴部神经起源于脊髓骶段 2～4节的前角，属躯体运动神经，其活动受意识控制，当其兴奋时，使尿道外括约肌收缩，阻止排尿（图 8-22）。此外，在盆神经、腹下神经和阴部神经中都有传入神经纤维，可将尿道感觉信号传送到反射中枢。

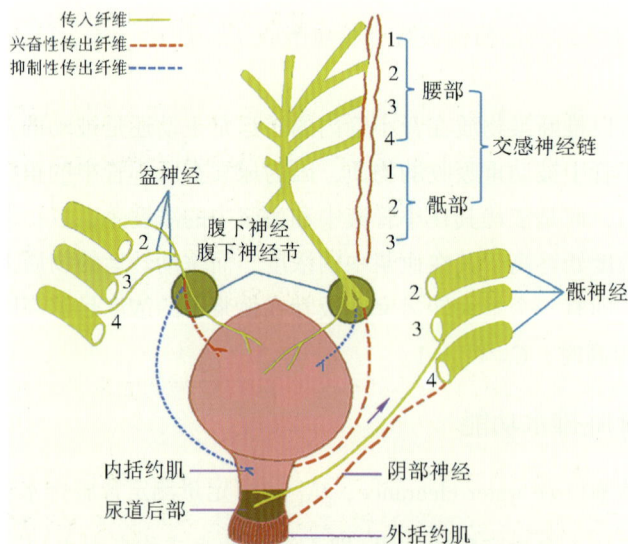

图 8-22　膀胱和尿道的神经支配示意图

二、排尿反射

排尿反射（micturition reflex）是一种脊髓反射，在脊髓水平就可以完成。但在正常情况下，排尿反射还受大脑皮层等高级中枢的控制，可有意识地抑制或加强其反射活动。

正常情况下，当膀胱内尿量增多至400～500mL，内压超过0.98kPa（10cmH$_2$O）时，膀胱壁牵张感受器受牵拉兴奋，冲动沿盆神经中的传入神经纤维传入，到达骶髓的初级排尿中枢；同时，冲动也上传到脑干和大脑皮层的高级排尿中枢，从而产生尿意。如果条件许可，冲动便沿着盆神经传出，引起膀胱逼尿肌收缩，尿道内括约肌松弛，尿液进入尿道，此时尿液可以刺激尿道的感受器，冲动沿传入神经纤维再次传到骶髓排尿中枢，进一步加强其活动，并反射性抑制阴部神经的活动，使尿道外括约肌松弛，于是尿液就在膀胱内压的驱使下排出体外。这种由尿液刺激尿道感受器反射性加强排尿中枢活动的过程是一种正反馈，它能促使排尿反射活动反复加强，直至尿液排完为止（图8－23）。排尿时，腹肌和膈肌的收缩，可以使腹内压增高，有协助排尿活动的作用。

排尿是一个反射活动，所以该反射弧任何一部分受损，都会造成排尿异常。临床上常见的排尿异常有尿失禁、尿潴留和尿频。当脊髓受损，以致初级中枢与大脑皮层等高级中枢失去联系，排尿便失去了意识控制，可出现尿失禁。当膀胱过度充盈，尿液不受意识控制而自动流出尿道，称为溢流性尿失禁。膀胱中尿液充盈过多而不能排出者，称为尿潴留。尿潴留多半是由于腰骶部脊髓损伤使排尿中枢的活动发生障碍所致。尿道受阻也能造成尿潴留，如男性前列腺肥大。排放次数过多者称为尿频，常常是由于膀胱炎症或机械性刺激（如膀胱结石）而引起。婴幼儿因大脑皮层发育尚未完善，对初级排尿中枢的控制能力较弱，故排尿次数较多，且常有遗尿现象。

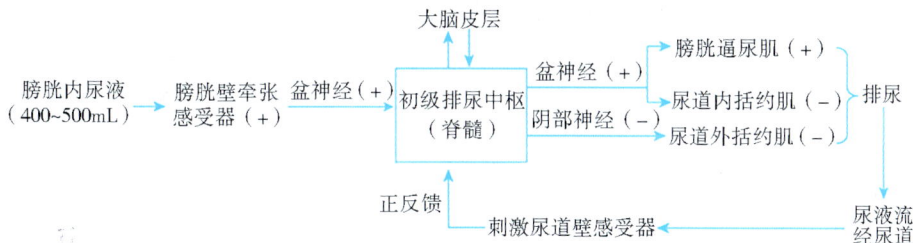

图8－23　排尿反射示意图

（＋）表示兴奋或收缩；（－）表示抑制或舒张

第八节　中医学与水液代谢

一、中医学的水液代谢理论

中医学中的水液代谢（包括生成、输布和排泄）是一个涉及脾、肺、肾、肝、胃、小肠、大肠、膀胱、三焦等多个脏腑的一系列生理活动的复杂过程。

人体内的水液来源于饮食，经过脾的运化、胃的受纳腐熟、小肠的泌别清浊、大肠的主津吸收后，再通过脾气的传输，将水液上输于肺以及下输于肾。肺主行水，通调水道，一方面，通过肺的宣发作用，将水液布散到体表，再通过卫气司汗孔之开阖以汗的形式排出体外；另一方面，通过肺的肃降作用将水液下输于肾。脾、肺将水液下输于肾后，通过肾阳的蒸腾气化作用将其中的清者重新吸收参与水液代谢，将其浊者下输于膀胱，由肾阴肾阳司膀胱的开阖，以尿的形式排出体外。肾阳的蒸腾气化作用在水液代谢中起主导作用，贯穿于整个水液代谢的始终。水液属阴，其运行有赖于气的推动，气的运行由肝调节，肝主疏泄，调畅气机，气行则水行，气滞则水停。此外，三焦为水液运行的通道。

综上所述，人体水液代谢中以肾主水为核心，脾运化水液，肺行水通调水道也一起发挥重要作用，共同维持机体水液代谢平衡。肺为水之上源，肾为水之下源，脾为制水之脏。《景岳全书·肿胀》曰："盖水为至阴，故其本在肾；水化于气，故其标在肺；水惟畏土，故其制在脾。"

二、与水液代谢相关的现代研究

若肾阳不足，蒸腾气化无力，则尿量增多，出现小便清长、尿频、遗尿等症状，这与肾小管重吸收减少，小管液中溶质浓度增加，引起渗透压升高，产生渗透性利尿的理论十分符合。有研究观察临床肾病患者的尿渗透压，认为肾虚证可出现尿渗透压的异常变化，其中以肾阳虚证更为明显。人体水液代谢失调，临床还常表现为水肿，其治疗尤其是慢性水肿多从肾主水论治。如在应用温肾利水中药治疗肾病综合征水肿的过程中发现，单用利水药或温肾药，利尿效果均不明显，二者同时应用可产生明显的利尿效果。西医学研究证明，温肾药可增加肾血流量和肾小球滤过率，利水药可使肾小管重吸收率降低，从而产生明显的利尿效果。

水孔蛋白（aquaporin，AQP）是近年发现的一族介导自由水跨膜转运的膜蛋白，目前人类已发现 13 种 AQP。涉及水转运的重要组织如肾、肺、脾、肠、膀胱等均有 AQP 表达，因此，可视其为这些脏腑调节水液代谢的分子生物学基础之一。肾作为调节机体水液代谢平衡的主要器官，AQP 含量最丰富，至少表达 7 种 AQP（$AQP_1 \sim AQP_4$，$AQP_6 \sim AQP_8$），主要集中在近曲小管、集合管和髓袢的细段。如 AQP_1 是唯一表达于肾脏近曲小管上皮细胞的水通道，实验发现，腺嘌呤致肾阳虚大鼠模型中出现尿 17 羟皮质醇、尿肌酐、尿渗透压降低，提示大鼠具有阳虚、肾功能与水液代谢异常。同时，脾肾等组织的 AQP_1 基因表达下调、蛋白表达增加，补益肾阳药物肉苁蓉能改善上述指标的变化。AQP_2 仅见于肾脏集合管，位于集合管主细胞管腔侧和靠近管腔侧的囊泡内，是肾脏分布最多的一种 AQP，也是对血管升压素敏感的水通道，在尿液的浓缩中起主要作用。西医学证实，肾脏病时水代谢紊乱与 AQP_2 的异常表达密切相关。研究发现，肾气虚、肾阳虚模型大鼠肾脏 AQP_2 基因与蛋白表达皆明显减少，为中医学"肾主水"理论提供了实验依据。

关于肺主行水通调水道的功能，国内外学者也做了大量的研究。实验观察人工扩肺对家兔排出尿量的影响，发现肺通气的深度及频率改变对肾脏的泌尿过程有显著影响，扩肺期间可增加血管升压素的分泌和释放，出现显著的抗利尿效应，扩肺时间越长，尿量减少越明显，验证了肺主通调水道的理论。肺主通调水道的机制也有众多理论上的探讨。有学者认为可能是通过肺对前列腺素（PGE）的控制，因 PGE 有显著的利钠和排尿作用，而 PGE 的灭活和生成主要在肺脏进行；也有学者从分子生物学角度探讨，认为肾脏受到多种激素包括 PGE 调节，PGE 通过 cAMP 和 cGMP 起作用，而汗腺受 cGMP 调节，汗腺细胞 cAMP/cGMP 比值降低时汗液分泌增加，故肺通调水道与肺脏调节肾脏和汗腺细胞的 cAMP、cGMP 有关。还有学者结合西医学基础，认为可能与以下几方面有关：①增加肺通气量，可引起 VP 释放增加。②呼吸运动的增强可促进肾的血液循环。③呼吸功能不全引起的缺氧可刺激球旁细胞合成和分泌肾素，通过肾素－血管紧张素－醛固酮系统活动增强，影响尿液的生成。此外，实验发现肺气虚大鼠血浆肿瘤坏死因子（TNF－α）、内皮素（ET）、PGE 等生物活性物质含量升高，改变肾组织 AQP_2 的表达，从而影响肾小管对水的重吸收，此变化可能是通过 MAPK 与 NF－κB 信号转导途径实现的。

中医学认为心与肾水火相济，肾阳必须得到心阳养育温化，才能正常发挥主水的功能。西医学已证明，心脏能分泌心房利尿钠肽，它能直接作用于肾脏，影响全身水液代谢和尿液的生成，与中医学"心阳下温肾阳，心肾相交"的理论相符。

复习思考题

1. 皮质肾单位和近髓肾单位在结构和功能上有何差异?
2. 试述尿液生成的过程。
3. 简述影响肾小球滤过的因素，并分析肾脏疾患时出现蛋白尿的可能原因。
4. 静脉注射呋塞米(速尿)后对尿量有何影响? 试分析其原因。
5. 正常人一次饮清水 1000mL 后，尿量有何改变? 简述其原因。
6. 给兔静脉快速注射 20% 的葡萄糖 5mL 对尿量有何影响? 为什么?
7. 简述大量出汗引起尿量减少的机制。
8. 试述血管升压素及醛固酮的合成部位、生理作用及其分泌调节。

第九章

内分泌

扫一扫，查阅本章数字资源，含PPT、音视频、图片等

第一节 概 述

内分泌是指内分泌腺或内分泌细胞将其产生的生物活性物质直接排入血液或组织液的过程。**内分泌系统**（endocrine system）由内分泌细胞分布集中的内分泌腺和散在分布于某些组织的内分泌细胞共同构成，是具有信息传递功能的调节系统。

体内的内分泌腺主要有垂体、甲状腺、甲状旁腺、肾上腺、胰岛、性腺（睾丸和卵巢）、松果体和胸腺等。内分泌细胞散在分布于兼有内分泌功能的器官、组织中，包括下丘脑、胃肠道黏膜、心脏、血管、肝、肾、肺、皮肤、胎盘等。通常将内分泌细胞分泌、以体液为媒介，在细胞与细胞之间传输信息的高效生物活性物质称为**激素**（hormone）。激素通过体液途径运输，作用于具有相应受体的器官或组织细胞起调节作用。通常将被激素作用的器官、组织或细胞，分别称为靶器官、靶组织或靶细胞。根据激素作用于靶组织和靶细胞的运输途径不同分为（图9-1）：①**远距分泌**（telecrine）：分泌的激素经血液循环运输到远处的靶组织或靶细胞起调节作用。②**旁分泌**（paracrine）：分泌的激素经组织液扩散作用于邻近靶细胞发挥调节作用。③**自分泌**（autocrine）：分泌的激素返回作用于分泌细胞本身发挥调节作用；甚至激素不分泌，直接在细胞内发挥作用。④**神经分泌**（neurocrine）：某些神经元如下丘脑的神经内分泌细胞有合成和释放激素的功能，其合成的激素称为神经激素，神经激素沿着神经纤维内的轴浆流动运输到神经末梢释放，或入血或弥散作用于邻近细胞发挥作用，称为神经分泌。另外，还有**腔分泌**（solinocrine）：激素直接释放到体内管腔发挥作用。

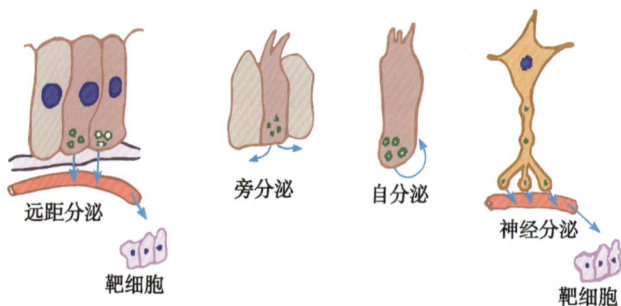

远距分泌　　旁分泌　　自分泌　　神经分泌

靶细胞　　　　　　　　　　　　靶细胞

图9-1 激素作用的传递方式

内分泌系统通过激素的分泌，经体液途径对机体的调节作用表现在以下几方面：①维持机体

内环境稳态：激素参与水电解质平衡、酸碱平衡、体温、血压等调节过程，整合机体功能，维持内环境稳态。②调节机体代谢：多数激素调节机体的物质代谢和能量代谢。③维持生长发育：促进组织细胞的生长、增殖、分化、成熟和凋亡，影响骨骼、肌肉及内脏器官的生长发育。④调控生殖过程：调节生殖器官的发育成熟和生殖的全过程。

内分泌系统与神经系统密切配合，共同调节全身各系统的功能。本章主要介绍各内分泌腺所分泌的激素的功能及其分泌调节。

一、激素的分类

激素按其化学性质的不同，可分为四类（表9－1）：

1. 含氮激素 包括蛋白质、肽类和氨基酸衍生的胺类激素。

（1）蛋白质激素 主要有胰岛素、甲状旁腺激素及腺垂体激素等。

（2）肽类激素 包括下丘脑调节肽、神经垂体激素、降钙素、胃肠激素等。

（3）胺类激素 有去甲肾上腺素、肾上腺素、甲状腺激素和褪黑素等。

2. 类固醇激素 如肾上腺皮质激素、性激素等。

3. 固醇类激素 如维生素 D_3。

4. 脂肪酸衍生物 如前列腺素。

还可根据激素的溶解性质不同，分为**亲水激素**（hydrophilic hormone）和**亲脂激素**（lipophilic hormone）。前者主要为蛋白质、肽类及儿茶酚胺类激素，与胞膜受体结合发挥作用；后者主要为类固醇激素、甲状腺激素和前列腺素，与胞内受体结合发挥作用。

表9－1 体内主要激素及其化学性质

主要来源	激素	英文及其缩写	化学性质
下丘脑	促甲状腺激素释放激素	thyrotropin－releasing hormone, TRH	3 肽
	促性腺激素释放激素	gonadotropin－releasing homone, GnRH	10 肽
	生长激素释放抑制激素（生长抑素）	growth homone release－inhibiting hormone, GHRIH（somatostatin, SS）	14 肽
	生长激素释放激素	growth hormone releasing hormone, GHRH	44 肽
	促肾上腺皮质激素释放激素	corticotropin－releasing hormone, CRH	41 肽
	催乳素释放因子	prolactin releasing factor, PRF	肽类
	催乳素释放抑制因子	prolactin release inhibiting factor, PRIF, PIF	多巴胺
垂体			
神经垂体	血管升压素（抗利尿激素）	vasopressin, VP（antidiuretic hormone, ADH）	9 肽
	缩宫素	oxytocin, OT	9 肽
腺垂体	促肾上腺皮质激素	adrenocorticotropic hormone, ACTH	39 肽
	促甲状腺激素	thyroid－stimulating hormone, TSH	糖蛋白
	卵泡刺激素	follicle－stimulating hormone, FSH	糖蛋白
	黄体生成素	luteinizing hormone, LH	糖蛋白
	催乳素	prolactin, PRL	蛋白质
	生长激素	growth hormone, GH	蛋白质
甲状腺	甲状腺素（四碘甲腺原氨酸）	thyroxin（3,5,3′,5′－tetraiodothyronine）, T_4	胺类
	三碘甲腺原氨酸	3,5,3′－triiodothyronine, T_3	胺类
	降钙素	calcitonin, CT	32 肽
甲状旁腺	甲状旁腺激素	parathyroid hormone, PTH	蛋白质

续表

主要来源	激素	英文及其缩写	化学性质
胰岛	胰岛素	insulin	蛋白质
	胰高血糖素	glucagon	29 肽
肾上腺			
皮质	糖皮质激素（如皮质醇）	glucocorticoid（cortisol）	类固醇
	盐皮质激素（如醛固酮）	mineralocorticoid（aldosterone，ALD）	类固醇
髓质	肾上腺素	epinephrine，E	胺类
	去甲肾上腺素	norepinephrine，NE	胺类
性腺			
睾丸	睾酮	testosterone，T	类固醇
	抑制素	inhibin	糖蛋白
卵巢	雌二醇	estradiol，E_2	类固醇
	雌三醇	estriol，E_3	类固醇
	孕酮	progesterone，P	类固醇
胎盘	人绒毛膜促性腺激素	human chorionic gonadotropic，hCG	糖蛋白
胃肠道、脑	促胃液素	gastrin	17 肽
	缩胆囊素	cholecystokinin，CCK	33 肽
	促胰液素	secretin	27 肽
	抑胃肽	gastric inhibitory polypeptide，GIP	肽类
心房肌	心房利尿钠肽	atrial natriuretic peptide，ANP	21 肽
血浆、脑	血管紧张素 II	angiotensin II，Ang II	8 肽
血管内皮细胞	内皮素	endothelin，ET	21 肽
	一氧化氮	nitric oxide，NO	气体
松果体	褪黑素	melatonin，MT	胺类
胸腺	胸腺素	thymosin，thymin	肽类
肝	胰岛素样生长因子，	insulin – like growth factor，IGF	肽类
	25 – 羟维生素 D_3	25 –（OH）– D_3	固醇类
各种组织	前列腺素	prostaglandin，PG	脂肪酸衍生物
肾	1,25 – 二羟维生素 D_3	1,25 –（OH）$_2$– D_3	固醇类
	促红细胞生成素	erythropoietin，EPO	糖蛋白
脂肪组织	瘦素	leptin，Lp	蛋白质

二、激素作用的一般特性

虽然激素种类很多，作用复杂，但它们在对靶组织、靶细胞发挥调节作用的过程中，具有某些共同的特点。

（一）激素的信息传递作用

激素的信息传递作用是指激素对细胞的调节既无成分添加，也不提供能量，只是充当"信使"将其所携带的生物信息传递给靶细胞，对细胞内固有的生理生化反应起增强或减弱作用，但不产生新的生理生化反应。

（二）激素作用的高度特异性

激素作用的特异性是指激素只选择性地作用于某些靶器官、靶组织和靶细胞发挥作用的特性。特异性取决于细胞是否存在能与某种激素发生特异结合的受体。激素释放入血后，虽然可与各种组织细胞广泛接触，但只能被具有相应激素受体的组织细胞识别、结合并产生生物效应。如促甲状腺激素被甲状腺滤泡细胞识别、结合；促肾上腺皮质激素被肾上腺皮质束状带、网状带细胞识别、结合。有些激素的受体分布广泛，如生长激素、甲状腺激素的受体几乎分布于全身各部位细胞。因此，这些激素的作用也相当广泛。

（三）激素的高效放大作用

血液中的激素浓度很低，一般以 nmol/L 或 pmol/L 计，但其作用非常显著。原因在于激素与受体结合后，在细胞内引起了一系列酶促反应，在反应过程中，效应被逐级放大，形成一个效能极高的生物放大系统。例如，1 分子的胰高血糖素与受体结合，可激活 1 分子的腺苷酸环化酶（AC），经 cAMP-PKA 途径，可激活 1 万个磷酸化酶；$0.1\mu g$ 促肾上腺皮质激素释放激素，可引起腺垂体释放 $1\mu g$ 促肾上腺皮质激素，后者能引起肾上腺皮质分泌 $40\mu g$ 糖皮质激素，生物效应放大了 400 倍，增加约 $6000\mu g$ 的糖原贮存。因此，血中激素浓度的较小变化会引起巨大的生物效应改变，引起功能亢进或低下，说明激素水平的相对稳定对机体内环境和生理功能的稳态有着十分重要的作用。

（四）激素间的相互作用

当某一生理功能的调节有多种激素参与时，激素之间往往存在着相互影响，表现为协同作用、拮抗作用和允许作用，以维持机体功能活动的稳定。例如，肾上腺素、生长激素、糖皮质激素及胰高血糖素均能升高血糖，在升糖效应上有协同作用；而胰岛素降低血糖，与上述激素的升糖效应起拮抗作用。又如甲状旁腺激素和 $1,25-(OH)_2-D_3$ 对血钙浓度的升高有协同作用，而降钙素则产生拮抗作用。

有些激素本身并不能直接对某些组织细胞产生生物效应，但它的存在却是另一种激素发挥作用的必要基础，即起支持效应，这种现象称为**允许作用**（permissive action）。如糖皮质激素本身对心肌和血管平滑肌并无收缩作用。但是，必须有糖皮质激素的存在，儿茶酚胺才能很好地发挥对心血管的调节作用，称为糖皮质激素对儿茶酚胺的允许作用。

激素之间相互作用的机制非常复杂，既可以发生在受体水平，也可以发生在受体后的细胞内信号转导过程。如甲状腺激素可使心、脑等组织的 β 受体数量增加，提高组织对儿茶酚胺的敏感性，在受体水平起相互作用；前列环素（PGI_2）可使血小板内 cAMP 含量增多，抑制血小板聚集，而血栓烷 A_2 使血小板内 cAMP 减少，促进血小板聚集，表现为受体后细胞内信号转导过程上的相互作用。

三、激素作用的机制

激素作为信息传递物质与靶细胞上的受体特异结合，引起一系列的细胞信号转导而产生生物学效应。受体是指细胞中能够识别化学信号并与之结合产生特定生物学效应的功能蛋白。各种激素受体在细胞亚结构上有其自己的定位，一般来说，亲水激素的受体位于细胞膜上，称为胞膜受体；亲脂激素的受体位于胞内，分为胞质受体和核受体。近年来，随着分子生物学技术的应用和研究，人们对激素作用机制的认识也随之加深。

（一）胞膜受体介导的激素的作用机制

1965 年 Sutherland 等人提出**第二信使**（secondary messenger）学说，认为激素作为**第一信使**

（first messenger），其与靶细胞膜受体结合，激活膜内的腺苷酸环化酶（AC），在 Mg^{2+} 存在的条件下，AC 催化细胞内的 ATP 转化为 cAMP，cAMP 作为第二信使，激活依赖 cAMP 的蛋白激酶 A（PKA），进而催化细胞内各种底物蛋白的磷酸化反应，引起细胞各种生物效应（图 9-2），如腺细胞的分泌、肌细胞的收缩、细胞膜通透性的改变以及细胞内各种酶促反应等。第二信使学说大大推动了激素作用机制的研究，但也有些胞膜受体介导的反应过程中没有明确的第二信使。

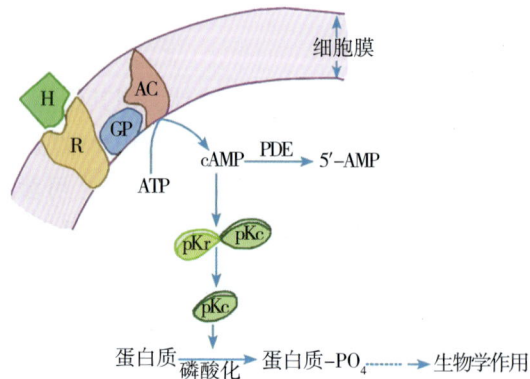

图 9-2　受体 - G 蛋白 - AC - cAMP - PKA 信号转导途径示意图
H：激素；R：受体；GP：G 蛋白；pKr：蛋白激酶调节亚基；pKc：蛋白激酶催化亚基

除 cAMP 外、cGMP、三磷酸肌醇（IP_3）、二酰甘油（DAG）及 Ca^{2+} 等均可作为第二信使。有些激素作用于膜受体后，引起细胞膜脂质成分磷脂酰肌醇（PI）二次磷酸化生成的二磷酸肌醇（PIP_2）被分解为三磷酸肌醇（IP_3）和二酰甘油（DAG），并导致胞质中 Ca^{2+} 浓度升高。IP_3 和 DAG 作为第二信使调节细胞的功能活动。而所激活的细胞内起关键作用的蛋白激酶，除了 PKA，还有蛋白激酶 C 及蛋白激酶 G 等。

膜受体是跨膜蛋白质分子，主要包括 G 蛋白耦联受体、酪氨酸激酶受体和鸟苷酸环化酶受体等（见第二章）。

（二）胞内受体介导的激素的作用机制

胞内受体介导的激素作用机制包括：通过核受体影响靶细胞 DNA 转录过程的基因调节和通过膜受体、离子通道影响细胞兴奋性的非基因调节机制。

1. 基因调节机制　类固醇激素的受体位于胞质或核内。类固醇激素为脂溶性较强的小分子物质，可透过细胞膜进入胞质，与其胞质受体结合成激素 - 胞质受体复合物。与此同时，受体蛋白构型改变，获得通过核膜的能力。激素 - 胞质受体复合物透过核膜进入核内，与核受体结合，激发 DNA 的转录过程，生成新的 mRNA，诱导合成新的蛋白质而引发生物效应。有些类固醇激素可直接穿越胞膜和核膜，与核受体结合，调节基因表达（图 9-3）。一般认为糖皮质激素和盐皮质激素受体为胞质受体，而性激素、1,25 - $(OH)_2$ - D_3 受体为核受体。甲状腺激素结构为含氮激素，但属亲脂激素，其可透过细胞膜和核膜，直接与核受体结合调节基因表达。

2. 非基因调节机制　类固醇激素通过基因调节发挥作用需要数小时甚至数天时间，但有些类固醇激素的效应只需数秒或数分钟就可出现，而且不被基因转录和翻译的抑制剂抑制，这种快速效应称为类固醇激素的非基因调节效应，如孕激素与 $GABA_A$ 受体结合影响 Cl^- 电导，糖皮质激素对神经元生物电信号的快速影响是通过细胞膜受体介导的。

综上所述，亲水激素主要是通过 G 蛋白耦联受体和酶耦联受体途径进行信号转导，亲脂激素主要通过基因调节机制及非基因调节机制发挥作用。

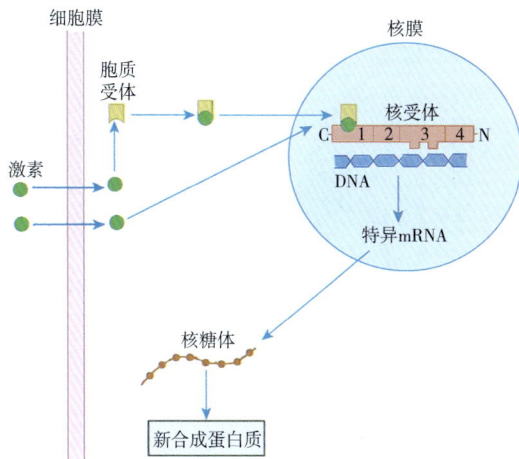

图 9-3　胞内受体介导的激素的基因调节机制示意图

1：激素结合结构域；2：核定位信号结构域；

3：DNA 结合结构域；4：转录激活结构域

（三）激素作用效应的终止

激素产生的调节作用效应可随机体的需要而适时终止，只有及时终止调节效应，靶细胞才能不断接受新信息，适时产生精确的调节作用。以下多种因素可终止激素效应：①完善的激素分泌调节系统，如下丘脑 - 腺垂体 - 靶腺轴的反馈调节。②激素与受体分离，使信号转导过程终止。③控制细胞内某些酶的活性，如 cAMP 被分解而无活性。④激素受体被靶细胞内吞，发生内化，被灭活。⑤激素在肝肾等脏器被降解、清除和灭活等。

第二节　下丘脑与垂体

中枢神经系统内的某些神经细胞既能产生和传导神经冲动，又能合成和释放激素，这些神经细胞被称为**神经内分泌细胞**（neuroendocrine cell）。现已明确，神经内分泌细胞主要集中在下丘脑。在结构和功能上，下丘脑与垂体的联系非常密切。下丘脑通过**垂体门脉系统**（hypophyseal portal system）与腺垂体之间发生联系；下丘脑视上核、室旁核的神经元的轴突延伸到神经垂体，形成**下丘脑垂体束**（hypothalamo hypophysial tract）。由此组成了一个**下丘脑 - 垂体功能单位**（hypothalamus - hypophysis unit）（图 9-4），包括**下丘脑 - 神经垂体系统**（hypothalamo - neurohypophysis system）和**下丘脑 - 腺垂体系统**（hypothalamo - adenohypophysis system）两部分。下丘脑神经内分泌细胞可接受大脑皮层或中枢神经系统其他部位传来的神经信息，将其转变为调控垂体激素释放的信息，通过调控垂体激素的释放，调节机体的功能活动。这样以下丘脑为枢纽，通过神经信息和激素信息之间的转换，将神经调节与体液调节紧密地联系在一起。

迄今为止，已发现的下丘脑调节肽有 7 种，均为腺垂体激素的调节激素，即**释放激素**（releasing hormone）和**释放抑制激素**（releasing - inhibiting hormone）。化学结构已被确定的有促甲状腺激素释放激素（TRH）、促性腺激素释放激素（GnRH）、生长激素抑制激素（GHRIH 或 SS）、生长激素释放激素（GHRH）及促肾上腺皮质激素释放激素（CRH）。还有两种对腺垂体催乳素的分泌起促进或抑制作用的物质，因其化学结构尚未确定，暂称为因子。下丘脑调节肽的主要生物学作用见表 9-2。

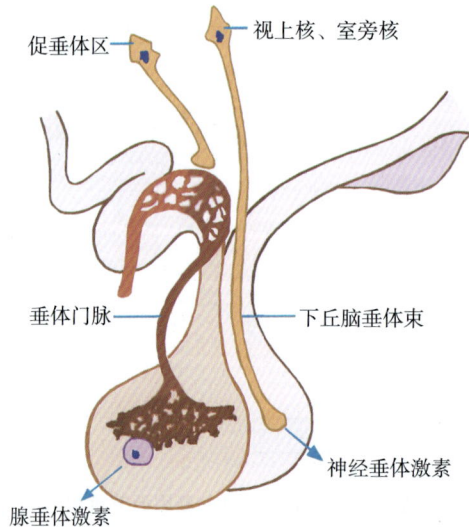

图 9 - 4 下丘脑 - 垂体功能单位示意图

表 9 - 2 下丘脑调节肽的主要生物学作用

下丘脑调节肽	主要生物学作用
TRH	促进 TSH 释放，也能刺激 PRL 释放
GnRH	促进 LH 和 FSH 释放（以 LH 为主）
CRH	促进 ACTH 释放
GHRH	促进 GH 释放
GHRIH（SS）	抑制 GH 及腺垂体其他激素的释放
PRF	促进 PRL 释放
PIF	抑制 PRL 释放

各种下丘脑调节肽的分泌方式和作用机制略有不同。如 TRH、GnRH 及 CRH 的分泌均呈现脉冲式释放，导致腺垂体相应的激素分泌也呈现脉冲式波动；GHRH 与膜受体结合后以 cAMP 作为第二信使；TRH、GnRH 及 GHRIH 以 IP_3/DAG 或 Ca^{2+} 作为第二信使；CRH 则二者兼而有之，它们分别调节腺垂体相应激素的释放。

下丘脑调节肽不仅在下丘脑促垂体区产生，在中枢神经系统其他部位及许多组织中也可生成，表明它们除有调节腺垂体的功能外，还有许多其他调节功能。高位中枢和外周传入信息对下丘脑分泌调节肽的肽能神经元有调节作用。

一、下丘脑 - 神经垂体系统

下丘脑 - 神经垂体系统起源于下丘脑视上核、室旁核的大细胞肽能神经元，主要合成**血管升压素**（vasopressin，VP）和**缩宫素**（oxytocin，OT），合成后以轴质运输的方式，经下丘脑垂体束运输到神经垂体贮存。

当视上核、室旁核受到刺激兴奋时，其产生的神经冲动传导到位于神经垂体的神经末梢，引起神经垂体激素释放入血。血管升压素和缩宫素的化学结构均为 9 肽，二者的区别只是第 3 位与第 8 位氨基酸残基有所不同。人血管升压素的第 8 位氨基酸为精氨酸，故称为**精氨酸血管升压素**（arginine - vasopressin，AVP）。

一些实验证实下丘脑正中隆起与第三脑室附近的神经元轴突中和垂体门脉血液中发现了大量的血管升压素，而且注射大量的血管升压素也能引起 ACTH 分泌增加。这些结果提示，神经垂体激素可能影响腺垂体的分泌活动。

(一)血管升压素

在正常生理情况下，血浆中的 VP 浓度很低，仅 $1.0 \sim 3.0$ ng/L。生理剂量的 VP 可促进集合管对水的重吸收，即抗利尿作用。在机体脱水或失血情况下，VP 释放量明显增多，血浆中的 VP 浓度可达 10ng/L 以上，起收缩肌肉、皮肤、内脏血管，升高和维持血压以及保持体液的作用。VP 受体有三个亚型，即 V_{1A}、V_{1B} 和 V_2 受体，均为 G 蛋白耦联受体。V_2 受体主要分布于肾集合管上皮细胞，其被激活后，使细胞内含有**水孔蛋白2**(aquaporin 2，AQP_2)的囊泡镶嵌在上皮细胞的管腔膜上，形成水通道，增加水的通透性，促进水的重吸收，参与机体水平衡的调节。V_{1A} 受体主要分布在血管平滑肌上，其被激活后，可引起血管平滑肌收缩，升高血压；也可促进肝糖原的分解。V_{1B} 受体促进垂体 ACTH 的分泌。关于 VP 的具体作用机制与分泌调节见第四章和第八章。

(二)缩宫素

缩宫素(OT)又称催产素，其生物学作用主要是在哺乳期促进乳腺排出乳汁，在分娩时刺激子宫收缩。

1. 对乳腺的作用 哺乳期妇女的乳腺不断分泌乳汁，贮存于腺泡中，OT 使乳腺腺泡周围的肌上皮细胞收缩，腺泡内压力升高，乳汁经输乳管从乳头排出，引起射乳。当婴儿吸吮乳头时感觉信息沿传入神经至下丘脑，使分泌 OT 的神经元兴奋，神经冲动经下丘脑－垂体束至神经垂体，OT 释放入血使乳腺中的肌上皮细胞收缩，从而引起**射乳反射**(milk ejection reflex)。射乳反射为一典型的神经内分泌反射。

在射乳反射的基础上，很容易建立条件反射，如母亲见到婴儿或听到其哭叫声，甚至抚摸婴儿，均可引起条件反射性的射乳。OT 除引起射乳外，还有营养乳腺的作用，可维持哺乳期乳腺的泌乳活动(图9-5)。

婴儿吸吮乳头的刺激除引起射乳反射外，还可引起下丘脑多巴胺能神经元兴奋，多巴胺和 β－内啡肽释放增多，二者抑制下丘脑 GnRH 释放，使腺垂体 FSH 和 LH 分泌减少，导致哺乳期妇女月经周期暂停。

2. 对子宫的作用 OT 促进子宫平滑肌收缩，但此种作用与子宫的功能状态有关。OT 对非孕子宫的作用较弱，而对妊娠子宫的作用较强。当临近分娩时，子宫平滑肌细胞表面 OT 受体数量明显增多，所以 OT 的作用在分娩时显著增强。OT 虽然能刺激子宫收缩，但它并不是分娩时发动子宫收缩的决定因素。在分娩过程中，胎儿刺激子宫颈可反射性引起 OT 的释放，形成正反馈调节，使子宫收缩不断加强，促进分娩(图9-5)。OT 促进子宫收缩的机制是使细胞外 Ca^{2+} 内流，提高子宫平滑肌细

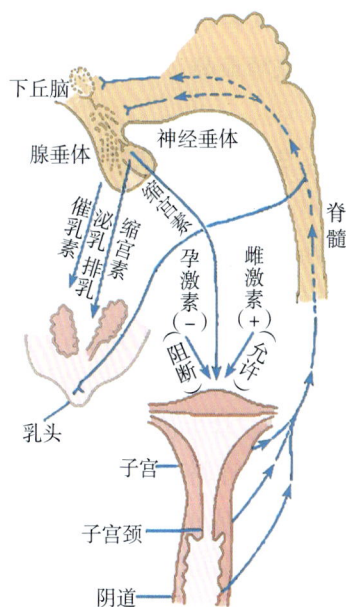

图9-5 缩宫素和催乳素的神经内分泌调节示意图

胞内的 Ca^{2+} 浓度，通过钙调蛋白的作用，引起平滑肌细胞收缩。

在性交过程中，阴道和子宫颈受到刺激也可引起 OT 分泌和子宫肌收缩，有利于精子在女性生殖道内的运行。此外，OT 对机体的神经内分泌、学习与记忆、痛觉调制、体温调节等生理功能也有一定的影响。

二、下丘脑－腺垂体系统

下丘脑与腺垂体之间起功能联系的结构基础是垂体门脉系统。供应垂体血液的动脉进入正中隆起，先形成初级毛细血管网，然后汇集成数条微静脉进入腺垂体，再次形成次级毛细血管网。通常将垂体的微静脉及其两端的毛细血管网称为垂体门脉系统。下丘脑－腺垂体系统起源于下丘脑内侧基底部促垂体区的小细胞肽能神经元，它们的轴突末梢直接与正中隆起处垂体门脉系统的初级毛细血管网接触，释放的下丘脑调节肽经垂体门脉系统运输到腺垂体，调节腺垂体内分泌细胞的功能。

腺垂体是体内最重要的内分泌腺，主要分泌六种激素。其中促甲状腺激素（TSH）、促肾上腺皮质激素（ACTH）、卵泡刺激素（FSH）与黄体生成素（LH）统称为促激素，它们均有各自的靶腺，通过靶腺激素发挥作用；另两种激素即生长激素（GH）、催乳素（PRL）直接作用于靶组织或靶细胞，调节机体的物质代谢、生长发育，影响乳腺发育与泌乳等生理过程。

（一）生长激素

GH 是腺垂体激素中分泌量较多的一种。人的生长激素含 191 个氨基酸残基，分子质量为 22kDa，其化学结构与人催乳素近似，故二者之间有微弱的交叉作用，即 GH 有微弱的催乳素作用，催乳素有微弱的 GH 作用。

在静息状态，成年男子血清中 GH 浓度为 $1 \sim 5\mu g/L$；女子略高于男子，但不超过 $10\mu g/L$。GH 在血中的半衰期为 $6 \sim 20min$。GH 的基础分泌呈节律性脉冲式释放，每隔 $1 \sim 4h$ 出现一次释放脉冲。入睡后 GH 的分泌明显增加，入睡后 60min 左右达到高峰，以后又逐渐减少。青年期分泌脉冲波峰最高，随着年龄增长，分泌逐渐减少，到 60 岁时，GH 的生成速率仅为青年期的 1/2。

1. 生长激素的生物学作用　　GH 的主要生理作用是促进机体生长发育和物质代谢，对各个器官组织均有影响，对骨骼、肌肉及内脏器官的作用尤为显著，故 GH 也称为**躯体刺激素**（somatotropin）。

（1）促进机体生长发育　　机体生长发育受多种激素的影响，但 GH 起关键作用。GH 的促生长作用在于它能促进骨、软骨、肌肉以及其他组织细胞分裂增殖，蛋白质合成增加，从而加快机体的生长过程。实验证明，幼年动物摘除垂体后，生长立即停止，如给摘除垂体的动物及时补充 GH，仍可正常生长。临床观察也证实了 GH 的促生长作用，幼年时期 GH 分泌不足，患儿生长发育则停滞，身材矮小，称为**侏儒症**（dwarfism）；如果幼年时期 GH 分泌过多，则患**巨人症**（giantism）。成年后 GH 分泌过多，由于骨骺已经融合，长骨不再生长，而肢端的短骨、颅骨及其软组织仍可出现异常的生长，以致出现手足粗大、下颌突出、鼻大唇厚及内脏器官如肝、肾等增大现象，称为**肢端肥大症**（acromegaly）。

（2）促进代谢作用　　GH 具有促进蛋白质合成，加速脂肪分解和升高血糖的作用。同时，GH 使机体的能量来源由糖代谢向脂肪代谢转移，有利于机体的生长发育和组织修复。①蛋白质代谢：GH 促进氨基酸进入细胞，加强 DNA、RNA 的合成，使软骨、骨、肌肉、肝、肾、肺、肠、脑及皮肤等组织的蛋白质合成增强，机体呈正氮平衡。②脂肪代谢：GH 有对抗胰岛素刺激脂肪合成的作用。GH 可激活脂肪酶的活性，促进脂肪分解，使组织尤其是肢体的脂肪量减少，血中脂肪酸含量增加。GH 促进脂肪酸进入组织被氧化，为机体提供所需能量。③糖代谢：GH 有抵抗胰岛素对糖代谢的效应，抑制骨骼肌、脂肪等外周组织对葡萄糖的摄取、利用和消耗。因此，GH 分泌过多患者，可因血糖过高而出现糖尿，称为垂体性糖尿。此外，GH 还能刺激胰岛素基因表达，而血糖升高也会引起胰岛素分泌。因此，缺乏 GH 时，胰岛素分泌减少。

2. 生长激素的作用机制 GH 是通过靶细胞膜上的 GH 受体(GHR)完成信号转导的，GHR 属酪氨酸激酶受体，机体大部分组织细胞都存在 GHR。GH 与 GHR 结合，通过多条跨膜信号转导途径(如 JAK2 - STAT、SHC - Grb2 - MAPK、PLC - DAG - PKC 等途径)介导，引起靶细胞的生物效应，如加速 DNA 的转录过程，蛋白合成增多，直接促进生长发育；也诱导肝脏等靶组织产生**生长素介质**(somatomedin，SM)，间接促进机体生长。在胎儿或新生儿时期，各类细胞上的 GHR 数量最多，所以对 GH 的反应最敏感。

SM 是一种具有促生长作用的肽类物质，因其化学结构和功能与胰岛素近似，故又称为**胰岛素样生长因子**(insulin-like growth factor，IGF)。目前已分离出两种 SM，即 IGF-Ⅰ 和 IGF-Ⅱ。IGF-Ⅰ 是由 70 个氨基酸残基组成的多肽，GH 的促生长作用主要是通过 IGF-Ⅰ 介导实现的。IGF-Ⅱ 是由 67 个氨基酸残基组成的多肽，主要在胚胎期产生，对胎儿的生长起重要作用。肢端肥大症患者血中 IGF-Ⅰ 明显增高，而侏儒症患者血中 IGF-Ⅰ 明显降低。在青春期，随着生长激素分泌增多，血中 IGF-Ⅰ 浓度明显增高。给幼年动物注射 SM 能明显地刺激动物生长，身高和体重都增加。年幼动物比年老动物对 SM 更敏感。SM 的主要作用是促进软骨生长，它除了能促进钙、磷、钠、钾、硫等元素进入软骨组织外，还能促进氨基酸进入软骨细胞，增强 DNA、RNA 和蛋白质的合成，促进软骨组织增殖和骨化，使长骨加长。

3. 生长激素分泌的调节

(1)下丘脑对生长激素分泌的调节 腺垂体 GH 的分泌主要受下丘脑 GHRH 与 GHRIH 的双重调控。GHRH 促进 GH 分泌，而 GHRIH 则抑制其分泌。一般认为，以 GHRH 促进 GH 分泌为主，是 GH 分泌的经常性调节者，而 GHRIH 则是在应激刺激 GH 分泌过多时才对 GH 分泌起抑制作用。近年来的研究发现，胃黏膜和下丘脑等处可生成类似 GHRH 的生长激素释放肽，也能促进 GH 分泌。

(2)反馈调节 GH 和其他垂体激素一样，可对下丘脑和腺垂体产生负反馈调节。将 GH 颗粒埋植于大鼠正中隆起，导致下丘脑 GHRH 释放减少，垂体 GH 含量降低。反之，摘除大鼠垂体后，血中 GH 含量降低，而下丘脑 GHRH 含量却增加。给大鼠侧脑室注射 GHRH，可使下丘脑 GHRH 含量减少，并引起 GH 分泌减少和抑制 GH 的脉冲释放，提示 GH 不仅对下丘脑 GHRH 释放有反馈抑制作用，而且 GHRH 对其自身释放也有负反馈调节作用。

(3)影响 GH 分泌的其他因素 ①睡眠：人在觉醒状态下，GH 分泌较少；进入慢波睡眠后，GH 分泌明显增加；转入异相睡眠后，GH 分泌减少。慢波睡眠时，GH 的分泌增多有利于机体的生长和体力的恢复。②代谢因素：运动、应激刺激、饥饿、低血糖等因素可引起 GH 分泌增多，其中以低血糖对 GH 分泌的刺激作用最强。血中氨基酸增多，可引起 GH 分泌增加，而脂肪酸增多则抑制 GH 分泌。③激素的作用：甲状腺激素、雌激素与睾酮均能促进 GH 分泌。青春期，由于血中雌激素或睾酮浓度增高，GH 分泌明显增多从而导致机体生长速度增快。皮质醇抑制 GH 分泌。

（二）催乳素

催乳素（PRL）是由 199 个氨基酸残基和 3 个二硫键构成的蛋白质，分子质量为 22kDa。成人血浆中 PRL 浓度 <20μg/L。由于其化学结构与生长激素近似，故二者作用有所交叉。

1. 催乳素的生物学作用　PRL 的作用非常广泛。在人类，PRL 主要是促进乳腺和性腺的发育与分泌，并参与免疫调节。

（1）对乳腺的作用　PRL 促进乳腺的发育，引起并维持哺乳期妇女乳腺泌乳，故名催乳素。PRL 可与雌激素、孕激素、GH、糖皮质激素、胰岛素、甲状腺激素协同促进女性青春期乳腺的发育。在妊娠期，随着 PRL、雌激素与孕激素分泌增多，乳腺组织进一步发育至成熟，具备泌乳能力但不泌乳。这是由于妊娠期血中雌激素与孕激素浓度非常高，抑制了 PRL 对成熟乳腺的泌乳作用。分娩后，血中的雌激素和孕激素浓度大大降低，PRL 才得以发挥其始动和维持泌乳的作用。

（2）对性腺的作用　PRL 对卵巢的黄体功能有一定的影响。PRL 可与卵泡的发育过程中颗粒细胞上出现的 PRL 受体结合，以刺激颗粒细胞生成 LH 受体，有助于 LH 与 LH 受体结合，发挥其促进排卵、黄体生成、孕激素、雌激素分泌的作用。可见，PRL 对卵巢黄体功能的影响是刺激 LH 受体的生成，调控卵巢内 LH 受体的数量，同时还为孕激素的生成提供底物，促进孕激素生成。

在男性，PRL 促进前列腺及精囊的生长，还可增强 LH 对间质细胞的作用，使睾酮合成增加。

此外，PRL 还参与对免疫的调节作用和应激反应。在人的单核细胞、B 淋巴细胞、T 淋巴细胞、胸腺上皮细胞上存在 PRL 受体。PRL 可协同一些细胞因子共同促进淋巴细胞的增殖，促进 B 淋巴细胞分泌 IgM 和 IgG。此外，T 淋巴细胞和胸腺淋巴细胞可以产生 PRL，以自分泌或旁分泌的方式发挥免疫调节作用。在应激状态下，血中 PRL 浓度有不同程度的升高，而且通常与 ACTH 和 GH 浓度的升高同时出现，应激刺激停止数小时后才恢复到正常水平。可见，PRL 可能与 ACTH 及 GH 一样，是应激反应中腺垂体分泌的三大激素之一。

2. 催乳素分泌的调节　腺垂体 PRL 的分泌受下丘脑 PRF 与 PIF 的双重控制，前者促进 PRL 分泌，后者抑制其分泌。平时以 PIF 的抑制作用为主。TRH 对 PRL 分泌也有促进作用。由于多巴胺可直接抑制腺垂体 PRL 分泌，因此一般认为 PIF 就是多巴胺。

血中 PRL 浓度升高可引起下丘脑多巴胺能神经元分泌，多巴胺负反馈地抑制腺垂体 PRL 的分泌，使血中 PRL 浓度恢复正常。此外，母亲哺乳时，婴儿吸吮乳头的刺激能反射性地引起下丘脑 PRF 神经元兴奋，腺垂体分泌 PRL 增多，促进乳腺泌乳。

（三）促激素

由腺垂体分泌的可促进靶腺生长并分泌靶腺激素的激素称为**促激素**（tropic hormones），包括 TSH、ACTH、FSH、LH 四种。由于促激素受下丘脑调节肽的调控，在下丘脑、腺垂体和靶腺之间形成分泌活动的调节轴，即下丘脑 - 腺垂体 - 甲状腺轴、下丘脑 - 腺垂体 - 肾上腺皮质轴、下丘脑 - 腺垂体 - 性腺轴，这些调节轴在甲状腺激素、糖皮质激素和性腺激素的分泌调节中起着重要的作用。一般来说，下丘脑分泌的下丘脑调节肽经垂体门脉系统促进腺垂体分泌促激素，促激素经血液循环作用于靶腺分泌靶腺激素。在平时，靶腺激素和促激素又可通过负反馈调节，维持血中下丘脑调节肽、促激素和靶腺激素浓度的相对稳定。通常将靶腺激素对下丘脑、腺垂体的负反馈活动称为**长反馈**(long - loop feedback),将促激素对下丘脑的负反馈活动称为**短反馈**(short - loop feedback)(图9-6)。

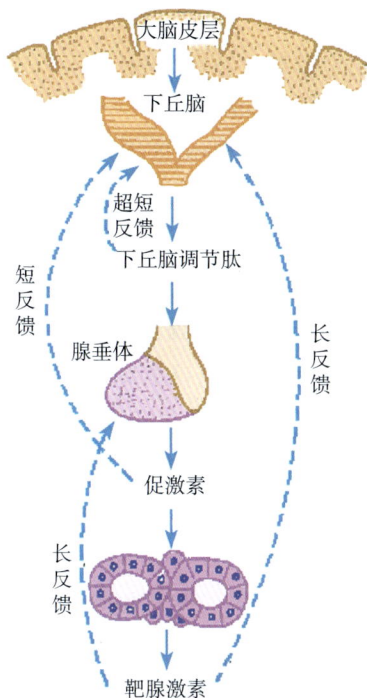

图9-6 下丘脑-腺垂体-靶腺轴的调节

实线表示促进;虚线表示抑制

第三节 甲状腺

甲状腺是人体内最大的内分泌腺,重20~25g。腺体内含有许多大小不等的、由单层上皮细胞围成的滤泡,滤泡上皮细胞是甲状腺激素合成与释放的部位。滤泡腔内充满滤泡上皮细胞分泌的胶质,主要成分为含有甲状腺激素的**甲状腺球蛋白**(thyroglobulin, TG)。因此,滤泡腔内的胶质是甲状腺激素的贮存库。甲状腺激素分泌时,滤泡上皮细胞吞饮TG胶质。因此,滤泡上皮细胞的形态及滤泡腔内的胶质量随甲状腺功能状态的不同而变化。滤泡上皮细胞通常为立方形,当甲状腺受到TSH刺激而功能活跃时细胞呈高柱状,胶质减少;反之,甲状腺缺少TSH刺激时,细胞呈扁平状,胶质增多,滤泡增大。

在甲状腺滤泡之间和滤泡上皮细胞之间有**滤泡旁细胞**(parafollicular cell),也称C**细胞**(clear cell),可分泌降钙素(见本章第四节)。

一、甲状腺激素的合成与代谢

甲状腺激素(thyroid hormone)主要有两种,即甲状腺素,又称**四碘甲腺原氨酸**(T_4)和**三碘甲腺原氨酸**(T_3),它们都是酪氨酸的碘化物。另外,甲状腺也可合成极少量的不具有生物活性的逆T_3(reverse T_3,rT_3)。

碘和TG是合成甲状腺激素的主要原料。碘由食物提供,人每天从食物中摄取碘100~200μg,约有1/3进入甲状腺,甲状腺含碘量为8000μg左右,占全身总碘量的90%。各种原因引起的碘缺乏,都会导致甲状腺激素合成减少。TG由腺泡上皮细胞合成,然后转运至腺泡腔内贮存。TG 上的酪氨酸残基碘化后可合成甲状腺激素。

(一)甲状腺激素的合成

甲状腺激素的合成包括以下三个步骤。

1. 甲状腺滤泡聚碘　聚碘是合成甲状腺激素的第一步，即将细胞外液中的碘转运至甲状腺滤泡上皮细胞内。正常甲状腺滤泡上皮细胞内，碘的浓度比血浆高 25～50 倍，故聚碘是一种主动转运。在滤泡上皮细胞基底膜侧有钠 – 碘同向转运体，其和膜上的 Na^+ – K^+ 泵协同转运可实现 I^- 的继发性主动转运。聚碘能力大小是判断甲状腺功能的一个重要指标。临床上常用放射性[131]I 示踪法来检查和判断甲状腺聚碘能力。甲状腺功能亢进时，聚碘能力增强；甲状腺功能减退时，聚碘能力减弱。

2. 碘的活化　摄入滤泡上皮内的 I^- 在**甲状腺过氧化物酶**（thyroperoxidase，TPO）的催化下转变为活化的碘。活化后的碘可能是 I^0（碘原子）、I_2，或与酶的结合物，但只有活化后的碘才能取代酪氨酸残基上的氢原子。活化的部位是在滤泡上皮细胞顶端质膜微绒毛与滤泡腔交界处。

3. 酪氨酸碘化与碘化后酪氨酸的耦联　酪氨酸碘化是由活化的碘在 TPO 的作用下取代 TG 上的酪氨酸残基苯环 3、5 位上的氢，生成**一碘酪氨酸残基**（monoiodotyrosine，MIT）和**二碘酪氨酸残基**（diiodotyrosine，DIT）。然后相邻 2 个分子的 DIT 耦联，脱去 1 分子丙氨酸，生成 T_4，或 1 分子的 MIT 与相邻 1 分子的 DIT 发生耦联生成 T_3，此外还能合成极少量的 rT_3。甲状腺 TPO 是由滤泡上皮细胞合成的一种含铁卟啉的蛋白质，其作用是促进碘的活化、酪氨酸碘化以及碘化的酪氨酸耦联。TPO 的活性受 TSH 的调控。临床上，硫氧嘧啶与硫脲类药物可抑制 TPO 活性，从而抑制甲状腺激素的合成，用于治疗甲状腺功能亢进。

(二)甲状腺激素的贮存、释放、运输与代谢

1. 贮存　合成的甲状腺激素仍结合在 TG 上，贮存在滤泡腔的胶质内。因此，甲状腺激素与其他激素的贮存不同：一是贮存在腺细胞外（滤泡腔内）；二是贮存量大，占各种激素首位，一次贮存量可供机体利用 50～120 天。

2. 释放　当甲状腺受到 TSH 刺激后，甲状腺滤泡上皮细胞顶端膜的微绒毛伸出伪足，将含有 T_3、T_4 的 TG 胶质小滴吞饮到滤泡上皮细胞内（图 9–7），与溶酶体融合。在溶酶体水解酶的作

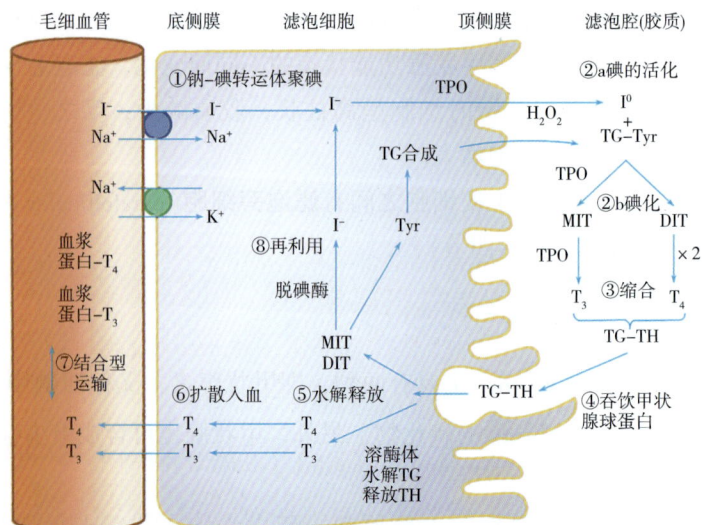

图 9–7　甲状腺激素合成和代谢示意图
TPO：甲状腺过氧化物酶；TG：甲状腺球蛋白

用下，TG 被水解，T_3、T_4、MIT 和 DIT 脱落。MIT 和 DIT 受胞质脱碘酶的作用脱碘，被重新利用。T_4 和 T_3 对脱碘酶不敏感，迅速释放入血液。甲状腺分泌的激素主要是 T_4，约占总量的 90% 以上。T_3 含量虽少，但生物活性比 T_4 大约 5 倍。正常人血清 T_4 浓度为 51～142nmol/L，T_3 浓度为 1.2～3.4nmol/L。

3. 运输 T_4 和 T_3 释放入血后，以结合型和游离型两种形式运输。结合型 T_4、T_3 与血浆蛋白结合，占 99% 以上。游离型的 T_4 占 0.04%，T_3 占 0.4%。游离型的 T_4、T_3 能进入靶细胞，与胞质受体结合，发挥生物学效应，而结合型 T_4、T_3 因不能进入细胞没有生物活性。结合型和游离型的甲状腺激素可相互转变，维持二者的动态平衡。

4. 代谢 血浆 T_4 半衰期约为 7 天，T_3 半衰期约为 1.5 天。脱碘是游离型 T_4 与 T_3 降解的主要方式。约 80% 的 T_4 在外周组织(肾、垂体、骨骼肌)脱碘酶的作用下变为 T_3，成为 T_3 的主要来源。T_3 可再脱碘变成二碘、一碘及不含碘的甲腺氨酸而失活。约 20% 的 T_4、T_3 在肝脏降解，形成葡萄糖醛酸或硫酸盐的代谢产物，随胆汁排入小肠，随粪便排出。近年的研究证明，脱碘酶中含有硒，因此硒对脱碘酶的活性有重要影响。当硒缺乏时，T_4 脱碘受阻，外周组织中 T_3 含量减少。

二、甲状腺激素的生理作用

甲状腺激素的主要作用是促进物质与能量代谢，促进生长和发育过程。T_4 与 T_3 都具有生理作用，由于 T_4 在外周组织可转变为 T_3，以及 T_3 的活性较大，因此 T_4 也可看作 T_3 的激素原。甲状腺激素的作用机制十分复杂，既可与核受体结合影响基因转录过程，也可与核糖体、线粒体以及细胞膜上受体结合，影响转录后的过程、线粒体的生物氧化以及膜的物质转运功能。

(一)对代谢的影响

1. 对能量代谢的影响 甲状腺激素能显著增加全身绝大多数组织细胞的基础耗氧量和产热量，尤以心、肝、骨骼肌和肾等组织最为显著，从而提高耗氧量，增加产热量，使基础代谢率增高。研究表明，1mg T_4 可增加 4200kJ 热量，提高基础代谢率 28%。由于甲状腺激素的产热效应，临床上甲状腺功能亢进患者常有怕热多汗、食欲增加、体温偏高、基础代谢率明显升高等现象；而甲状腺功能低下的患者则相反，出现基础代谢率降低、体温偏低、喜热怕冷。实验表明，甲状腺激素可增加靶细胞内线粒体数目和体积，促进解耦联蛋白和 Na^+-K^+-ATP 酶的表达等。因甲状腺激素的产热效应能被哇巴因抑制，故与 Na^+-K^+-ATP 酶的活性升高有关。

2. 对物质代谢的影响

(1)蛋白质代谢 甲状腺激素对蛋白质代谢的影响具有双相效应。在生理情况下，T_4、T_3 作用于核受体，激活 DNA 转录，促进 mRNA 形成，加速机体蛋白质合成，表现为正氮平衡。但 T_4 与 T_3 分泌过多则加速蛋白质分解，特别是骨与骨骼肌的蛋白质分解，出现肌肉无力、骨质疏松、血钙升高和尿钙增多现象。当 T_4 与 T_3 分泌不足时，因蛋白质合成减少，肌肉消瘦，但组织间的黏蛋白增多，结合大量的离子和水分子，形成无凹陷特点的水肿，称为**黏液性水肿**(myxedema)。

(2)糖代谢 甲状腺激素促进小肠黏膜对糖的吸收，增强糖原分解，糖异生增加，使血糖升高；同时又增强外周组织对糖的利用，使血糖降低。因此甲状腺功能亢进患者常常表现为餐后血糖升高，甚至出现糖尿，但随后又迅速恢复正常。此外，甲状腺激素有协同肾上腺素、胰高血糖素、糖皮质激素和 GH 升高血糖的作用。

(3)脂肪代谢 甲状腺激素促进脂肪酸氧化，也协同脂解激素对脂肪的分解。对于胆固醇代谢，甲状腺激素既加速其分解，又促进其合成，但分解的速度超过合成，所以甲状腺功能亢进患者血中胆固醇含量常低于正常。

由于甲状腺激素分泌过多时对糖、蛋白质和脂肪的分解代谢增强，在临床上，甲状腺功能亢进患者常表现为多食善饥，明显消瘦。

(二)对生长与发育的影响

甲状腺激素具有促进组织分化、生长与发育成熟的作用。切除甲状腺的蝌蚪生长与发育停滞，不能变成蛙，若及时给予甲状腺激素，又可恢复生长发育，包括长出肢体、尾巴脱落、躯体长大、发育成蛙。

在人类，甲状腺激素对脑和骨的发育尤为重要。甲状腺激素能促进未分化或正在分化的神经系统发育成熟。在胚胎期，甲状腺激素诱导神经生长因子和某些酶的合成、促进神经细胞生长、突起和突触的形成、胶质细胞的生长和神经髓鞘的形成。因此，甲状腺激素是脑正常生长与发育的关键激素，特别是对出生后 4 个月内婴幼儿的中枢神经系统发育成熟极为重要。甲状腺激素刺激骨的骨化中心正常发育成熟、软骨骨化、骨骺愈合等过程，促进长骨和牙齿的生长。胚胎期缺碘造成甲状腺激素合成不足或出生后甲状腺功能低下的婴幼儿，因其脑和骨的发育明显障碍，以致智力低下、身材矮小而称为 **呆小症**(即克汀病，cretinism)。需要指出的是，在胚胎期，骨的生长并不必需甲状腺激素，所以胎儿出生时身高可以基本正常，但脑的发育已经受到不同程度的影响。因此，呆小症患者在出生后数周至 3 ~ 4 个月，就会出现明显的智力迟钝和长骨生长停滞。所以，预防缺碘地区呆小症的发生，应在妊娠期注意补碘。治疗呆小症也必须抓紧时机，应在出生后 3 个月内补充甲状腺激素，过迟难以奏效。

在儿童生长发育的过程中，甲状腺激素与 GH 有协同作用，若甲状腺激素缺乏，GH 的作用也会受到影响。这可能与甲状腺激素能增强 SM 的活性和骨更新率有关。

(三)对神经系统的影响

甲状腺激素不仅影响中枢神经系统的发育，而且对已分化成熟的神经系统有提高兴奋性的作用。甲状腺激素可易化儿茶酚胺的效应，使交感神经系统兴奋。甲状腺功能亢进时，患者中枢神经系统的兴奋性提高，表现为注意力不易集中、易激动、喜怒无常、烦躁不安、失眠多梦、肌肉震颤等。甲状腺功能低下时，中枢神经系统兴奋性降低，出现记忆力减退、说话和行动迟缓、淡漠无情与终日嗜睡等症状。

(四)对心血管活动的影响

甲状腺激素对心血管系统的活动也有明显的影响。T_3 能增加心肌细胞膜上 β 受体的数量和亲和力，提高心肌对儿茶酚胺的敏感性，促进肌质网 Ca^{2+} 释放，导致心率增快；激活与心肌收缩有关的蛋白质，增强肌凝蛋白重链 ATP 酶的活性，使心肌收缩能力增强，心输出量与心脏做功增加，故甲状腺功能亢进患者常表现心动过速、心肌肥大，甚至心力衰竭。甲状腺激素因增加产热量、耗氧量而间接使外周血管舒张，外周阻力降低，所以甲状腺功能亢进患者的脉压常增大。

(五)对生殖功能的影响

甲状腺激素对生殖功能的影响也很明显。如甲状腺激素不足的动物，卵巢萎缩、附性器官退化、曲细精管退行性变。在人类，呆小症患者生殖系统发育不全，甲状腺激素不足的妇女月经不规则，甚至闭经和不孕。

三、甲状腺功能的调节

甲状腺功能主要受下丘脑－腺垂体－甲状腺轴的调节，也接受自主神经的调节，并对血碘水平有一定程度的自身调节。

（一）下丘脑－腺垂体－甲状腺轴的调节

1. 下丘脑－腺垂体对甲状腺的调节 下丘脑促垂体区内的 TRH 神经元能合成和释放 TRH，通过垂体门脉系统运输到腺垂体，促进腺垂体合成促甲状腺激素（TSH）并释放入血，TSH 通过血液循环作用于甲状腺。TSH 是调节甲状腺功能的主要激素，分短期和长期效应。短期效应是指数分钟内促进甲状腺滤泡上皮细胞吞饮和水解甲状腺球蛋白，加速 T_4 与 T_3 的释放，随后增强碘的摄取和甲状腺激素的合成（可作用于甲状腺激素合成的每个环节）与释放；长期效应是刺激甲状腺腺泡上皮细胞内的核酸和蛋白质合成，使腺细胞增生、腺体肥大。此外，TSH 还能保护甲状腺细胞不发生凋亡。

下丘脑 TRH 神经元还接受神经系统其他部位传来的信息，如寒冷刺激的信息传到下丘脑体温调节中枢的同时，还能通过神经递质去甲肾上腺素来增强 TRH 神经元的活动，促进 TRH 释放，进而增强下丘脑－腺垂体－甲状腺轴的活动。当机体受到应激刺激时，下丘脑可释放较多的生长抑素，抑制腺垂体 TSH 的释放。另外，情绪反应也可影响 TRH 和 TSH 的分泌。

有些激素可影响腺垂体分泌 TSH，如雌激素可增强腺垂体对 TRH 的反应，从而使 TSH 分泌增加，而生长激素与糖皮质激素则对 TSH 的分泌有抑制作用。

2. 甲状腺激素的负反馈调节 腺垂体 TSH 细胞对血中游离的 T_4 与 T_3 浓度的变化十分敏感。血中 T_4 或 T_3 浓度升高可刺激腺垂体 TSH 细胞产生一种抑制蛋白，该蛋白可直接抑制 TSH 合成与释放，同时减少细胞膜上的 TRH 受体数量，降低其对 TRH 的反应性，使 TSH 合成和分泌减少；反之，血中 T_4 与 T_3 浓度过低，对腺垂体的负反馈作用减弱，TSH 分泌增多。这种负反馈式的调节经常而持续地作用，甚至血液 T_3 和 T_4 的浓度在正常范围内波动时，也会引起 TSH 的分泌发生相应的波动。关于 T_3 和 T_4 对下丘脑是否有负反馈调节，尚无定论（图9－8）。

由于食物及饮水缺碘，引起血中 T_3、T_4 降低，TSH 增多以及甲状腺肿大为特征的疾病称为地方性甲状腺肿。缺碘导致 T_3、T_4 合成不足，后者对腺垂体的负反馈作用减弱，以致 TRH 对腺垂体的作用增强，可出现 TSH 分泌增多和甲状腺增生、肥大。青春期、妊娠及哺乳期的妇女，有时甲状腺也会出现生理性肿大，其机制与此相似，但此时血中 T_3、T_4 水平稍低是由于机体消耗较多甲状腺激素所致。

（二）自主神经的调节作用

在甲状腺腺泡细胞膜上存在 α、β 和 M 受体，也受交感神

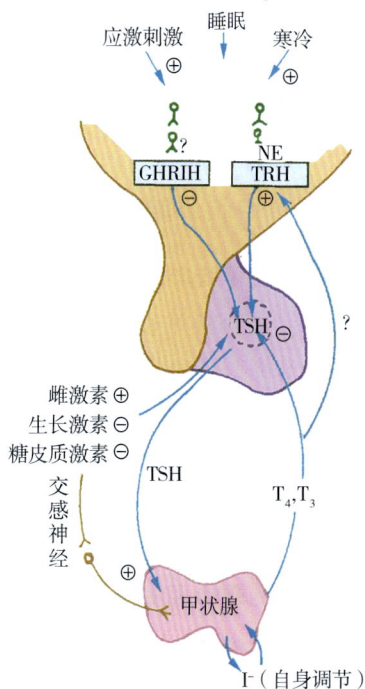

图9－8 甲状腺激素分泌调节示意图
＋表示促进或刺激；－表示抑制

经和副交感神经支配。刺激交感神经，T_3、T_4合成和分泌增加；刺激副交感神经，则抑制T_3、T_4合成和分泌。前者确保应急状态下对高水平的T_3、T_4的需求；后者在甲状腺激素分泌过多时发挥抗衡作用。

(三)甲状腺的自身调节

在没有神经和体液因素影响的情况下，甲状腺能根据血碘水平调节自身对碘的摄取与合成甲状腺激素的能力，称为甲状腺的自身调节。这是一个有限度的缓慢的调节机制。当血碘含量不足时，甲状腺可增强其聚碘能力，并加强T_3和T_4的合成。当血碘浓度高于正常时，最初T_3和T_4的合成有所增加，但血碘浓度超过一定限度(1mmol/L)后，甲状腺聚碘能力和T_3、T_4的合成速度反而下降。当血碘浓度达到10mmol/L时，甲状腺聚碘作用完全消失。这种过量的碘所产生的抗甲状腺聚碘和T_3、T_4合成作用，称为碘阻断效应(Wolff – Chaikoff 效应)。Wolff – Chaikoff 效应的产生机制尚不清楚，但通过这种自身调节，甲状腺的分泌活动不会因碘的供应量变化而呈现大的波动。若再持续加大碘的供应量，则 Wolff – Chaikoff 效应消失，T_3和T_4合成再次增加，出现对高碘的适应，称为碘阻断"脱逸"。临床上常利用 Wolff – Chaikoff 效应，给予过量碘来处理甲状腺危象和甲状腺手术的术前准备。

第四节　甲状旁腺和甲状腺 C 细胞

钙和磷是机体维持正常功能的重要元素，直接参与钙、磷代谢调节的激素主要有三种：甲状旁腺主细胞分泌的**甲状旁腺激素**(parathyroid hormone，PTH)，甲状腺 C 细胞分泌的**降钙素**(calcitonin，CT)，皮肤、肝和肾等器官联合生成的 $1,25 – (OH)_2 – D_3$(即钙三醇)。三者共同调节机体的钙、磷代谢，维持血钙和血磷浓度的稳态，参与影响骨的代谢。

一、甲状旁腺激素的生物学作用与分泌调节

(一)甲状旁腺激素的生物学作用

PTH 由甲状旁腺主细胞合成，为由 84 个氨基酸残基组成的直链多肽，分子质量为 9.5kDa。正常人血浆 PTH 浓度呈昼夜节律波动，清晨 6 时最高，以后逐渐降低，到下午 4 时达最低，之后又逐渐升高，波动范围为 10～50ng/L。其血浆半衰期为 20～30min，主要在肝脏水解灭活，水解产生的 PTH 片段经肾排出体外。

PTH 是体内维持血钙稳态的主要激素，主要作用是升高血钙、降低血磷。临床上甲状腺手术时不慎将甲状旁腺摘除，会引起严重的低血钙，产生手足抽搐(tetany)、惊厥，甚至因喉部肌肉痉挛，窒息死亡。

PTH 的靶器官主要是肾脏与骨。PTH 与靶细胞的 PTH 受体结合后，通过 Gs–AC–cAMP–PKA 和 Gq–PLC–IP_3/DAG–CaM/PKC 途径发挥作用。

1. 对骨的作用　骨是体内最大的钙贮存库。PTH 可直接或间接作用于各种骨细胞，调节骨转换，既促进骨形成又促进骨吸收。PTH 可动员骨钙入血，使血钙浓度升高，其效应取决于应用的方式和剂量，故可分为**快速效应**(rapid action)与**延迟效应**(delayed action)两个时相。快速效应通过作用于骨细胞膜系统实现，在 PTH 作用数分钟后发生。骨细胞膜系统是由骨膜细胞组成的一层可通透性屏障，介于骨质间骨液与细胞外液之间。虽然骨液中的 Ca^{2+} 含量只有细胞外液的

1/3，但 PTH 能迅速提高骨膜细胞骨液侧膜对 Ca^{2+} 的通透性，使骨液中的 Ca^{2+} 进入骨膜细胞，进而增强骨膜细胞细胞外液侧膜上的钙泵活性，将 Ca^{2+} 主动转运至细胞外液中，升高血钙浓度。延迟效应在 PTH 作用后 $12\sim14h$ 出现，通常要几天甚至几周后达高峰。在这一时相中，PTH 能刺激**破骨细胞**(osteoclast)增殖并加强其活动。破骨细胞向周围骨组织伸出绒毛样突起，释放蛋白水解酶和乳酸，加速骨组织溶解，使骨钙释放入血，血钙浓度持久升高，而释放的无机磷可迅速经肾清除。PTH 还能抑制**成骨细胞**(osteoblast)活动，减少钙盐在骨中沉积，使血钙浓度进一步提高。PTH 的两个时相效应相互配合，不仅能对血钙的紧急需要做出迅速应答，而且能使血钙浓度长时间维持在较高水平。

2. 对肾脏的作用 PTH 可通过钙泵和 $Na^{+}-Ca^{2+}$ 逆向转运体，促进肾远端小管和集合管对钙的重吸收，使尿钙排泄减少，血钙升高；并抑制近端小管对磷的重吸收，促进磷的排出，使血磷降低。PTH 还能激活肾脏的 1α-羟化酶，使来自肝脏的 $25-(OH)-D_3$ 转变成具有高度活性的 $1,25-(OH)_2-D_3$。后者可促进小肠黏膜上皮细胞钙结合蛋白的形成，促进钙、磷、镁的吸收。

(二)甲状旁腺激素分泌的调节

1. 血钙浓度 血钙浓度的变化对甲状旁腺主细胞的直接负反馈是调节 PTH 分泌的主要方式。血钙浓度调节 PTH 分泌的调定点约在 $90mg/L$，血钙浓度下降，$1min$ 内即可引起 PTH 分泌增加，促进骨钙释放入血和肾小管对钙的重吸收增强，使血钙浓度上升。相反，血钙浓度升高，PTH 分泌减少，使血钙浓度下降。长时间的高血钙可使甲状旁腺发生萎缩，而长时间的低血钙则可使甲状旁腺增生。

近年研究表明，甲状旁腺主细胞的膜上存在钙受体，当血 Ca^{2+} 水平升高时，可通过 Ca^{2+}-钙受体-Gq-PLC-IP_3/DAG-Ca^{2+} 信号转导途径，抑制 PTH 的分泌。

2. 其他因素 PTH 的分泌还受其他一些因素的影响。$1,25-(OH)_2-D_3$ 浓度升高可降低 PTH 基因的转录，调节 PTH 的分泌。甲状旁腺主细胞的膜上有 β 受体，儿茶酚胺可通过 β 受体促进 PTH 的分泌。PGE_2 促进 PTH 分泌，而 $PGF_{2\alpha}$ 则使 PTH 分泌减少。血磷升高可使血钙降低而刺激 PTH 的分泌。Mg^{2+} 对甲状旁腺有直接抑制作用，血镁浓度降低可刺激 PTH 分泌(图9-9)。生长抑素抑制 PTH 分泌。

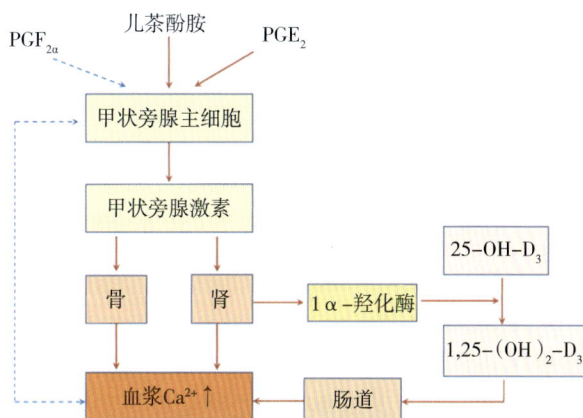

图9-9 甲状旁腺激素的作用及其分泌的调节

实线表示促进；虚线表示抑制

二、维生素 D 的活化、作用及其生成调节

(一)$1,25-(OH)_2-D_3$ 的生成与代谢

维生素 D_3(VitD$_3$)属固醇类激素,是胆固醇的衍生物,也称胆钙化醇(cholecalciferol),其活性形式有 $25-(OH)-D_3$、$1,25-(OH)_2-D_3$ 和 $24,25-(OH)_2-D_3$ 三种,其中 $1,25-(OH)_2-D_3$ 与维生素 D 受体亲和力最高,活性最强。

体内的 VitD$_3$ 主要来自皮肤,由皮肤中 7-脱氢胆固醇经日光中的紫外线照射转化而来,也可从动物性食物中获取。VitD$_3$ 无生物活性,它首先在肝脏经 25-羟化酶催化成为具有一定生物活性的 $25-(OH)-D_3$,然后在肾近端小管 1α-羟化酶的催化下再次羟化,生成活性更高的钙三醇,其活性为 $25-(OH)-D_3$ 的 3 倍以上,但后者在血中的浓度是前者的 1000 倍,因而也表现出一定的生物活性。

血液中各种形式的 VitD$_3$ 都与 VitD 结合蛋白结合,形成结合型 VitD 在血中运输。血浆中钙三醇的含量为 100pmol/L,半衰期为 $12\sim15h$,其灭活主要在肝内发生侧链氧化或羟化,形成钙化酸等代谢产物,这些产物随胆汁排入小肠,其中一部分被吸收入血,从而形成 VitD$_3$ 的肝肠循环,一部分随粪便排出体外,还可以与葡萄糖醛酸或硫酸结合,经肾脏随尿排出体外。

(二)钙三醇的生物学作用

1. 对小肠的作用　钙三醇可促进小肠黏膜对钙和磷的吸收。其进入小肠黏膜细胞内,与核受体结合,通过基因调节机制,诱导生成与钙有很高亲和力的**钙结合蛋白**(calcium-binding Protein,CaBP)、钙泵和钙通道等蛋白,参与小肠黏膜上皮细胞的钙吸收过程。钙三醇也可促进小肠黏膜细胞对磷的吸收。因此,它既能升高血钙,也能增加血磷。

2. 对骨的作用　钙三醇对骨钙的释放和沉积均有作用。一方面,它能提高成熟破骨细胞的数量,增强骨的溶解,使骨钙、骨磷释放入血,提高血钙和血磷;另一方面,它又能刺激成骨细胞的活动,增加**骨钙素**(osteocalcin)和其他蛋白质合成,促进骨钙沉积、骨的形成和钙化,降低血钙,但总的效应是血钙浓度升高。此外,它还可协同 PTH 对骨的作用,若钙三醇缺乏,PTH 对骨的作用明显减弱,在成人会引起**骨质疏松症**(osteoporosis),在儿童则引起**佝偻病**(rickets)。

3. 对肾脏的作用　钙三醇能与 PTH 协同促进肾远曲小管对钙、磷的重吸收,尿钙、磷排出量减少。

三、降钙素的生物学作用与分泌调节

降钙素(CT)是由甲状腺 C 细胞分泌的,含一个二硫键的 32 肽。分子质量为 3.4kDa。正常人血清中 CT 浓度为 $1\sim2ng/dL$,血浆半衰期不足 15min,主要在肾脏降解后排出。

(一)降钙素的生物学作用

CT 受体主要分布于骨组织和肾脏。CT 与 CT 受体结合,通过 cAMP-PKA 信号转导途径和 IP_3/DAG-PKC 信号转导途径发挥作用,其基本作用是降低血钙和血磷。

1. 对骨的作用　CT 抑制破骨细胞活动,使溶骨过程减弱,同时加强成骨细胞活动,增强成骨过程,钙、磷沉积骨组织增加,血钙与血磷水平下降。CT 抑制破骨细胞活动发生很快,15min 内破骨细胞活动减弱 70%,而 CT 加强成骨细胞活动发生在 1h 左右,并可持续数天。此外,CT

还可提高碱性磷酸酶的活性，促进骨的形成和钙化。

儿童骨的更新速度比成人快，成人每天破骨细胞活动释放的钙量为0.8g，而儿童每天破骨细胞释放钙量为5g。所以，CT对儿童血钙浓度的调节比对成人的调节显得更为重要。

2. 对肾的作用　CT能抑制肾近端小管对钙、磷、钠及氯等离子的重吸收，增加这些离子在尿中的排出量。

(二)降钙素的分泌调节

1. 血钙水平　CT的分泌主要受血钙浓度的直接负反馈调节。正常成年人的血钙浓度为2.1～2.55mmol/L。甲状腺C细胞对血钙浓度的变化很敏感。当血钙浓度升高时，CT的分泌增加。反之，血钙浓度降低时，CT的分泌减少。CT与PTH对血钙的作用相反，共同调节血钙浓度的相对稳定。

与PTH相比，CT对血钙的调节特点是快速而短暂。CT的分泌启动较快，在1h内即可达到高峰，但调节时间短，CT的降钙效应很快被PTH升高血钙的作用所克服。因此，CT对高钙饮食引起的血钙升高后恢复到正常水平起着重要作用。

2. 其他因素　进食可刺激CT的分泌，这可能与几种胃肠激素如促胃液素、促胰液素、缩胆囊素及胰高血糖素的分泌有关，它们均可促进CT的分泌，其中以促胃液素的作用最强。

第五节　肾上腺

肾上腺由皮质和髓质两部分组成。皮质分泌类固醇激素，在维持机体基本生命活动中起重要作用。髓质分泌儿茶酚胺类激素，在机体应急反应中起重要作用。尽管皮质和髓质是两个在胚胎起源、细胞成分、激素种类、神经支配和生理功能上均不相同的两部分，但由于皮质与髓质之间有特殊门脉系统，髓质的血液供应来自皮质，故两者也有功能上的联系。

一、肾上腺皮质激素

肾上腺皮质由外向内依次分为球状带、束状带和网状带。肾上腺皮质分泌的激素属类固醇激素，其合成的基本原料是胆固醇。胆固醇在线粒体内经胆固醇侧链裂解酶的作用下先转变为孕烯醇酮，再在线粒体和滑面内质网的其他酶系作用下转化为各种皮质激素。由于肾上腺皮质各带内分泌细胞存在的合成酶系不同，各带合成的皮质激素亦不相同，按其生理功能不同可分为三类：第一类是以调节水盐代谢为主的激素，称为**盐皮质激素**（mineralocorticoid），以**醛固酮**（aldosterone）为代表，由球状带细胞所分泌；第二类是以调节碳水化合物代谢为主的激素，称为**糖皮质激素**（glucocorticoid），以**皮质醇**（cortisol）为代表，主要由束状带细胞分泌，网状带细胞也分泌少量的糖皮质激素；第三类是**性激素**（sex hormone），包括**脱氢表雄酮**（dehydroepiandrosterone）、雌二醇，由网状带细胞分泌。

血中的皮质激素以游离型和结合型两种形式存在，结合型与游离型之间可相互转化，保持动态平衡。结合型的皮质激素主要与血浆**皮质类固醇结合球蛋白**（corticosteroid-binding globulin，CBG）和血浆白蛋白结合，占90%，但只有游离型的皮质激素才能发挥生物作用。正常成人肾上腺每天约合成20mg皮质醇，清晨血清皮质醇浓度约为375nmol/L，半衰期为60～90min；当醛固酮浓度为0.17nmol/L以下时，半衰期为20min。皮质激素主要在肝脏降解，产生的代谢产物与葡萄糖醛酸或硫酸结合，随尿排出体外。因此测量尿中的17-羟类固醇含量可反映皮质醇的分泌水平。但因为影响尿 17 - 羟类固醇含量的因素较多,所以测定 24h 尿游离皮质醇的特异性和敏感性更高。

(一)糖皮质激素

1. 糖皮质激素的生物学作用 糖皮质激素的作用非常广泛,主要体现在以下几个方面。

(1)对物质代谢的影响 糖皮质激素对糖、蛋白质和脂肪代谢均有作用。①糖代谢:糖皮质激素是调节机体糖代谢的重要激素。它主要通过增加糖的来源和减少糖的去路,升高血糖。增加糖的来源是由于它能促进糖异生。糖皮质激素能促进氨基酸进入肝脏,同时增强肝内糖原异生酶的活性,使糖异生过程大大加强。减少糖的去路是由于糖皮质激素有抗胰岛素作用,降低肌肉与脂肪等组织对胰岛素的反应性,减少外周组织对葡萄糖的利用(心和脑除外)。如果糖皮质激素分泌过多(如库欣病或服用此类激素药物过多),会出现血糖升高,甚至出现糖尿,称为类固醇性糖尿病;相反,肾上腺皮质功能低下的患者(如艾迪生病),可发生低血糖。②蛋白质代谢:糖皮质激素可促进肝外组织,尤其是肌肉组织的蛋白质分解,分解产生的氨基酸转移至肝,促进糖异生。糖皮质激素能促进肝外组织产生的氨基酸转运入肝和肝细胞内蛋白质的合成,使肝内蛋白质增加,血浆蛋白也相应增加。因此糖皮质激素分泌过多时,可出现肌肉消瘦、皮肤变薄、骨质疏松、淋巴组织萎缩等现象。③脂肪代谢:糖皮质激素可提高四肢部分脂肪酶的活性,促进脂肪分解,使血浆脂肪酸浓度增加,并向肝脏转移,增强脂肪酸在肝内的氧化过程,有利于糖异生作用。糖皮质激素也能加强细胞内脂肪酸氧化供能,特别是在饥饿及应激情况下。糖皮质激素引起的高血糖可继发引起胰岛素分泌增加,反而加强脂肪合成,增加脂肪沉积。由于机体不同部位对糖皮质激素的敏感性不同,故当肾上腺皮质功能亢进或大剂量应用糖皮质激素类药物时,由于糖皮质激素对身体不同部位的脂肪作用不同,四肢脂肪组织分解增强,而躯干、头面部的脂肪合成有所增加,以致体内脂肪发生重新分布,出现满月脸、水牛背、水桶腰而四肢消瘦的特殊体形,称为向心性肥胖。

(2)对水盐代谢的影响 糖皮质激素可降低肾小球入球小动脉的阻力,使肾血浆流量增加,肾小球滤过增加,有利于水的排出。若肾上腺皮质功能不全,由于肾脏排水能力降低,严重时可出现“水中毒”。适量补充糖皮质激素,水中毒可得到缓解,而补充盐皮质激素则无效。糖皮质激素还具有微弱的盐皮质激素作用,即促进肾脏远曲小管和集合管保钠、排钾的作用。

(3)对血细胞的影响 糖皮质激素可刺激骨髓造血,使血中红细胞、血小板的数量增加;动员附着在血管边缘池的中性粒细胞进入血流,使中性粒细胞数量增多;可促进肺和脾脏滞留嗜酸性粒细胞,使外周血嗜酸性粒细胞数减少;可抑制胸腺与淋巴组织细胞的 DNA 合成和有丝分裂,促进其凋亡,使淋巴细胞减少;还能抑制 T 淋巴细胞产生白介素 2(IL-2)。所以,长期应用糖皮质激素可导致机体免疫功能下降,易发生感染。

(4)对循环系统的影响 糖皮质激素并不直接引起血管收缩,但能增强血管平滑肌对儿茶酚胺的敏感性,维持一定的血管紧张性,称为糖皮质激素对儿茶酚胺的允许作用,有利于提高血管的张力和维持一定血压。这可能与糖皮质激素能增加血管平滑肌细胞膜上儿茶酚胺受体数量,调节细胞内的信息传递和抑制前列腺素合成有关。另外,糖皮质激素可抑制前列腺素的合成,降低毛细血管壁的通透性,减少血浆滤过,有利于维持血容量。离体实验时糖皮质激素可增强心肌的收缩力,但在整体条件下对心脏的作用并不明显。

(5)对消化系统的影响 糖皮质激素促进各种消化液和消化酶的分泌,若糖皮质激素分泌减少,可出现胃肠功能障碍,如食欲不振、恶心、便秘等。糖皮质激素可提高胃腺细胞对迷走神经与促胃液素的反应性，增加胃酸及胃蛋白酶原的分泌，抑制蛋白质合成和结缔组织增生，使黏液分泌量和胃黏膜上皮细胞转换率降低，导致胃黏膜的破坏能力增强，而保护和修复能力减弱。若长期连续使用糖皮质激素或长时间的应激性刺激，可使胃黏膜对胃酸的抵抗力下降，诱发或加重胃溃疡。

（6）对神经系统的影响　糖皮质激素可维持中枢神经系统的正常兴奋性，改变行为和认知能力，影响胎儿和新生儿的脑发育。若大量使用可引起欣快、躁动、幻觉、失眠、情绪激动或压抑等症状。若肾上腺皮质功能低下，可出现脑力疲乏、郁闷、精神萎靡等表现。

（7）参与应激反应　**应激**（stress）是指当机体受到各种有害刺激，如缺氧、感染、创伤、手术、饥饿、疼痛、寒冷以及精神紧张和焦虑不安等，产生的一种以 ACTH 和糖皮质激素分泌增加为主，多种激素共同参与的非特异性的防御性反应。引起应激反应的各种刺激统称为**应激原**（stressor）。在应激刺激下，下丘脑－腺垂体－肾上腺皮质轴的活动大大增强，交感－肾上腺髓质系统的活动也加强，除 ACTH 和糖皮质激素分泌增加，血中儿茶酚胺、β－内啡肽、生长激素、催乳素、胰高血糖素、血管升压素及醛固酮等分泌也增加。应激有利于机体对抗应激原，在整体功能全面动员的基础上，提高机体对有害刺激的耐受能力，减轻各种不良反应，对维持机体生命活动具有极其重要的意义。

（8）其他　除上述的主要作用外，糖皮质激素还促进胎儿肺泡发育及肺表面活性物质的生成；增强骨骼肌的收缩力，但过多使用糖皮质激素可使骨骼肌蛋白质分解、肌肉消瘦、萎缩；使骨基质 I 型胶原和小肠对钙的吸收减少，抑制骨的形成，促进其分解。

此外，药理剂量的糖皮质激素还具有抗炎、抗休克、抗过敏、抗毒的作用。

2. 糖皮质激素分泌的调节

糖皮质激素的分泌可分为正常生理状态下的基础分泌和应激反应状态下的应激分泌，这两种形式的分泌基础是下丘脑－腺垂体－肾上腺皮质轴的活动（图 9－10）。

（1）下丘脑－腺垂体对肾上腺皮质功能的调节　下丘脑促垂体区内的促肾上腺皮质激素释放激素（CRH）神经元能合成和释放 CRH，通过垂体门脉系统运输到腺垂体，促进促肾上腺

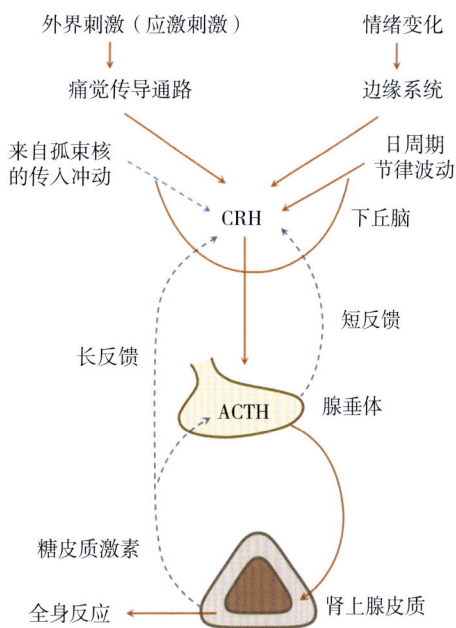

图 9－10　糖皮质激素的分泌调节示意图
实线表示促进；虚线表示抑制

皮质激素（ACTH）的合成和释放。ACTH 一方面促进糖皮质激素的合成与释放；另一方面促进束状带及网状带细胞内的核酸和蛋白质合成，使腺细胞增生、肥大。ACTH 对肾上腺皮质束状带和网状带细胞的作用强度是对球状带细胞作用的 20 倍。实验研究表明，ACTH 与束状带、网状带细胞膜上的受体结合后，通过 G 蛋白－AC－cAMP－PKA 信号转导途径，加速胆固醇进入线粒体；在线粒体和滑面内质网内，加强糖皮质激素合成酶的活性，加速糖皮质激素的合成与分泌。此外，ACTH 还可使肾上腺皮质中合成酶系增加，增强糖皮质激素的合成。切除动物的腺垂体，肾上腺皮质束状带和网状带萎缩，糖皮质激素分泌显著减少；若及时补充 ACTH，可使已萎缩的束状带和网状带基本恢复，糖皮质激素分泌水平回升。

（2）反馈调节　下丘脑 CRH 神经元和腺垂体 ACTH 细胞对糖皮质激素很敏感。当血中糖皮质激素浓度升高时，可通过长反馈的途径抑制下丘脑 CRH 和腺垂体 ACTH（以前者为主）分泌；同时，腺垂体对 CRH 的反应性也减弱。此外，腺垂体分泌的 ACTH 浓度升高，也可通过短反馈的途径，抑制下丘脑 CRH 神经元的活动，使 CRH 分泌减少。而下丘脑 CRH 神经元还可通过分泌 CRH 的超短反馈影响自身的活动。

在非应激状态下，通过糖皮质激素和 ACTH 的负反馈调节，使下丘脑 – 腺垂体 – 肾上腺皮质轴的活动处于基础分泌。由于受下丘脑视交叉上核生物钟的控制，基础分泌的下丘脑 – 腺垂体 – 肾上腺皮质轴的活动呈现昼夜节律波动，表现为清晨 6～8 时分泌最高，白天维持在较低水平，入睡后分泌再逐渐减少，午夜分泌最低，随后又逐渐增多。ACTH 的昼夜节律不受糖皮质激素的反馈调节，切除肾上腺的大鼠，ACTH 分泌的昼夜节律依然存在。

临床上，由于治疗的需要，患者常常长期使用大量的外源性糖皮质激素，后者可通过负反馈抑制下丘脑 – 腺垂体 – 肾上腺皮质轴的活动，造成肾上腺皮质萎缩。如果患者突然停药，由于肾上腺皮质自身分泌糖皮质激素不足或缺乏，可发生急性肾上腺皮质功能减退，危及生命。因此停药时必须采取逐渐减量的撤药方法或间断给予 ACTH，以防止肾上腺皮质功能衰竭的发生。

（3）应激性调节　在应激状态下，各种有害刺激使下丘脑 – 腺垂体 – 肾上腺皮质轴的活动增强，下丘脑 CRH 神经元分泌增强，刺激腺垂体 ACTH 分泌，引起肾上腺皮质激素大量分泌。同时下丘脑和腺垂体对 ACTH、糖皮质激素的负反馈调节的敏感性暂时减弱或不敏感，以致血中 ACTH、糖皮质激素的浓度维持在高水平状态。ACTH、糖皮质激素浓度的升高程度与应激刺激强度成正比，并维持高水平的稳态以适应应激环境的需要。

（二）盐皮质激素

盐皮质激素主要包括醛固酮、11 – 去氧皮质酮和 11 – 去氧皮质醇，其中以醛固酮的生物学活性最强，11 – 去氧皮质酮其次。

醛固酮主要促进肾脏的远曲小管和集合管保 Na^+、排 K^+ 和保水作用，即促进 Na^+ 和水的重吸收，同时引起 K^+ 的排出，这对于维持细胞外液和循环血量的稳态起着重要作用。当醛固酮分泌过多时，可导致机体 Na^+、水的潴留和 K^+ 的排泄，引起高血钠、高血压、低血钾和碱中毒；相反，如醛固酮缺乏，则导致机体 Na^+、水的排出过多以及 K^+ 的潴留，出现低血钠、低血压、高血钾和酸中毒。此外，与糖皮质激素一样，醛固酮也能增强血管平滑肌对儿茶酚胺的敏感性。关于醛固酮对肾脏的作用机制及其分泌调节，参阅第八章。

二、肾上腺髓质激素

肾上腺髓质的内分泌细胞为嗜铬细胞，直接受交感神经胆碱能节前纤维支配，在功能上相当于交感神经节后神经元。嗜铬细胞分泌肾上腺素（E）和去甲肾上腺素（NE），属于胺类激素。肾上腺髓质激素的合成与交感神经节后纤维合成 NE 的过程基本一致，不同的是嗜铬细胞的胞质内有大量**苯乙醇胺氮位甲基移位酶**（phenylethanolamine – N – methyltransferase，PNMT），可使 NE 甲基化生成 E（图 9 – 11）。因此，肾上腺髓质分泌的激素中，E 约占 80%，NE 约占 20%。血液中的 NE，除由肾上腺髓质分泌外，还来自交感神经节后纤维末梢释放，而血液中的 E 主要来自肾上腺髓质。体内的 E 和 NE 主要被**单胺氧化酶**（monoamine oxidase，MAO）及**儿茶酚 – O – 位甲基转换酶**（catechol – O – methyltransferase，COMT）降解灭活。

近年来发现，肾上腺髓质嗜铬细胞还能分泌一种由 52 个氨基酸残基组成的单链多肽，称为

肾上腺髓质素（adrenomedulin，ADM），它具有扩张血管、降低血压、抑制内皮素和血管紧张素 Ⅱ 释放等作用。外源性肾上腺髓质素可使肾小管重吸收 Na^+ 减少，有利钠、利尿作用。

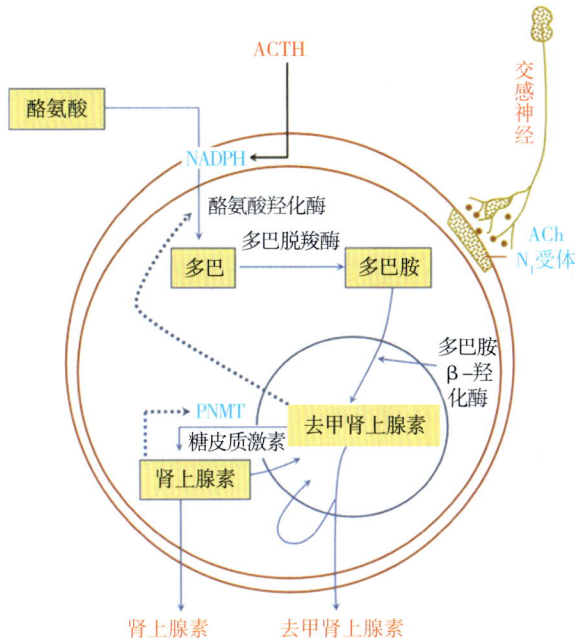

图 9-11　肾上腺髓质激素生物合成示意图

PNMT：苯乙醇胺氮位甲基移位酶；NADPH：还原型辅酶 Ⅱ（烟酰胺腺嘌呤二核苷酸）

实线表示促进，虚线表示抑制

（一）肾上腺髓质激素的生物学作用

E 与 NE 的生物学作用取决于组织细胞表达何种肾上腺素能受体。由于肾上腺素能受体的分型和在体内的分布广泛，E 与 NE 对各器官、各组织的作用也十分复杂，其具体作用在相关章节已逐步讨论。这里主要介绍它们对代谢的影响和在应急反应中的作用。

1. 调节物质代谢　E 与 NE 可通过 β 受体使糖原分解（$β_2$），脂肪分解（$β_3$），产热增加（$β_1$），葡萄糖利用减少（$β_2$）；可通过 α 受体使糖原异生（$α_1$），胰岛素分泌减少（$α_2$），从而提高血糖和血中游离脂肪酸含量，增加机体耗氧量、产热量和基础代谢率。

2. 参与应急反应　肾上腺髓质受交感神经胆碱能节前纤维支配，两者组成交感 - 肾上腺髓质系统。**应急反应**（emergency reaction）是指机体遭遇特殊紧急情况时，如畏惧、焦虑、剧痛、失血、脱水、乏氧、暴冷、暴热及剧烈运动等，交感 - 肾上腺髓质系统功能紧急动员，E 与 NE 分泌大量增加的过程。在应急反应中，E 与 NE 的分泌大量增加，有利于增强机体主动适应环境或与环境紧急变化做斗争的能力。例如它们作用于中枢神经系统，提高其兴奋性，使机体处于警觉状态，反应灵敏；作用于呼吸系统，使呼吸加强、加快，肺通气量增加；作用于循环系统，使心跳加强、加快，心输出量增加，血压升高，血液循环加快；使肾脏、腹腔脏器血管收缩，而心、脑、骨骼肌等血管舒张，全身血液发生重新分配，有利于保证重要器官和活动器官的血液供应；使机体分解代谢增强，肝糖原分解，血糖升高，脂肪分解加速，血中游离脂肪酸增多，同时葡萄糖与脂肪酸氧化过程增强，提供更多的能量，以满足机体在紧急情况下急增的能量需求。引起应急反应的各种刺激，也是应激反应的刺激。两种反应同时发生，共同维持机体的适应能力。应急反应偏重于机体主动适应环境变化，提高机体对紧急情况的应变能力；而应激反应偏重于机体被动适应环境变化，提高机体对有害刺激的基础耐受能力。两种反应相辅相成，使机体适应环境变化的能力更加完善。

(二)肾上腺髓质激素分泌的调节

1. 交感神经的调节 肾上腺髓质受交感神经胆碱能节前纤维支配，其末梢释放 ACh，作用于嗜铬细胞上的 N_1 受体，引起 E 与 NE 的释放。若交感神经兴奋时间较长，还可使髓质激素合成所需的酶如酪氨酸羟化酶、多巴胺 β – 羟化酶以及 PNMT 的活性增强，促进 E 与 NE 的合成。

2. ACTH 与糖皮质激素的作用 ACTH 可直接或间接(通过引起糖皮质激素分泌)提高嗜铬细胞内催化儿茶酚胺有关合成酶的活性，促进儿茶酚胺的合成及分泌量。糖皮质激素可通过诱导多巴胺 β – 羟化酶与 PNMT 的表达，促进 E 与 NE 的合成。肾上腺皮质的血液流经髓质的解剖学特点有利于 ACTH 与糖皮质激素调节髓质激素的合成。

3. 自身反馈性调节 当嗜铬细胞内髓质激素合成到一定浓度时，可反馈抑制酪氨酸羟化酶的活性；E 合成增多时可抑制 PNMT 活性。反之，当髓质激素释放到血液后，嗜铬细胞内 NE 和 E 浓度减少时，上述合成酶的负反馈抑制解除，髓质激素的合成又增加。负反馈调节在一定程度上维持了 E 与 NE 合成和分泌的稳态。

另外，儿茶酚胺的分泌还受到机体代谢状态的影响。如低血糖时，嗜铬细胞分泌的 E 与 NE 增加，促进糖原分解，使血糖升高。

第六节　胰　岛

胰岛是散布于胰腺腺泡组织之间的内分泌细胞群，成年人胰腺含 100 万～200 万个胰岛。胰岛内分泌细胞至少可分为 5 种功能不同的细胞：其中 B 细胞数量最多，约占 70%，分泌**胰岛素**(insulin)；A 细胞(占 25%)，分泌**胰高血糖素**(glucagon)；D 细胞分泌生长抑素(SS)；D_1 细胞分泌**血管活性肠肽**(vasoactive intestinal peptide，VIP)；F 细胞数量很少，分泌**胰多肽**(pancreatic polypeptide，PP)。本节主要介绍胰岛素和胰高血糖素。

一、胰岛素

胰岛素是由 51 个氨基酸残基组成的蛋白质激素，分子质量为 5.8kDa，含有 A、B 两条肽链。A 链含 21 个氨基酸残基，B 链含 30 个氨基酸残基，A、B 链之间借两个半胱氨酸的二硫键连接。在 B 细胞内最先合成一个含 110 个氨基酸残基的前胰岛素原，在粗面内质网被水解为 86 肽的胰岛素原，在囊泡内胰岛素原再水解为分子数量相等的胰岛素与**连接肽**(connecting peptide，C 肽)。由于两者释放时同时入血，分泌量成平行关系，故测定 C 肽含量可反映 B 细胞的分泌功能。

正常人空腹状态下血清胰岛素浓度为 10μU/mL(69pmol/L 或 40ng/dL)，以结合型和游离型两种形式存在，二者保持动态平衡。只有游离型的胰岛素才有生物活性。胰岛素在血中的半衰期平均为 6min，主要在肝脏失活，肾脏和肌肉也有灭活作用。

(一)胰岛素的生物学作用

胰岛素是全面促进机体合成代谢、调节血糖浓度稳态的关键激素。

1. 调节糖代谢 胰岛素是体内降低血糖的唯一激素，其降低血糖的作用主要通过增加糖的去路和减少糖的来源实现。增加糖的去路有：①促进全身组织细胞，尤其是胰岛素敏感组织肝脏、肌肉和脂肪组织对血糖的摄取、贮存，并加以氧化和利用。②促进糖原合成并贮存，抑制分解。③促进葡萄糖转变为脂肪酸，贮存于脂肪组织。抑制糖异生有关酶的活性，抑制糖异生，以减少糖的来源。因此，胰岛素缺乏时，血糖浓度升高，如超过肾糖阈，尿中将出现葡萄糖，引起胰源性糖尿病。

2. 调节脂肪代谢 胰岛素促进脂肪酸和脂肪的合成与贮存，抑制脂肪的分解和利用，降低血中脂肪酸的浓度。具体表现为：①促进肝脏合成脂肪酸，并转运到脂肪细胞贮存。②促进脂肪细胞合成脂肪酸。③促进葡萄糖进入脂肪细胞，转化为 α - 磷酸甘油，并使脂肪酸与 α - 磷酸甘油合成三酰甘油。④抑制激素敏感性脂肪酶的活性，减少脂肪细胞中三酰甘油的分解。因此，胰岛素缺乏时，糖的利用减少，脂肪分解增强，脂肪酸大量增加，后者在肝内氧化生成大量的酸性酮体物质，可引起酮症酸中毒。由于大量脂肪酸氧化，产生乙酰辅酶 A，为胆固醇的合成提供了原料，加以肝脏利用胆固醇的能力降低，故胰源性糖尿病患者常伴有高胆固醇血症，易发生动脉硬化及心血管系统疾病。

3. 调节蛋白质代谢 胰岛素可促进蛋白质的合成和贮存，抑制蛋白质分解。胰岛素作用于蛋白质合成的三个环节：①促进氨基酸转运入细胞，与生长激素协同增加细胞对氨基酸的摄取。②加快细胞核内 DNA 的复制和转录，增加 mRNA 及蛋白质数量。③加强核糖体的功能，加速 mRNA 的翻译过程，使蛋白质合成增加。④抑制蛋白质的分解，减少氨基酸释放入血。此外，胰岛素还促进肝糖异生关键酶的降解，抑制糖异生，使原有用于糖异生的氨基酸用于合成蛋白质。

4. 对电解质代谢的作用 胰岛素可促进 K^+、Mg^{2+} 及磷酸盐进入细胞，参与细胞物质代谢。

5. 对生长的作用 胰岛素能增强蛋白质的合成，对机体的生长有促进作用，是重要的促生长因子，但胰岛素单独作用时对生长的促进作用并不强，只有与生长激素协同作用时，才能发挥明显的促生长效应。

(二)胰岛素的作用机制

胰岛素是通过细胞膜上的胰岛素受体发挥作用的。几乎体内所有的细胞膜上都有胰岛素受体，只是各类细胞上的胰岛素受体数差异很大，如每个红细胞上约有 40 个受体，而每个肝和脂肪细胞可有 20 万～30 万个以上受体。胰岛素受体属于酪氨酸激酶耦联受体，由两个 α 亚单位和两个 β 亚单位构成一个四聚体(图 9 - 12)。两个 α 亚单位之间靠二硫键连接，完全裸露在细胞膜外，是受体结合胰岛素的主要部位。α 与 β 亚单位之间靠二硫键结合，β 亚单位一次跨膜，膜内侧为蛋白激酶结构域，有酪氨酸蛋白激酶活性和多个酪氨酸残基。在胰岛素敏感的组织细胞胞质内存在两种胰岛素受体底物即 IRS - I 和 IRS - II。当胰岛素与受体结合后，可激活 β 亚单位上的酪氨酸蛋白激酶，并使酪氨酸残基磷酸化而活化，并与胞质内 IRS 结合，使 IRS 酪氨酸残基磷酸化而激活，激活的 IRS 与胞质内的靶蛋白(蛋白激酶)结合，使之激活。后者参与糖、脂肪、蛋白质的代谢，调节细胞的代谢与生长。

胰岛素受体介导的信号转导中许多环节障碍可导致胰岛素抵抗的发生，如 IRS - I 磷酸化异常或表达缺陷足可导致胰岛素抵抗，甚至引起 2 型糖尿病。胰岛素抵抗是胰岛素靶细胞对胰岛素敏感性下降，需要更大量胰岛素才能产生正常的生物效应。目前认为，胰岛素抵抗是导致糖尿病、高血压和高血脂等疾病发生发展的最重要最根本的原因之一。

(三)胰岛素分泌的调节

1. 血糖浓度的调节 血糖浓度是调节胰岛素分泌的最重要因素。胰岛 B 细胞对血糖浓度的变化非常敏感，血糖浓度升高，可直接刺激胰岛 B 细胞分泌胰岛素。反之，血糖浓度下降，胰岛素分泌减少，使血糖浓度在几分钟内即可恢复到正常水平。

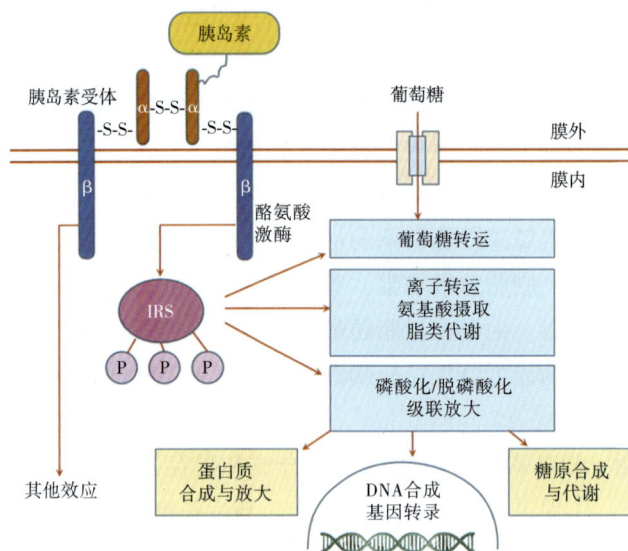

图 9 – 12　胰岛素作用机制模式图

葡萄糖刺激胰岛 B 细胞分泌胰岛素与 ATP/ADP 比率有关。在生理情况下，B 细胞膜中的**葡萄糖转运体** 2（glucose transport 2，GLUT2）转运葡萄糖进入胞内的量与血糖浓度成正比。进入 B 细胞的葡萄糖被磷酸化为 6 – 磷酸葡萄糖，并进一步氧化使 ATP 生成增加，ATP/ADP 比率增高，导致 ATP 敏感的 K^+ 通道关闭，使细胞膜去极化，激活电压门控 L 型 Ca^{2+} 通道，通过 Ca^{2+} 内流触发胰岛素的释放。

在持续高血糖的刺激下，胰岛素的分泌可分为三个阶段。第一阶段：血糖升高 5min 内，胰岛素分泌量几乎达到基础分泌水平的 10 倍，为 B 细胞内近质膜处的胰岛素贮存颗粒快速释放的结果。B 细胞内贮存的激素量不大，一般在此后的 5～10min 时胰岛素的分泌可下降 50%。第二阶段：前一阶段结束，约在血糖升高 15min 后，出现胰岛素分泌的第二次增多，并在此后的 2～3 h 达到一个平稳的分泌高峰。此阶段胰岛素的分泌量大，分泌速率可大于前一阶段，且持续时间较久，是由 B 细胞内远离质膜处的分泌颗粒中的胰岛素和新合成的胰岛素共同释放所致。第三阶段：若高血糖持续一周左右，胰岛素的分泌可进一步增加，这是由于长时间的高血糖刺激 B 细胞增殖所致。

2. 氨基酸和脂肪酸的调节　血中氨基酸（特别是精氨酸和赖氨酸）增加，可刺激胰岛 B 细胞分泌胰岛素。但氨基酸单独作用时，刺激作用轻微；若氨基酸和血糖水平都增高时，刺激作用协同，胰岛素分泌成倍增加。脂肪酸和酮体也能刺激胰岛素分泌，但作用较弱。

长期的高血糖、高氨基酸和高血脂可持续地刺激胰岛素分泌，导致 B 细胞功能衰竭，胰岛素分泌减少，引起糖尿病。

3. 激素对胰岛素分泌的调节

（1）胃肠激素　某些胃肠激素如促胃液素、促胰液素、缩胆囊素可通过升高血糖刺激胰岛素分泌。十二指肠黏膜 K 细胞分泌的抑胃肽（GIP）是最重要的肠促胰岛素分泌因子。进食后血糖升高和小肠吸收的氨基酸、脂肪酸及盐酸等都能刺激 GIP 的释放，促进胰岛素分泌。由于食物尚在肠道，通过胃肠激素刺激，胰岛素分泌已增多，为即将从肠道吸收的营养物质的利用和贮存做好准备。

（2）胰岛激素　胰岛 D 细胞分泌的生长抑素和胰岛 A 细胞分泌的胰高血糖素，均可通过旁分泌作用于邻近的 B 细胞。生长抑素抑制 B 细胞分泌胰岛素。胰高血糖素刺激 B 细胞分泌胰岛素，也可升高血糖间接刺激 B 细胞分泌胰岛素。

（3）其他激素　生长激素、糖皮质激素及甲状腺激素有升高血糖作用，后者刺激胰岛素分泌。如长期大剂量应用这些激素，有可能使 B 细胞衰竭而导致糖尿病。

此外，促进胰岛素分泌的激素还有 TRH、GHRH、CRH、VIP 和胰高血糖样肽 – 1（GLP – 1）等，抑制胰岛素分泌的激素有肾上腺素、神经肽 Y、胰腺细胞释放抑制因子、瘦素等。

4. 神经调节　胰岛受迷走神经和交感神经双重支配。迷走神经兴奋时释放 ACh，作用于胰岛 B 细胞的 M 受体促进胰岛素分泌，此作用可被阿托品阻断。迷走神经兴奋也可通过刺激胃肠激素释放，间接引起胰岛素的分泌。交感神经兴奋时释放 NE，作用于 B 细胞上的 α_2 受体抑制胰岛素分泌。若阻断 α_2 受体，NE 可通过 β_2 受体刺激胰岛素分泌。

二、胰高血糖素

胰高血糖素是由胰岛 A 细胞分泌的含 29 个氨基酸残基的直链多肽，分子量约 3.5kDa。胰高血糖素在血清中浓度为 50～100ng/L，血浆中的半衰期为 5～10min，主要在肝脏失活，肾脏也有降解作用。

（一）胰高血糖素的生物学作用

胰高血糖素是一种促进分解代谢的激素，主要靶器官是肝脏。胰高血糖素促进肝糖原分解、减少肝糖原合成及增强糖异生作用，使血糖水平明显升高。胰高血糖素还可激活脂肪酶，促进脂肪分解，同时又可加强脂肪酸 β – 氧化，使酮体生成增多。胰高血糖素还抑制蛋白质的合成。

另外，胰高血糖素可通过旁分泌作用，促进胰岛素和生长抑素的分泌。药理剂量的胰高血糖素可使心肌细胞内 cAMP 增加，增强心肌的收缩能力。

（二）胰高血糖素分泌的调节

1. 血糖和氨基酸的调节　影响胰高血糖素分泌的因素很多，血糖浓度是最重要的因素。血糖降低时，胰高血糖素分泌增加，血糖升高时，胰高血糖素分泌减少。血中氨基酸能刺激胰岛素释放，使血糖降低，但氨基酸也能促进胰高血糖素的分泌，使血糖升高，这对于防止胰岛素分泌增多引起的低血糖有一定的生理意义。

2. 激素的调节　胰岛素可通过降低血糖浓度，间接刺激胰高血糖素的分泌；胰岛素和生长抑素可通过旁分泌作用于邻近的 A 细胞，直接抑制胰高血糖素的分泌；缩胆囊素、促胃液素可促进胰高血糖素的分泌，而促胰液素抑制胰高血糖素的分泌。

3. 神经调节　交感神经兴奋，释放 NE，作用 A 细胞上的 β 受体，促进胰高血糖素分泌。迷走神经兴奋，释放 ACh，作用 A 细胞上的 M 受体抑制胰高血糖素分泌。

第七节　其他激素

除上述内分泌腺分泌的激素之外，体内还有一些散布在各种组织中的内分泌细胞也能分泌一些激素，如胃肠道分泌的胃肠激素、心房肌细胞分泌的心房利尿钠肽、肾脏分泌的促红细胞生成素等，它们已在相关章节中叙述。本节主要叙述前列腺素、褪黑素和瘦素。

一、前列腺素

前列腺素（prostaglandin，PG）是广泛存在于人和动物体内的一组重要的组织激素，因其首先在精液中被发现和首先从前列腺提取而得名。PG 由一个五碳环和两条 20 个碳原子构成的不饱和脂肪酸侧链组成。根据其分子结构的不同，可把 PG 分为 A、B、D、E、F、G、H、I 等类型，每种类型又有多种亚型。除了 PGA_2 和 PGI_2 以循环激素的形式发挥作用外，其他类型的 PG 代谢极快，半衰期为 $1 \sim 2min$，只能在组织局部发挥调节作用，视为**组织激素**（tissue hormone）。

PG 的生物学作用极为广泛而复杂，几乎对机体各个系统的功能活动均有影响。例如血小板产生的 TXA_2 能使血小板聚集，使血管收缩，而 PGI_2 与 TXA_2 的作用相反，可抑制血小板的聚集，使血管舒张。PGE_2 使支气管平滑肌舒张，相反，PGF_2 使支气管平滑肌收缩。PGE_2 抑制胃酸分泌；增加肾血流量，促进肾脏排水和排钠。

二、褪黑素

褪黑素（melatonin，MT）是松果体以色氨酸为原料合成并分泌的激素。1959 年，Lerner 从牛松果体提取物中分离出一种能使青蛙皮肤褪色的物质，命名为褪黑素，其化学名称为 N – 乙酰基 – 5 – 甲氧基色胺。MT 的分泌表现出明显的昼夜节律变化，白天分泌减少，黑夜分泌增加。人类褪黑素分泌与年龄有关，出生后 3 个月开始分泌，6 岁达到高峰，$6 \sim 8$ 岁降至 70%，青春发育期以后，随年龄增长分泌逐渐减少。老年人分泌水平更低，尤其以夜间最低。

（一）褪黑素的生物学效应

MT 具有广泛的生物学作用，对生殖、内分泌、人体衰老、免疫、生物节律等功能都有调节作用。

1. 抑制下丘脑 – 腺垂体 – 靶腺轴　MT 通过抑制下丘脑 – 腺垂体 – 靶腺轴从而影响性腺、甲状腺和肾上腺皮质功能。切除幼年动物的松果体，性腺、甲状腺和肾上腺均明显增大；表现为性腺功能活动增强；甲状腺的摄碘作用增强；血浆皮质酮和醛固酮含量升高，并诱发实验性高血压。研究表明，MT 抑制性腺的发育和活动，与性激素含量之间呈负相关，因而有人认为 MT 在青春期有抗性腺作用，儿童患松果体肿瘤会引起性早熟。

2. 调节生物节律，促进睡眠　下丘脑视交叉上核是控制昼夜节律的生物钟，视交叉上核的神经元有褪黑素受体（MT 受体），MT 可作为一个内源性因子作用于视交叉上核调控昼夜节律，使 MT 的昼夜分泌节律与睡眠的昼夜时相一致。实验也表明，给予生理剂量的 MT 有促进人和哺乳动物睡眠的作用，因此认为 MT 是睡眠的促发因子，可改善各种生物节律性失眠。MT 的催眠作用可能与其使脑内抑制性递质 γ – 氨基丁酸增加有关。

3. 对免疫系统的作用　MT 可增强机体免疫力。在胸腺、脾脏和淋巴细胞上，有 MT 受体。MT 与 MT 受体结合可使免疫细胞分裂、增殖；体内 IgM 和 IgG 的含量增多；IL – 2 的合成加强；诱导辅助 T 细胞活性增强，从而增强机体免疫应答反应。

4. 抗衰老作用　MT 是迄今所发现的最强的抗氧化物。MT 由于其高脂溶性可通过各种生物膜进入细胞，直接清除氧自由基，以对抗氧自由基以及过氧化脂质的氧化损伤，维护线粒体的功能。MT 的抗氧化作用是谷胱甘肽的 5 倍，是维生素 E 的 3 倍。由于老年人清除体内自由基的过氧化物酶减少，自由基在体内的积聚是衰老的因素之一。因此，MT 通过加强免疫功能和清除氧自由基功能，可产生抗衰老作用。实验也表明，给予 MT 可在一定程度上延缓衰老，并减少老年病的发生。

（二）褪黑素的分泌调节

松果体分泌 MT 具有明显的昼夜节律，即白天分泌减少，夜晚分泌增多。松果体的这种节律性分泌有其内源性的因素，也受环境、光照的干扰。这个内源性的因素来自脑内的生物钟，即下丘脑的视交叉上核。光刺激的信息可通过视网膜 – 下丘脑束作用于视交叉上核，调整松果体的分泌节律与昼夜节律一致。在夜间，视交叉上核发出冲动，经下丘脑的内侧前脑束到中脑被盖，再经被盖脊髓束至脊髓胸段侧角的交感中枢换元，交感神经节前纤维到颈上神经节换元，交感神经节后纤维支配松果体。其释放的 NE 与松果体细胞上的 β_1 受体结合，通过受体 – Gs–AC–cAMP–PKA 途径，促进 MT 的合成和分泌。若毁损视交叉上核，上述效应将完全消失。在白昼光刺激下，视网膜的传入冲动可抑制交感神经的活动，使 MT 合成和分泌减少。

三、瘦素

瘦素（leptin）是由机体**肥胖基因**（obese gene）编码产生的 167 个氨基酸残基组成的蛋白质。其中 21 个氨基酸残基为信号肽，故循环血液中的瘦素由 146 个氨基酸残基组成，分子量为 16kDa。瘦素主要由白色脂肪组织分泌，褐色脂肪组织、胎盘、肌肉和胃黏膜也可以少量合成。

1. 瘦素的生物学效应　瘦素具有调节摄食、体内脂肪贮存量和维持机体能量平衡的作用。瘦素可通过三条途径发挥作用：①作用于下丘脑弓状核，抑制食欲，减少摄食量。如临床研究发现，瘦素缺乏将导致机体因摄食过量而肥胖。实验给缺少瘦素而有遗传性肥胖的小鼠每天注射瘦素，4 天后小鼠的进食量减少 60%，1 个月后体重下降 40%；给正常小鼠注射瘦素，体重也下降 12%。可能瘦素发出脂肪贮存饱和的信号，由外周传入中枢神经系统（主要是下丘脑），触发摄食减少和增加机体能量消耗。②直接作用于脂肪细胞，抑制脂肪的合成，降低体内脂肪的贮量。③动员体内脂肪贮存的能量转化和释放。因此，瘦素在降低食欲的同时增加能量消耗，导致更多的脂肪燃烧，降低体内脂肪沉积，避免肥胖的发生。此外，瘦素还具有广泛的生物学效应，参与生殖、神经内分泌、造血、胚胎发育及免疫等多种生理过程。

2. 瘦素的作用机制　瘦素通过瘦素受体（ob – R）介导发挥生物效应。下丘脑存在瘦素敏感的神经元，是瘦素作用的主要靶点。下丘脑多个核团/脑区可表达一种或多种摄食相关神经肽和（或）神经递质，包括：①促食欲肽：**神经肽 Y（NPY）**、**刺鼠肽基因相关蛋白**（agouti – gene – related protein，AGRP）、**食欲肽**（orexin）和**神经节肽**（galanin）等。②致厌食肽：**前阿黑皮素**（POMC）、α – 黑色素细胞刺激素（α – MSH）、可卡因 – 苯丙胺 – 调节的转录体（CART）、缩胆囊素（CCK）等。瘦素可与神经元上的 ob – R 结合，通过 JAK – STAT 途径进行信号转导，影响上述神经肽的表达。可能通过两种机制激活下丘脑弓状核食欲减退性的前阿黑皮素原（POMC）神经元：一是借助一种非特异性的阳离子通道（K_{ATP} 通道），使 POMC 神经元放电频率增多；二是解除 NPY 对 POMC 神经元的抑制作用，从而间接激活 POMC 神经元，抑制摄食。

3. 瘦素分泌的调节　①体内的脂肪储量是影响瘦素分泌的主要因素。体脂储量增加，瘦素分泌增多。禁食时，血清瘦素浓度降低，进食时瘦素浓度增加。因此，在机体能量的摄入与消耗取得平衡的情况下，瘦素的分泌量可反映体内脂肪贮量的多少。②瘦素的分泌具有昼夜节律，夜间分泌水平升高，白天分泌减少。③胰岛素和肾上腺素也可刺激脂肪细胞分泌瘦素。研究也发现，多数肥胖者伴有血清瘦素水平升高，该现象提示肥胖者可能存在"瘦素抵抗"。

第八节　中医学五脏与内分泌

中医学五脏包括肾、肺、心、肝、脾。虽然中医学有关五脏生理功能的内容没有提及内分泌系统、激素等方面的理论，但现代研究表明，内分泌系统、激素的功能与中医学五脏的生理功能关系十分密切。

一、肾与内分泌系统的相关研究

中医学肾的主要功能包括藏精、主水、主骨生髓和主纳气，都与内分泌系统有一定的关系。

肾藏精是指肾有闭藏精气的作用，包括闭藏先天之精和后天之精。肾中精气的生理功能之一是促进机体的生长、发育和逐步具备生殖能力。《素问·上古天真论》描述的以女子七、男子八为基数递进的生长、发育、衰老曲线指出了机体生、长、壮、老的自然盛衰规律，体现了肾所藏之精气为生命之本，决定着机体的生长发育。西医学的观点认为，机体某些激素如生长激素、甲状腺激素、性激素等可调控机体不同生长阶段中的生长、发育过程，分泌异常可导致机体生长发育障碍；而生长激素、甲状腺激素、性激素等的分泌与下丘脑的神经内分泌活动有关，受下丘脑－腺垂体－甲状腺轴、下丘脑－腺垂体－性腺轴、下丘脑－腺垂体－肾上腺皮质轴的活动调节。现已有大量研究发现，肾虚（尤其是肾阳虚）证患者在上述下丘脑－垂体－靶腺功能轴上有不同环节、不同程度的功能紊乱存在，是神经内分泌系统中的一种隐潜性变化。如多项研究发现，肾阳虚患者尿 $17-$ 羟皮质醇含量、血浆 ACTH 浓度普遍低于正常人，肾上腺皮质分泌对 ACTH 刺激的反应延迟；T_3、T_4、TSH 值低于正常人，TRH 兴奋试验约半数呈延迟反应；肾阳虚男性血浆 E_2 和 LH 偏高，睾酮（T）值低于正常人，E_2/T 比值明显升高，LRH 兴奋试验半数呈延迟反应，两项指标与老年组无显著差异；肾阳虚女性多伴有血浆 LH、FSH、E_2、P、T 等水平明显下降，子宫内膜雌激素受体表达量下调；经温补肾阳治疗后上述指标大多能恢复正常。肾虚证动物模型的腺垂体在生长激素、促甲状腺激素、促肾上腺皮质激素分泌细胞发生形态学改变的同时，促性腺激素的分泌细胞也出现粗面内质网与高尔基体扩张、线粒体空化、核固缩等超微结构的损伤，提示在全身性代谢功能发生障碍的同时，性腺功能也受到负面影响，产生性腺的发育障碍或性功能减退。由此推论肾阳虚证的主要发病环节为下丘脑（或更高中枢）的调节功能紊乱；肾阳虚证的外象意味着下丘脑－垂体及其某个靶腺轴上有一定程度的未老先衰；老年人的衰老为生理性肾虚。因此，人体的生长、发育受激素调控，与中医学肾的功能密切相关。

肾主水液功能中生成尿液的过程与西医学中肾脏生成尿液的过程以及尿生成调节理论相符，其中有多种内分泌激素参与调节。如下丘脑视上核分泌的抗利尿激素（ADH）可作用于肾集合管管壁细胞，增强其对水的通透性，使水重吸收增加；肾脏分泌肾素，通过肾素－血管紧张素－醛固酮系统（RAAS），促进肾上腺皮质分泌醛固酮（ADL），后者作用于肾远曲小管和集合管，促进远曲小管和集合管保 Na^+、排 K^+、保 H_2O、保 Cl^- 等。此外，中医学的肾包括现代解剖学上肾上腺的功能，在肾上腺皮质激素中，糖皮质激素和盐皮质激素也可直接影响到肾的泌尿功能。

肾主骨生髓，是指肾精具有促进骨骼生长发育与化生骨髓、脊髓和脑髓的作用。中医学认为肾中精气充盈，骨髓、脊髓和脑髓得以充养。髓得所养，骨骼坚固有力，脑发育健全，思维敏捷。反之，肾中精气不足，骨髓生化无源，不能营养骨骼，则出现小儿囟门迟闭、骨软无力及老年人骨质脆弱、易骨折等；髓海空虚，脑失所养，则出现头昏、耳鸣、眩晕等。从现代生理学知识来看，肾脏通过自身的内分泌功能和体内多种激素的互相作用，直接或间接影响着骨骼的生长发育。肾对骨的作用可通过肾脏"保钙排磷"和活化 $VitD_3$ 作用来解释。在正常情况下，肾小管在甲状旁腺激素和降钙素的调节下，进行钙的重吸收和磷的排泄；在近端小管上皮细胞的线粒体中有 1α -羟化酶，可进一步将经肝羟化的 $25-(OH)-D_3$ 再次羟化形成 $1,25-(OH)_2-D_3$，该物质具有高度的生物活性，能促进肠道、肾脏对钙磷的吸收，从而促进骨钙的沉积与骨的形成。根据中医学传统理论，肾精可以化生血液，血液滋养骨骼，促进骨骼的生长、代谢。西医学研究证明，肾脏合成与分泌促红细胞生成素，能够有效刺激骨髓的造血功能，从而提高红细胞的数量及其携带氧的能力。此外，生长激素、甲状腺激素、糖皮质激素等都在肾与骨之间建立了密切的联系。临床在治疗骨科疾病的时候，如果以"肾主骨"理论为指导，注意补肾填精，往往可以收到事半功倍的疗效。关于老年性痴呆的发病机制，中医学医家普遍认可的是肾精亏少、髓海渐空，治疗多采用补肾填精，或辅以活血化痰通络，都取得了较好的疗效。现代研究认为，补肾中药通过对神经-内分泌-免疫网络的调节，改善神经干细胞增殖分化的内环境，保护神经元，从而预防痴呆的发生或者改善痴呆的症状。有学者提出神经干细胞是肾精的物质体现，是肾精在细胞层次的存在形式；并提出"肾藏精的现代实质在于局部微环境依赖的干细胞自我调控系统，受以性激素系统为中心的全身神经内分泌系统调控"的假说。

二、心与内分泌系统的相关研究

心房肌细胞分泌的心房利尿钠肽(ANP)具有很强的选择性利尿、扩血管等作用，可作用于集合管，增加对 NaCl 的排出，增加肾血流量和肾小球滤过率，抑制 ADH 和 RAAS，调节体内水盐代谢和血容量。这从一个方面印证了中医学"心肾相交""水火既济"的理论。ANP 还可能是"心主神明"的物质基础之一。心主神明，是指心有统帅全身脏腑经络、形体官窍的生理活动和主司精神、意识、思维、情志等心理活动的功能。如《素问·灵兰秘典论》曰："心者，君主之官也，神明出焉。"许多学者在临床观察中发现，不同病因所致心源性休克、高血压性心脏病并发高血压脑病引起神志精神症状出现十分常见；另一方面，精神刺激或神志改变可以导致心悸、怔忡、胸痛等心经病证，诱发心律失常、心力衰竭、心绞痛发作，甚至心跳骤停或猝死。研究发现，ANP 除利尿、扩血管外，还具有促进大脑功能活动及把心脏的指令传到全身(包括大脑)，使人具有整体协调能力的功能。如果缺乏 ANP，人就会反应迟钝、精神萎靡。最新研究发现，脑内可检测出 ANP 的特异受体。

此外，有学者研究发现心脏分泌的一种新激素 Proper ANP56-92，它与 ANP 同时存在于细胞中，但是结构及作用与 ANP 都不相同，说明心脏通过各种神经体液调节系统影响思维等高级神经活动；还发现心脏分泌一种有选择性作用的 P 物质(肠物质)，这将为"心合小肠"的微观辨证提供有益的参考。

对慢性心力衰竭(CHF)的病理生理学研究也发现，在心力衰竭发展过程中存在着神经内分泌激素-细胞因子网络系统的长期、慢性激活，继而导致心肌重构，后者又进一步激活神经内分泌激素-细胞因子网络系统。如 ANP、BNP(B 型脑利钠肽)分别主要贮存于心房和心室，其分泌量随心腔内压力的高低变化。发生 CHF 时，心室壁张力增加，血浆 ANP、BNP 水平升高，生理效应却明显降低，其增高程度与心衰的严重程度呈正相关。因此，血浆 ANP、BNP 水平可作为评定心衰进程和预后的指标。CHF 时心肌缺血缺氧及血流动力学负荷过重可激活心肌细胞和心肌局部的单核巨噬细胞，导致心肌合成 $TNF-\alpha$ 增加。$TNF-\alpha$ 的异常表达可增加多种炎性介质(如 iNOS、IL-1β、IL-6等)的合成与分泌，促发心肌细胞凋亡，参与和加重心室重构。

除上述肾、心与内分泌系统联系的研究较多外，关于其他脏器的内分泌功能也有研究。如肺通调水道的功能可能与肾素 – 血管紧张素 – 醛固酮系统（RAAS）、前列腺素（PGE）、ADH、血管紧张素 Ⅱ（AT Ⅱ）等激素有关；肝主疏泄可表现为肝对激素的转化、灭活及排出体外过程；脾主运化功能中胃肠激素、脑 – 肠肽等的影响等。

复习思考题

1. 何谓内分泌系统和激素？激素作用的一般特性有哪些？

2. 试述下丘脑与垂体之间的结构和功能联系。

3. 腺垂体分泌哪些激素？请说出与其相对应的下丘脑调节肽名称。

4. 试说明神经垂体分泌的激素、主要生理功能及分泌调节因素。

5. 生长激素的生理作用是什么？其幼年和成年时期分泌异常将产生怎样的后果？

6. 试述 T_3 和 T_4 的生物学作用及其分泌调节。其分泌过多或过少会引起哪些疾病和症状？

7. 食物中长期缺碘，为什么会导致甲状腺肿大？

8. 甲状旁腺和甲状腺 C 细胞分泌什么激素？其主要作用是什么？血钙浓度是怎样维持相对稳定的？

9. 长期使用糖皮质激素的患者为何不能骤然停药？

10. 根据糖皮质激素的生理作用，推断其分泌过多或过少的患者分别可能出现哪些症状？

11. 胰岛素缺乏的患者，三大物质代谢发生怎样变化？

12. 体内调节糖类、脂肪和蛋白质代谢的激素有哪些？各起什么作用？

　　生殖(reproduction)是生物体发育成熟后，产生与其自身相似的子代个体的生理过程，是生物种系繁衍的重要生命活动。通过生殖，种族得以延续，遗传密码得以代代相传，生物得以进化。在高等动物，生殖过程由两性生殖系统的共同活动来完成，包括两性生殖细胞的形成、受精、着床以及胚胎发育和分娩等重要环节。

　　中医学对人体生殖也有独到的认识，认为肾与生殖的关系最为密切。肾藏先天之精，主生殖，为人体生命之本原，故称肾为"先天之本"；肾通过经脉经筋统属生殖器官，又通过开窍前阴而主导生殖器官。女性和男性的内生殖器官分别称为女子胞和精室。《类经·藏象类》曰："阴阳交媾，胎孕乃凝，所藏之处，名曰子宫。"而精室的主要生理功能是生精、藏精和排精。

第一节　男性生殖

　　男性的主性器官是睾丸，附性器官有附睾、输精管、精囊腺、前列腺、尿道球腺和阴茎等。睾丸具有双重功能：生成精子和分泌性激素。附睾和输精管等具有使精子成熟及营养、贮存、运输、排放的作用。睾丸的功能受下丘脑-腺垂体-睾丸轴的调节。

一、睾丸的生精功能

　　睾丸主要由曲细精管和间质细胞组成。曲细精管是精子发生和发育成熟的场所，其上皮由生精细胞和支持细胞构成。原始的生精细胞是精原细胞，紧贴于曲细精管的基膜上。生精是指精原细胞经过一系列有丝分裂和减数分裂发育为成熟精子的过程。睾丸生精从青春期开始，一个生精周期经历精原细胞→初级精母细胞→次级精母细胞→精子细胞→精子，全过程历时两个半月。在曲细精管管壁中，不同发育阶段的生精细胞均贴附着支持细胞，由基膜至管腔顺序排列，直至成熟精子脱离支持细胞进入管腔(图10-1)。

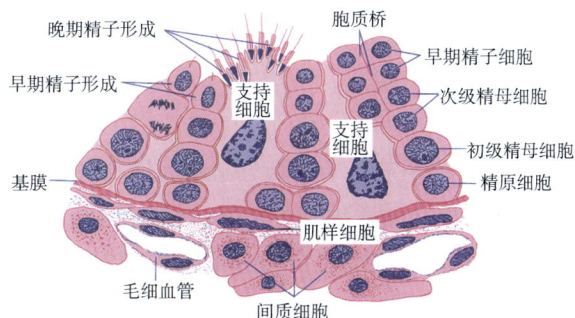

图10-1　睾丸曲细精管的生精过程示意图

支持细胞对各级生精细胞起着保护与支持作用，并为生精细胞的分化发育提供必要的营养物质和适宜的微环境。相邻支持细胞基底膜间的"紧密连接"参与形成的**血 – 睾屏障**（blood – testis barrier），既能防止血液中的有害物质进入曲细精管损害生精细胞，又能防止生精细胞的抗原物质进入血液循环而引起自身免疫反应。

新生的精子被释放入曲细精管管腔内，其本身并没有运动能力，而是靠小管外周肌样细胞的收缩和管腔液的移动运送至附睾内，在附睾内进一步成熟，并获得运动能力和受精能力。附睾仅贮存少量的精子，大量的精子则贮存于输精管及其壶腹部。精子与附睾、精囊腺、前列腺和尿道球腺的分泌物混合形成**精液**（semen）。正常男子每次射出精液 3 ~ 6mL，每毫升精液含 0.2 亿 ~ 4 亿个精子，当精子数少于 0.2 亿个时，不易使卵子受精。睾丸内的温度也影响生精过程，精子生成的适宜温度较腹腔内温度约低 2℃。隐睾症患者因睾丸停留在腹腔或腹股沟内，可导致生精障碍。另外，吸烟、酗酒、辐射、机体感染、创伤、内分泌失调等均可导致精子畸形率增加，严重者可导致不育。

二、睾丸的内分泌功能

睾丸间质细胞分泌雄激素，主要为**睾酮**（testosterone，T）。支持细胞能分泌**抑制素**（inhibin）。

睾酮是类固醇激素，进入靶组织可以直接发挥作用，也可以在其靶器官（如附睾和前列腺）内被 5α – 还原酶转变为活性最强的双氢睾酮，再与靶细胞内的受体结合，通过调节靶细胞的基因表达过程而发挥作用。血液中 2% 的睾酮是游离的，只有游离的睾酮才有生物活性，98% 的睾酮与血浆蛋白结合，作为血浆中的贮存库。睾酮主要在肝脏灭活，最后以 17 – 酮类固醇结合型形式由尿排出，少量经粪便排出。血浆中少量的睾酮还可被转变为雌激素。正常男性在 20 ~ 50 岁时，睾酮的分泌量最高，50 岁以后随年龄增长，睾酮的分泌量逐渐减少。

睾酮的生理作用包括：

1. 维持生精作用。睾酮自间质细胞分泌后，进入曲细精管，直接或先转变为双氢睾酮，再与生精细胞的雄激素受体结合，促进精子的生成。

2. 影响胚胎性别分化，促使男性第一性征形成。

3. 促进青春期生殖器官的生长发育，并使其维持成熟状态；促进男性第二性征的出现；维持正常的性欲。

4. 促进蛋白质合成，特别是肌肉和生殖器官的蛋白质合成；促进骨骼生长与钙、磷沉积；促进红细胞生成等。

一般认为双氢睾酮与青春期男性外生殖器、前列腺和皮肤毛发的生长关系密切，而睾酮则与肌肉的发育和性欲的维持关系密切。

抑制素是睾丸支持细胞分泌的糖蛋白激素，对腺垂体的 FSH 合成与分泌有很强的抑制作用，而生理剂量的抑制素对 LH 分泌却无明显影响。

三、睾丸功能的调节

1. 下丘脑 – 腺垂体对睾丸活动的调节　下丘脑分泌的促性腺激素释放激素（GnRH）经垂体门脉系统到达腺垂体，促进腺垂体促性腺激素细胞合成并分泌 FSH 和 LH。前者作用于曲细精管的支持细胞促进睾丸的生精功能；后者通过 G 蛋白介导的跨膜信号转导作用促进间质细胞分泌睾酮，以维持精子的生成。

睾丸的生精过程受 FSH 和 LH 的双重调节。FSH 与支持细胞膜上的 FSH 受体结合后，经

cAMP – PKA 系统，促进精子生成；LH 通过促进睾酮的合成和分泌间接调节精子的生成。因此，FSH 起着始动生精作用，而睾酮则有维持生精的作用。FSH 还可促进支持细胞分泌**雄激素结合蛋白**（androgen–binding protein，ABP），ABP 与睾酮或双氢睾酮结合转运至曲细精管内，提高曲细精管内局部雄激素的浓度，有利于生精过程。实验证明，幼年动物摘除垂体后，睾丸及附性器官不能发育成熟，呈幼稚状态；成年雄性动物垂体被摘除后，睾丸及附性器官发生萎缩，生精过程停止，睾酮分泌减少。

2. 睾丸激素对下丘脑 – 腺垂体的反馈调节 当血液中睾酮升高到一定浓度后，又可作用于下丘脑和腺垂体，抑制 GnRH 的分泌，进而抑制 LH 的分泌，产生负反馈调节作用，从而维持睾酮浓度的相对稳定。此外，FSH 作用于支持细胞分泌的抑制素对腺垂体的 FSH 分泌亦有负反馈调节作用。

由此可见，一方面下丘脑 – 腺垂体能调节睾丸的功能，另一方面睾丸分泌的激素又能负反馈调节下丘脑和腺垂体的分泌活动，从而构成了下丘脑 – 腺垂体 – 睾丸轴（图 10 – 2）。

3. 睾丸内的局部调节 睾丸内各种细胞分泌的多种肽类、白细胞介素、免疫因子等也可以旁分泌或自分泌的方式在局部调节睾丸的功能。

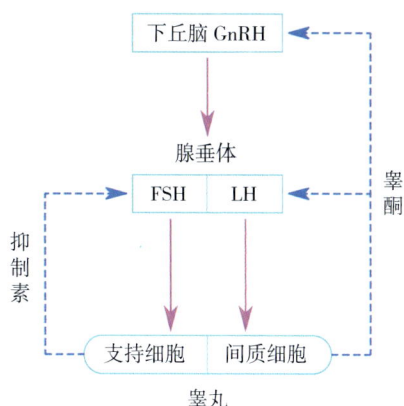

图 10 – 2 下丘脑 – 腺垂体 – 睾丸轴
实线为促进；虚线为抑制

四、男性的性反应

人在精神上或肉体上受到有关性的刺激时，性器官和其他一些部位会出现一系列变化，称为**性兴奋**（sexual excitation），即性反应。而**性行为**（sexual behavior）主要是指在性兴奋的基础上，男女两性发生性器官接触，即**性交**（sexual intercourse）的过程。在人类，性行为除保证种族繁衍的目的外，尚能满足人类性生理和性心理的需要。

男性的性反应除心理性活动外，主要表现为阴茎勃起和射精。

阴茎**勃起**（erection）是指受到性刺激时阴茎迅速胀大、变硬并挺伸的现象，是心理活动和外生殖器局部机械性刺激引起的反射活动。勃起时阴茎内动脉扩张，血流量明显增加（可达 80 ～ 200mL），且阴茎的静脉回流受阻起到维持勃起的作用，可使阴茎海绵体内的压力达到 75mmHg。

射精（ejaculation）是指男性性高潮时精液经尿道射出体外的反射过程。射精的同时伴有强烈的快感，即达到了**性高潮**（sexual orgasm）。射精后一段时间内，一般不能再次发生阴茎勃起和射精，称为不应期。不应期的长短与年龄和身体状况等多种因素有关。

第二节 女性生殖

女性的主性器官是卵巢，附性器官有输卵管、子宫、阴道及外阴等。卵巢也具有双重功能：产生卵子和性激素。女性生殖系统的活动在下丘脑 – 腺垂体 – 卵巢轴的调控下，呈现明显的周期性变化。

一、卵巢的生卵功能

卵子的生成始于胚胎期，出生时两侧卵巢约有 200 万个原始卵泡，青春期减少到 30 万～40 万个，到绝经期时就仅存几百个了。从青春期开始，每个月经周期有 15～20 个卵泡开始生长发育，但通常只有一个卵泡发育成为优势卵泡并成熟排卵，其余的卵泡均在不同的发育阶段发生凋亡并退化为闭锁卵泡。

原始卵泡由一个初级卵母细胞及其周围的单层卵泡细胞构成。进入青春期后，下丘脑分泌 GnRH 增多，使腺垂体 FSH 和 LH 的分泌也增多，在 FSH 的作用下，原始卵泡开始生长发育，颗粒细胞（卵泡细胞）由单层变成复层，同时分泌黏多糖包绕在卵母细胞周围形成透明带，紧贴透明带的颗粒细胞继续发育成柱状，在卵母细胞周围呈放射状排列，形成放射冠。颗粒细胞分泌的卵泡液逐渐增多，将颗粒细胞和卵细胞推向一侧，形成卵丘。此时，初级卵母细胞发育成为次级卵母细胞（成熟卵子）。卵泡的发育过程经历：原始卵泡→初级卵泡→次级卵泡→成熟卵泡（图 10-3）。

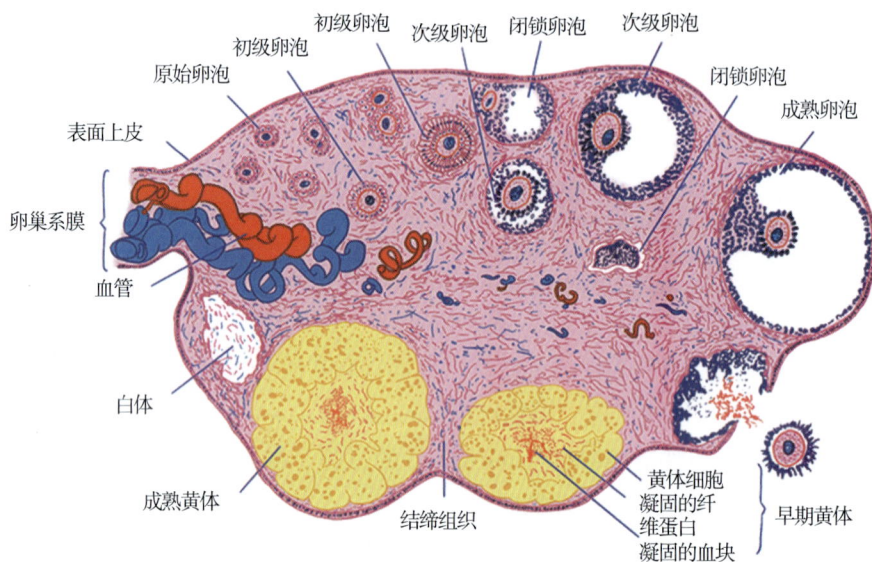

图 10-3 卵巢的生卵过程示意图

二、卵巢的内分泌功能

卵巢主要分泌雌激素和孕激素，也分泌抑制素和少量的雄激素。卵巢分泌的雌激素主要是雌二醇，孕激素主要为**孕酮**（progesterone）。血液中 95% 的雌二醇和 98% 的孕酮与血浆蛋白结合，其余是游离型。雌、孕激素主要在肝内降解，降解产物随尿液和粪便排出。肝功能障碍可导致体内雌激素水平升高。

双重细胞学说认为，雌激素是以雄激素为前体而合成的，卵泡的颗粒细胞和内膜细胞共同参与雌激素的合成。具体过程是：卵泡内膜细胞在 LH 的作用下促使胆固醇转变为雄激素，并扩散进入颗粒细胞。颗粒细胞在 FSH 的作用下使芳香化酶活性增强，进而使雄激素转变为雌激素（图 10-4）。内膜细胞和颗粒细胞均不能独自生成雌激素，雌激素的生成需要两种细胞、两种促性腺激素的共同作用才能完成。孕激素则主要由黄体细胞合成。雌、孕激素均属于脂溶性类固醇激素，可自由穿透细胞膜与膜内受体结合，通过调节靶细胞的基因表达过程而发挥生物学效应。

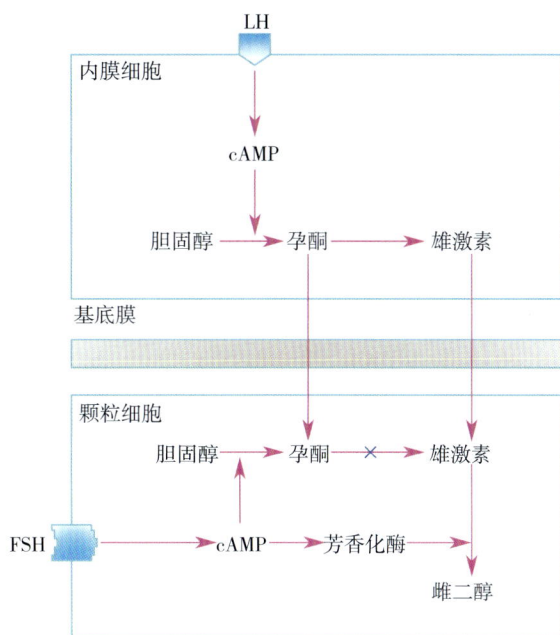

图 10-4　雌激素分泌的双重细胞学说示意图

(一)雌激素的生理作用

1. 对生殖器官的作用　①协同 FSH 促进卵泡发育,诱导排卵前 LH 峰的出现而引发排卵。②促进输卵管上皮细胞增生、分泌及输卵管运动,有利于精子与卵子的运行。③促进子宫的生长发育(青春期前雌激素分泌过少,生殖器官不能正常发育;雌激素分泌过多,则会出现性早熟现象;绝经后雌激素水平降低,生殖器官萎缩)。雌激素使子宫内膜增生,同时使子宫肌细胞增生肥大。在妊娠晚期提高子宫肌细胞的兴奋性以及对缩宫素的敏感性,有助于启动分娩。④使子宫颈分泌大量稀薄黏液,利于精子穿行。⑤使阴道上皮细胞增生和角化,细胞内糖原含量增加,糖原分解使阴道呈酸性(pH 4~5),利于阴道乳酸杆菌的生长,抑制其他微生物的繁殖,提高了阴道的抵抗力。

2. 对乳腺和副性征的影响　雌激素刺激乳腺导管和结缔组织增生,是青春期乳腺发育的主要激素。雌激素使全身脂肪分布呈现女性特征,并出现音调变高、骨盆宽大、臀部肥厚等特点。在人类,雌激素能增强女性的性欲。

3. 对代谢的作用　①在青春期刺激成骨细胞的活动,促进钙盐沉积,加速骨骼生长和骨骺的闭合;同时促进肌肉蛋白的合成,对青春期的生长发育起重要作用,故青春期早期女孩的生长较男孩快。②促进脂肪合成,降低血浆胆固醇水平,与绝经前女性心、脑血管疾病发生率较低有关。③促进醛固酮分泌,导致水、钠潴留。

(二)孕激素的生理作用

孕激素主要作用于子宫内膜和子宫平滑肌,为受精卵着床和维持妊娠做好准备。由于靶细胞内孕激素受体含量受雌激素调节,因此必须在雌激素作用的基础上,孕激素才能发挥作用。

1. 对子宫的作用　①使雌激素作用下增生的子宫内膜进一步增厚,并发生分泌期的变化,为孕卵着床提供适宜的环境。②降低妊娠期子宫肌细胞兴奋性及对缩宫素的敏感性,防止妊娠过程中子宫收缩(安胎作用)。③抑制母体对胎儿的免疫排斥反应。④使宫颈黏液减少、变稠,黏蛋白分子交织成网形成黏液栓，阻止精子通过。

2. 对乳腺的作用 促进乳腺腺泡发育，为分娩后泌乳做准备。

3. 产热作用 孕酮的代谢产物原胆烷醇酮可作用于下丘脑体温调节中枢，促进机体产热，使基础体温升高。在月经周期中，女性基础体温在排卵后升高 $0.5℃$ 左右，并维持到黄体期结束。临床上常将这一基础体温的双相变化作为判定有否排卵的标志之一。女性绝经或卵巢摘除后，这种双相体温变化消失，如果注射孕酮，则可引起基础体温的升高。

三、卵巢功能的调节

卵巢的周期性活动受下丘脑－腺垂体的调节，而卵巢分泌激素的周期性变化又使子宫内膜发生周期性改变，同时对下丘脑－腺垂体进行正、负反馈调节，形成**下丘脑－腺垂体－卵巢轴**（hypothalamus－adenohypophysis－ovaries axis）（图 10-5）。

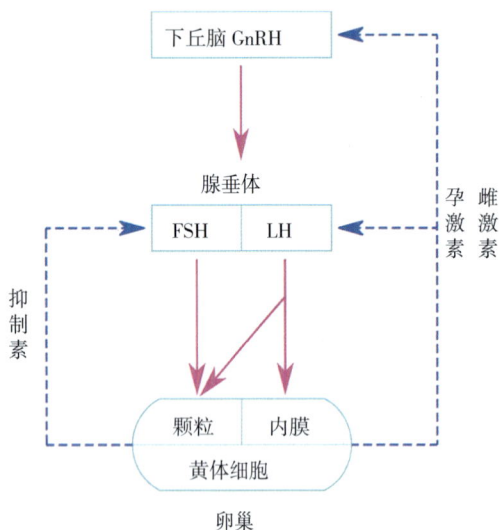

图 10-5 下丘脑－腺垂体－卵巢轴
实线为促进；虚线为抑制

女性进入青春期，下丘脑的 GnRH 分泌增多，腺垂体 FSH 和 LH 分泌也相应增多，使卵巢出现周期性变化，同时雌、孕激素分泌增多（详见月经周期）。雌、孕激素水平升高对下丘脑和腺垂体的功能还具有反馈性调节作用。一般认为，孕激素对下丘脑和腺垂体呈负反馈调节，即孕激素分泌增多时，腺垂体 FSH 和 LH 的分泌相应减少。雌激素的作用则比较复杂，在黄体期，雌激素水平增高时，主要以负反馈方式抑制腺垂体 LH 的分泌；但在卵泡成熟期，高浓度的雌激素以正反馈的方式促进下丘脑 GnRH 和腺垂体 LH 的释放。

四、月经周期

在卵巢周期性分泌雌、孕激素的影响下，子宫内膜发生周期性剥落、流血现象称为**月经**（menstrual phase）。两次月经之间的时间间隔称为**月经周期**（menstrual cycle）。月经周期的时间存在个体差异，一般为 21～35 天，平均 28 天，但每个女性自身的月经周期是相对稳定的。按照子宫内膜的变化特征可将月经周期分为三个时期：**月经期**（menstrual phase）为第 1～5 天；**增生期**（proliferative phase）为第 6～14 天；第 15～28 天为**分泌期**（secretory phase）。月经周期是子宫内膜在雌、孕激素周期性变化的影响下发生的周期性改变，为可能发生的妊娠做准备。45～55 岁的女性，卵巢功能衰退，月经不再出现，称为绝经。

卵巢的周期性变化是月经周期形成的基础。习惯上将卵巢周期以排卵为界线分为卵泡期（排卵前期）与黄体期（排卵后期）两个阶段。卵泡期对应月经期和增生期，黄体期对应分泌期。

（一）卵泡期（月经期和增生期）

在月经周期的第 1～5 天，由于血液中 LH 水平降低，黄体逐渐退化（寿命为 12～15 天）为白体，血中雌激素与孕激素浓度明显下降。子宫内膜失去雌、孕激素的支持，血管发生痉挛性收缩，随后子宫内膜脱落、流血，出现月经（图 10-6），这一期相当于卵泡期的早期。在月经周期的第 6～14 天，卵泡加速生长，颗粒细胞大量分泌雌激素，在逐渐增高的雌激素作用下，月经期后的子宫内膜增厚，腺体和血管增生、变长，但尚不分泌。至排卵前一天左右，血中雌激素浓度达到顶峰，在其正反馈作用下，下丘脑 GnRH 分泌增加，刺激 LH 与 FSH 的分泌，尤其以 LH 的分泌增加最为明显，形成 **LH 峰**（LH surge）。成熟卵泡在 LH 峰的作用下发生**排卵**（ovulation）。

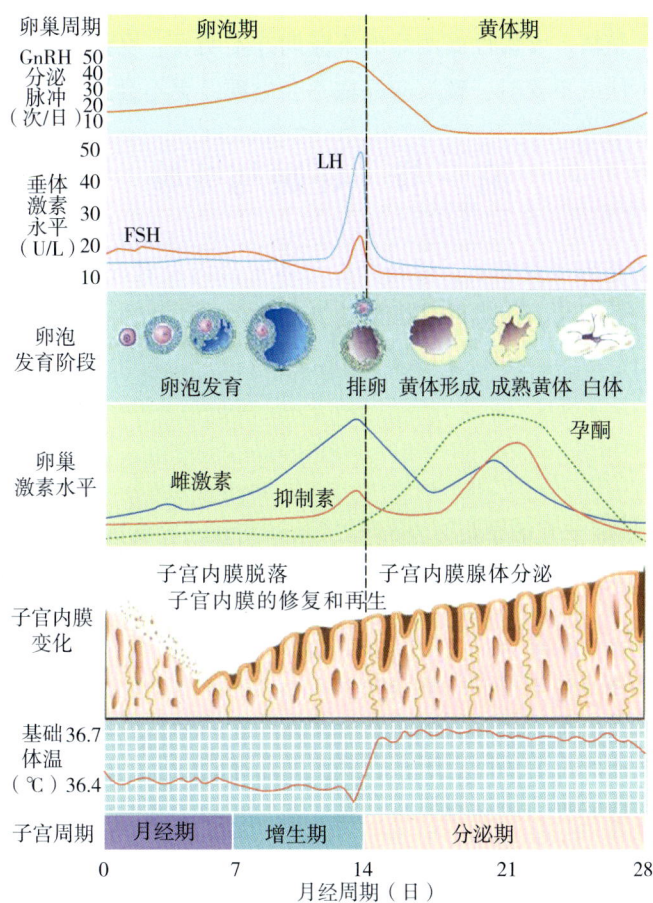

图 10-6　月经周期中卵巢、激素以及子宫内膜等的周期性变化

（二）黄体期（分泌期）

在月经周期的第 15～28 天，由于排卵后的卵泡壁塌陷，结缔组织和毛细血管伸入，随即卵泡的内膜细胞和颗粒细胞迅速增生肥大而转化为黄体。在 LH 的作用下，黄体细胞分泌大量的孕激素与雌激素，血中孕酮水平于排卵后 5～10 天达到高峰，同时，雌激素水平再度升高。高浓度的孕激素和雌激素通过负反馈调节抑制下丘脑 GnRH 和腺垂体 FSH 与 LH 的释放，使黄体期 FSH 与 LH 处于低水平。

黄体期内，子宫内膜在雌激素作用的基础上又接受孕激素的刺激，内膜细胞体积增大，腺管由直变弯，分泌含糖原的黏液，为受精卵的"种植"做好准备。如未受精，则黄体退化，雌、孕激素水平降低，出现月经，从而进入下一个卵巢周期（图 10-6）。

五、女性的性反应

女性的性反应主要包括阴道润滑、阴蒂勃起及性高潮。

女性在受到性刺激后，阴道壁的血管充血，由血管滤出一种稀薄的黏性液体，润滑阴道和外阴，有利于性交的进行。

阴蒂是女性的性感受器之一。阴蒂头部有丰富的感觉神经末梢分布，是女性性器官中最敏感的部位。性兴奋时，阴蒂充血、膨胀、勃起、敏感性升高，使女性获得性快感并达到性高潮。

当外阴和阴道受到一定程度刺激时，阴道及会阴部肌肉会出现自主性的节律性收缩，并伴有一些全身性反应，称为女性性高潮。性高潮的获得不仅产生性快感，这种肌肉的节律性收缩还能促进精子运行，有利于受精。女性性高潮后的不应期并不明显。女性的心理因素对性高潮的出现有明显的影响，情绪不佳或不安时，性反应往往不会出现，更不会达到性高潮。

第三节　妊娠与分娩

妊娠(pregnancy)是指卵子受精后，受精卵在母体子宫内发育成胎儿，直至胎儿成熟的过程。以末次月经来潮的第一天算起，人类的妊娠期约为280天。

一、受精与着床

(一)受精

受精(fertilization)是精子与卵子融合的过程。受精的部位在输卵管壶腹部。

人类的精子必须在女性生殖道内停留一段时间，方能获得使卵子受精的能力，称为精子**获能**(capacitation)。精子经过在附睾中的发育，已经具备受精能力，但由于附睾与精液中存在去获能因子，它们附着在精子表面抑制精子的受精能力。女性生殖道内存在的酶类物质能水解去获能因子，使精子恢复受精能力。精子获能使精子获得穿透卵子透明带的能力，是精子在受精前必须经历的一个重要阶段。获能的主要场所是子宫，其次是输卵管。

获能精子与卵子在输卵管壶腹部相遇时，精子首先与卵子透明带上的精子受体 ZP3 结合，精子的顶体膜破裂，释放顶体酶，溶解卵细胞外围的放射冠及透明带，使精子得以穿行，这一过程称为**顶体反应**(acrosomal reaction)。顶体反应是精子在受精时的关键变化，只有完成顶体反应的精子才能与卵母细胞融合，实现受精。进入卵细胞的精子，其尾部迅速退化，细胞核膨大形成雄性原核，随即与雌性原核融合，形成含有23对染色体的受精卵。受精卵在输卵管壶腹部停留约3天，并分裂生长为桑椹胚(含有16个细胞的细胞团)。受精后第4~5天，桑椹胚进入子宫腔，在子宫腔内继续分裂变成**胚泡**(blastocyst)，胚泡可以直接从子宫内膜分泌液中吸收营养。

(二)着床

胚泡植入子宫内膜的过程称为**着床**(nidation)。着床始于受精后5~6天，经过定位、黏着和穿透三个阶段，至受精后11~12天完成。着床成功的条件在于：①透明带必须消失。②胚泡的滋养层细胞迅速增殖分化，形成合体滋养层细胞。③胚泡与子宫内膜的同步发育与相互配合。④体内要有足量的孕激素，并在雌激素配合下使子宫在一个极短的时期内(此时期为子宫的敏感期或接受期)允许胚泡着床。

在着床过程中，胚泡不断地发出信息，使母体能识别胚泡并发生适应性变化。胚泡可产生人绒毛膜促性腺激素，刺激卵巢黄体转变为妊娠黄体，继续分泌维持妊娠所需要的孕激素。因此，临床上可通过检测 hCG 来诊断早期妊娠。近年发现，受精24h的受精卵便可产生**早孕因子**(early pregnancy factor)，它能抑制母体淋巴细胞的功能，使胚泡免遭母体排斥。因此，检测早孕因子可进行超早期妊娠诊断。

二、胎盘激素与妊娠的维持

正常妊娠的维持有赖于垂体、卵巢和胎盘分泌的各种激素相互配合。妊娠 8～10 周后，胎盘成为一个重要的内分泌器官，大量分泌类固醇激素、蛋白质激素和肽类激素，调节母体与胎儿的代谢活动。

1. 人绒毛膜促性腺激素　人绒毛膜促性腺激素（human chorionic gonadotropin，hCG）是由胎盘绒毛组织的合体滋养层细胞分泌的一种糖蛋白激素，其分子结构与 LH 极为相似。因此，hCG 与 LH 的生物学作用与免疫特性基本相同。

卵子受精后第 6 天左右，胚泡形成滋养层细胞，开始分泌 hCG，且随着妊娠的进展逐渐增多，至妊娠 8～10 周达到顶峰，20 周左右降至较低水平，并一直维持至妊娠结束。如无胎盘残留，于产后 4 天血中 hCG 消失。妊娠过程中，尿中 hCG 含量的动态变化与血液相似，检测母体血中或尿中的 hCG，可作为诊断早孕的准确指标。

hCG 的主要功能是在早孕期刺激卵巢黄体转变成妊娠黄体，促进雌、孕激素的合成并调整母体的免疫功能。妊娠黄体的寿命只有 10 周左右，之后便发生萎缩，同时胎盘分泌孕激素和雌激素，逐渐替代了妊娠黄体的作用。

2. 类固醇激素　胎盘本身不能独立产生类固醇激素，需要从母体或胎儿得到前身物质，再加工成孕激素与雌激素。

（1）孕激素　由胎盘合体滋养层细胞分泌。胎盘能将来自母体并进入胎盘的胆固醇转变为孕烯醇酮，在胎盘 3β－羟脱氢酶的作用下，孕烯醇酮再转变为孕酮。胎儿肾上腺虽能合成孕烯醇酮，但由于缺乏 3β－羟脱氢酶，故不能将孕烯醇酮转变为孕酮。从妊娠 10 周开始，由胎盘代替卵巢持续分泌孕酮，血中孕酮浓度迅速增加，至妊娠足月时达高峰。

（2）雌激素　胎盘分泌的雌激素主要是雌三醇。其前身物质是胎儿体内生成的16α－羟脱氢表雄酮硫酸盐，随血液进入胎盘后，再经芳香化酶的作用，转化为雌三醇。可见，胎儿、胎盘共同参与合成雌三醇，故把两者称为胎儿－胎盘单位。检测母体血中雌三醇的含量，可用来判断胎儿是否存活。

3. 其他蛋白质激素和肽类激素　胎盘还可分泌人绒毛膜生长激素、人绒毛膜促甲状腺激素、促肾上腺皮质激素、GnRH 及 β－内啡肽等。

人绒毛膜生长激素（human chorionic somatomammotropin，human chorionic somatomammotrophin，hCS）为合体滋养层细胞分泌的单链多肽，妊娠 6 周的母血中可检测到，至 34～35 周达高峰。hCS 具有 GH 的促生长作用，可调节母体与胎儿的糖类、脂肪和蛋白质代谢，促进胎儿生长。

三、分娩

分娩（parturition）是指成熟胎儿及其附属物从母体子宫产出的过程。分娩发动的原因及其确切的调控机制尚未完全阐明，人类分娩的发生是多因素作用引起的。如胎儿对子宫下段和宫颈的机械性扩张作用、胎盘和胎儿内分泌激素的作用、子宫组织本身结构的变化等。子宫节律性收缩是分娩的主要动力。缩宫素、雌激素及前列腺素等是调节子宫肌肉收缩的重要因素。另外，在妊娠妇女血液中还有一种主要由卵巢妊娠黄体分泌的称为**松弛素**（relaxin）的肽类激素，能使孕妇骨盆韧带松弛，胶原纤维疏松，子宫颈松软，以利于分娩。

自然分娩过程分为三个产程：第一产程从规律性子宫收缩开始至子宫颈完全扩张；第二产程

是胎儿经子宫颈和阴道排出母体的过程；第三产程是胎盘与子宫分离，胎盘及其附属物排出母体的过程。

第四节　中医学与生殖

一、中医学的生殖理论

《素问·六节藏象论》说："肾者主蛰，封藏之本，精之处也。"中医学认为，肾藏精，主生长、发育与生殖。精有广义、狭义之分。广义的精，泛指一切精微物质；狭义之精，仅指生殖之精，禀受于父母而贮藏于肾，是繁衍后代、形成新生命的物质基础，又称为先天之精。《灵枢·决气》中指出，先天之精是"两神相搏，合而成形，常先身生，是谓精"。两神相合似指"受精"的过程，通过受精过程子代继承了亲代的遗传基因。可见，肾所藏的先天之精为生命起源的原始物质，是胚胎形成和发育的物质基础，可能与遗传基因有关。基因作为生物遗传的基本单位，其生物学功能与肾主生长发育的内涵有许多相同之处。中医学的"肾藏精"理论及其对机体性功能盛衰周期的认识也有悠久的历史。《素问·上古天真论》精辟地论述了人体各个阶段的特征："女子七岁，肾气盛，齿更发长。二七而天癸至，任脉通，太冲脉盛，月事以时下，故有子……五七，阳明脉衰，面始焦，发始堕。六七，三阳脉衰于上，面皆焦，发始白。七七，任脉虚，太冲脉衰少，天癸竭，地道不通，故形坏而无子也。"上述理论与西医学中女性 14 岁左右性成熟，月经来潮出现排卵，35 岁开始卵巢内卵泡明显减少，生育能力显著下降，45～50 岁绝经的认识基本一致。男子以八为基数，也有相似的演变过程。这说明古人已认识到肾中精气逐渐充盛，人体出现"齿更发长"等生长发育的现象；当精气充盈到一定程度，可产生一种名为"天癸"的精微物质，促进生殖器官发育成熟进而具备生殖功能，这时，女子出现"月事以时下"，男子出现"精气溢泻"的生理现象，即肾中精气化生为生殖之精，成为繁衍后代的物质基础；中年以后，随着肾中精气逐渐衰少，天癸亦随之衰少而至枯竭，人体的生殖功能逐渐衰退，生殖器官日趋萎缩，进入老年期。在人体，精子、卵子的发育及精子的运动均有赖于肾精和肾气的功能。

女子胞和精室分别指女性和男性内生殖器，均位于下焦。女子胞具有发生月经和孕育胎儿的生理功能。如《类经·藏象类》说："女子之胞，子宫是也，亦以出纳精气而成胎孕者为奇。"月经是子宫周期性充血、排血的生理过程，经过一个气血积聚的过程，为子宫做好受孕的准备；如果未能及时受孕，积聚的气血将输泻而出，这就是月经来潮；月经期后，又重新开始积聚气血，进入下一个周期。女子胞的功能与肾、肝、心、脾等内脏及冲、任二脉的关系较为密切。《类经》中指出精室的具体部位"居直肠之前，膀胱之后，当关元、气海之间"，与西医学的前列腺类似。睾丸，又称"外肾"，亦为精室的重要组成部分。精室为男子奇恒之腑，主要生理功能是生精、藏精、排精。《医学衷中参西录》亦认为精室是"生精之处""化精之所"，与冲、任、督、带密切相关。如果因先天禀赋不足，肾气亏虚，天癸之源匮乏，或后天伤精，精亏太过，冲任日虚，则精室不荣，出现精少、精薄、无精等。由于生殖之精持续产生，故适度排出才能维持男子正常的生理功能。若湿热下注，致精离其宫，阻于精道，精室痹阻，可致精浊（慢性前列腺炎）、精癃（前列腺增生）等。

此外，肝主疏泄与机体生殖功能密切相关，可以调节男子排精与女子月经。精虽藏于肾，但男子精液的按时泄溢则有赖于肝气疏泄条达。肝肾疏泄封藏协调，则能保持男子精关启闭适时，藏泄有度。若肝失疏泄，气机郁结，经脉不舒，精关失启，则表现为精出量少或不射；若肝郁日久化火，相火妄动，扰动精室或肝疏泄太过，均可致精窍开泄失控，表现为遗精、早泄。对于女子，肝主疏泄，能使气机调畅，影响女子的月经通调和排卵；肝又主藏血，具有贮藏血液、调节循环血量和防止出血的功能，这与女子月经量的多少和养育胎儿功能密切相关。临床治疗女子月经不调，多以疏肝为第一要法，故有"女子以肝为先天"的论说。女子月经还与冲任二脉的充盛通利有关。冲、任二脉能促进、维持女子胞的功能，其前提条件是：任脉必须通畅，冲脉必须充盛。人体气血通过冲任二脉注入胞中，使女子发生月经并能孕育胎儿。《素问·上古天真论》曰："任脉通，太冲脉盛，月事以时下，故有子。"妊娠都是以血为用，故肝藏血则血液充盈，冲脉盛满。肝主疏泄，肝气条达则任脉通利，胞宫得养，经事正常，胞孕有期。

二、与中医学生殖相关的现代研究

现代研究表明，生殖功能是在下丘脑－垂体－性腺轴的调节下进行的，而"肾藏精主生殖"的作用与此功能轴密切相关。性腺轴的成熟与衰退与天癸盛衰密切相关，"天癸至"表示性腺轴成熟，"天癸竭"表示性腺轴衰退。中医妇科学者也已达成共识，认为下丘脑－垂体－卵巢轴对应于中医学的肾－天癸－冲任－胞宫轴。实验研究表明，肾虚证动物生殖功能明显衰退，出现下丘脑－腺垂体－性腺轴不同环节、不同程度的形态改变及功能紊乱。如肾虚动物垂体前叶生长激素分泌细胞、促性腺激素分泌细胞、促甲状腺激素分泌细胞、促肾上腺皮质激素分泌细胞都有不同程度的粗面内质网、高尔基体扩张，线粒体空化，细胞变性，核固缩等超微结构损伤，内分泌细胞超微结构损伤程度由重到轻依次为促性腺激素分泌细胞、生长激素分泌细胞、促甲状腺激素分泌细胞和促肾上腺皮质激素分泌细胞。这与中医学中肾藏精，主生殖，主生长发育的功能吻合。临床研究发现，男性肾阳虚证患者血中 E_2 和 LH 偏高，T 水平偏低，GnRH 兴奋试验、LH 分泌反应延迟；温补肾阳治疗可改善这种功能紊乱。女性肾阳虚患者可出现下丘脑－腺垂体功能的减退；若卵巢功能减退，雌激素水平低下，垂体促性腺激素水平过高，则又可表现为肾阴虚证。补肾方药能通过对下丘脑－腺垂体－性腺轴系统结构和功能的调整，促使肾虚动物生殖功能有所恢复，表现为精子数量及活动率、精子运动速度、LH 与 T 水平提高，精子畸形率降低，异常的精核蛋白及其构成得到改善，精核蛋白基因表达上调等。临床也证实，补肾中药能有效改善男性少精、弱精和女性黄体功能不足、无排卵、幼稚子宫所造成的不孕症、不育症。

肾中所藏的先天之精，可能与遗传基因有密切关系。如中医学理论认为西医学的某些遗传性疾病、发育性疾病、生殖系统疾病，主要是由于先天禀赋不足，肾中精气虚损，而致机体生长发育不良、生殖功能低下，临床治疗主要从肾论治；在西医学看来，这些疾病主要与基因的缺失、重复、倒位、易位等突变形式有关。现代研究表明，补肾中药具有提高基因稳定性、维持正常基因表达、延缓衰老基因启动、阻止异常基因表达等作用。

复习思考题

1. 睾丸有哪些功能？其分泌活动是如何调节的？
2. 卵巢有哪些功能？其分泌活动是如何调节的？
3. 简述雄激素、雌激素和孕激素的生理作用。
4. 试述月经周期的发生机制，以及促性腺激素和雌、孕激素在月经周期中的变化规律。

第十一章

神经系统

神经系统是人体内起主导作用的调节系统，由中枢神经系统和周围神经系统组成，前者主要指脑和脊髓，功能主要是接受和处理信息；后者则是除脑和脊髓以外的部分，功能主要是传递信息。通过神经系统的活动，使得人体各器官、系统的功能互相联系、互相协调，并能对内外环境的变化做出迅速而完善的调节，使机体更好地适应内外环境的变化。神经系统除形成感觉、产生随意运动与自主神经活动外，还具有觉醒与睡眠、学习与记忆以及思维、语言等高级神经活动。

中医学传统理论有"心主神明"之说，认为心具有主管精神活动的功能。《素问·宣明五气》中说："心藏神。"《素问·灵兰秘典论》说："心者，君主之官也，神明出焉。"明清时期的许多医家又提出"脑主神明"说，如《本草纲目》指出"脑为元神之府"，《医林改错》说"灵机记性，不在心在脑"。比较折中的论点是心脑共主神明论，即"所谓心脑共主神明，从生理上来看是体在脑，用在心"，认为脑是精神活动这一功能的物质基础与实现者，心则是精神活动这一功能的主宰者。

第一节　神经元与神经胶质细胞

一、神经元

（一）神经元的基本结构与功能

神经系统由神经细胞和神经胶质细胞构成。神经细胞又称**神经元**（neuron），是神经系统基本结构与功能单位。据估计，人类中枢神经系统中约含1000亿个神经元，仅大脑皮层中就约有140亿个。虽然神经元形态与功能多种多样，但结构上大致都可分成胞体和突起两部分，突起又分树突和轴突两种（图11-1）。树突较短且有多个，反复分支；轴突较长，一个神经元一般只有一个轴突。轴突由胞体的轴丘处发出，开始的部分一般略为粗大，且无髓鞘包裹，称为始段，离开胞体若干距离获得髓鞘后，成为神经纤维。轴突末端常分成小支并膨大呈球状，称突触小体。神经纤维分为有髓纤维与无髓纤维两种，实际上所谓无髓纤维也有一薄层髓鞘，并非完全无髓鞘。中枢神经系统内髓鞘由少突胶质细胞形成，周围神经系统则由施万细胞形成。

神经元的主要功能是接受、整合和传递信息。通常胞体和树突接受来自体内外环境变化的刺激，胞体对接收的信息进行分析、整合，然后通过神经纤维传导兴奋，在神经末梢释放神经递质，引起效应器活动的改变，对机体组织、器官的生理活动产生调控作用。另外，有些神经元还能分泌激素，通过神经－体液机制影响器官、组织的功能。

（二）神经纤维兴奋传导的特征

神经纤维的主要功能是传导兴奋。在神经纤维上传导的兴奋或动作电位称为**神经冲动**（nerve impulse）。神经纤维通过局部电流的方式完成神经冲动的传导。神经纤维传导兴奋具有以下特征：①完整性：兴奋的正常传导要求神经纤维在结构和功能上都是完整的。如果神经纤维被切断或局部受麻醉药、低温等因素作用而丧失了完整性，则因局部电流不能通过断端或麻醉区而发生传导阻滞。②绝缘性：一条神经干中包含着许多条神经纤维，但由于局部电流主要在一条神经纤维上构成回路，加上各神经纤维上都有一层髓鞘起绝缘作用，因此每条神经纤维传导冲动时基本上互不干扰，表现为传导的绝缘性。此特性保证了神经冲动传导的精确性。③双向性：人工刺激神经纤维的任何一点引发兴奋时，由于局部电流可在刺激点的两端发生，因此冲动可向两端传导，表现为传导的双向性。但在整体情况下，由于神经冲动往往由树突或胞体向轴突方向传导，故常表现为单方向的传导。④相对不疲劳性：在实验中连续电刺激神经纤维十余小时，其仍能保持传导兴奋的能力。

（三）神经纤维的传导速度

应用电生理方法，可以精确地测定各种神经纤维的传导速度。不同种类的神经纤维具有不同的传导速度（表 11 - 1，表 11 - 2）。神经纤维的传导速度与神经纤维的直径、有无髓鞘、温度等因素有关。神经纤维的直径越大，电阻越小，局部电流的强度和空间跨度越大，传导速度也越快。有髓神经纤维的传导速度与直径的关系为：传导速度（m/s）＝6×直径（μm）。有髓神经纤维的直径是指包括轴索与髓鞘在一起的总直径。神经冲动在有髓神经纤维上的传导是以郎飞结为单位的跳跃式传导，其传导速度较无髓神经纤维快。神经纤维的传导速度还与温度有关，在一定范围内，温度降低则传导速度减慢。直径相同的恒温动物与变温动物的有髓神经纤维其传导速度亦不相同，如猫的 A 类纤维的传导速度为 100m/s，而蛙的 A 类纤维只有 40m/s。当周围神经发生病变时传导速度减慢，如多发性硬化，可出现髓鞘脱失，神经传导速度减慢甚至出现传导阻滞。因此，测定传导速度有助于诊断神经纤维疾患和评估神经损伤后的恢复情况。

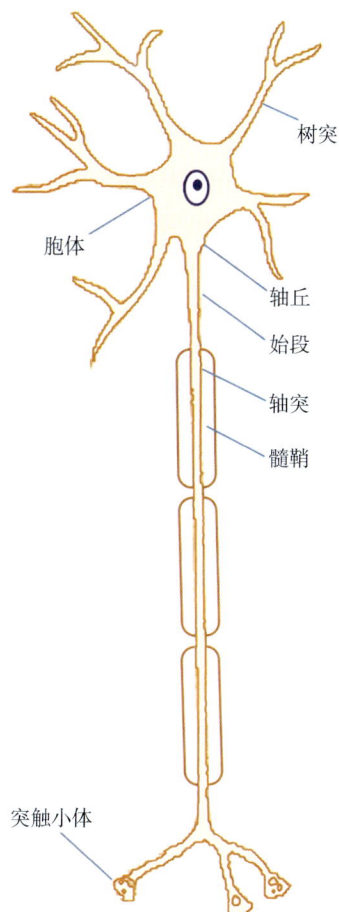

图 11 - 1　神经元结构模式图

（四）神经纤维的分类

神经纤维有不同的称谓和分类，如根据髓鞘的分布可分为有髓神经纤维和无髓神经纤维；根据兴奋传导方向可分为传入纤维和传出纤维；根据神经末梢释放的神经递质可分为胆碱能纤维、肾上腺素能纤维等。生理学中常采用如下两种分类方法。

1. 根据纤维的直径大小及来源分类　将神经纤维分为Ⅰ、Ⅱ、Ⅲ、Ⅳ四类。Ⅰ类纤维又分为Ⅰ$_a$和Ⅰ$_b$两类（表 11 - 1）。这种分类方法多适用于传入神经纤维。

表 11-1　神经纤维的分类(一)

纤维类别	来源	直径(μm)	传导速度(m/s)	电生理学分类
I$_a$	肌梭的传入纤维	12~22	70~120	A$_\alpha$
I$_b$	腱器官的传入纤维	12 左右	70 左右	A$_\alpha$
II	皮肤机械感受器传入纤维(触-压、振动觉)	5~12	25~70	A$_\beta$
III	皮肤痛、温觉，肌肉的深部压觉传入纤维	2~5	10~25	A$_\delta$
IV	无髓的痛觉、温度、机械感受器传入纤维	0.1~1.3	1 左右	C

2. 根据电生理学的特性分类　根据神经纤维兴奋传导速度、锋电位时程、绝对不应期等差异，将哺乳类动物的周围神经纤维分为 A、B、C 三类(表 11-2)。A 类包括有髓鞘的躯体传入和传出纤维，根据其平均传导速度又可进一步分为 α、β、γ、δ 四类。B 类为有髓鞘的自主神经节前纤维。C 类包括无髓鞘的躯体传入纤维(drC)及自主神经节后纤维(sC)。这种分类方法多适用于传出神经纤维。

表 11-2　神经纤维的分类(二)

纤维类别	来源	纤维直径(μm)	传导速度(m/s)	锋电位时程(ms)
A(有髓)				
A$_\alpha$	肌梭传入纤维，支配梭外肌的传出纤维	13~22	70~120	0.4~0.5
A$_\beta$	皮肤触压觉的传入纤维	8~13	30~70	0.4~0.5
A$_\gamma$	支配梭内肌的传出纤维	4~8	15~30	0.4~0.5
A$_\delta$	皮肤痛、温觉、触压觉传入纤维	1~4	12~30	0.4~0.5
B(有髓)	自主神经节前纤维	1~3	3~15	1.2
C(无髓)				
sC	自主神经节后纤维	0.3~1.3	0.7~2.3	2.0
drC	后根中痛觉传入纤维	0.4~1.2	0.6~2.0	2.0

(五)神经纤维的轴浆运输

用同位素标记的氨基酸注射到蛛网膜下隙中，可以见到注射物质首先被神经元的胞体摄取并在胞体内出现，然后逐渐在轴突近端轴浆内出现，最后在远端轴浆内出现，此现象表明神经元内轴浆可以流动。**轴浆运输**(axoplasmic transport)是指通过轴浆流动，完成神经元胞体与轴突末梢之间的物质运输。轴浆流动是双向的，轴浆由胞体流向轴突末梢，称为顺向轴浆运输；相反，轴浆由轴突末梢流向胞体，称为逆向轴浆运输。

顺向轴浆运输可将胞体内合成的蛋白质如神经递质、神经激素、受体蛋白等物质运输至轴突末梢。根据轴浆运输速度的快慢，顺向轴浆运输可分为两类。一类是快速轴浆运输，是指具有膜的细胞器如线粒体、递质囊泡、分泌颗粒等的运输，在猴、猫等动物的坐骨神经内其运输速度为410mm/d。其机制是通过一种被称为**驱动蛋白**(kinesin)的运动而实现的。另一类为慢速轴浆运输，是指由胞体合成的蛋白质所构成的微管和微丝等结构不断向前延伸，其他轴浆的可溶性成分也随之向前运输，其速度为 1~12mm/d。

逆向轴浆运输的速度约为 205mm/d，它可能是通过另一种蛋白分子**动力蛋白**(dynein)运动实现的。逆向轴浆运输一方面可将神经末梢摄取的物质，如神经生长因子运输至胞体，调节胞体活动；另一方面可能起着反馈控制胞体合成蛋白质的作用，如破伤风毒素、狂犬病病毒可通过逆向轴浆流动由轴突末梢向神经元胞体转运。运用**辣根过氧化物酶**（horseradish peroxidase，HRP）显色方法进行脑的形态学研究，其原理也是因为 HRP 能被轴突末梢摄取，并通过逆向轴浆流动转运到神经元的胞体。

（六）神经营养性效应和神经营养因子

1. 神经营养性效应　神经对其所支配的组织，一方面是通过末梢释放神经递质，作用于突触后膜受体，改变所支配组织的功能活动，发挥功能性的调节作用；另一方面，神经还能通过末梢经常性释放神经营养因子，持续影响所支配组织的形态结构、生理和生化等代谢活动，发挥**神经营养性效应**（neurotrophic effect）。例如，实验中切断运动神经后，肌肉内糖原合成减慢、蛋白质分解加速，肌肉逐渐萎缩；受损神经缝合、再生后，肌肉内糖原合成加速、蛋白质分解减慢而合成加快，肌肉逐渐恢复。如脊髓灰质炎患者，由于脊髓前角运动神经元因病变而丧失功能，其所支配的肌肉便发生萎缩。神经营养性效应与神经冲动无关。因为用局部麻醉药阻断神经冲动的传导，并不能使所支配的肌肉发生内在代谢变化。目前认为，神经营养性效应是由于末梢经常释放某些营养性因子，作用于所支配的组织而完成的。营养性因子可借轴浆流动由神经元胞体运输至轴突末梢，而后由末梢释放到所支配的组织。

2. 神经营养因子　神经元可通过营养性效应维持所支配组织的正常代谢和功能，反过来组织也可产生**神经营养因子**（neurotrophin，NT）作用于神经元，以维持神经的正常功能。神经营养因子主要是由星形胶质细胞和神经所支配的组织产生。目前已发现多种神经营养因子，主要有**神经生长因子**（nerve growth factor，NGF）、**脑源性神经营养因子**（brain-derived neurotrophic factor，BDNF）、神经营养因子 3（NT-3）等。这些因子通过神经末梢摄取，经逆向轴浆运输至胞体，对神经元的功能起调节作用。神经营养因子还参与神经系统的生长发育过程，对防止神经细胞凋亡、促进损伤后神经元的再生具有积极作用，有可能成为治疗帕金森病、阿尔茨海默病等神经退行性疾病的药物。

二、神经胶质细胞

除了神经元外，神经系统中还有大量的**神经胶质细胞**（neuroglial cell），又称**胶质细胞**（glial cell），广泛分布于中枢和周围神经系统中，其数量约为神经元的10～50倍。胶质细胞与神经元一样具有突起，但没有树突和轴突之分，亦没有传导神经冲动的功能。细胞之间有缝隙连接，无化学突触。细胞不能产生动作电位。根据存在部位不同，胶质细胞可分为中枢神经系统胶质细胞和周围神经系统胶质细胞，各有不同的形态特点及功能。

（一）中枢神经系统的胶质细胞

1. 星形胶质细胞　星形胶质细胞是胶质细胞中体积最大的一种。星形胶质细胞可分为纤维性星形胶质细胞和原浆性星形胶质细胞两种。纤维性星形胶质细胞多分布在白质，细胞的突起细长，分支较少，胞质内含大量胶质丝。组成胶质丝的蛋白质称胶质原纤维酸性蛋白，是星形胶质细胞的特征性蛋白。原浆性星形胶质细胞多分布在灰质，细胞的突起较短粗，分支较多，胞质内胶质丝较少。

星形胶质细胞具有多种功能。主要有：①突起填充在神经元胞体及其突起之间，交织成网构成支架，对神经元起支持作用。②产生神经营养因子，维持神经元的生长、发育和功能的完整性。③突起的末端形成周足，包绕毛细血管壁，参与形成血脑屏障及营养物质和代谢产物的运输。④能吸收细胞间隙的 K^+，维持神经元周围环境 K^+ 浓度的稳定性。它还能摄取某些神经递质（如 γ – 氨基丁酸等），调节细胞间隙中神经递质的浓度，有利神经元的活动。⑤在神经系统发育时期，该细胞具有引导神经元迁移的作用，使神经元到达预定区域并与其他细胞建立突触连接。

2. 少突胶质细胞　少突胶质细胞的胞体较星形胶质细胞小。胞质内胶质丝很少，但有较多微管和其他细胞器。少突胶质细胞分布在神经元胞体附近和神经纤维周围，它的突起末端可形成神经纤维髓鞘，提高了兴奋在神经纤维上传导的速度，另外也起一定的绝缘作用。

3. 小胶质细胞　小胶质细胞是最小的一种胶质细胞。细胞的突起细长且有分支。小胶质细胞的数量少，约占全部胶质细胞的 5% 左右。小胶质细胞功能上属于单核吞噬细胞系统的一种，当其存在的区域发生病理改变的时候，即可从静息状态迅速活化、增殖，通过多种途径介导免疫反应，并能像巨噬细胞般发挥吞噬作用，吞噬细胞碎屑及退化变性的髓鞘，促进组织修复与再生。但过度激活的小胶质细胞会引起神经毒性，促进炎症反应和氧化应激，加重继发性脑损伤。

(二)周围神经系统的胶质细胞

1. 施万细胞　施万细胞参与了周围神经系统髓鞘的形成。它们排列成串，包裹着周围神经纤维的轴突。施万细胞外表面有一层基膜，在周围神经再生中起重要作用。

2. 卫星细胞　卫星细胞是神经节内包裹神经元胞体的一层扁平或立方形细胞，故又称被囊细胞。细胞外面有一层基膜。卫星细胞对神经节细胞有营养和保护作用。

第二节　神经元的信息传递

神经系统的调节功能依赖于神经元之间，以及神经元与效应器细胞之间精确的信息传递。**突触**(synapse)是指神经元之间传递信息的结构部位。神经元与效应器之间传递信息的部位称为**接头**(junction)。接头属于广义上的突触，其信息传递过程与突触相似。

一、突触传递

依据信息传递媒介的不同，可将突触分为**化学突触**(chemical synapse) 和**电突触**(electrical synapse)。前者以神经递质为信息传递的媒介，后者借助于电流。在结构上，化学突触由突触前成分、突触间隙和突触后成分三部分组成。根据突触前、后成分之间有无紧密的解剖学关系，化学突触又可分为**定向突触**(directed synapse) 和**非定向突触**(non – directed synapse)。前者末梢释放的递质仅作用于范围极为局限的突触后成分，如经典的突触和神经肌肉接头；后者末梢释放的递质则扩散至距离较远的突触后成分，如神经 – 心肌接头或神经 – 平滑肌接头。

(一)经典的突触

经典的化学突触是哺乳动物神经系统中最普遍的神经元信息传递方式。

1. 经典突触的超微结构　在电子显微镜下观察到，突触小体依附在另一个神经元的胞体或突起的表面，构成突触。经典的突触由突触前膜、突触后膜和突触间隙三部分组成(图11 – 2)。轴突末梢的细胞膜称为**突触前膜**(presynaptic membrane)，与突触前膜相对的后一神经元膜则称为**突触后膜**(postsynaptic membrane)，两者之间为**突触间隙**(synaptic cleft)。突触前膜和后膜较一般的神经元膜稍增厚，约 7.5nm。突触间隙约 20nm，其间有水解酶。在突触前膜的轴浆内，含有大量的线粒体和突触小泡。突触小泡的直径为 20～80nm，内含神经递质。在突触前膜内侧有致密突起，致密突起互相连成网格形成囊泡栏栅，其间隙处正好容纳一个突触小泡。这种栏栅结构具有引导突触小泡与突触前膜接触的作用，促进小泡内递质的释放。不同突触内含的突触小泡大小和形状不完全相同，所含的神经递质也不同。如小而清亮的突触小泡内含有乙酰胆碱、甘氨酸、γ-氨基丁酸等递质；大而有致密中心的小泡内含有神经肽类；小而有致密中心的小泡内含儿茶酚胺类递质。递质可与突触后膜相应的特异性受体或化学门控通道结合，引起突触后神经元兴奋或抑制。

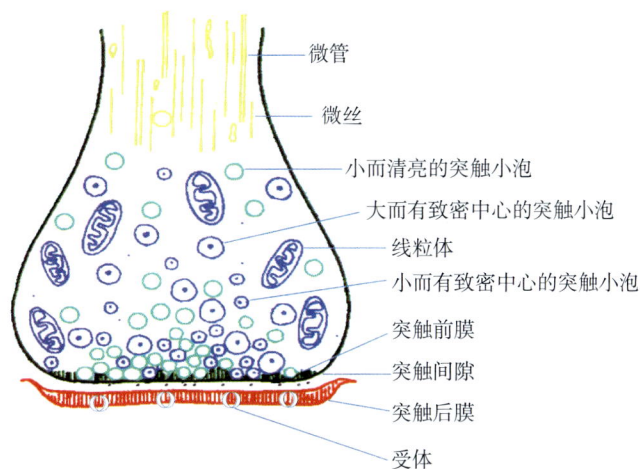

图 11-2　经典化学突触结构模式图

2. 突触的分类　根据神经元相互接触的部位不同，通常将突触分为三类：①轴-树突触。②轴-体突触。③轴-轴突触（图 11-3）。根据突触的功能不同，可将突触分为兴奋性突触和抑制性突触。

3. 突触传递的过程　当突触前神经元的兴奋传到神经末梢时，突触前膜发生去极化，去极化到一定水平时引起前膜上电压门控 Ca^{2+} 通道开放，Ca^{2+} 内流，Ca^{2+} 的内流使突触前膜内含有递质的突触小泡前移，与突触前膜接触、融合，并以出胞的方式将递质释放至突触间隙中；递质

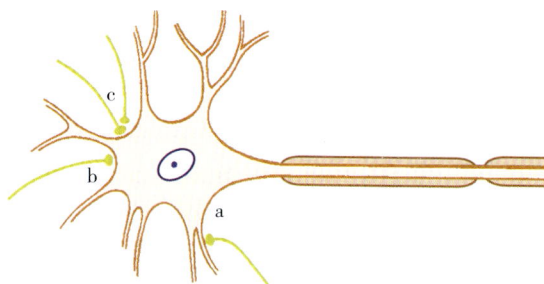

图 11-3　经典的化学突触类型模式图

a：轴-树突触；b：轴-体突触；

c：轴-轴突触

经过突触间隙的扩散与突触后膜上特异性受体或化学门控通道结合，引起突触后膜对某些离子的通透性改变，离子的跨膜运动使后膜发生一定程度的去极化或超极化，产生**突触后电位**（postsynaptic potential，PSP），并引起突触后神经元活动的改变，完成化学突触信号的传递。随后递质迅速被分解或移除。因此，经典的突触传递是一个电-化学-电过程，即突触前神经元的动作电位引起突触前膜释放化学物质，最终导致突触后神经元的电位改变。

在突触传递过程中，递质释放量的多少与轴浆内 Ca^{2+} 浓度呈正相关。凡影响末梢 Ca^{2+} 内流的因素都能影响递质的释放量。一般认为，Ca^{2+} 可降低轴浆的黏度，并消除突触前膜内的负电位，从而有利于小泡的移动，以及小泡与突触前膜接触而发生融合。由轴浆内 Ca^{2+} 浓度瞬间升高触发递质释放的机制十分复杂，须经历突触小泡的动员、摆渡、着位、融合和出胞等步骤。突

触传递结束后,前膜上 $Na^+ - Ca^{2+}$ 交换体把轴浆内的 Ca^{2+} 重新转运到细胞外,从而恢复突触前末梢内 Ca^{2+} 浓度。

4. 突触后神经元的电位变化 根据突触后膜发生去极化或超极化,可将产生的突触后电位分为兴奋性突触后电位和抑制性突触后电位。根据电位时程的长短,则可分为快突触后电位和慢突触后电位两种。兴奋性与抑制性突触后电位由于发生迅速,历时短暂(以毫秒计),属于快突触后电位。

(1)兴奋性突触后电位 兴奋性递质与突触后膜上受体结合,使某些离子通道开放,提高了突触后膜对 Na^+ 和 K^+ 的通透性,特别是 Na^+ 的通透性,引起 Na^+ 内流,使突触后膜发生局部去极化,这种局部去极化称为**兴奋性突触后电位**(excitatory postsynaptic potential,EPSP)。如图 11-4A所示,伸肌内肌梭的传入冲动沿 Ia 类纤维经脊髓后根进入脊髓,在前角一方面直接与支配该肌肉的伸肌运动神经元形成突触联系;另一方面通过一个抑制性中间神经元间接作用于支配屈肌的屈肌运动神经元。图 11-4Ba 显示在电刺激伸肌肌梭的传入纤维后约 0.5ms,在伸肌运动神经元胞体内记录到去极化电位变化,此突触后膜的去极化电位即为 EPSP,EPSP 经 1~1.5ms 达到高峰,然后逐渐衰减。EPSP 使突触后神经元的兴奋性提高。EPSP 的大小取决于突触前膜释放的兴奋性递质的数量。当突触前神经元传来神经冲动数量增加或参与活动的突触数目增多时,EPSP 可发生时间总和或空间总和。当 EPSP 增大到阈电位水平时,便可在突触后神经元的轴突始段诱发动作电位,引起突触后神经元兴奋,继而把信息传递下去。

(2)抑制性突触后电位 突触前膜释放抑制性递质,与突触后膜受体结合后,可提高突触后膜对 Cl^- 和 K^+ 通透性,尤其是 Cl^-,Cl^- 的内流使突触后膜发生局部超极化,产生**抑制性突触后电位**(inhibitory postsynaptic potential,IPSP)。如图 11-4A 及图 11-4Bb 所示,来自伸肌肌梭的传入冲动通过抑制性中间神经元引起与该伸肌拮抗的屈肌运动神经元胞体内产生一超极化电位变化。此突触后膜的超极化电位即为 IPSP。IPSP 使突触后神经元膜电位距离阈电位更远,因而更不易发生动作电位,使突触后神经元兴奋性下降(IPSP 也可发生时间或空间总和)。

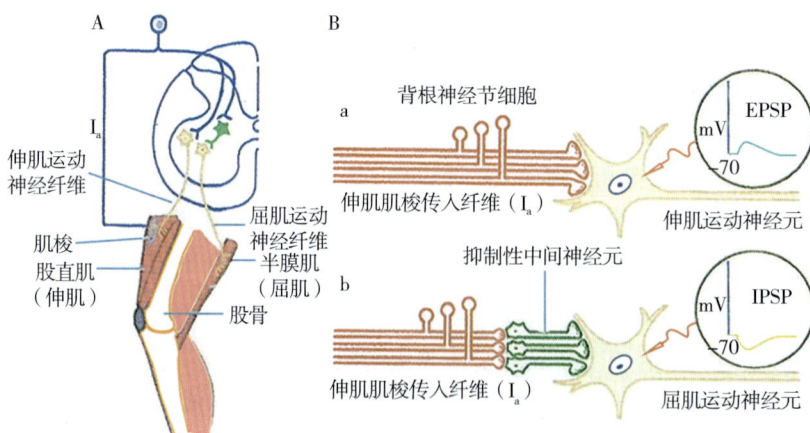

图 11-4 突触后电位的产生示意图
EPSP:兴奋性突触后电位;IPSP:抑制性突触后电位

在中枢神经系统内,一个突触后神经元常与多个突触前神经元形成不同类型的突触结构。在突触后神经元上既可能产生 EPSP 也可能产生 IPSP。突触后神经元兴奋性变化总趋势取决于同时产生的 EPSP 和 IPSP 的总和。当产生的 IPSP 大于 EPSP,膜电位趋势为超极化,突触后神经元表现为抑制;当产生的 EPSP 大于 IPSP,膜电位趋势为去极化,如去极化达到阈电位,则突触后神经元表现为兴奋。

5. 突触的可塑性　突触的**可塑性**(plasticity)是指突触的形态、数量和功能可发生长时间改变的特性。生理学中主要指突触效能发生的持续性改变。突触效能增大的可塑性包括**易化**(facilitation)和**增强**(augmentation)，突触效能减小的可塑性称为**压抑**(depression)。在中枢神经系统中，突触可塑性是神经系统发育、学习与记忆等脑的高级功能活动的基础。突触可塑性主要有以下几种形式。

(1)强直后增强　突触前末梢接受强直刺激(一短串高频刺激)后，突触后电位发生明显增强的现象称为**强直后增强**(post-tetanic potentiation，PTP)。强直后增强的持续时间可长达60s，其机制是强直性刺激使突触前末梢内 Ca^{2+} 浓度持续升高，突触前膜释放的神经递质增多，导致突触后电位增强。PTP是发生在突触前膜导致突触效能的易化过程。

(2)习惯化和敏感化　当反复给予较温和的刺激时，突触对刺激的反应逐渐减弱甚至消失，这种可塑性称为**习惯化**(habituation)。习惯化是由于重复刺激使前膜 Ca^{2+} 通道逐渐失活，Ca^{2+} 内流减少，导致神经递质释放减少。**敏感化**(sensitization)则是重复出现较强的刺激，尤其是伤害性刺激，突触后反应时间增强或延长的现象。敏感化的主要机制是刺激作用后通过激活腺苷酸环化酶，cAMP产生增多，使细胞内 Ca^{2+} 浓度升高，递质释放增多，导致突触对刺激的反应性增强。习惯化和敏感化都是短时程的。有时也可持续数小时或数周，可能和新蛋白的合成和突触结构改变有关。

(3)长时程增强和长时程抑制　**长时程增强**(long-term potentiation，LTP)是突触前神经元受到强直刺激后，在突触后神经元形成的持续时间较长的突触后电位的增强。实验发现，在海马的单突触传入通路上给予一短串强直刺激后，突触后电位幅度出现长达数天乃至数周的增强。LTP与PTP相类似，但又有所不同，LTP持续的时间比PTP长，是由突触后神经元(非突触前神经元) Ca^{2+} 的大量内流、增加所引起的。LTP被认为是学习和记忆机制在细胞水平的神经基础。**长时程抑制**(long-term depression，LTD)与LTP相反，是指突触传递效率的长时程降低。LTD也是突触可塑性的重要形式之一，并且与学习记忆也存在着密切的关系。

(二)非定向突触

与经典的突触传递相比，非定向突触传递的突触前膜和后膜之间没有紧密的解剖学关系。此种传递方式多见于周围神经系统中自主神经节后纤维与效应细胞的接头。例如，交感神经肾上腺素能神经元对平滑肌的支配，神经元的轴突末梢有许多分支，在分支上形成串珠状膨大结构，这种结构称为曲张体(图11-5)。曲张体内有大量囊泡，内含去甲肾上腺素。曲张体并不与平滑肌细胞膜形成经典的突触联系，而是分布在平滑肌细胞周围。当神经冲动抵达曲张体时，递质从曲张体释放出来，通过弥散作用到达平滑肌细胞，并与平滑肌细胞膜上的受体结合，使平滑肌细胞发生反应。由于这种化学传递不是通过经典的突触进行的，因此也称为**非突触性化学传递**(non-synaptic chemical transmission)。

中枢神经系统内也存在此传递方式。例如，肾上腺素能纤维、多巴胺能纤维以及5-羟色胺能纤维末梢也有曲张体，可进行非突触性化学传递。由此看来，单胺类神经纤维都能进行非突触性化学传递。此外，非突触性化学传递也可发生在轴突末梢以外的部位，如轴突、树突等也可释放神经递质。

非突触性化学传递与突触性化学传递相比，有以下几个特点：①无特定的突触后膜、突触间隙等结构，递质作用的部位分散。②曲张体与效应器距离较远，一般大于20nm，递质弥散距离远近不等，传递时间长短不一。③递质扩散后是否发生效应取决于靶细胞上有无相应受体。

（三）电突触

电突触的结构基础是**缝隙连接**（gap junction），是两个神经细胞膜紧密接触的部位。两层膜之间的间隔只有 $2\sim3nm$，连接部位的神经细胞膜没有增厚，轴浆内无突触小泡存在（图 11-6）。连接部位存在沟通两细胞的通道蛋白，带电离子可通过这些通道传递电信号。这种连接部位的信息传递是一种电传递，与经典突触的化学递质传递完全不同。电突触没有前膜和后膜之分，信息可双向传递，通道电阻低，传递速度快，几乎没有潜伏期。电突触可在中枢神经系统和视网膜中广泛存在，主要发生在同类神经元之间，可促进神经元同步性放电。

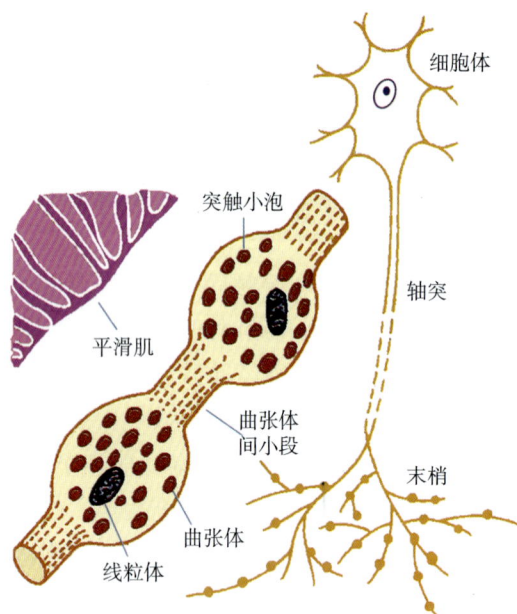

图 11-5　非定向突触传递示意图

（四）神经肌肉接头

神经肌肉接头（neuromuscular junction）是运动神经末梢与其所支配的骨骼肌细胞膜之间形成的结构，包括接头前膜、接头后膜和接头间隙。其兴奋传递过程与突触的传递非常相似，也是一个电-化学-电的传递过程。

1. 神经肌肉接头的结构　接头前膜是指轴突末梢细胞膜，是神经末梢在接近肌细胞膜处失去髓鞘后形成。在轴突末梢的轴浆中有许多线粒体及直径约 50nm 的囊泡（图 11-7），囊泡内含有乙酰胆碱（ACh）。接头后膜为骨骼肌细胞膜，也称终板膜。终板膜有规则地向细胞内凹入，形成许多皱褶，可增加接头后膜的面积。接头后膜上存在 N_2 型 ACh 受体。接头后膜表面还分布有乙酰胆碱酯酶，它能将 ACh 分解成胆碱和乙酸。接头间隙是接头前膜和接头后膜之间的间隙，约 $20\sim30nm$ 宽，充满了细胞外液。

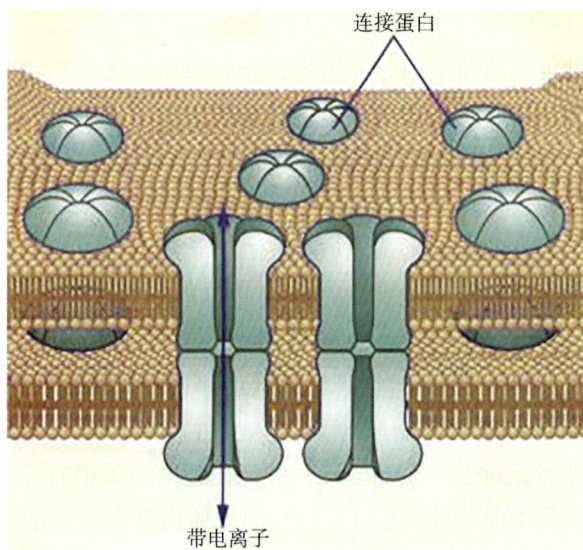

图 11-6　电突触结构示意图

2. 神经肌肉接头的兴奋传递　当神经末梢处有神经冲动传来时，接头前膜去极化，引起电压门控 Ca^{2+} 通道开放，Ca^{2+} 进入轴突末梢，触发了囊泡向前膜移动，并通过囊泡膜与轴突膜的融合，将囊泡中的 ACh 释放至接头间隙中。ACh 分子通过接头间隙，与终板膜上的 N_2 型 ACh 受体蛋白的 α-亚单位结合，引起受体蛋白质分子内部构象的变化，导致通道的开放。N_2 型 ACh 受体属于化学门控通道，这种通道开放可引起 Na^+ 和 K^+ 的跨膜移动。由于 Na^+ 的内流远大于 K^+ 的

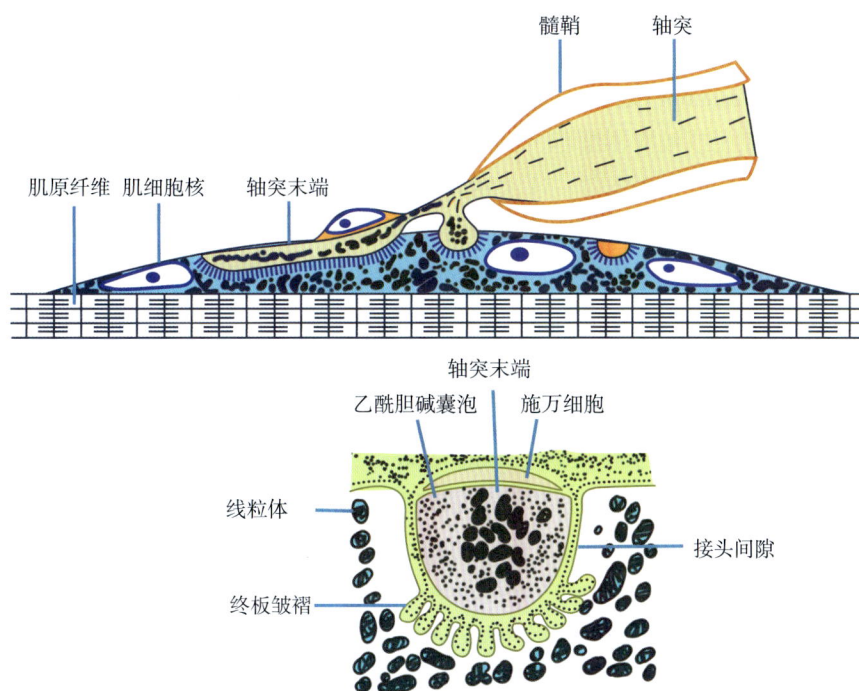

图 11-7 神经肌肉接头处的超微结构示意图

外流，使终板膜发生去极化，这一电位变化称为**终板电位**（end-plate potential，EPP）。终板电位属于局部兴奋，其大小与接头前膜释放的 ACh 量成正比，可表现出总和现象。EPP 通过电紧张性扩布到邻近骨骼肌细胞膜，刺激周围有电压门控钠通道的肌膜，使之产生动作电位，并传播至整个肌细胞膜，再通过兴奋-收缩耦联，引起肌细胞出现一次机械收缩。

据推算，运动神经末梢一次动作电位能使 200~300 个囊泡排放，近 10^7 个 ACh 分子被释放。以每个囊泡为最小单位释放递质的形式称为量子式释放，每个囊泡中贮存的 ACh 量通常是相当恒定的。由每个囊泡释放的递质在终板膜上引起的微小电变化，称为**微终板电位**（miniature end-plate potential，mEPP）。终板电位是许多微终板电位总和的结果。在神经末梢处于安静状态时，一般只有少数囊泡随机释放，不会对肌细胞产生显著影响。

神经肌肉接头处神经冲动与骨骼肌收缩呈 1:1 关系。其原因是一次动作电位引起接头前膜释放 ACh 的数量多，足以引起肌肉产生一次兴奋收缩；ACh 发挥作用后即被接头后膜上的胆碱酯酶迅速清除。

与神经突触传递相同，接头前膜的 Ca^{2+} 内流量与神经递质释放有密切联系，细胞外液中低 Ca^{2+} 或高 Mg^{2+}，都可阻碍 ACh 的释放而影响神经肌肉接头的正常功能。许多药物可以作用于接头传递过程中的不同阶段，影响正常的接头功能。例如，美洲箭毒和 α-银环蛇毒可以同 ACh 竞争终板膜的 N_2 型 ACh 受体亚单位，阻断接头处信息传递而使肌肉失去收缩能力。有机磷农药和新斯的明对胆碱酯酶有选择性抑制作用，可造成 ACh 在接头和其他部位的大量积聚，引起中毒症状。

二、神经递质与受体

化学突触传递是通过神经递质和特异性受体完成信息传递的。因此，神经递质和受体是化学突触传递最重要的物质基础。

(一) 神经递质

神经递质(neurotransmitter)是指由突触前神经元合成并在末梢处释放，经突触间隙扩散，特异性作用于突触后神经元或效应器细胞上的受体，从而完成信息传递功能的化学物质。化学物质被确认为神经递质，应符合以下条件：①突触前神经元内具有合成递质的前体物质和酶系统，能够合成该递质。②递质贮存于突触囊泡内，当冲动抵达神经末梢时，囊泡内递质能释放入突触间隙。③递质通过突触间隙作用于突触后膜上的特异性受体并发挥生理作用。人工方法将递质施加到神经元或效应细胞旁，可引起相同的生理效应。④存在使递质失活的酶或其他失活方式。⑤用受体激动剂或受体拮抗剂能加强或阻断递质的突触传递作用。

神经元或神经胶质细胞可产生的一类化学物质，起调节信息传递效率的作用，而不是直接传递信息，此活性物质称为**神经调质**(neuromodulator)，其所发挥的作用称为**神经调制**(neuro modulation)。神经调制持续时间较长，作用范围较大。调质的受体一般为 G 蛋白耦联受体(促代谢型受体)。由于递质在有些情况下可起调质的作用，调质也可起递质的作用，因此两者之间无明确界限。

戴尔原则(Dale principle)认为，一个神经元内只存在一种递质，其全部神经末梢均释放同一种递质。但近年来发现，一个神经元内可存在两种或两种以上递质(包括调质)，即递质共存现象。例如，支配唾液腺的副交感神经末梢内含有 ACh 和血管活性肠肽，前者刺激唾液分泌，后者舒张血管、增加唾液腺的血液供应和加唾液腺上 ACh 受体的亲和力，从而提高 ACh 分泌唾液的作用。又如在高等动物的交感神经节发育过程中，去甲肾上腺素和乙酰胆碱可以共存。有人认为肽类递质可能都是与其他递质共存的。递质共存的生理意义在于协调某些生理过程。

现已了解的递质已达 100 多种，根据化学结构可以分为胆碱类、胺类、氨基酸类、肽类、嘌呤类、气体类和脂类；根据分布的部位不同，又可分为外周神经递质和中枢神经递质。

1. 外周神经递质 包括自主神经和躯体运动神经纤维末梢所释放的递质，主要有乙酰胆碱(ACh)、去甲肾上腺素(NE)和肽类等。

(1)乙酰胆碱 末梢释放 ACh 作为递质的神经纤维称为**胆碱能纤维**(cholinergic fiber)，包括全部交感和副交感神经的节前纤维，大多数副交感神经节后纤维(少数释放肽类递质的纤维除外)，少数交感神经节后纤维(支配汗腺的交感神经和支配骨骼肌血管的交感舒血管神经等)，以及支配骨骼肌的运动神经纤维。

(2)去甲肾上腺素 末梢释放 NE 作为递质的神经纤维称为**肾上腺素能纤维**(adrenergic fiber)。大多数交感神经节后纤维属于肾上腺素能纤维。

(3)肽类 末梢释放肽类化合物作为递质的神经纤维称为**肽能纤维**(peptidergic fiber)。其主要分布在胃肠道、心血管、呼吸道、泌尿道等器官，特别是胃肠道的肽能神经元，能释放包括降钙素基因相关肽、血管活性肠肽、促胃液素、缩胆囊素、脑啡肽、强啡肽与生长抑素等多种肽类递质。

2. 中枢神经递质 中枢神经递质种类繁杂，多达几十种，根据性质大致可归纳为 ACh、胺类、氨基酸类与神经肽等四大类。中枢神经递质具体作用也随存在的部位不同而有明显差异。

(1)乙酰胆碱 胆碱能神经元在中枢分布极为广泛，主要分布在脊髓前角运动神经元、脑干网状结构上行激动系统、丘脑后腹核内的特异感觉投射系统、纹状体、边缘系统的梨状区、杏仁核、海马等部位。在中枢内递质 ACh 绝大多数表现为兴奋作用，在传递特异性感觉、维持机体觉醒状态，以及调节躯体运动、心血管活动、呼吸、体温、摄食、饮水与促进学习、记忆等生理活动过程中具有重要作用。

（2）胺类　包括多巴胺、NE、肾上腺素、5－HT 和组胺，它们分别组成不同的递质系统。①多巴胺（DA）：DA 能神经元胞体主要位于中脑黑质，纤维分布在黑质纹状体、中脑边缘系统以及结节漏斗三部分，是锥体外系重要的递质之一。其主要功能与调节肌紧张、躯体运动、情绪活动等有关，多数起抑制效应。例如，帕金森病主要是由于黑质 DA 能神经元退变的结果；精神分裂症与脑内 DA 能系统功能增强有关。②NE：NE 能神经元主要分布在低位脑干，尤其是中脑网状结构、脑桥的蓝斑以及延髓网状结构的腹外侧部分。NE 递质系统对睡眠与觉醒、学习与记忆、体温、情绪、摄食行为以及心血管活动等多种功能均有作用，对躯体运动以抑制为主。③肾上腺素：以肾上腺素为递质的神经元称为肾上腺素能神经元。目前，肾上腺素能神经元和肾上腺素能神经纤维仅存在中枢神经系统内，其胞体主要分布在延髓，有上行纤维和下行纤维。值得注意的是，在外周，肾上腺素能纤维末梢释放的递质是 NE。④5－HT：5－HT 能神经胞体主要位于低位脑干近中线区的中缝核群内。5－HT 递质与睡眠、情绪、内分泌、心血管等内脏活动有关。此外，它还是脑与脊髓内的一种疼痛调制递质。⑤组胺：组胺能神经胞体位于下丘脑后部结节乳头核区，其纤维几乎到达中枢的所有部位，包括大脑皮层和脊髓。该递质系统可能与觉醒、性行为、腺垂体分泌、饮水、痛觉调节等有关。

（3）氨基酸类　包括谷氨酸、门冬氨酸、甘氨酸、γ－氨基丁酸（GABA），前两者为兴奋性递质，后两者为抑制性递质。①兴奋性氨基酸：谷氨酸以大脑皮层、小脑与纹状体的含量最高，脊髓中以背侧部分的含量较多，对中枢神经具有明显的兴奋作用。此外，谷氨酸还具有神经毒或兴奋毒作用。门冬氨酸主要存在于大脑皮层锥体细胞中，但目前对于它的研究资料尚不多。②抑制性氨基酸：甘氨酸主要分布于脊髓、脑干等区域，GABA 主要分布在大脑皮层浅层、小脑皮质浦肯野细胞层、黑质、纹状体与脊髓部，对中枢神经元均有抑制性作用。GABA 在调节内分泌活动、维持骨骼肌兴奋性以及镇痛、抗焦虑等方面都起到重要作用。

（4）神经肽类　神经肽（neuropeptide）是指分布在神经系统，起传递信息或调节信息传递作用的肽类物质。迄今已经发现的神经肽达 100 多种，其中主要有以下几种：①速激肽（tachykinin）：包括 P 物质（substance P）、神经肽 A、神经肽 B、神经肽 K、神经肽 α、神经激肽 A（3～10）等 6 个成员。比较明确的是 P 物质，在中枢内以黑质、纹状体、下丘脑、缰核、孤束核、中缝核、延髓和脊髓背角等神经结构的含量较高。P 物质是第一级伤害性传入纤维末梢释放的兴奋性递质，它对痛觉传递的第一级突触起易化作用；P 物质对心血管活动、躯体运动行为以及神经内分泌活动也有调节作用。②阿片肽（opioid peptide）：主要包括脑啡肽（enkephalin）、强啡肽（dynorphin）和 β－内啡肽（β－endorphin）。脑啡肽广泛分布于各脑区与脊髓内，具有很强的镇痛调制和调节心血管活动作用；强啡肽在脊髓发挥镇痛作用，而在脑内对抗吗啡镇痛，对心血管生理活动也起调节作用；β－内啡肽分布于下丘脑、丘脑、脑干、腺垂体等处，主要起抑制性调制作用。③下丘脑调节肽和神经垂体肽：下丘脑分泌的调节腺垂体功能的肽类激素称为下丘脑调节肽（hypothalamic regulatory peptide）。下丘脑分泌的肽类物质除了调控垂体功能外，在其他脑区也有分布，对感觉、运动及智能活动等发挥调节作用。④脑－肠肽（brain－gut peptide）：是指在胃肠道和脑内双重分布的肽类递质，主要有缩胆囊素、血管活性肠肽等，又称胃肠激素，具有调节摄食行为等多种作用。

（5）其他递质　一氧化氮（NO）和一氧化碳（CO）都是小分子气态分子，都具有许多神经递质的特征。NO 可能与突触可塑性有关，在 LTP 和 LDP 中起重要作用。此外，NO 具有神经毒作用，当中枢 NO 生成过多时，可产生大量活性氮而导致神经细胞死亡。CO 的作用与 NO 相似，都通过激活鸟苷酸环化酶而发挥其生物效应。近年来发现，硫化氢（H_2S）广泛参与机体多种生理和病理过程，被认为是继 NO 和 CO 之后的第三类气体信号分子。作为一种新型非典型神经递质，H_2S 对中枢神经系统功能有着重要的调节作用。

3. 递质的代谢 递质的代谢是指递质的合成、贮存、释放、失活、再摄取与再合成等过程。例如，ACh 是由胆碱和乙酰辅酶 A 在胞质内经胆碱乙酰化酶的催化下合成，并在突触囊泡内贮存。当神经冲动抵达末梢、Ca^{2+} 由膜外进入膜内，突触囊泡出胞释放 ACh，进入突触间隙，与突触后膜特异性受体结合并发挥生理作用后，被胆碱酯酶水解成胆碱和乙酸，这一过程称为失活。其中胆碱被重吸收回末梢，用于重新合成乙酰胆碱。去甲肾上腺素、多巴胺、5 - 羟色胺的合成都是在相关合成酶的作用下合成并贮存于囊泡内；待进入突触间隙并发挥生理作用后，大部分可被突触前膜再摄取加以重新利用，少部分可通过酶解失活。氨基酸类递质在发挥作用后，能被神经元和神经胶质细胞再摄取而失活。肽类递质的失活主要是依靠酶促降解而失活。

（二）受体

受体（receptor）是指细胞膜或细胞内能与某些化学物质（如递质、调质、激素等）发生特异性结合并引发生物学效应的特殊蛋白质。神经递质必须通过与受体相结合才能发挥作用。能与受体特异性结合并产生生物效应的化学物质称为受体的**激动剂**（agonist）；能与受体特异性结合，但不能产生生物效应的化学物质称为受体的**拮抗剂**（antagonist），二者统称为**配体**（ligand）。配体与受体的结合是一种分子识别过程，分子空间结构的互补性是特异结合的主要因素。受体与配体的结合具有结构特异性、饱和性和可逆性。

受体通常是以相结合的配体进行分类与命名，如以 ACh 为配体的受体称为**胆碱能受体**（cholinergic receptor），以肾上腺素、去甲肾上腺素为配体的受体称为**肾上腺素能受体**（adrenergic receptor）。同一配体可能有两种或两种以上的不同受体，每种受体还有不同的受体亚型。同一配体与不同类型受体结合会产生不同的细胞反应（见后文）。

根据受体后信号转导机制，突触后膜受体可分为**促离子型受体**（ionotropic receptor）和**促代谢型受体**（metabotropic receptor）两类。二者均为膜蛋白受体。促离子型受体又称离子通道型受体，蛋白本身含有离子通道受体蛋白包括配体结合位点和离子通道。当它们被相应的配体激活后，受体蛋白变构，导致离子通道的开放，离子跨膜流动而膜电位发生变化。其作用迅速，可在几毫秒之内完成，如烟碱受体和部分氨基酸受体。促代谢型受体又称 G 蛋白耦联受体，受体被激活后，经 G 蛋白介导，通过激活细胞内腺苷酸环化酶或磷脂酶 C 产生第二信使，引起相应蛋白激酶及蛋白磷酸化，如毒蕈碱受体、肾上腺素能受体等。

1. 胆碱能受体 根据药理特性，胆碱能受体分为**毒蕈碱型受体**（muscarinic receptor，M 受体）和**烟碱型受体**（nicotinic receptor，N 受体）两类。其广泛分布于中枢和周围神经系统。

（1）**M 受体** 在外周，M 受体分布于大多数副交感节后纤维（少数释放肽类递质的纤维除外）支配的效应器细胞膜、少数交感节后纤维支配的汗腺和骨骼肌血管平滑肌细胞膜上。当 ACh 与 M 受体结合后就产生一系列自主神经节后胆碱能纤维兴奋的效应，包括心脏活动的抑制，支气管平滑肌、胃肠平滑肌、膀胱逼尿肌、虹膜环形肌的收缩，消化腺、汗腺分泌的增加，骨骼肌血管的舒张等。从伞菌科植物中提取的**毒蕈碱**（muscarine）可与该受体结合，产生相似的效应，因此这类受体称为毒蕈碱型受体（M 受体），而 ACh 与 M 受体结合所产生的效应称为毒蕈碱样作用

（M 样作用）。**阿托品**（atropine）是 M 型受体拮抗剂，可阻断 ACh 的 M 样作用。研究证明 M 型受体可分为 $M_1 \sim M_5$ 五种亚型，均为促代谢型受体。当 M 受体激活时，通过细胞内 cAMP、IP_3 和 DAG 等第二信使变化，引起 ACh 的 M 样作用。

（2）N 受体　N 受体可分为 N_1 和 N_2 两种亚型。N_1 受体分布于中枢神经系统和自主神经节后神经元上，故又称神经元型 N 受体，ACh 与之结合后就产生兴奋性突触后电位，导致节后神经元兴奋；N_2 受体位于神经肌肉接头的终板膜上，又称肌肉型 N 受体，当 ACh 与它结合后就产生终板电位，引起骨骼肌兴奋。两类 N 型受体都是促离子型受体。从烟草叶中提取出的**烟碱**（nicotine）可与此类受体结合，产生相似的效应，因此这类受体称为烟碱型受体（N 受体），而 ACh 与之结合所产生的效应称为烟碱样作用（N 样作用）。N_1 受体的特异性拮抗剂是六烃季铵，N_2 受体的特异性拮抗剂是十烃季铵，**筒箭毒碱**（tubocurarine）能同时阻断这两种受体的功能。

2. 肾上腺素能受体　肾上腺素能受体包括 α 和 β 两种类型。α 受体可分为 α_1 和 α_2 两个亚型；β 受体又可分为 β_1、β_2 和 β_3 三个亚型。肾上腺素能受体都属于促代谢型受体。

（1）α 受体　一般认为 α_1 受体分布于肾上腺素能神经所支配的效应器细胞膜上。在外周组织中，α_1 受体主要分布于平滑肌，以产生兴奋性效应为主，引起血管平滑肌、子宫平滑肌、虹膜辐射状肌等收缩；但也有抑制性的，如小肠平滑肌舒张（由 α_2 受体介导）。近年来发现，心肌细胞膜也存在 α_1 受体，它可介导儿茶酚胺的缓慢正性变力作用。α_2 受体主要分布于肾上腺素能纤维末梢的突触前膜上，对突触前 NE 的释放进行反馈调节。**哌唑嗪**（prazosin）和**育亨宾**（yohimbine）分别能选择性阻断 α_1 和 α_2 受体而产生降压作用；而**酚妥拉明**（phentolamine）可同时阻断 α_1 与 α_2 两种受体，但对 α_1 受体的作用比对 α_2 受体的作用大 3～5 倍。

（2）β 受体　β_1 受体主要分布于心肌细胞上，具有兴奋性效应。在生理状态下，心脏 β_1 受体作用占优势，以致掩盖了心脏 α_1 受体的作用；只有在 β_1 受体功能抑制时，α_1 受体对心脏功能活动的调节作用才能显现出来。β_2 受体主要分布在平滑肌，其效应是抑制性的，使支气管、胃肠道、子宫以及冠状动脉、骨骼肌血管等平滑肌的舒张。β_3 受体主要分布于脂肪组织，与脂肪分解有关。**阿替洛尔**（atenolol）主要阻断 β_1 受体；**纳多洛尔**（nadolol）主要阻断 β_2 受体；**普萘洛尔**（propranolol）是临床上常用的非选择性 β 受体拮抗剂，它对 β_1 和 β_2 两种受体均有阻断作用。心动过速或心绞痛等心脏病患者应用普萘洛尔可降低心肌代谢与活动，达到治疗目的，但由于普萘洛尔对支气管具有兴奋作用，使用时要加以注意，对伴有呼吸系统疾病的高血压患者，应使用阿替洛尔，以免发生支气管痉挛。

在外周多数交感神经节后纤维支配的效应器上，肾上腺素能受体的分布不同，有的仅有 α 受体或 β 受体，有的则两种受体均有，故与配体结合后效应各异。此外，α 受体和 β 受体不仅对交感神经递质发生反应，对血液中存在的儿茶酚胺类物质也发生反应，但不同配体与受体的亲和力也有差异。去甲肾上腺素对 α 受体的作用强，对 β 受体的作用较弱；肾上腺素对 α 和 β 受体的作用都很强；异丙肾上腺素主要对 β 受体有作用。

3. 中枢受体　由于中枢神经递质种类繁多，其相应的受体也非常复杂。除胆碱能 M 型与 N 型受体以及肾上腺素能 α 型与 β 型受体外，还有 DA 受体、5-HT 受体、兴奋性氨基酸受体、抑制性氨基酸受体、神经激肽类、阿片类以及腺苷类受体等，其中绝大部分为 G 蛋白耦联受体。多巴胺受体现已克隆到 $D_1 \sim D_5$ 5 种亚型。5-HT 受体已知的有 $5-HT_1 \sim 5-HT_7$ 共 7 种受体，$5-HT_1$、$5-HT_2$、$5-HT_5$ 等又有多种亚型。兴奋性氨基酸中谷氨酸受体包括促代谢型与促离子型两种受体，前者已发现有 11 种亚型，后者可分为 3 种亚型。抑制性氨基酸中的 GABA 受体包括促离子型（GABA$_A$）和促代谢型（GABA$_B$）两种受体。神经激肽受体已经克隆出3种；阿片受体已确定的有μ、δ、κ 3种受体。上述各种受体也有其相应的拮抗剂。总之，中枢内受体系统中的不明之处较多，尚待阐明。

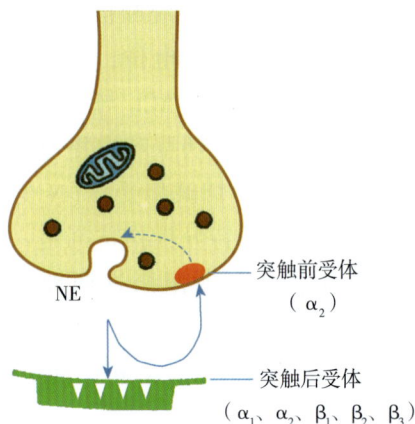

图11-8 突触前受体调节递质释放示意图

4. 突触前受体 受体通常存在于突触后膜，但也可存在于突触前膜。存在于突触前膜的受体称为**突触前受体**（presynaptic receptor）。突触前受体的主要作用是反馈调节神经末梢的递质释放。例如，肾上腺素能纤维末梢的突触前膜上存在α$_2$型受体（图11-8）。当末梢释放的NE在突触前膜处超过一定量时，即能与α$_2$受体结合，从而反馈抑制末梢释放NE。临床上使用α$_2$受体激动剂可乐定，可使神经末梢释放的NE减少，从而达到治疗高血压的目的。

5. 受体的调节 突触后膜上的受体数量及其与配体结合的亲和力可随递质分泌量发生变化。当递质分泌不足时，受体的数量将逐渐增加，亲和力也将逐渐升高，称为受体的**上调**（up-regulation）；当递质分泌过多时，受体的数量将逐渐减少，亲和力也将逐渐降低，称为受体的**下调**（down-regulation）。临床上增加药物剂量或停药时应考虑到受体的调节作用。

第三节 神经中枢活动的一般规律

一、反射中枢

反射中枢（reflex center）是反射活动的中心环节，是指在中枢神经系统内，可调节某一特定生理功能的神经元群。反射中枢可通过传入神经接受来自感受器的传入冲动，并对传入信息进行整合处理，再通过传出神经将兴奋或抑制信息传出至效应器。这些神经元或神经核团，可组成许多不同的神经中枢，以调节不同器官、组织的活动。

简单的反射活动，其中枢范围较窄，例如膝跳反射的中枢在脊髓腰段，角膜反射的中枢在脑桥。对于某些复杂的生命活动，其反射中枢范围较广，如调节呼吸运动的中枢分散在延髓、脑桥、下丘脑以至大脑皮层等部位内。在整体情况下，反射活动发生时，感觉冲动传入脊髓或脑干反射中枢外，还有上行冲动传导至更高级中枢，进一步通过高级中枢的整合，再发出下行冲动来调整反射的传出冲动，使反射活动更具有适应性。因此，在反射发生时，既有初级水平的整合活动，也有较高级水平的整合活动。通过多级水平的整合，使反射活动具有更大的复杂性和适应性。

二、中枢神经元的联系方式

中枢神经系统内神经元之间的联系方式多种多样，除单线式联系之外，如视网膜视锥系统的联系，还包括其他以下几种。

1. 辐散式 一个神经元通过轴突分支与多个神经元建立突触联系，这种联系方式称为**辐散**（divergence）（图11-9A）。例如，脊髓的传入神经纤维进入中枢后，通过分支与本节段的中间神经元及传出神经元发生联系，还通过上升和下降的分支与其他脊髓节段的中间神经元发生突触联系。辐散的意义是使一个神经元的兴奋可同时引起多个神经元的兴奋或抑制。此种联系方式在传入通路中较多见。

2. 聚合式 多个神经元通过轴突末梢与同一个神经元发生突触联系称为**聚合**(aggregation)(图 11 – 9B)。例如，脊髓前角运动神经元可以同时接受来自后根的传入纤维、脊髓的中间神经元和高位中枢下行纤维的影响。聚合式联系的意义是使来自许多神经元的兴奋在某一神经元上实现总和，也使来自许多不同神经元的兴奋和抑制在同一神经元上发生整合。这种联系方式在传出通路中较为多见。

3. 链锁式 一个神经元轴突的侧支兴奋另一神经元，后者再通过轴突侧支与其他神经元发生突触联系，称为**链锁式**(chain circuit)(图 11 – 9C)。其意义是在空间上加大了作用范围。

4. 环式 一个神经元通过轴突侧支与中间神经元联系，中间神经元返回来直接或间接再作用于该神经元，此种联系方式称为**环式**(recurrent circuit)(图 11 – 9D)。其意义是形成反馈。如果中间神经元是兴奋性神经元，则兴奋通过环路得以加强和延续，这称为正反馈。例如，反射活动在刺激停止后仍然持续一段时间，这种现象称为后放或**后发放**(after discharge)。如果环路中存在抑制性中间神经元，则通过回返性抑制使原神经元活动减弱或及时终止。例如，脊髓前角的闰绍细胞可通过环式联系抑制 α 运动神经元活动。环式联系一方面可通过兴奋反馈，在时间上加强作用的持久性；另一方面可通过抑制反馈，使活动及时终止。

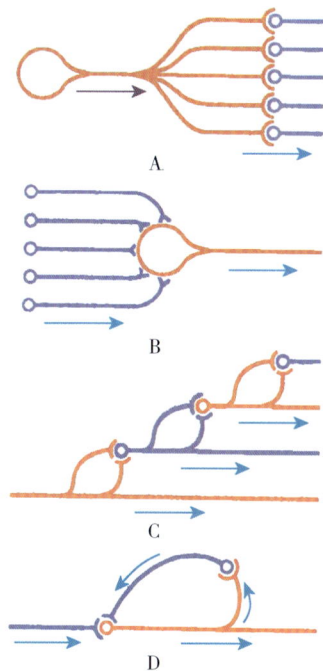

图 11 – 9 中枢神经元的联系方式
A. 辐散式；B. 聚合式；
C. 链锁式；D. 环式

三、反射中枢兴奋传递的特征

在反射活动中，反射弧中枢部分的兴奋传递通常经过一次以上的突触接替，由于突触结构和化学递质等因素影响，反射弧中枢部分兴奋的传递，不同于神经纤维上的冲动传导，表现以下几个特征。

1. 单向传递 兴奋在神经纤维上的传导是双向性的；在中枢内，兴奋通过化学突触传递只能是**单向传递**(one – way conduction)，即兴奋由突触前末梢向突触后神经元传递，而不能逆向传布。这是突触前膜释放神经递质，作用于突触后膜上的受体的缘故。电突触传递不同于化学突触传递，可以呈现双向性传递。

2. 中枢延搁 兴奋通过中枢部分速度比较缓慢，称为**中枢延搁**(central delay)。据测定，兴奋通过一个化学突触所需的时间为 0.3～0.5ms。这主要是因为中枢兴奋传递过程比较复杂，突触前膜递质释放、与受体结合并发挥作用等环节需要一定的时间。因此，反射通过的突触数目愈多，中枢延搁所耗的时间就愈长。在一些多突触接替的反射，中枢延搁常达 10～20ms。

3. 总和 单一神经纤维传入的冲动往往只引起突触后神经元的局部兴奋，产生较小的 EPSP，不足以引发兴奋(与骨骼肌不同)。如果同时有多个传入纤维兴奋，则各自产生的 EPSP 可发生叠加，使突触后神经元膜电位去极化并达到阈电位，从而爆发动作电位，产生反射的传出效应，这称为兴奋的**总和**(summation)。总和包括时间总和与空间总和。局部兴奋可提高神经元的兴奋性，提高神经元对其他传入冲动的敏感程度，容易发生传出效应，这一现象称为**易化**(facilitation)。若传入纤维是抑制性的，则发生 IPSP 的总和。

4. 兴奋节律的改变　在反射活动中，传出纤维上的冲动频率与传入纤维不同的现象，称为兴奋节律的改变。因为传出神经的兴奋节律来自传出神经元，而传出神经元常与多个其他神经元发生突触联系，其传出的兴奋节律不但取决于多个传入神经的兴奋节律的总和，还取决于中间神经元和传出神经元的功能状态。

5. 后放　在反射活动中，刺激停止后，传出神经仍可在一定时间内继续发放冲动，这种现象称为后放。后放也称后发放、后放电。中间神经元的环状联系是产生后放的原因之一。此外，在反射过程中，效应器本身的感受装置(如骨骼肌肌梭)可将兴奋冲动传入至中枢，这些反馈信息的传入也是产生后放的原因。

6. 对内环境的变化敏感和易疲劳　在反射活动中，突触部位容易受内环境变化的影响，也是反射弧中最易疲劳的部位。缺氧、CO_2过多、麻醉剂等因素均可影响突触兴奋的传递，从而改变突触部位的传递活动。突触传递易疲劳是防止中枢过度兴奋的保护性机制，原因可能与递质耗竭有关。

四、中枢抑制

在任何反射活动中，神经中枢内既有兴奋活动，也有抑制活动，只有这样，反射活动才能协调进行。神经中枢内的抑制活动称为中枢抑制，表现在突触传递过程中，也称为突触抑制。根据中枢抑制产生机制的不同，抑制可分为突触后抑制和突触前抑制两类。

(一)突触后抑制

突触后抑制(postsynaptic inhibition)是由抑制性中间神经元的轴突末梢释放抑制性的递质，在突触后膜上产生 IPSP(超极化)，使与其发生突触联系的其他神经元活动受到抑制。因此，突触后抑制又称为超极化抑制。根据抑制性神经元的功能和联系方式的不同，突触后抑制有传入侧支抑制和回返性抑制两种形式。

1. 传入侧支抑制　传入神经兴奋某一中枢的神经元的同时，发出侧支兴奋另一抑制性中间神经元，然后通过该抑制性神经元的活动转而抑制另一中枢的神经元，这种现象称为**传入侧支抑制**(afferent collateral inhibition)。例如，屈肌的肌梭传入纤维进入中枢后，直接兴奋支配屈肌的 α 运动神经元，同时发出侧支兴奋一个抑制性中间神经元，转而抑制支配伸肌的 α 运动神经元，导致屈肌收缩而伸肌舒张(图 11 - 10)。这种抑制也被称为**交互抑制**(reciprocal inhibition)，其意义在于使功能相互拮抗的中枢之间的活动协调起来。

2. 回返性抑制　某一中枢的神经元兴奋时，其传出冲动沿轴突外传的同时，又经轴突侧支兴奋另一抑制性中间神经元，后者兴奋后，返回来抑制原先发动兴奋的神经元及同一中枢的其他神经元，称为**回返性抑制**(recurrent inhibition)。例如，脊髓前角运动神经元发出轴突支配骨骼肌，同时发出侧支兴奋闰绍细胞；闰绍细胞是抑制性中间神经元，其轴突回返作用于脊髓前角运动神经元，抑制发动兴奋的前角运动神经元和其他神经元(图 11 - 11)。这种形式的抑制在海马和丘脑内也存在。回返性抑制使神经元的活动及时终止，也促使同一中枢内许多神经元之间的活动能步调一致。

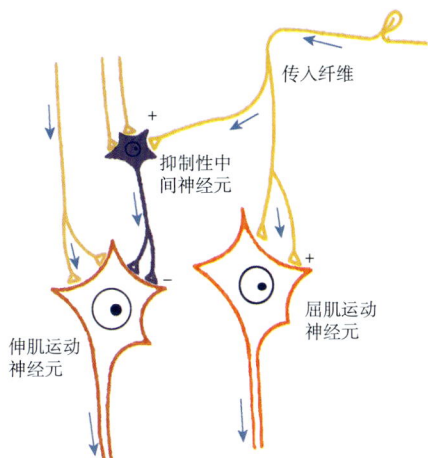

图 11-10　传入侧支抑制模式图
+：兴奋；-：抑制

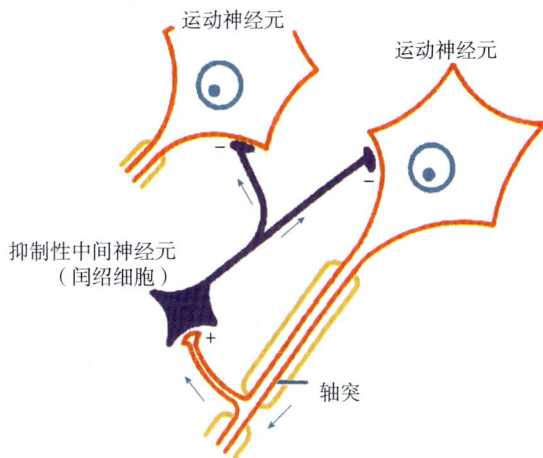

图 11-11　回返性抑制模式图
+：兴奋；-：抑制

（二）突触前抑制

突触前抑制（presynaptic inhibition）不同于突触后抑制，它不是通过抑制性中间神经元释放抑制性递质，使突触后膜产生 IPSP，而是通过轴–轴突触活动，使突触前膜释放的兴奋性递质减少，从而导致突触后膜上的 EPSP 减小所致。突触前抑制在中枢神经系统内广泛存在，其结构基础是轴–轴突触和轴–体突触的联合。如图 11-12 所示，来自脊神经后根的感觉神经 A 纤维末梢与脊髓内第一级感觉投射神经元 C 构成轴–体突触，可兴奋该神经元 C；来自后角内中间神经元的 B 纤维末梢与 A 纤维末梢构成轴–轴突触，但不能直接影响感觉投射神经元 C 活动。若 A 纤维兴奋冲动抵达末梢时，可引起感觉投射神经元 C 出现 EPSP。若 B 纤维兴奋冲动传入，则不会对该神经元 C 有兴奋作用。如果 B 纤维首先兴奋，一定时间后再使 A 纤维兴奋，则 A 纤维兴奋所引起的 EPSP 明显减小，说明 B 纤维的活动能抑制 A 纤维的兴奋作用，导致感觉投射神经元 C 活动受到抑制。这种抑制产生的机制之一是，B 纤维传入兴奋抵达末梢并释放 γ-氨基丁酸（GABA），作用于 A 纤维末梢 $GABA_A$ 受体，引起 A 纤维末梢 Cl^- 外流，A 纤维末梢膜去极化，从而使末梢跨膜电位变小。当 A 纤维传入冲动到达末梢时，由于其末梢跨膜电位变小，产生的动作电位幅度变小，进入末梢的 Ca^{2+} 减少，引起递质释放减少，导致突触后神经元 C 的 EPSP 减小，不能产生兴奋效应。由于这种抑制是改变了突触前膜的活动而实现的，因此称为突触前抑制。

如前所述，GABA 可使突触后膜产生超极化，而在突触前抑制中 GABA 却导致末梢 A 轴突膜产生去极化。这是由于在胞体处，细胞外 Cl^- 浓度高于胞质内，Cl^- 内流的结果是引起超极化。然而，轴浆内的 Cl^- 浓度较细胞外高，Cl^- 外流的结果使轴突末梢发生去极化而膜电位下降。

突触前抑制多见于感觉传入途径，可调节外周感觉信息的传入。例如，当人在集中注意力时，通过突触前抑制，使得那些不需要的信息的传入受到抑制。由于突触前抑制产生的潜伏期较长，因此认为传入神经必须通过两个以上中间神经元的多突触接替，才能与其他感觉传入神经末梢形成轴–轴突触型联系。同突触后抑制相比，突触前抑制持续时间较长，可达 $100 \sim 200\,ms$。

五、中枢易化

中枢易化（central facilitation）可分为突触后易化和突触前易化。**突触后易化**（postsynaptic

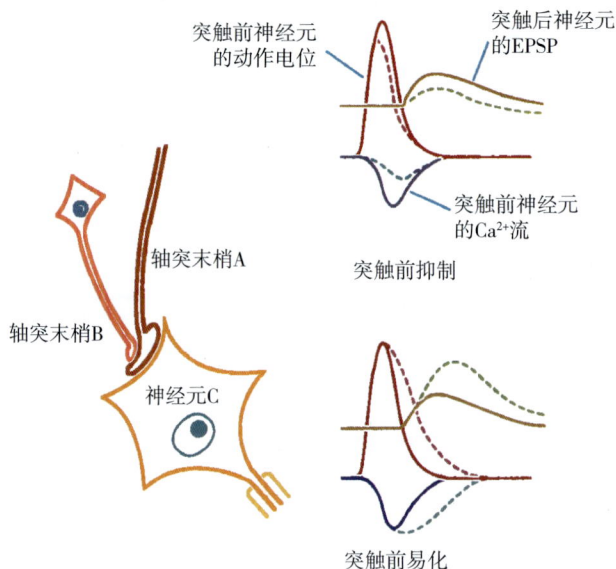

图 11-12　突触前抑制和突触前易化模式图

虚线表示发生突触前抑制和突触前易化时的情况

facilitation）表现为 EPSP 的总和，EPSP 的总和效应使突触后膜膜电位接近阈电位水平，更容易达到阈电位而产生动作电位。**突触前易化**（presynaptic facilitation）与突触前抑制的结构基础相同，但作用相反。在图 11-12 中，如果末梢 B 预先兴奋使到达 A 末梢的动作电位持续时间延长，就会引起 Ca^{2+} 内流增加，兴奋性递质释放增多，导致突触后 EPSP 增大，即产生突触前易化。研究发现，5-HT 在轴-轴突触处的释放可以引起细胞内 cAMP 水平升高，K^+ 通道因磷酸化而关闭，从而使到达突触前末梢的动作电位持续时间延长，Ca^{2+} 内流增加，出现突触前易化现象。

第四节　神经系统的感觉分析功能

机体内、外环境的各种刺激，首先由不同的感受器感受，然后转换成相应的神经冲动，通过特定的神经通路传向中枢，经过中枢神经系统的整合，产生相应的**感觉**（sensation）。

一、脊髓的感觉传导功能

脊髓是躯体感觉传入通路的重要环节。**躯体感觉**（somatic sensation）包括浅感觉和深感觉两大类：浅感觉又包括触-压觉、温度觉和痛觉；深感觉又称**本体感觉**（proprioception），主要包括位置觉和运动觉。

躯体感觉的传入通路一般由三级神经元组成。第一级神经元的胞体位于脊神经节或脑神经核内；第二级神经元胞体位于脊髓后角或脑干神经核内；第三级神经元胞体位于丘脑。来自各种感受器的神经冲动，除头面部的通过脑神经传入到中枢外，其他的均经脊神经后根进入脊髓。浅感觉在脊髓后角更换神经元后在中央管前交叉至对侧，在脊髓前外侧部上行。其中，传导痛觉和温度觉的纤维行走于外侧而形成脊髓丘脑侧束；传导粗略触-压觉的纤维大部分交叉至对侧的腹侧，形成脊髓丘脑前束。脊髓丘脑束上行终止于丘脑背侧部的腹后外侧核。深感觉和精细触-压觉的传入纤维进入脊髓后，沿同侧后索上行，在延髓下部的薄束核和楔束核更换神经元，由此发出的纤维交叉至对侧，组成内侧丘系，上行到达丘脑的腹后外侧核。由此可见，浅感觉传导路与深感觉传导路的区别是：浅感觉传导路是先交叉后上行；深感觉传导路是先上行后交叉（图11-13）。所以，在脊髓半离断时，离断水平以下对侧躯体出现痛觉、温度觉和粗略触-压觉等浅感觉障碍，而在离断的同侧发生本体感觉和精细触-压觉等感觉障碍。此外，还伴有同侧的运动麻痹，临床上称为脊髓半切综合征。

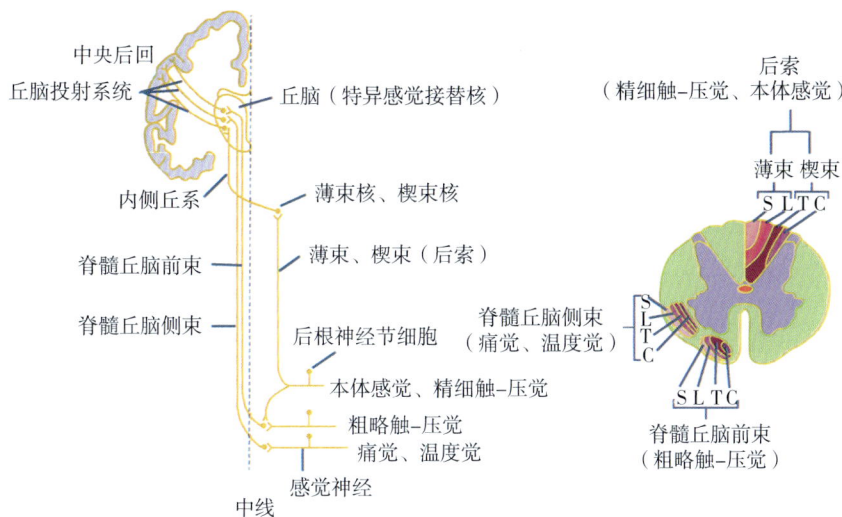

图 11-13　四肢和躯干的感觉传导通路及脊髓横断面示意图

S：骶；L：腰；T：胸；C：颈

二、丘脑及其感觉投射系统

（一）丘脑的核团

丘脑是除嗅觉外的各种感觉传入通路的重要中继站，并对感觉进行初步的分析和综合。各种感觉传导路上行至丘脑更换神经元，然后投射到大脑皮层。丘脑的核团可分为以下三大类。

1. 特异性感觉接替核　特异性感觉接替核（specific sensory relay nucleus）的核团主要有腹后核（包括腹后内侧核和腹后外侧核）、内侧膝状体和外侧膝状体。它们接受第二级感觉投射纤维，换元后投射到大脑皮层感觉区。腹后核是躯体感觉的中继站，来自躯体不同部位的纤维在腹后核内换元。其中腹后外侧核接受来自躯干四肢部位的传入纤维；腹后内侧核接受来自头面部的传入纤维。内侧膝状体和外侧膝状体分别是听觉和视觉传导通路的换元站。

2. 联络核　联络核（associated nucleus）的核团主要有丘脑前核、腹外侧核和丘脑枕核。它们接受来自特异感觉接替核和其他皮层下中枢的纤维，换元后投射到大脑皮层的特定区域，其功能与各种感觉在丘脑和大脑皮层的联系协调有关。其中丘脑前核接受来自下丘脑乳头体的纤维，并发出纤维投射到大脑皮层的扣带回，参与内脏活动的调节；腹外侧核主要接受来自小脑、苍白球和腹后核的纤维，而后再发出纤维投射到大脑皮层运动区，参与运动调节；丘脑枕核接受内、外侧膝状体的纤维，再发出纤维投射到皮层顶叶、枕叶和颞叶联络区，参与各种感觉的联系功能。

3. 非特异性投射核　非特异性投射核（non-specific projection nucleus）的核团是指靠近中线内髓板内的各种结构，主要是髓板内核群，包括中央中核、束旁核等。这些细胞群无直接投射到大脑皮层的纤维，通过多突触换元接替，弥散地投射到整个大脑皮层，具有维持和改变大脑皮层兴奋状态的作用。此外，束旁核还可能与痛觉有关，因此，有人认为它是痛觉冲动的接受中枢（图11-14）。

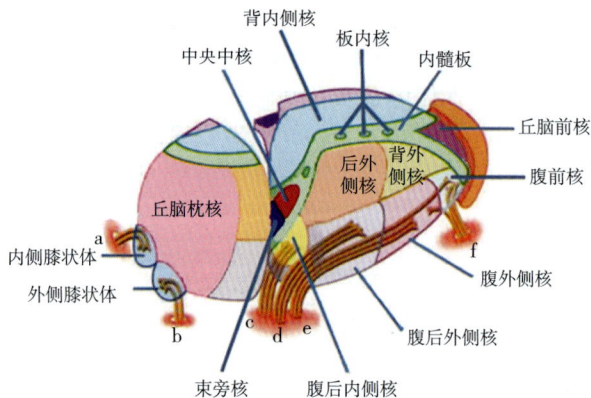

图 11 - 14　丘脑主要核团示意图

a：听觉传来的纤维；b：视觉传来的纤维；c：来自头面部的感觉纤维；
d：来自躯干四肢的感觉纤维；e：来自小脑的纤维；f：来自苍白球的纤维

(二)感觉投射系统

根据丘脑各部分向大脑皮层投射特征的不同，可把**感觉投射系统**(sensory projection system)分为两大系统，即特异性投射系统和非特异性投射系统(图 11 - 15)。

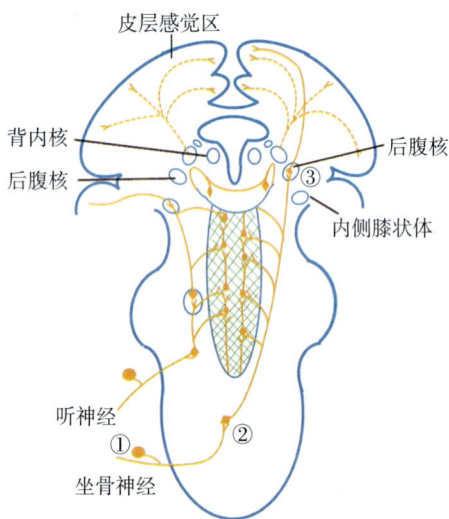

图 11 - 15　感觉投射系统示意图

网线区代表脑干网状结构；实线代表特异性投射系统；虚线代表非特异性投射系统；数字代表传导通路的三级神经元胞体所在部位

1. 特异性投射系统　**特异性投射系统**(specific projection system)是指丘脑特异感觉接替核及其投射至大脑皮层特定区域的神经通路。投射纤维主要终止于皮层的第四层，形成丝球状结构，与该层内的神经元构成突触联系，引起特定感觉。每一种感觉的投射路径都具有专一性、点对点的投射关系。另外，这些投射纤维通过若干中间神经元接替，与大锥体细胞构成突触联系，从而激发大脑皮层发出传出冲动。联络核在结构上大部分也与大脑皮层有特定的投射关系，因此也归属于该系统，主要起联络和协调作用。

2. 非特异性投射系统　**非特异性投射系统**(non - specific projection system)是指非特异投射核及其投射至大脑皮层广泛区域的神经通路。

感觉传导路的第二级感觉纤维经过脑干时，发出许多侧支与脑干网状结构发生突触联系，经多次换元，各种来源的兴奋互相会聚，形成共同的通路抵达丘脑的髓板内核群，然后弥散地投射到大脑皮层广泛区域。因此失去了专一的投射途径，与皮层不具有点对点的投射关系。该系统的上行纤维进入皮层后分布于各层内，以游离末梢的形式与皮层神经元的树突构成突触联系，其主要功能是维持和改变大脑皮层的兴奋状态。

动物实验表明，破坏动物中脑头端的网状结构，仍保留特异投射性系统的完整，动物即进入持久的昏睡状态；若在中脑水平切断特异性感觉通路而不损害内侧网状结构，则动物仍处于清醒状态。这表明在脑干网状结构内存在具有上行激活大脑皮层起唤醒作用的功能系统，称**网状结构上行激动系统**(ascending reticular activating system，ARAS)。ARAS 就是通过非特异性投射系统来发挥作用的。由于这一系统是多突触接替的上行系统，因而易受药物影响，如巴比妥类药物的催眠作用和一些全身性麻醉药的作用，可能是由于阻断了 ARAS 的传递而产生的结果。

正常情况下，特异性投射系统和非特异性投射的功能相互协调和配合，使大脑皮层处于觉醒状态，从而产生特定感觉。

三、大脑皮层的感觉分析功能

大脑皮层是人体感觉的最高级中枢，各种感觉传入冲动投射到大脑皮层的不同区域，通过大脑皮层的分析与综合，从而产生不同的感觉。因此，大脑皮层有着不同的感觉功能定位，即大脑皮层存在着不同的感觉功能代表区。

(一)体表感觉区

体表感觉代表区有第一和第二两个感觉区，第一感觉区更为重要。

1. 第一感觉区 大脑皮层的中央后回为**第一感觉区**(somatic sensory area Ⅰ)，相当于 Brodmann 分区的 3 - 1 - 2 区。该感觉区产生的感觉定位明确。其感觉投射有如下规律：①躯干、四肢部分的感觉为交叉性投射，即躯体一侧的传入冲动投射到对侧大脑皮层，但头面部感觉的投射是双侧性的。②投射区域的空间总体安排是倒置的，即下肢的代表区在中央后回的顶部，其中膝以下的代表区在半球的内侧面，上肢的代表区在中央后回的中间部，而头面部则在底部。但头面部代表区内部安排是正立的。③投射区域的大小与感觉的分辨程度有关，分辨愈精细的部位，代表区愈大，如拇指、示指和口唇的代表区面积较大；相反，躯干的代表区则较小(图 11 - 16)。

各类感觉传入的投射也有一定的分布规律。中央后回从上到下分别接受来自下肢、上肢以及头面部的躯体感觉投射；从前到后则依次接受来自肌肉牵张感觉、慢适应感觉、快适应感觉以及关节、骨膜、筋膜等感觉的投射。

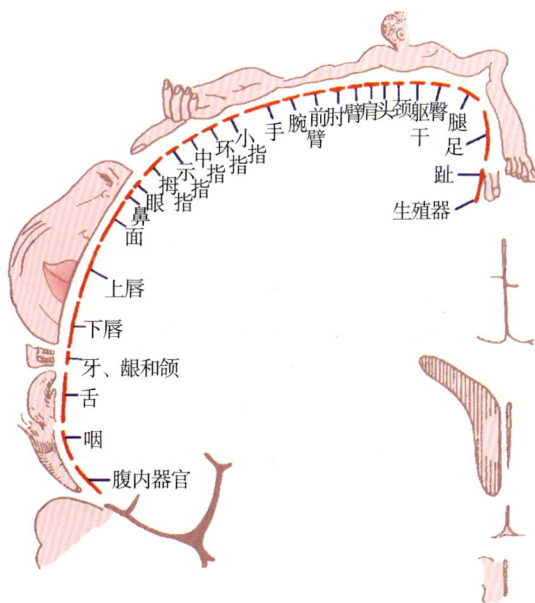

图 11 - 16 人大脑皮层感觉区示意图

此外，感觉皮层还具有可塑性，表现为感觉区神经元之间的广泛联系可发生较快的改变，表明大脑具有较好的适应能力。动物实验表明，当截去猴的一个手指，该被截手指的皮层感觉区将会被其邻近手指的代表区所占据。反之，若切除皮层上某手指的代表区，则该手指的感觉会投射到被切除的代表区的周围皮层。

2. 第二感觉区 在人和高等动物的脑，**第二感觉区**(somatic sensory area Ⅱ)位于中央前回与脑岛之间，面积较小。区内的投射是双侧性，安排呈正立位，但身体各部分的代表区不如中央后回那么完善和具体。人脑第二感觉区受到损伤并不产生显著的感觉障碍。第二感觉区还接受痛觉传入的投射。

（二）本体感觉区

中央前回（4 区）既是运动区，也是本体感觉的投射区。运动区与感觉区相互重叠的部位，称为**感觉运动区**（sensorimotor area）。它们接受来自肌肉、肌腱和关节等处的感觉信息，以感知身体在空间的位置、姿势以及身体各部分在运动中的状态。

（三）内脏感觉区

内脏感觉投射的范围较弥散。第一感觉区的躯干与下肢部位有内脏感觉区，第二感觉区、运动辅助区及边缘系统的皮质部位也包括内脏感觉的投射区。

（四）特殊感觉

1. 视觉 视觉（vision）的代表区位于大脑半球内侧面枕叶皮层的距状裂之上、下缘（17 区）。视觉传导路的传导特点：来自两眼鼻侧视网膜的视神经纤维交叉而形成视交叉，来自颞侧视网膜的纤维则不交叉。因此，右眼颞侧和左眼鼻侧视网膜的纤维汇集成右侧视束，左眼颞侧和右眼鼻侧视网膜的纤维汇集成左侧视束，分别投射到同侧外侧膝状体，再经同侧膝状体距状束投射到同侧视皮层。

2. 听觉 听觉（hearing）的大脑皮层代表区位于颞横回和颞上回（41 和 42 区）。听觉传导路的传导特点是双侧性，即一侧皮层代表区接受双侧耳蜗听觉感受器传来的冲动。因此，当一侧代表区损伤时，不会产生明显的听觉障碍。另外，不同音频的感觉信号在听觉皮层的投射也有相应的区域。

3. 嗅觉和味觉 嗅觉（olfaction）大脑皮层代表区位于边缘叶前底部，包括梨状区皮层的前部和杏仁的一部分。嗅皮层随进化而渐趋缩小。嗅信号可通过前连合从一侧脑传向另一侧，但两侧嗅皮层并不对称。此外，通过与杏仁、海马的纤维联系引起嗅觉的记忆和情绪活动。

味觉（gustation）大脑皮层代表区位于中央后回底部（43 区）和岛叶。味信息的处理可能在孤束核、丘脑和味皮层等不同区域。其中有些神经元仅对单一味觉发生反应，有些还对别的味觉或其他刺激发生反应，表现为一定程度的信息整合。

四、痛觉

痛觉（pain sensation）是由**伤害性刺激**（noxious stimulus）作用于机体所引起的主观感觉，常伴有不愉快或厌恶的情绪和自主神经反应。痛觉可向机体提供遇到危险时的警报信号，因而具有保护意义。根据伤害性刺激发生的部位可将痛觉分为躯体痛和内脏痛，躯体痛又分为体表痛和深部痛。

（一）疼痛的产生

引起痛觉的感受器称为**伤害性感受器**（nociceptor），伤害性感受器是脊髓背根神经节和三叉神经节中初级感觉神经元的游离末梢，广泛地分布于皮肤、肌肉、关节和内脏器官。伤害性感受器最显著的特点：①缺乏适宜刺激，任何形式和性质的刺激只要达到伤害程度即可兴奋伤害性感受器。②不易出现适应现象，反复刺激其敏感性不发生减退或消失，从而不会因适应伤害性刺激而失去报警意义。由于伤害性感受器特异性不强，所以电、机械与化学能量等刺激均能够引起疼痛反应。此外，温热性刺激也可以引起痛觉，但其感受器阈值比伤害性感受器兴奋阈值高约 100

倍以上，所以敏感性较差。

致痛物质是引起痛觉的重要物质，包括外源性和内源性化学物质。当机体受到伤害性刺激时，由受损的细胞释放引起痛觉的物质，称内源性致痛物质。致痛物质包括 H^+、K^+、5－羟色胺、缓激肽、前列腺素、P物质、白三烯、血栓素和血小板激活因子等。当致痛物质达到一定浓度时，或使伤害性感受器致敏，引起痛觉过敏；或使伤害性感受器兴奋，产生痛觉传入冲动，传入中枢引起痛觉。

（二）体表痛

发生在体表的疼痛感觉称为体表痛。当伤害性刺激作用于皮肤时，可先后出现两种性质不同的痛觉，即**快痛**（fast pain）和**慢痛**（slow pain）。快痛在受到刺激时很快发生，是一种尖锐的"刺痛"，其特点是产生与消失迅速，感觉清楚，定位明确，常伴有反射性屈肌收缩，吗啡对快痛无止痛作用或作用很弱。慢痛则表现为一种"烧灼痛"，一般在受刺激后 $0.5 \sim 1.0s$ 才被感觉到，其特点是定位不明确，持续时间较长，痛感强烈而难以忍受，常伴有不愉快的情绪及心血管和呼吸等方面的改变，吗啡止痛作用明显。

快痛和慢痛分别由传导速度较快的 A_δ 类纤维和传导速度较慢的 C 类纤维传导，因此，快痛先于慢痛出现。快痛主要经特异投射系统到达大脑皮层的第一和第二感觉区，而慢痛主要投射到扣带回。此外，许多痛觉纤维经非特异投射性系统投射到大脑皮层的广泛区域。

（三）内脏痛与牵涉痛

1. 内脏痛　内脏器官受到伤害性刺激时产生的疼痛感觉称为**内脏痛**（visceral pain）。内脏中的感受器主要是痛觉感受器，温度觉和触－压觉感受器很少，无本体感受器。因此，**内脏感觉**（visceral sensation）主要是痛觉。

研究表明，有些内脏具有确切的伤害性感受器，如心肌和睾丸；空腔脏器是否存在伤害性感受器，目前尚不十分清楚。

内脏痛是临床上常见的症状，常由机械性牵拉、痉挛、缺血和炎症等刺激所致。内脏痛与体表痛相比有其本身的特点：①定位不明确。因此，患者常不能说出所发生疼痛的准确位置。②发生缓慢，持续时间较长，即主要表现为慢痛。③中空内脏器官（如胃、肠、胆囊和胆管等）壁上的感受器对切割、烧灼等刺激不敏感，而对机械性牵拉、痉挛、缺血、炎症及化学性刺激十分敏感。④常引起不愉快的情绪活动，并伴有恶心、呕吐和心血管及呼吸活动改变。

内脏疾患除了引起患病脏器本身的疼痛外，还能引起邻近体腔壁骨骼肌的痉挛和疼痛。此外，胸膜或腹膜受到炎症等刺激时，由于体腔壁浆膜受到刺激而产生疼痛，称为**体腔壁痛**（parietal pain）。这种疼痛与躯体痛相类似，是由躯体神经传入所致，所以疼痛定位明确。

2. 牵涉痛　某些内脏疾病往往引起体表特定部位发生疼痛或痛觉过敏，这种现象称为**牵涉痛**（referred pain）。例如，心肌缺血时可出现心前区、左肩和左臂的疼痛；阑尾炎发病初期，常出现上腹部或脐周疼痛；胆囊炎、胆石症发作时，可感觉右肩胛区疼痛；患胃溃疡和胰腺炎时，会出现左上腹和肩胛间区疼痛；肾结石则可引起腹股沟区疼痛等。了解牵涉痛的部位与相应内脏的联系，对诊断某些内脏疾病具有重要参考价值。

牵涉痛的产生机制目前通常用**会聚学说**（convergence theory）和**易化学说**（facilitation theory）加以解释。会聚学说认为，发生牵涉痛的体表部位和病变内脏的传入纤维会聚到脊髓同一水平的同

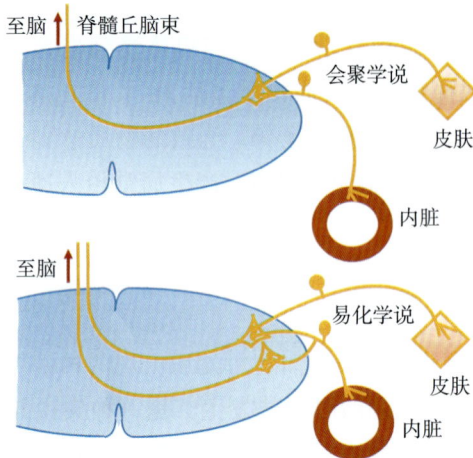

图 11-17　牵涉痛的会聚学说和易化学说示意图

一后角神经元，并通过一共同的通路上传入脑。因为疼痛刺激多来源于体表部位，大脑皮层习惯于识别来自皮肤的刺激信息，因而把内脏痛误以为体表痛，于是发生牵涉痛。易化学说认为，来自内脏和躯体的传入纤维到达脊髓后角同一区域内彼此非常接近的不同神经元，由患病内脏传来的冲动可提高邻近的躯体感觉神经元的兴奋性，这样使平常不至于引起疼痛的刺激信号变为致痛信号，从而产生牵涉痛（图 11-17）。研究表明，局部麻醉有关躯体部位通常不能抑制严重的牵涉痛，但可完全取消轻微的牵涉痛。会聚学说可解释前一现象，但不能解释后一现象；而易化学说能解释后一现象，却不能解释前一现象。因此，目前倾向于认为上述两种机制可能都起作用。

第五节　神经系统对躯体运动的调节

运动是人和动物最基本的功能之一。人体的姿势和躯体运动都以骨骼肌的活动为基础。而骨骼肌的舒缩活动、不同肌群之间的相互协调，有赖于神经系统各级中枢的调节。躯体运动中枢从低级到高级，可分为脊髓、脑干下行系统和大脑皮层运动区三个水平，另外，还接受小脑和基底神经节的调节。

一、脊髓对躯体运动的调节

在脊髓前角以及脑干中绝大多数脑神经核内（除第 Ⅰ、Ⅱ 和 Ⅷ 对脑神经核外）存在大量 α 运动神经元。它们接受来自躯干四肢和头面部皮肤、肌肉和关节等处的外周传入信息，同时也接受从脑干到大脑皮层各级高位中枢的下传信息，产生反射传出冲动，直达所支配的骨骼肌，因此它们是躯体运动反射的**最后公路**（final common path）。最后公路的信息传出可引发以下作用：①引发随意运动。②调节姿势，为运动提供一个合适而又稳定的背景或基础。③协调不同肌群的活动，使运动得以平稳和精确地进行。

脊髓是作为调节躯体运动的最基本反射中枢，脊髓单独也可完成一些简单的反射。因此，脊髓包括两方面的功能，即传导和反射功能。

（一）脊髓前角运动神经元和运动单位

脊髓前角存在大量运动神经元，主要包括 α、γ 运动神经元，它们经前根离开脊髓后直达所支配的肌肉。

1. α 运动神经元和运动单位　α 运动神经元发出的 $A_α$ 传出纤维末梢分出许多小支，每一小支支配一根骨骼肌纤维。由一个 α 运动神经元或脑干运动神经元及其所支配的全部肌纤维构成的功能单位，称为**运动单位**（motor unit）。运动单位的大小根据功能的不同有很大的差别，如一个四肢肌肉的运动神经元所支配的肌纤维数目可达 2000 根左右，而一个眼外肌运动神经元只支配 6～12 根肌纤维。前者有利于产生巨大的肌张力，而后者则有利于支配肌肉进行精细运动。同一个运动单位的肌纤维，可以和其他运动单位的肌纤维交叉分布，以维持肌肉收缩的协调和均衡。

2. γ运动神经元 γ运动神经元发出的 A_γ 传出纤维分布于肌梭感受器内梭内肌纤维的两端。γ运动神经元兴奋性较高，常以较高频率持续放电，其主要功能是调节肌梭对牵张刺激的敏感性。

（二）脊髓的运动反射

脊髓的运动反射主要包括牵张反射、屈肌反射、对侧伸肌反射和节间反射等。其中对侧伸肌反射、牵张反射、节间反射属于姿势反射，即中枢神经系统通过调节骨骼肌的紧张度或产生相应的运动，以保持或纠正身体在空间的姿势，这种反射活动称为**姿势反射**（postural reflex）。

1. 牵张反射 牵张反射（stretch reflex）是指有神经支配的骨骼肌受外力牵拉而伸长时，引起受牵拉的同一肌肉收缩的反射活动。

（1）牵张反射的类型 牵张反射可分为腱反射和肌紧张两种类型。

①腱反射：腱反射（tendon reflex）是指快速牵拉肌腱时发生的牵张反射，又称**位相性牵张反射**（phasic stretch reflex）。例如膝反射，当膝关节半屈曲时，叩击髌骨下方的股四头肌肌腱，可引起股四头肌发生一次快速收缩，引起膝关节伸直。此外，跟腱反射和肘反射都属于腱反射。腱反射的传入纤维直径较粗，传导速度较快，反射的潜伏期很短，只相当于一次突触传递的时间延搁，表明腱反射是单突触反射。临床上通过检查腱反射可了解神经系统的功能状态。如反射减弱或消失，常提示反射弧的某个环节受损；如反射亢进，常提示控制脊髓的高位中枢病变。

②肌紧张：**肌紧张**（muscle tone）是指缓慢持续牵拉肌腱时发生的牵张反射，又称**紧张性牵张反射**（tonic stretch reflex）。其表现为受牵拉的肌肉发生持续、微弱的收缩，阻止肌肉被拉长。肌紧张是维持躯体姿势最基本的反射活动，是姿势反射的基础。例如，人体取直立姿势时，由于重力的作用，支持体重的关节趋向于弯曲，弯曲的关节势必使伸肌肌腱受到牵拉，从而产生牵张反射使伸肌的肌紧张增强，以对抗关节的屈曲从而保持直立的姿势。伸肌和屈肌都有牵张反射，但人类脊髓的牵张反射主要表现在伸肌。通过肌紧张中枢的突触接替不止一个，因而为多突触反射。肌紧张的收缩力量并不大，只是抵抗肌肉被牵拉，表现为同一肌肉的不同运动单位进行交替性的收缩，而不是同步收缩，因此不表现为明显的动作，并能持久进行而不易发生疲劳。

（2）牵张反射的感受器 肌梭是腱反射和肌紧张的感受器。肌梭的外层为一结缔组织囊，囊内所含的特殊肌纤维称为梭内肌纤维，囊外的一般肌纤维则称为梭外肌纤维。肌梭与梭外肌纤维呈并联关系。梭内肌纤维的收缩成分位于纤维两端，而感受装置位于中间部，两者呈串联关系。因此，当梭外肌收缩时，梭内肌感受装置所受牵拉刺激减少；当梭外肌被拉长或梭内肌两端收缩时，均可使肌梭感受器受到牵拉刺激而兴奋。

梭内肌纤维分核袋纤维和核链纤维两种类型。肌梭的传入神经纤维有 I_a 和 II 类纤维两类，I_a 类传入纤维直径较粗，末梢呈螺旋形缠绕于核袋纤维和核链纤维的感受装置部位；II 类传入纤维直径较细，末梢呈花枝状，主要分布于核链纤维的感受装置部位。I_a 类纤维将肌梭的兴奋传入中枢，II 类纤维可能与本体感觉的传入有关。两类传入纤维都终止于脊髓前角的 α 运动神经元。α 运动神经元发出 A_α 传出纤维支配梭外肌纤维。γ运动神经元发出的 A_γ 传出纤维支配梭内肌纤维，其末梢分别为支配核袋纤维的板状末梢和支配核链纤维的蔓状末梢（图 11-18）。

（3）牵张反射的作用和意义 当肌肉受外力牵拉时，梭内肌感受装置被拉长，使螺旋形末梢发生变形而导致 I_a 类传入纤维的传入冲动增加，神经冲动的频率与肌梭被牵拉程度成正比，肌梭的传入冲动引起支配同一肌肉的 α 运动神经元活动，通过 A_α 传出纤维引起梭外肌收缩，从而

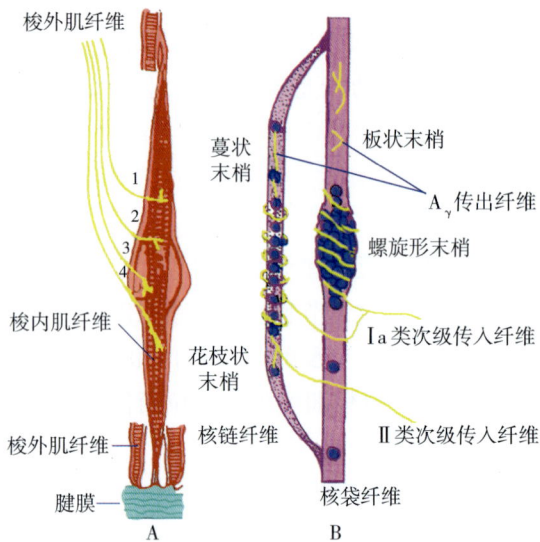

图 11-18　肌梭与神经联系示意图

A. 传出和传入神经支配：1、4：传出纤维，

2：Ⅰ$_a$ 类传入纤维，3：Ⅱ类传入纤维；

B. 核袋纤维与核链纤维

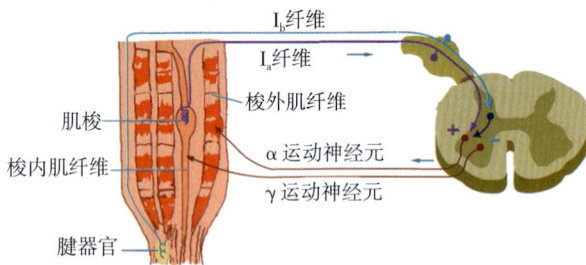

图 11-19　γ环路示意图

完成一次牵张反射。

刺激 A$_\gamma$ 传出纤维并不能直接引起肌肉收缩，因为梭内肌收缩的强度不足以使整块肌肉缩短；但由 γ 运动神经元发出的传出纤维可使梭内肌收缩，从而牵拉核袋纤维感受装置，通过Ⅰ$_a$类传入纤维改变 α 运动神经元兴奋状态，从而调节肌肉收缩。这种由 γ 运动神经元→梭内肌→感受器→Ⅰ$_a$类传入纤维→α 运动神经元→梭外肌所形成的环路，称为 γ 环路（γ - loop）（图 11-19）。所以 γ 运动神经元发出活动可增加肌梭的敏感性。在整体情况下，γ 运动神经元在很大程度上还受到来自许多高位中枢的下行传导通路的调节，通过调节和改变肌梭的敏感性和躯体不同部位的牵张反射的阈值，以适应控制姿势的需要。

（4）腱器官的作用和意义　在肌腱胶原纤维之间的牵张感受装置称为**腱器官**（tendon organ）。它与梭外肌纤维呈串联关系，其传入纤维是直径较细的Ⅰ$_b$传入类纤维。腱器官是一种张力感受器，它对肌肉被动牵拉长度不太敏感，但对肌肉的主动收缩产生的牵拉张力异常敏感，其传入冲动对同一肌肉的 α 运动神经元起抑制作用（图 11-19）。肌肉受牵拉时，肌梭首先兴奋而引起受牵拉肌肉的收缩；若进一步加大牵拉力量，则引起腱器官兴奋而抑制牵张反射，使肌肉收缩停止，从而避免肌肉被过度牵拉而受损。

2. 屈肌反射和对侧伸肌反射　脊动物在其皮肤受到伤害性刺激时，受刺激一侧肢体的屈肌收缩而伸肌弛缓，肢体发生屈曲运动，称为**屈肌反射**（flexor reflex）。屈肌反射不属于姿势反射，但能使机体避开伤害性刺激，具有保护性意义。如果加大刺激强度，则可在同侧肢体发生屈肌反射的同时出现对侧肢体伸肌的反射性收缩，称为**对侧伸肌反射**（crossed-extensor reflex）。对侧伸肌反射是一种姿势反射，具有维持躯体姿势的作用，对保持躯体平衡具有重要意义。

3. 节间反射　节间反射（intersegmental reflex）是指脊髓一个节段的神经元发出的轴突与邻近节段的神经元发生联系，通过上下节段之间神经元的协同活动所发生的反射活动。如在脊动物恢复后期刺激腰背皮肤引起后肢发生的**搔爬反射**（scratching reflex）。

（三）脊休克

脊休克（spinal shock）是指人和动物在脊髓与高位中枢之间离断后反射活动能力暂时丧失而进入无反应状态的现象。脊髓可单独完成许多反射，但由于脊髓经常处于高位中枢控制下，故其本身具有的功能不易单独表现出来。为了研究脊髓本身的功能，在动物实验中，常在脊髓第 5 颈段水平以下切断脊髓，保留膈神经对膈肌的支配，以保持动物的呼吸功能。这种脊髓与高位中枢离断的动物称为**脊动物**（spinal animal）。脊休克的主要表现为横断面以下脊髓所支配的躯体和内脏的反射活动均减退以至消失，如骨骼肌的紧张性降低甚至消失，外周血管扩张，血压下降，出汗反射消失，粪、尿潴留。脊休克是暂时的，在一段时间内，一些以脊髓为基本中枢的反射活动可逐渐恢复。反射恢复的速度与不同动物脊髓反射对高位中枢的依赖程度有关。低等动物依赖程度低，因此脊休克恢复较快，如蛙在数秒或数分钟内即可恢复；犬在数天后恢复；人类因外伤等原因引起脊休克后，则需数周以至数月才能恢复。在恢复过程中，较简单和较原始的反射先恢复，如屈肌反射、腱反射等；较复杂的反射恢复较迟，如对侧伸肌反射、搔爬反射等。部分内脏反射也得以恢复，如血压逐渐回升到一定水平，并具有一定的排便和排尿能力，但这些恢复的反射活动往往不能很好地适应机体生理功能的需要。由于离断的中枢与高级中枢失去联系，因此，离断水平以下的知觉和随意运动能力将永久丧失，临床上将之称为截瘫。

　　脊休克的上述表现并非由脊髓离断本身所引起。因为脊髓反射恢复后，如再次在原脊髓断面下方切断脊髓，脊休克不会再次出现。脊休克的产生，是由于脊髓突然失去了高位中枢的控制，特别失去了大脑皮层、脑干网状结构和前庭核的下行控制作用，从而使离断以下的脊髓反射活动能力暂时丧失而进入无反应状态。高位中枢对脊髓反射的控制既有易化作用，也有抑制作用。切断脊髓后，伸肌反射往往减弱而屈肌反射往往增强，说明平时高位中枢具有易化伸肌反射和抑制屈肌反射的作用。脊休克的恢复，说明脊髓能单独完成某些简单的反射，脊髓内存在一些低级的躯体反射和内脏反射中枢，但这些反射平时在高位中枢控制下不易表现出来。

二、脑干对肌紧张和姿势的调节

（一）脑干对肌紧张的调节

1. 脑干网状结构的易化区与抑制区　　脑干网状结构中存在抑制和加强肌紧张及肌肉运动的区域，分别称为**抑制区**（inhibitory area）和**易化区**（facilitatory area）。抑制区位于延髓网状结构腹内侧部分；易化区分布范围较广，包括延髓网状结构背外侧部分、脑桥被盖、中脑中央灰质及被盖，也包括脑干以外的下丘脑和丘脑中线核群等部位。另外，大脑皮层运动区、纹状体、小脑前叶蚓部等区域通过与抑制区纤维联系参与抑制肌紧张的作用，而前庭核、小脑前叶两侧部等部位则通过与易化区纤维联系参与易化肌紧张的作用（图 11-20）。

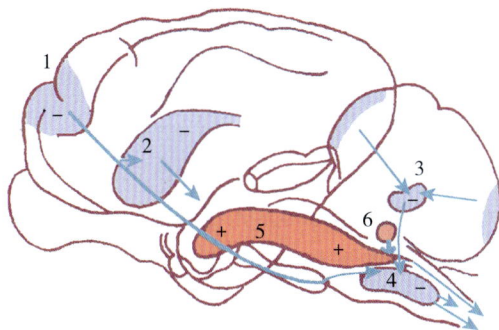

图 11-20　猫脑内与肌紧张调节有关的脑区及其下行路径示意图

+ 表示易化区；- 表示抑制区

1. 运动皮层；2. 基底神经节；3. 小脑；4. 网状结构抑制区；

5. 网状结构易化区；6. 前庭核

在功能上，易化区与抑制区的活动相互拮抗，从而维持正常的肌紧张。从活动的强度比较，由于易化区具有持续的自发放电活动，其自主活动较强，而抑制区本身无自发放电活动，当在接受高位中枢传入冲动时，才被激活而发挥下行抑制作用。因此，在肌紧张的平衡调节中易化区略占优势。

2. 去大脑僵直　在中脑上、下丘之间横断脑干后，动物出现抗重力肌(伸肌为主)的肌紧张亢进，表现为四肢伸直，坚硬如柱，头尾昂起，脊柱挺硬，这一现象称为**去大脑僵直**(decerebrate rigidity)(图11−21)。去大脑僵直是由于切断了大脑皮层和纹状体等部位与网状结构的功能联系，造成易化区活动明显占优势的结果。临床上脑损伤、脑出血等脑部患者，引起皮层与皮层下失去联系时，可出现明显的下肢伸肌僵直及上肢的半屈状态，称为**去皮层僵直**(decorticate rigidity)。

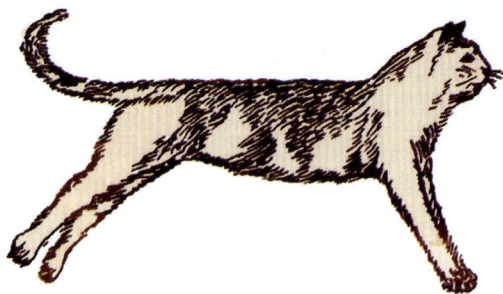

图11−21　去大脑僵直示意图

去大脑僵直的产生机制有两种：α僵直和γ僵直。α僵直主要是由于前庭核等高位中枢的下行性作用直接或间接通过脊髓中间神经元提高了α运动神经元的活动；γ僵直主要是网状结构易化区的下行性作用首先提高γ运动神经元的活动，使肌梭的传入冲动增多，转而增强α运动神经元的活动。

实验表明，经典的去大脑僵直主要属于γ僵直。因为切断已经出现去大脑僵直动物腰骶部后根，破坏γ环路的传入以消除肌梭传入的影响，则可使后肢僵直消失。进一步的研究发现，如对上述切断后根的动物，切除小脑前叶以消除前叶蚓部对前庭核的抑制作用，能使僵直再次出现。由于此时后根已切断，γ僵直已不可能发生，因此属于α僵直。如在此基础上，进一步切断第Ⅷ对脑神经，以消除由内耳半规管和前庭传到前庭核的冲动，则α僵直再次消失，说明α僵直主要是通过前庭脊髓束而实现的。

(二)脑干对姿势的调节

机体正常姿势的维持，是靠中枢神经系统整合实现的。由脑干整合而完成的姿势反射有状态反射、翻正反射以及直线加速度反射(见第十二章)等。

1. 状态反射　状态反射(attitudinal reflex)是指头部在空间的位置发生改变以及头部与躯干的相对位置发生改变，反射性地引起躯体肌肉的紧张性改变的反射活动。状态反射包括颈紧张反射和迷路紧张反射。状态反射在完整动物处于高位中枢控制下不易表现出来，只有在去大脑动物才明显可见。

(1)颈紧张反射　颈紧张反射(tonic neck reflex)是指当颈部扭曲时颈部脊椎关节韧带和肌肉本体感受器传入冲动对四肢肌肉紧张性的反射性调节，其反射中枢位于颈部脊髓。将去大脑动物的头向一侧扭转时，下颏所指侧的伸肌紧张性增强；头后仰时，则前肢伸肌紧张性增强，后肢伸肌紧张性减弱；相反，头前俯时，后肢伸肌紧张性增强，前肢伸肌紧张性减弱。

（2）迷路紧张反射 **迷路紧张反射**（tonic labyrinthine reflex）是指内耳迷路的椭圆囊和球囊的传入冲动对躯体伸肌紧张性的反射性调节，其反射中枢主要是前庭核。该反射是由于头在空间位置改变时位觉砂膜因重力影响，使囊斑上各毛细胞顶部不同方向排列的纤毛所受的刺激不同引起的。如动物仰卧时，位觉砂膜受到的刺激最大，四肢伸肌紧张性最高；俯卧时，受到的刺激最弱，则伸肌紧张性最低。

2. 翻正反射 **翻正反射**（righting reflex）是指正常动物可保持站立姿势，如将其推倒则可翻正过来。这一反射包括一系列的反射活动，是迷路感受器以及体轴（主要是颈项）深浅感受器传入，在中脑水平整合作用下完成的。最初是由于头在空间的位置不正常，使迷路位觉砂膜受刺激，从而引起头部翻正；头部翻正后引起头和躯干的相对位置不正常，刺激颈部的本体感受器，导致躯干的位置也翻正。在完整动物，由于视觉可以感知身体位置的不正常，因此翻正反射主要是由视觉传入信息引起的。在人类，由视觉引起的翻正反射尤为重要。

三、小脑对躯体运动的调节

根据小脑的传入、传出纤维联系，可将小脑分前庭小脑、脊髓小脑和皮层小脑三个主要功能部分（图11-22）。其功能主要是维持身体平衡、协调随意运动、调节肌紧张和参与随意运动设计等。

（一）维持身体平衡

前庭小脑主要由绒球小结叶构成，与之邻近的小部分蚓垂也可归入此区。前庭小脑主要接受前庭器官的传入，传出纤维均在前庭核换元，再经前庭脊髓束抵达脊髓前角内侧部分的运动神经元。其反射途径为：前庭器官→前庭核→绒球小结叶→前庭核→脊髓运动神经元→肌肉。前庭小脑接受前庭器官传入的有关头部位置改变和直线或旋转加速度运动情况的平衡感觉信息，通过脊髓运动神经元调节躯干和四肢近端肌肉的活动，以维持身体平衡。实验和临床表明，切除绒球小结叶的猴或绒球小结叶受肿瘤压迫的患者，都有步基宽（站立时两脚之间的距离增宽）、站立不稳、步态蹒跚和容易跌倒等症状，但随意运动仍能协调进行。由于前庭小脑也参与调节眼外肌的活动，患者还会出现眼震颤。

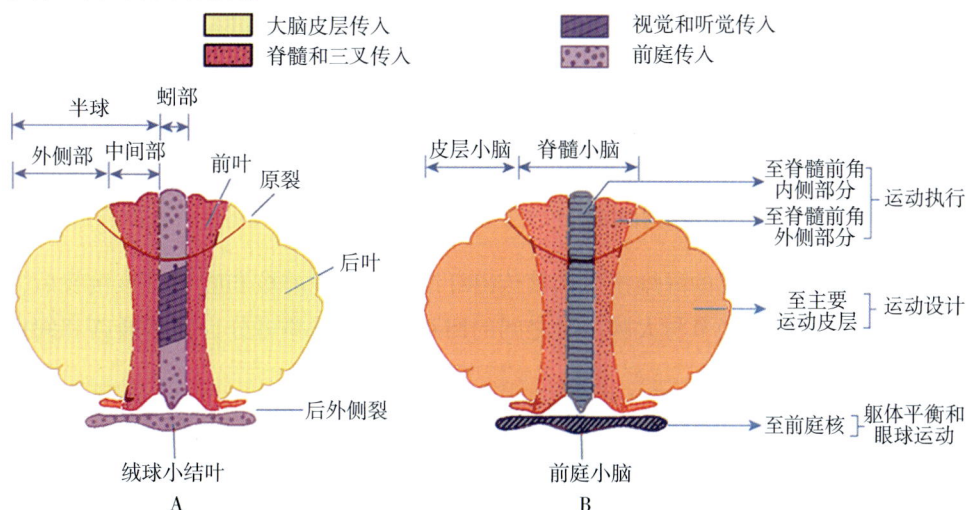

图11-22 小脑的分区与传入、传出纤维联系示意图
A. 小脑的分区和传入纤维联系；B. 小脑的功能分区及其不同的传出投射

（二）协调随意运动和调节肌紧张

脊髓小脑由蚓部和半球中间部组成。脊髓小脑主要接受脊髓小脑束和三叉小脑束传入纤维以及部分视觉和听觉的纤维投射，也接受皮层脊髓束侧支的投射。其传出冲动分别通过网状脊髓束、前庭脊髓束以及腹侧皮层脊髓束的下行系统调节肌紧张；同时也经丘脑腹外侧核上行至运动皮层代表区，其主要功能是调节正在进行过程中的运动，协助大脑皮层对随意运动进行适时的控制。脊髓小脑受损后，表现为随意运动的力量、方向及限度不能得到很好的控制。如患者不能完成精巧的动作，在动作进行过程中肌肉发生抖动而把握不住方向，特别在精细动作的终末出现震颤，故称为**意向性震颤**（intention tremor）；行走时跨步过大而躯干落后，从而容易发生倾倒，或走路摇晃呈酩酊蹒跚状，沿直线行走则更不平稳，不能进行快速的交替运动，但在静止时则无异常的肌肉运动出现，称为**小脑共济失调**（cerebellar ataxia）。

脊髓小脑对肌紧张的调节具有易化和抑制双重作用，分别通过脑干网状结构易化区和抑制区而发挥作用。加强肌紧张的区域是小脑前叶两侧部和半球中间部，抑制肌紧张的区域是小脑前叶蚓部。当脊髓小脑受损后可出现肌张力减退、四肢乏力等现象。

（三）参与随意运动设计

皮层小脑是指小脑半球外侧部。皮层小脑不接受外周感觉的传入，而主要与大脑皮层感觉区、运动区和联络区构成回路。皮层小脑的主要功能是参与随意运动的设计和程序的编制。一个随意运动的产生包括运动的设计和执行两个阶段。皮层小脑与基底神经节参与随意运动的设计过程，而脊髓小脑则参与运动的执行过程。例如，在学习某种精巧运动过程中，大脑皮层与小脑之间不断进行联合活动，其中皮层小脑参与了运动计划的形成和运动程序的编制，待运动熟练后，皮层小脑内就贮存了一套运动程序。当大脑皮层发动精巧运动时，首先通过大脑－小脑回路从皮层小脑提取程序，并将它回输到运动皮层，再通过皮层脊髓束发动运动。这样，运动就变得协调、精巧和快速。当小脑外侧部损伤后可出现运动起始延缓和已形成的快速而熟练动作的缺失等表现。

四、基底神经节对躯体运动的调节

基底神经节是皮层下一些核团的总称，主要包括纹状体、丘脑底核和黑质，而纹状体又包括尾核、壳核和苍白球。尾核和壳核在发生上较新，称为新纹状体；苍白球可分为内侧和外侧两部分，在发生上较古老，称为旧纹状体。黑质可分为致密部和网状部两部分。

（一）基底神经节与皮层间的回路

基底神经节接受大脑皮层的纤维投射，其传出纤维经丘脑腹前核和腹外侧核接替后，又回到大脑皮层，从而构成基底神经节与大脑皮层之间的回路。这一回路可分为直接通路和间接通路两条途径（图11－23）。

1. 直接通路 直接通路（direct pathway）是指从大脑皮层的广泛区域到新纹状体，再由新纹状体发出纤维经苍白球内侧部接替后，到达丘脑腹前核和腹外侧核，最后返回大脑皮层运动前区和前额叶的通路。具体为：大脑皮层（新皮层）→新纹状体（尾核和壳核）→苍白球内侧部→丘脑（腹前核/腹外侧核，VA/VL）→大脑皮层（运动前区和前额叶）。在该回路中，大脑皮层具有兴奋新纹状体的作用；而新纹状体对苍白球内侧部以及苍白球内侧部对丘脑都具有抑制作用，即新纹状

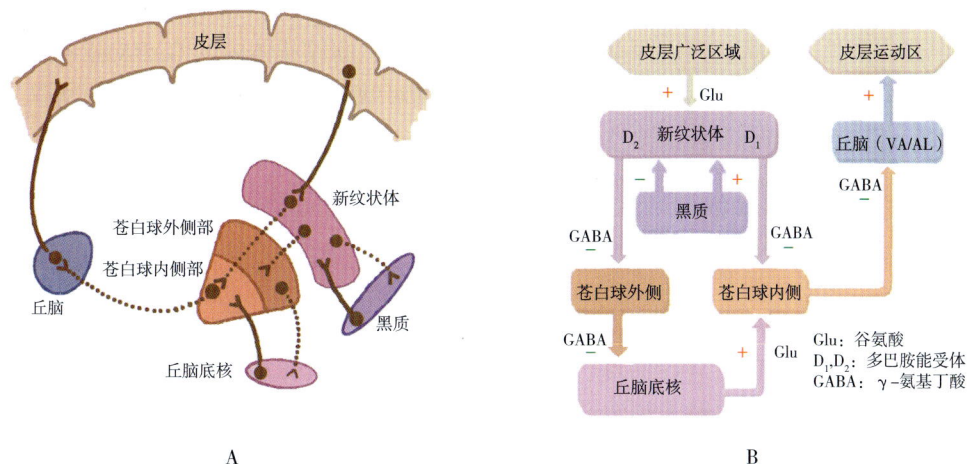

图 11-23 基底神经节与大脑皮层之间神经回路模式图
A. 基底神经节与大脑皮层的环路联系；B. 基底神经节与大脑皮层之间直接及间接回路的去抑制作用

体抑制苍白球内侧部，而苍白球内侧部又抑制丘脑。因此，当新纹状体活动增加时，丘脑和大脑皮层的活动增加，这种现象称为**去抑制**（disinhibition）。因此，直接通路的活动最终易化大脑皮层发动运动。

2. 间接通路 间接通路（indirect pathway）是指在上述直接通路中的新纹状体与苍白球内侧部之间插入苍白球外侧部和丘脑底核两个中间接替过程的通路。具体为：大脑皮层（新皮质）→新纹状体→苍白球外侧部→丘脑底核→苍白球内侧部→丘脑（VA/VL）→大脑皮层（运动前区和前额叶）。这条通路中同样存在去抑制现象，即新纹状体抑制苍白球外侧部，而苍白球外侧部抑制丘脑底核。因此，当新纹状体活动增加时，丘脑底核的活动增加。而丘脑底核对苍白球内侧部具有兴奋作用，结果使丘脑腹前核和腹外侧核以及大脑皮层的活动减少。可见，间接通路的作用可部分抵消直接通路对丘脑和大脑皮层的兴奋作用，从而对大脑皮层发动运动产生抑制作用。

（二）与基底神经节损害有关的疾病

基底神经节的损害主要表现为肌紧张和动作异常，临床上主要表现为两大类：①肌紧张过强而运动过少综合征。②肌紧张不全而运动过多综合征。

1. 肌紧张过强而运动过少综合征 这类疾病的典型代表是**帕金森病**（Parkinson disease）。帕金森病又称**震颤麻痹**（paralysis agitans），其主要症状是全身肌紧张增强、肌肉强直、随意运动减少、动作迟缓、面部表情呆板，常伴有**静止性震颤**（static tremor），多出现于上肢，其次是下肢与头部，静止时出现，进行自主运动时减少。现已明确，帕金森病的病因是双侧黑质病变，多巴胺能神经元变性受损。由于黑质 - 新纹状体多巴胺递质系统可通过 D_1 受体增强直接通路的活动，亦可通过 D_2 受体抑制间接通路的活动。所以，当该递质系统受损时，可引起直接通路活动减弱而间接通路活动增强，于是运动皮层活动减少，从而导致上述症状的出现。因此，临床上应用左旋多巴（L-Dopa）或 M 受体拮抗剂东莨菪碱或苯海索等能明显改善肌肉强直和动作缓慢的症状。但左旋多巴和 M 受体拮抗剂对静止性震颤均无明显疗效，该症状可能与丘脑腹外侧核等结构的功能异常有关。由于震颤麻痹患者的丘脑腹外侧核兴奋性增高，致使腹外侧核与运动皮层之间的反馈环路出现异常，从而引起静止性震颤。

2. 肌紧张不全而运动过多综合征 这类疾病有**亨廷顿病**（Huntington disease）和**手足徐动症**

(athetosis)等。亨廷顿病又称**舞蹈病**(chorea),患者主要表现为不自主的上肢和头部的舞蹈样动作,并伴肌张力降低等症状。其病因是双侧新纹状体病变,新纹状体内的 GABA 能神经元变性或遗传性缺损,引起间接通路活动减弱而直接通路活动相对增强,于是运动皮层活动增强,导致运动过多的症状出现。用利血平耗竭多巴胺(DA)可缓解此症状。

(三)基底神经节的功能

迄今为止,人们对基底神经节功能的认识仍不十分清楚。其主要功能是调节运动,与随意运动的产生和稳定、肌紧张的调节、本体感受传入冲动信息的处理等有关,可能还参与运动的设计和程序编制,将一个抽象的设计转换为一个随意运动。此外,基底神经节中某些核团还参与自主神经活动的调节、感觉传入、行为和学习记忆等功能活动。

五、大脑皮层对躯体运动的调节

(一)大脑皮层的运动区

大脑皮层对运动的发动起重要作用。大脑皮层中与躯体运动有密切关系的区域称为大脑皮层运动区,包括中央前回、运动前区、运动辅助区和后部顶叶皮层等区域。大脑皮层运动区的基本功能单位称为**运动柱**(motor column)。一个运动柱可控制同一关节几块肌肉的活动,而一块肌肉可接受几个运动柱的控制。

1. 主要运动区　皮层运动区(cortical motor area)包括中央前回(4 区)和运动前区(6 区)。主要运动区接受本体感觉投射,感受躯体的姿势和躯体各部分在空间的位置及运动状态,并根据各种状态调整和控制全身的运动。主要运动区有以下功能特征:①交叉性支配:即一侧皮层支配对侧躯体的肌肉。但在头面部,除下部面肌和舌肌主要受对侧支配外,其余肌肉均为双侧性支配。②运动区定位从上到下的安排是倒置的:即下肢的代表区在皮层顶部,膝关节以下肌肉的代表区在半球内侧面;上肢肌肉的代表区在中间部;头面部肌肉的代表区在底部,但头面部代表区内部在皮层的安排是正立的。③具有精细的功能定位:即皮层的特定区域支配躯体某一特定部位的肌肉,并且运动愈精细愈复杂的肌肉,其皮层代表区的面积愈大(图 11 - 24)。

2. 运动辅助区　运动辅助区(supplementary motor area)位于两半球纵裂的内侧壁,扣带回沟以上,4 区之前的区域,一般为双侧性支配。破坏该区可使双手协调性动作难以完成,复杂动作变得笨拙。

(二)运动传导通路

大脑皮层运动区发出的对躯体运动进行调节的主要传导通路有皮层脊髓束和皮层脑干束。由皮层发出,经内囊、脑干下行到达脊髓前角运动神经元的传导束,称为皮层脊髓束;而由皮层发出,经内囊到达脑干内各脑神经运动神经元的传导束,称为皮层脑干束。

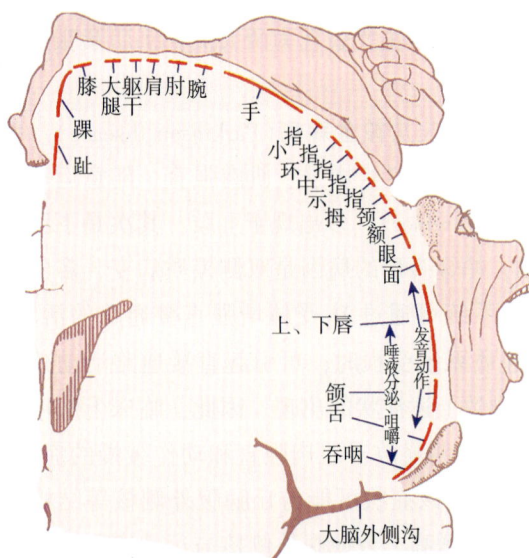

图 11 - 24　大脑皮层的运动区示意图

皮层脊髓束分为皮层脊髓侧束和皮层脊髓前束。皮层脊髓束中约80%的纤维在延髓锥体跨过中线到达对侧，在脊髓外侧索下行，纵贯脊髓全长，形成皮层脊髓侧束；其余约20%的纤维不跨越中线，在脊髓同侧前索下行，形成皮层脊髓前束。前束一般只下降到胸段，大部分逐节段经白质前连合交叉，终止于对侧的前角运动神经元。在人类，皮层脊髓侧束在种系发生上较新，它们的纤维与脊髓前角外侧部分的运动神经元形成突触联系，控制四肢远端的肌肉，与精细的、技巧性的运动有关。皮层脊髓前束在种系发生上较古老，它们经中间神经元接替后，再与脊髓前角内侧部分的运动神经元形成突触联系，控制躯干和四肢近端的肌肉，尤其是屈肌，与姿势的维持和粗大的运动有关。

皮层脊髓束和皮层脑干束发出的侧支和一些直接起源于运动皮层的纤维，经脑干某些核团接替后形成顶盖脊髓束、网状脊髓束和前庭脊髓束，其功能与皮层脊髓前束相似，参与近端肌肉的粗略运动和姿势的调节；而红核脊髓束的功能和皮层脊髓侧束相似，参与四肢远端肌肉的精细运动的调节。

运动传导通路损伤后，在临床上常出现柔软性麻痹（软瘫）和痉挛性麻痹（硬瘫）两种表现。前者牵张反射减退或消失，后者有牵张反射亢进，两者都有随意运动的丧失。目前认为，单纯损伤皮层脊髓束和皮层脑干束时可能仅出现软瘫，在此基础上再合并损伤姿势调节通路后才出现硬瘫。在人类，如出现**巴宾斯基征**（Babinski sign）阳性体征往往提示皮层脊髓侧束损伤，表现为以钝物划足跖外侧时出现踇趾背屈和其他四趾外展呈扇形散开的体征。婴儿因皮层脊髓束发育尚不完全，成人在深睡或麻醉状态下，都可出现巴宾斯基征阳性。临床上常用此体征来检查皮层脊髓侧束功能是否正常。

运动传导通路常分为锥体系和锥体外系两个系统。前者是指皮层脊髓束和皮层脑干束；后者则为锥体系以外所有控制脊髓运动神经元活动的下行通路。但由于这两个系统在皮层起源的部位有重叠，且它们之间存在广泛的纤维联系，所以由皮层到脑干之间的通路损伤而引起的运动障碍往往分不清究竟是单纯的锥体系功能缺损，还是单纯的锥体外系功能缺损。临床上所谓的锥体束综合征，实际上是这两个系统合并损伤的结果。

第六节　神经系统对内脏活动的调节

一、自主神经系统的结构与功能特点

内脏活动的调节通常不受意识的控制，故称为**自主神经系统**（autonomic nervous system），其主要功能是调节内脏活动，故也称**内脏神经系统**（visceral nervous system）。自主神经系统包括传入神经和传出神经两部分，但通常所说的自主神经主要是指其传出部分。自主神经包括**交感神经**（sympathetic nerve）和**副交感神经**（parasympathetic nerve）。它们分布至内脏、心血管和腺体，并调节这些器官的功能（图11-25）。自主神经的活动也受中枢神经系统的控制。

（一）自主神经系统的结构特征

自主神经系统从中枢发出后，在到达效应器之前都要更换神经元，因此有节前纤维和节后纤维之分。节前神经元的胞体位于中枢内，它发出的神经纤维称为节前纤维，节前纤维进入自主神经节内并换元，节后神经元发出的神经纤维称为节后纤维，支配相应的效应器官。节前纤维属于有髓鞘的 B 类纤维，传导速度较快；节后纤维属于无髓鞘的 C 类纤维，传导速度较慢。

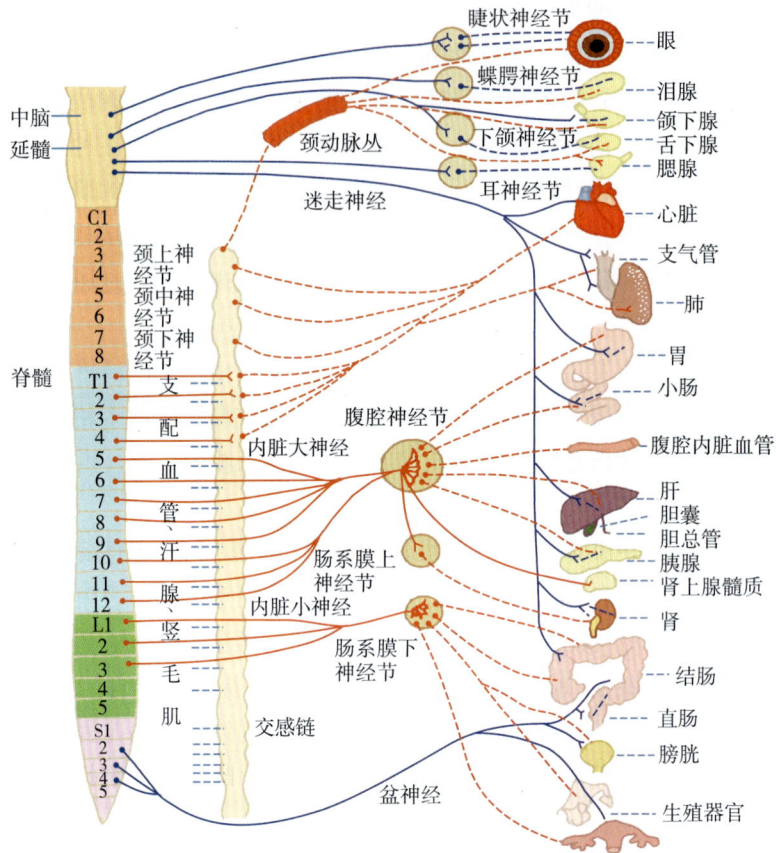

图 11 – 25　自主神经分布示意图

红线:交感神经;蓝线:副交感神经;实线:节前纤维;虚线:节后纤维

交感神经起自脊髓胸、腰段($T_1 \sim L_3$)灰质的侧角。交感神经节前纤维短而节后纤维长,节前与节后神经元的突触联系广泛,即一根节前纤维可以和许多节后纤维发生突触联系。节后纤维分布广泛,几乎支配全身所有的内脏器官,交感神经兴奋时产生的效应也较广泛。

副交感神经起自脑干的第Ⅲ、Ⅶ、Ⅸ、Ⅹ对脑神经核和脊髓骶段($S_2 \sim S_4$)灰质相当于侧角的部位。副交感神经节通常位于效应器官壁内,因此节前纤维长而节后纤维短,副交感节前与节后神经元的突触联系较局限,一根节前纤维只和少数节后纤维发生突触联系。副交感神经分布较局限,有些器官无副交感神经支配,如皮肤和肌肉的血管、一般的汗腺、竖毛肌、肾上腺髓质和肾脏都只有交感神经支配。因此,副交感神经兴奋时的效应相对比较局限。

此外,哺乳类动物的交感神经节后纤维除直接支配效应器官细胞外,还有少量纤维支配器官(如心脏和膀胱)壁内的神经节细胞,可对副交感神经发挥调节作用。

(二)自主神经系统的功能特点

自主神经系统的功能主要是调节心肌、平滑肌和腺体(消化腺、汗腺、部分内分泌腺)的活动,其调节功能是通过不同的递质和受体系统实现的。交感和副交感神经的主要递质和受体是乙酰胆碱和去甲肾上腺素及其相应的受体。表 11 – 3 总结了自主神经系统胆碱能受体和肾上腺素能受体的分布及其生理功能。

表 11-3 自主神经系统胆碱能和肾上腺素能受体的分布及其生理功能

效应器	胆碱能系统		肾上腺素能系统	
	受体	效应	受体	效应
自主神经节	N_1	节前-节后兴奋传递		
眼				
虹膜环行肌	M	收缩(缩瞳)		
虹膜辐射状肌			α_1	收缩(扩瞳)
睫状体肌	M	收缩(视近物)	β_2	舒张(视远物)
心				
窦房结	M	心率减慢	β_1	心率加快
房室传导系统	M	传导减慢	β_1	传导加快
心肌	M	收缩力减弱	β_1	收缩力增强
血管				
冠状血管	M	舒张	α_1	收缩
			β_2	舒张(为主)
皮肤黏膜血管	M	舒张	α_1	收缩
骨骼肌血管	M	舒张(1)	α_1	收缩
			β_2	舒张(为主)
脑血管	M	舒张	α_1	收缩
腹腔内脏血管	M	舒张	α_1	收缩(为主)
			β_2	舒张
唾液腺血管	M	舒张	α_1	收缩
支气管				
平滑肌	M	收缩	β_2	舒张
腺体	M	促进分泌	α_1	抑制分泌
			β_2	促进分泌
胃肠				
胃平滑肌	M	收缩	β_2	舒张
小肠平滑肌	M	收缩	α_2	舒张(2)
			β_2	舒张
括约肌	M	舒张	α_1	收缩
腺体	M	促进分泌	α_2	抑制分泌
胆囊和胆道	M	收缩	β_2	舒张
膀胱				
逼尿肌	M	收缩	β_2	舒张
三角区和括约肌	M	舒张	α_1	收缩
输尿管平滑肌	N_1	收缩(2)	α_1	收缩
子宫平滑肌	M	可变(3)	α_1	收缩(有孕)
			β_2	舒张(无孕)
皮肤				
汗腺	M	促进温热性出汗(1)	α_1	促进精神性出汗
竖毛肌			α_1	收缩
唾液腺	M	分泌大量稀薄唾液	α_1	分泌少量黏稠唾液
代谢				
糖酵解			β_2	加强
脂肪分解			β_3	加强

注:(1)为交感节后胆碱能纤维支配。

　　(2)可能是突触前受体调制的递质释放所致。

　　(3)因月经周期,循环血中雌激素、孕激素水平,妊娠以及其他因素而发生变动。

1. 紧张性作用　正常情况下,交感和副交感神经不断有低频神经冲动传出,使所支配器官处于一定的紧张状态，称为自主神经的紧张性作用。一般认为，自主神经的紧张性来源于中枢，而中枢的紧张性则来源于神经反射和体液因素等多种原因。如在颈动脉窦和主动脉弓压力感受性反射中，压力感受器的传入冲动对维持自主神经紧张性起重要作用，而中枢组织内 CO_2 的浓度对维持交感缩血管中枢的紧张性起重要作用。自主神经的紧张性作用对维持内脏器官的正常功能活动起重要作用。

2. 双重神经支配　体内大多数组织器官都同时受交感和副交感神经的双重支配，两者的作用往往相互拮抗。如心交感神经能加强心脏活动，而心迷走神经则抑制心脏活动。自主神经的拮抗作用，使内脏器官的功能更能适应机体的需要。有时两者对某一器官的作用也表现为协同作用，如交感和副交感神经都能促进唾液腺的分泌，交感神经兴奋可使唾液腺分泌少量黏稠的唾液，而副交感神经兴奋则能引起分泌大量稀薄的唾液。但机体中的大多数血管只受交感缩血管神经单一支配。

3. 与效应器所处功能状态有关　自主神经的外周性作用还与效应器本身的功能状态有关。例如刺激迷走神经能使处于收缩状态的幽门舒张，处于舒张状态的幽门收缩。刺激交感神经可引起未孕动物的子宫运动抑制，而对有孕子宫却可加强其运动。

4. 参与对整体生理功能的调节　交感神经系统的作用广泛，常以整个系统参与活动。在环境急骤变化的情况下，交感神经系统可以动员机体许多器官的潜在功能以适应环境的急剧变化。例如，在肌肉剧烈运动、窒息、失血或寒冷环境等情况下，交感神经系统的活动明显增加，同时肾上腺髓质分泌也增加，表现为一系列交感－肾上腺髓质系统活动亢进的现象。机体出现心率加快，心缩力加强，皮肤与腹腔内脏血管收缩，红细胞计数增加，贮存血液释放以增加循环血量；支气管平滑肌扩张，通气量增大，肝糖原分解加速，血糖浓度升高；肾上腺素分泌增加等。

副交感神经系统的活动相对比较局限。其活动常伴有胰岛素的分泌，故称为迷走－胰岛素系统。该系统的主要作用在于保护机体、休整恢复、促进消化、积蓄能量以及加强排泄和生殖功能等方面。机体在安静时副交感神经的活动往往增强。

二、内脏活动的中枢调节

(一)脊髓

脊髓是内脏反射活动调节的初级中枢，基本的血管张力反射、出汗反射、排尿反射、排便反射、阴茎勃起反射等活动可在脊髓完成，但平时这些反射活动受高位中枢的控制。如仅依靠脊髓本身的反射活动，则不能很好适应生理功能的需要。如果脊髓高位横断的患者虽有反射性排尿能力，但排尿不受意识控制，且排尿常不完全。

(二)低位脑干

低位脑干是很多内脏活动的基本中枢所在部位。由延髓发出的自主神经传出纤维支配头面部的所有腺体、心、支气管、喉、食管、胃、胰腺、肝和小肠等；脑干网状结构中存在许多与心血管、呼吸和消化系统等内脏活动调节有关的神经元，其下行纤维支配脊髓，调节脊髓的自主神经功能。许多基本生命活动的反射调节如心血管调节、呼吸调节等在延髓水平已能初步完成，因此延髓有"生命中枢"之称。此外，脑桥有角膜反射中枢、呼吸调整中枢，中脑有瞳孔对光反射中枢。

（三）下丘脑

下丘脑是皮层下最高级的内脏活动调节中枢；下丘脑还可通过垂体门脉系统和下丘脑－垂体束调节腺垂体和神经垂体的活动，因此，又是调节内分泌的高级中枢。作为重要的整合中枢，下丘脑对体温调节（详见第七章）、摄食行为、水平衡、情绪活动、生物节律等重要生理活动具有调节作用。

1. 摄食行为调节　下丘脑是调控摄食行为的基本中枢。下丘脑外侧区存在**摄食中枢**（feeding center），电刺激该区可使已饱食的动物进食；下丘脑腹内侧核存在**饱中枢**（satiety center），电刺激该区可使正在进食的动物停止进食。用微电极分别记录下丘脑外侧区和腹内侧核的神经元放电，观察到动物在饥饿时，前者放电频率较高而后者放电频率较低；静脉注入葡萄糖后，前者放电频率减少而后者放电频率增多。这说明摄食中枢与饱中枢的神经元活动具有相互制约的关系，而且这些神经元对血糖敏感，血糖水平的高低可能调节着摄食中枢和饱中枢的活动。另外，摄食行为还受大脑其他部位如室旁核、腹侧盖核、苍白球及大脑皮层的控制。

2. 水平衡调节　水平衡包括机体对水的摄入与排出两个方面。毁损下丘脑可导致动物烦渴与多尿，说明下丘脑能调节水的摄入与排出，从而维持机体的水平衡。下丘脑前部存在渗透压感受器，既能根据血液中的晶体渗透压变化调节血管升压素的分泌，以控制肾脏排水（详见第八章），同时又能控制渴感和饮水行为，以调节水的摄入。

3. 对情绪反应的调节　情绪是一种心理现象，伴随着情绪活动常发生一系列生理变化。这些客观的生理变化，称为**情绪生理反应**（emotional physiological reaction），包括自主神经、躯体运动和内分泌的功能改变等。实验表明，在间脑水平以上切除大脑的猫，常出现一系列交感神经系统兴奋亢进的现象，并且张牙舞爪，称之为**假怒**（sham rage），说明平时下丘脑的这种活动受到大脑的抑制而不易表现。切除大脑后则抑制解除，下丘脑的防御反应功能被释放出来。在下丘脑近中线两旁的腹内侧区存在**防御反应区**（defense area），电刺激该区可出现一系列交感神经活动的表现和防御性行为。此外，电刺激下丘脑外侧区动物出现攻击行为，电刺激下丘脑背侧区则出现逃避行为。在人类，下丘脑的疾病也往往伴随着不正常的情绪生理反应。可见，下丘脑与情绪反应具有密切关系。

4. 生物节律控制　机体内各种生理活动常按一定的时间顺序发生周期性的变化，这种变化的节律称为**生物节律**（biorhythm）。按其频率的高低，生物节律可分为高频节律（周期低于一天，如心动周期）、中频节律（日周期）及低频节律（周周期、月周期以及年周期）三种节律。**日节律**（circadian rhythm）是最重要的生物节律，人体许多生理功能均呈现日节律，如血细胞数、体温、促肾上腺皮质激素分泌等都有日周期的变动。研究表明，下丘脑的视交叉上核可能是控制日节律的关键部位。将动物双侧视交叉上核损毁后，机体的正常日节律就消失。视交叉上核可通过视网膜－视交叉上核束与视觉感受装置发生联系，从而使体内日节律和外环境的昼夜节律同步。如果人为改变每日的光照和黑暗的时间，可使一些机体功能的日周期节律发生改变。

（四）大脑皮层

1. 边缘叶和边缘系统　边缘叶是指围绕着脑干的大脑内侧面的一些结构，如海马、穹窿、扣带回、海马回及胼胝体回等。边缘叶连同与其密切联系的岛叶、颞极、眶回等皮质，以及杏仁核、隔区、下丘脑、丘脑前核等皮层下结构，统称为边缘系统。此外，中脑中央灰质及被盖中央区等中脑结构与边缘系统有着密切的纤维联系，从而提出边缘中脑的概念，并归入边缘系统（图

11－26）。

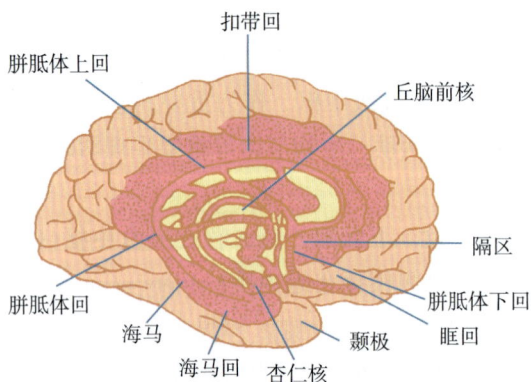

图 11－26　大脑内侧面边缘系统各部分示意图

边缘系统是调节内脏活动的高级中枢，对心血管、消化与吸收、呼吸及内分泌等自主性功能活动均有影响，故有"内脏脑"之称。但刺激同一部位所表现出的结果比较复杂，甚至有时出现相反的效应。例如，刺激扣带回前部可引起呼吸抑制或加速、血压下降或上升、心率减慢、胃运动抑制、瞳孔扩大或缩小；刺激隔区可引起阴茎勃起、血压下降或上升、呼吸暂停或加强；刺激杏仁核可引起咀嚼、唾液和胃液分泌增加，胃蠕动增强、排便，心率减慢，瞳孔扩大。可见边缘系统对内脏活动的调节作用复杂而多变。

2. 新皮层　电刺激新皮层，除能引起躯体运动外，也能引致内脏活动的改变，如血管舒缩、呼吸运动、汗腺分泌及消化道运动等变化。而且引起内脏活动的皮层区域与引起躯体运动代表区基本一致。例如刺激 6 区一定部位，会引起上、下肢血管的舒缩反应，而上、下肢血管的舒缩反应的皮层部位又往往与上、下肢躯体运动代表区相对应。

第七节　脑的高级功能

脑是人体各种生理功能的最高级调节中枢。除具有感觉和对躯体、内脏活动的调节功能外，还有更为复杂的功能，如觉醒与睡眠、学习与记忆及语言与思维等功能活动。脑的生物电活动是中枢神经系统调节各种生命活动的基础，因此，首先了解脑电活动的表现及产生机制，对阐明脑的各种功能活动具有十分重要的作用。

一、大脑皮层的生物电活动

大脑皮层的电活动有两种不同形式，分别是**自发脑电活动**（spontaneous electric activity of the brain）和**皮层诱发电位**（evoked cortical potential）。前者是在无明显刺激情况下，大脑皮层自发产生的节律性电位变化；后者是由于某种感觉传入或脑的某一部位受刺激时，在皮层某一局限区域所引导出的形式较为固定的电位变化。

在头皮表面记录到的自发脑电活动称为**脑电图**（electroencephalogram，EEG）（图 11－27）。在大脑皮层表面记录到的自发脑电变化，称为**皮层脑电图**（electrocorticogram，ECOG，ECoG）。皮层脑电图的振幅要比脑电图高约 10 倍，而节律、波形和相位则基本相同。

（一）脑电图

1. 脑电图的波形　根据自发脑电活动的频率，可将脑电波分为 α、β、θ 和 δ 等波形。各种波形在不同脑区和不同条件下，如安静、激动、困倦和睡眠等情况下，脑电图的波形可有显著差别。

（1）α 波　频率为 8～13 Hz，波幅为 20～100 μV，是成年人安静时的主要脑电波，在枕叶皮层最为显著。α 波常表现为波幅由小变大、再由大变小反复变化的梭形波。α 波在清醒、安静并

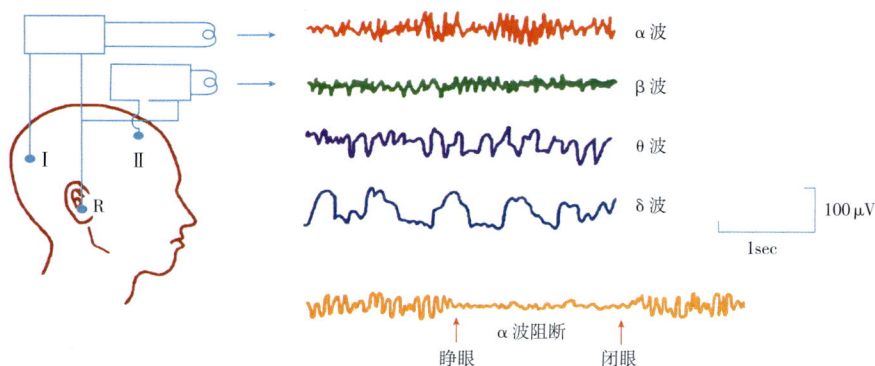

图 11 – 27 脑电图记录方法与正常脑电图波形
I 、II：引导电极放置位置；R：无关电极放置位置

闭眼时出现，睁开眼睛或接受其他刺激时，立即消失而呈现快波（β 波），这一现象称为 α 阻断（alpha block）。不同生理情况下脑电波也有变化，如血糖、体温和糖皮质激素处于低水平，以及动脉血 PCO_2 处于高水平时，α 波的频率减慢。

（2）β 波　频率为 14～30Hz，波幅为 5～20μV。当受试者睁眼视物或接受其他刺激时该波出现，为新皮层紧张活动时的脑电波，在额叶和顶叶较显著。有时 β 波可重合于 α 波之上。

（3）θ 波　频率为 4～7Hz，波幅为 100～150μV。该波可见于成年人困倦时，在颞叶和顶叶较明显。在幼儿，一般常见到 θ 样波形，到 10 岁开始出现 α 波。

（4）δ 波　频率为 0.5～3Hz，波幅为 20～200μV。该波常见于成年人睡眠时，以及极度疲劳或麻醉状态下，在颞叶和枕叶较明显。儿童的脑电波一般频率较低。在婴儿的枕叶常可见到 δ 波，该脑电波的频率在儿童时期逐渐增高。

临床上，某些颅脑疾患的脑电波会发生改变。利用脑电波改变的特点，并结合临床资料，可用来诊断某些疾病。如癫痫患者常出现异常的高频高幅脑电波或在高频高幅脑电波后跟随一个慢波的综合波形。皮层有占位病变的患者，即使在清醒状态下，也可出现 θ 波或 δ 波。

2. 脑电波形成的机制　脑电波主要是由大量神经元同步发生的突触后电位经总和后形成的。一方面，因为锥体细胞在皮层排列整齐，其顶树突相互平行并垂直于皮层表面，因此其同步电活动易发生总和而形成较强的电场，从而改变皮层表面的电位。另一方面，大量皮层神经元的同步电活动则依赖于皮层与丘脑之间的交互作用，同步节律的非特异性投射系统的活动，可促进皮层电活动的同步化。

正常情况下，由丘脑上传的非特异投射的节律性兴奋抵达大脑皮层，可引起皮层细胞自发脑电活动。在丘脑与皮层之间存在着环路联系，该丘脑皮层环路可能是脑电同步活动的结构基础。实验表明，脑电的 α 节律来自丘脑非特异性投射系统的一些神经核，这些神经核的同步节律性活动参与了自发脑电形成的同步机制，能够促进皮层电活动的同步化。而 β 节律是由于脑干网状结构上行激动系统的冲动，扰乱了安静状态时丘脑非特异投射系统与皮层之间的同步活动，出现去同步化的结果。δ 与 θ 波反映脑干网状结构上行激动系统的活动降低，大脑皮层处于抑制状态，致使脑电活动进一步同步化。

（二）皮层诱发电位

皮层诱发电位是指外加特定刺激作用于外周感受器或感觉投射系统的有关结构及脑区，在皮层某一局限区域所引导出的形式较为固定的电位变化。其波形一般由主反应、次反应和后发放三个部分构成。

主反应为一先正后负的电位变化，在大脑皮层的投射有特定的中心区。当躯体感觉神经的传入冲动经特异性投射系统投射到大脑皮层时，使锥体细胞产生去极化。根据容积导体原理，这些深部的去极化会使皮层表面出现正电位变化，当去极化向皮层表面扩布时，皮层表面将变为负电位，从而产生皮层诱发电位的主反应。次反应可见于皮层的广泛区域，即在大脑皮层无中心区。次反应的特点是潜伏期稍长，频率慢，波幅大而不稳定的负相电位。后发放则为在主反应和次反应之后的一系列正相周期性电位波动。其产生原因可能是在次反应以后锥体细胞的超极化扩布向整个神经元时，皮层又成为正电位，致使皮层表面产生周期性的正、负电位波动(图 11-28)。

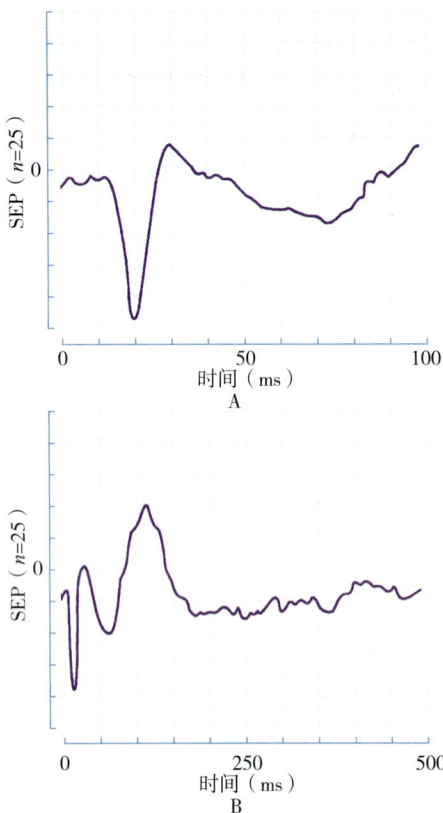

图 11-28 刺激家兔腓总神经引起的体感诱发电位(SEP)

A. 刺激后 0～100ms 内的 SEP 描记;

B. 刺激后 0～500ms 内的 SEP 描记;

波形向下为正，向上为负，n 为叠加次数

皮层诱发电位常出现在自发脑电活动的背景上，因此较难分辨。运用计算机将电位变化叠加和平均处理后，能使主反应突显出来，而其他成分则互相抵消。经叠加处理后的诱发电位称为**平均诱发电位**(average evoked potential)。目前临床上常记录的皮层诱发电位有体感诱发电位、听觉诱发电位和视觉诱发电位等，对确定神经系统的损伤部位具有一定的参考价值。

二、觉醒与睡眠

觉醒(wakefulness)与**睡眠**(sleep)是一种昼夜节律性生理活动。觉醒时，机体能迅速适应环境变化，从事各种体力和脑力活动。睡眠时，机体的意识暂时丧失，失去对环境的精确适应能力，其主要作用是促进精力和体力恢复。

觉醒与睡眠的昼夜交替是人类生存的必要条件。一般情况下，成年人每天需要睡眠 7～9h，儿童需要更多的睡眠时间，新生儿需要 18～20h，而老年人所需的睡眠时间则较少。如发生睡眠障碍，常导致中枢神经系统活动异常，发生幻觉、记忆力和工作能力下降等。

(一)觉醒状态的维持

觉醒状态的维持与非特异性投射系统有关。躯体感觉传入通路中第二级神经元的上行纤维在通过脑干时，发出侧支与网状结构内的神经元发生突触联系。脑干网状结构内存在上行激动系统，该系统通过非特异性投射系统弥散地投射到大脑皮层广泛区域，从而维持和改变大脑皮层的兴奋状态，维持觉醒状态。

觉醒状态可分为行为觉醒和脑电觉醒两种状态：**行为觉醒**(behavioral arousal)时机体对新异刺激有探究行为;**脑电觉醒**(electroencephalographic arousal)则不一定有探究行为，但脑电呈现去同步化快波。目前认为，行为觉醒的维持可能与黑质多巴胺能系统的功能有关。脑电觉醒的维持与蓝斑上部去甲肾上腺素能系统和脑干网状结构胆碱能系统的作用都有关。蓝斑上部去甲肾上腺素能系统对脑电觉醒的作用是持续性的或紧张性的，脑干网状结构胆碱能系统对脑电觉醒的作用则为时相性的，并能调制蓝斑上部去甲肾上腺素能系统的脑电觉醒作用。

（二）睡眠的时相及其产生机制

1. 睡眠的时相　睡眠可分为**慢波睡眠**（slow – wave sleep，SWS）和**快波睡眠**（fast – wave sleep，FWS）两个时相。睡眠过程中两个时相互相交替。成人进入睡眠后，首先是慢波睡眠，持续 80 ～ 120min 后转入快波睡眠，维持 20 ～ 30min 后，又转入慢波睡眠，整个睡眠过程中约有 4 ～ 5 次交替（图 11 – 32）。两种睡眠时相状态均可直接转为觉醒状态，但在觉醒状态下，一般只能进入慢波睡眠，而不能直接进入快波睡眠。

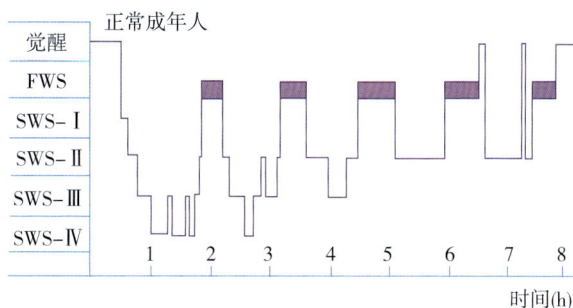

图 11 – 29　正常成年人整夜睡眠中两个时相交替的示意图

SWS：慢波睡眠；FWS：快波睡眠

（1）慢波睡眠　慢波睡眠又称同步化睡眠。此期间脑电图特征呈现为同步化慢波。根据脑电波的特点，可将人的慢波睡眠分为四个时期，即入睡期（Ⅰ期）、浅睡期（Ⅱ期）、中度睡眠期（Ⅲ期）和深度睡眠期（Ⅳ期）。脑电波的变化特点是 α 波逐渐减少，θ 波、δ 波大量出现，深度睡眠期呈现连续的高幅 δ 波，数量超过 50%（图 11 – 30）。此时，人的意识暂时丧失，各种躯体感觉功能减退，骨骼肌反射活动和肌紧张减弱，并伴有血压下降、瞳孔缩小、体温下降、呼吸减慢、胃液分泌增加等改变。在慢波睡眠中，机体的耗氧量下降，但脑的耗氧量不变，同时，腺垂体分泌生长激素明显增多。因此，慢波睡眠有利于促进生长、消除疲劳和促进体力恢复。

（2）快波睡眠　快波睡眠也称去同步化睡眠。在此期间，脑电波呈现出高频低幅，β 波不规则出现，与觉醒时脑电波很难区别，故又称**异相睡眠**（paradoxical sleep，PS）。其表现与慢波睡眠相比，各种感觉进一步减退，骨骼肌反射和肌紧张进一步减弱，肌肉几乎完全松弛。此期可有间断的阵发性表现，如部分躯体抽动、心率加快、血压升高、呼吸加快而不规则等，这可能与某些疾病易于在夜间发作有关，如心绞痛、哮喘、阻塞性肺气肿缺氧发作等。此期还会出现眼球快速转动，所以又称**快速眼球运动睡眠**（rapid eye movement sleep，REM sleep）。此外，做梦也是快波睡眠期间的特征之一。

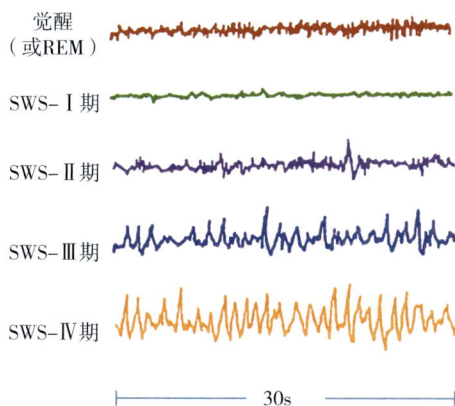

图 11 – 30　正常成年人慢波睡眠各期的脑电波

快波睡眠时脑血流量增多，脑内蛋白质合成加快。因此，快波睡眠有利于幼儿神经系统的发育、成熟，有利于成年人建立新的突触联系，促进学习记忆和精力恢复。

2. 睡眠的机制 睡眠发生的机制至今仍然不是很清楚，目前认为，睡眠不是脑的活动的简单抑制，而是一个主动过程。已发现某些脑区与慢波睡眠有关：①视前区腹外侧部（ventrolateral preoptic area，VLPO）：存在大量促睡眠神经元，其投射纤维的主要递质是 GABA，通过抑制促觉醒脑区活动，促进觉醒向睡眠转化。②脑干睡眠诱导区：位于脑干尾端的网状结构，由此发出的上行冲动与脑干网状结构上行激动系统相对抗，从而诱导皮层转向睡眠过程，故称为**上行抑制系统**（ascending inhibitory system）。③间脑睡眠区：位于下丘脑后部、丘脑髓板内核群邻旁区和丘脑前核的间脑区域。④前脑基底部睡眠区：包括视前区和 Broca 斜带区。对脑干睡眠诱导区和间脑睡眠区给予低频电刺激可引起慢波睡眠，而高频电刺激则引起觉醒。对前脑睡眠区给予低频或高频电刺激均可引起慢波睡眠。

快波睡眠产生的主要脑区位于脑桥网状结构。在脑桥网状结构、外侧膝状体和枕叶皮层记录到的一种脑桥 – 外侧膝状体 – 枕叶锋电位（ponto – geniculo – occipital spike，PGO 锋电位）。目前认为，PGO 锋电位是快波睡眠的启动因素，与快速眼球运动几乎同时出现，在觉醒和慢波睡眠时明显减少，而在快波睡眠时显著增强。

关于神经递质和其他化学物质在睡眠发生中所起的作用，研究表明，5 – HT、NE 和 ACh 三种神经递质与睡眠有密切关系。近年来在脑内还发现多种**促眠因子**（sleep promoting factor）与睡眠的发生有关。

三、学习与记忆

学习和记忆是两个相互联系的神经活动过程。**学习**（learning）是指人和动物获得新知识或新技能的过程。**记忆**（memory）则是指将学习到的知识或技能编码、贮存以及提取的神经活动过程。

（一）学习的形式

1. 非联合型学习 非联合型学习（nonassociative learning）也称简单学习，刺激和反应之间不需要形成某种明确的联系，只要单一刺激的重复进行即可产生。不同形式的刺激使突触活动发生习惯化、敏感化等可塑性改变。

2. 联合型学习 联合型学习（associative learning）是在时间上很接近、有一定规律的两个或两个以上事件重复地发生时，最后在脑内逐渐形成联系，从而学会在两个刺激间或刺激与行为之间建立联系。人类的学习方式多数是联合型学习，如条件反射的建立和消退。

（二）条件反射活动的基本规律

1. 反射的类型与条件反射的建立 反射可分为非条件反射和条件反射两类。非条件反射是指与生俱来、数量有限、永不消退和形式低级的反射活动，它是人和动物在长期的种系发展中形成的，对于个体和种系的生存具有重要意义；而条件反射则为通过后天学习和训练而形成的高级的反射活动，它是人和动物在个体的生活过程中，按照所处的生活条件，在非条件反射的基础上不断建立起来的，其数量无限，反射弧不固定，可以建立，也可消退。其意义是可进一步扩展对环境变化的适应能力，提高机体活动的精确性和预见性。由于刺激的形式不同可获得不同类型的条件反射。

（1）经典条件反射 在巴甫洛夫的经典动物实验中，给狗喂食物时，可引起唾液分泌，这是非条件反射。给狗以铃声刺激，因为铃声与食物无关，不会引起唾液分泌。食物称为**非条件刺激**

（unconditioned stimulus），铃声称为无关刺激。如果在铃声之后再给予食物，经过反复多次结合，铃声也会引起唾液分泌。这种情况下铃声就从无关刺激转变为**条件刺激**（conditioned stimulus）。条件反射就是由条件刺激与非条件刺激在时间上反复多次的结合而建立起来的。这个反复多次的结合过程称为**强化**（reinforcement）。

（2）操作式条件反射　**操作式条件反射**（operant conditioned reflex，operated conditioning）也称**工具式条件反射**（instrumental conditioned reflex），它要求人或动物通过学习而完成一系列操作，在此过程中获取经验，从而建立能得到奖励或逃避惩罚的条件反射。操作式条件反射的典型动物实验是先训练动物学会踩动杠杆而得到食物的操作，即在出现某种信号后（如灯光），动物必须踩杠杆才能得到食物，所以称为操作式条件反射。如果在食物中预先放入一种能引起呕吐的药物，则动物在多次强化训练后，再见到信号就不再踩动杠杆。这种由于得到惩罚而产生的抑制性条件反射，称为**回避性条件反射**（conditioned avoidance reflex）。

2. 条件反射的消退　在上述经典条件反射建立后，如果多次只给予条件刺激（铃声），而不用非条件刺激（食物）强化，条件反射（唾液分泌）就会减弱，最后完全消失，这称为条件反射的**消退**（extinction）。条件反射的消退不是条件反射的简单丧失，而是中枢把原先引起兴奋性效应的信号转变为产生抑制性效应的信号。

3. 两种信号系统学说　在人类，可由具体的信号作为条件刺激建立条件反射，也可以利用抽象信号代替具体的信号建立条件反射，因此提出了两种信号系统学说。

把现实具体的信号如光、声、嗅、味、触等感觉称为第一信号，并将人类大脑皮层对第一信号发生反应的功能系统称为**第一信号系统**（first signal system）；而把相应的概括具体刺激信号的抽象信号，如语言、文字等称为第二信号，对第二信号发生反应的功能系统为**第二信号系统**（second signal system）。动物只有第一信号系统，人脑功能同时具有两个信号系统，所以第二信号系统是人类区别于动物的主要特征。第二信号系统的发生与发展是人类进行社会活动的产物，人类可借助语言和文字等对一切事物进行抽象概括，表达思维活动，从而不断扩大、提高人类的认知能力。

（三）记忆的形式和过程

1. 记忆的分类　根据记忆的贮存和提取方式以及记忆保留时间的长短进行如下分类。

（1）根据记忆的贮存和提取方式分类　可分为陈述性记忆和非陈述性记忆两类。

陈述性记忆（declarative memory）是对自身经历和学习的事件进行编码、贮存并提取、再现的过程，与认知或意识有关，能用语言表述出来。陈述性记忆还可分为**情景记忆**（episodic memory）和**语义记忆**（semantic memory）。前者是记忆一件具体事物或一个场面，后者则为记忆文字和语言等。

非陈述性记忆（nondeclarative memory）是对一系列规律性操作程序的记忆，和认知或意识无关，只通过一系列行为动作来表达。如某些技巧性的动作、习惯性的行为和条件反射等。

这两种记忆形式可以转化，如在学习体操的过程中需对某些情景有陈述性记忆，一旦学会后，就成为一种技巧性动作，由陈述性记忆转变为非陈述性记忆。

（2）根据记忆保留时间的长短分类　普遍接受的一种分类方式，可分为短时程记忆和长时程记忆两类。

短时程记忆（short-term memory）的保留时间仅几秒钟到几分钟，其长短仅满足于完成某项极为简单的工作。**长时程记忆**（long-term memory）保留时间自几小时到数年，甚至有些记忆可终生保持。

2. 人类的记忆过程 人类的记忆过程可以细分为四个阶段(图 11-31),即感觉性记忆、第一级记忆、第二级记忆和第三级记忆。前两个阶段相当于上述的短时程记忆,后两个阶段相当于长时程记忆。感觉性记忆是指通过感觉系统获得信息后,首先在脑的感觉区内贮存的阶段,时间一般不超过 1s,如果未经处理则会很快消失。若经过分析处理,把那些不连续的、先后进入的信息整合成新的连续的印象,即可转入第一级记忆。信息在第一级记忆中的停留时间平均约几秒钟,大多仅有即时应用的作用。如经过反复学习运用、强化,从而延长信息在第一级记忆中的停留时间,这样就使信息转入到第二级记忆。第二级记忆持续时间可达数分钟到数年,信息干扰可导致第二级记忆遗忘。在克服了信息干扰或长年应用的有些记忆痕迹,如自己的名字和每天都在进行操作的手艺等,通过长年累月的运用,这一类记忆则转入第三级记忆,成为永久记忆。

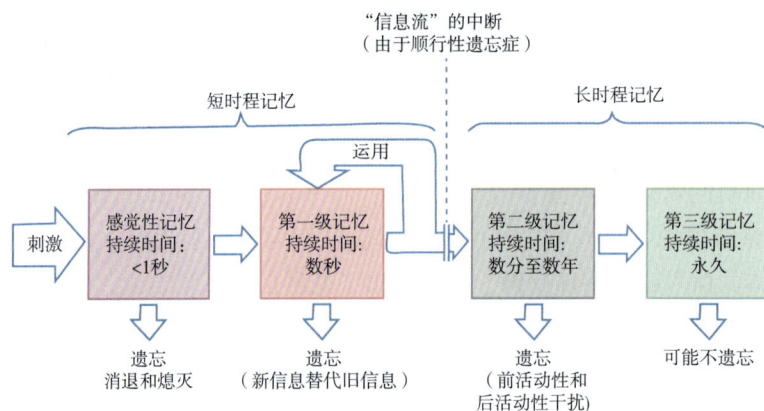

图 11-31 从感觉性记忆至第三级记忆的信息流示意图

(四)记忆功能障碍

遗忘(loss of memory)是指部分或完全失去回忆和再认识的能力,包括生理性遗忘和病理性遗忘。病理性遗忘临床上称为**遗忘症**(amnesia)或记忆功能障碍,可分为**顺行性遗忘症**(anterograde amnesia)和**逆行性遗忘症**(retrograde amnesia)。顺行性遗忘症主要表现为不能保留新近获得的信息,但依然保留发病前的记忆,属于近期记忆障碍。其发生机制与信息不能从第一级记忆转入第二级记忆有关。海马和颞叶皮层损伤所引起的记忆功能障碍就属于此类,多见于慢性酒精中毒。逆行性遗忘症主要表现为在正常脑功能发生障碍之前的一段时间内的记忆丧失,但仍可形成新的记忆,属于远期记忆障碍。其发生机制可能是由于第二级记忆发生紊乱,而第三级记忆未受影响,如麻醉就可引起这类遗忘。

(五)学习和记忆的机制

1. 参与学习和记忆的脑区 迄今为止,学习和记忆的机制仍不十分清楚,但研究表明,学习和记忆在脑内有一定的功能定位。特别是近年来由于正电子发射断层成像扫描(positron emission tomography,PET)、功能性磁共振成像(functional magnetic resonance imaging,fMRI)及相关技术的应用,极大地提高了对脑高级功能的研究。目前已知的与学习和记忆功能有密切关系的脑内结构有大脑皮层联络区、海马及其邻近结构、杏仁核、丘脑和脑干网状结构等。临床与实验资料提示,大脑皮层联络区接受来自多方面的信息,通过区内广泛的纤维联系,可对信息进行加工、处理,成为记忆的最后贮存区域;海马及其邻近结构(穹隆、下丘脑乳头体、丘脑前核、扣带回等)构成**海马回路**(hippocampal circuit),目前认为,该回路与近期记忆有关;丘脑的损伤也可引起记忆丧失,但主要引起顺行性遗忘,而对已经形成的永久性记忆影响较小;杏仁核参与和情绪有关的记忆,主要是通过对海马活动的控制而实现的。

2. 神经生理学机制 从神经生理学的角度来看,感觉性记忆和第一级记忆主要是神经元生理活动的功能表现。神经元活动具有一定的后作用,在刺激停止后,活动仍能继续一段时间,感觉性记忆的机制可能属于这一类。通过神经元间形成的环路联系,如海马回路,目前认为,该回路的活动与第一级记忆的保持以及第一级记忆转入第二级记忆有关。

近年来对突触可塑性的研究发现,突触的可塑性改变可能是学习和记忆的神经生理学基础。所谓突触的可塑性是指在学习和记忆过程中,突触在形态和功能上的改变,表现为突触发生习惯化和敏感化的改变,以及长时程增强的现象。这种变化发生在中枢神经系统的许多区域,尤其在海马等与学习、记忆有关的脑区内。大鼠在进行旋转平台的空间分辨学习中,记忆能力强的大鼠海马的长时程增强反应大,而记忆能力差的大鼠长时程增强反应小。

3. 神经生物化学机制 从神经生物化学的角度看,较长时间的记忆必然与脑内的物质代谢有关,尤其是与脑内蛋白质的合成有关。从短时程记忆开始到长时程记忆的建立过程中,一个提高 cAMP 水平的信号传输通路可能触发新的基因转录,说明记忆有神经生物化学机制的参与。在动物,如果在每次学习训练后的 5min 内,给予能阻断蛋白质合成的药物,则长时程记忆反应将不能建立。如果这种干预由 5min 一次改为 4h 一次,则长时程记忆的建立不受影响。

中枢递质与学习记忆活动也有关。在训练动物时给动物注射拟胆碱药物,可加强记忆活动,而注射抗胆碱能药物则使学习记忆减退。研究发现,学习和记忆还与去甲肾上腺素、谷氨酸、GABA、血管升压素和脑啡肽等中枢递质含量有关。

4. 神经解剖学机制 从神经解剖学的角度看,持久性记忆可能与建立新的突触联系及脑的形态学改变有关。如对海兔,分别经敏感化和习惯化处理后,发现前者感觉末梢所含的激活区增多,后者则激活区减少。此外,长时程记忆还可能与建立新的突触联系有关。如大鼠生活在复杂环境中,其大脑皮层较厚;而生活在简单环境中,皮层则较薄。

阿尔茨海默病(Alzheimer disease,AD)俗称**老年性痴呆**(dementia),是一种起病隐匿的慢性中枢神经系统退行性疾病,多发于 65 岁以上的老年人。临床表现为进行性的认知和记忆功能障碍。AD 典型的病理学特征是大脑皮层及皮层下脑区神经元及突触的丢失,颞叶、顶叶、部分额叶及扣带回皮层弥漫性萎缩,细胞外淀粉样斑块沉积和细胞内神经元纤维缠结的形成。AD 的发病机制目前仍不清楚,比较公认的假说有乙酰胆碱合成减少学说、β – 淀粉样多肽(Aβ)沉积学说、氧化应激学说、炎症反应学说、tau 蛋白异常磷酸化学说等,另有 1%~5% 的病例与遗传因素相关。该病由于发病机制不清,虽然正在尝试的药物很多,但疗效并不显著。

四、语言中枢和大脑皮层功能的一侧优势

(一)语言中枢

大脑皮层的许多部位与语言功能相关。当人们看到某一物体并说出该物体名称时,整个信号传递的过程是:视觉信息→视网膜→外侧膝状体→初级视皮层(17 层)→高级视皮层(18 层)→角回(39 区)→Wernicke 语言区(22 区)→Broca 区→面部运动区(14 区)→启动唇、舌、喉的运动而发音(图 11 – 32)。其中 Broca 区能将来自 Wernicke 区的信息处理为相应的发声形式;在 Wernicke 区后方的角回,能将阅读文字形式的信息转为 Wernicke 区所能接受的听觉文字形式的信息。

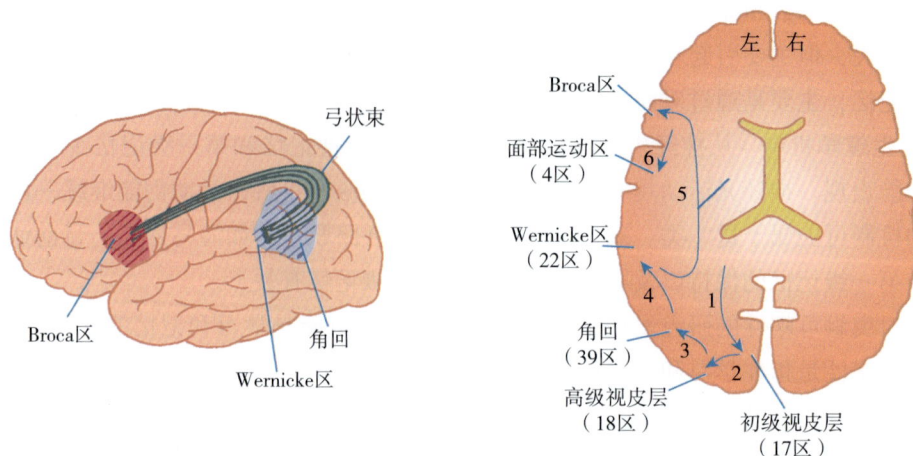

图 11-32 语言中枢传送和处理视觉传入信息的有关脑区和纤维联系示意图

临床上发现，人类左侧大脑皮层一定区域的损伤可引起各种特殊的语言活动功能障碍：①**流畅失语症**（fluent aphasia）：由 Wernicke 区受损所致。患者语言输出流畅，但言语错乱、语言过多，复述语言的能力受损，不能理解别人说话和书写的含义。②**运动失语症**（motor aphasia）：由 Broca 区受损引起。患者可以看懂文字和听懂别人的谈话，却不会说话，不能用语词来口头表达自己的思想。③**失写症**（agraphia）：因损伤额中回后部接近中央前回的手部代表区所致。患者可以听懂别人说话，看懂文字，自己也会说话，但不会书写。④**感觉失语症**（sensory aphasia）：由颞上回后部的损伤所致。患者可以讲话及书写，也能看懂文字，但听不懂别人谈话的含义，常答非所问。⑤**失读症**（alexia）：由角回受损所造成。患者视觉和其他语言功能（包括书写、说话和听懂别人谈话等）均健全，但看不懂文字的含义。可见，大脑皮层语言功能具有一定的区域，语言活动的完整功能与广大皮层区域的活动密切相关。严重的失语症可同时出现上述多种语言活动功能的障碍（图 11-33）。

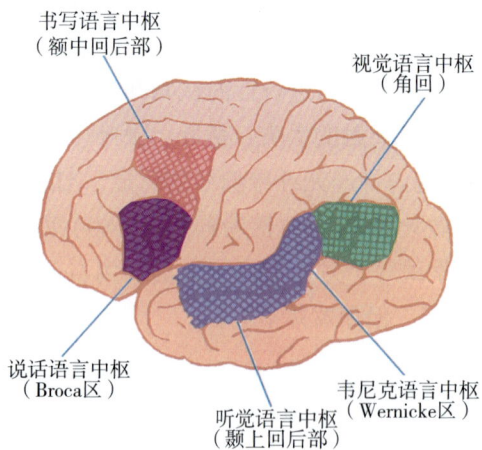

图 11-33 人类大脑皮层语言功能区域示意图

（二）大脑皮层功能的一侧优势

人类两侧大脑半球的功能是不对等的，大多是以一侧皮层占优势。在主要使用右手的成年人，语言活动功能主要由左侧大脑皮层管理，左侧皮层在语言活动功能上占优势的现象称为**优势半球**（dominant hemisphere）。这种**一侧优势**（laterality of cerebral dominance）的现象虽与遗传有一定关系，但主要在后天生活实践中逐步形成，这与人类习惯使用右手有关。人类的左侧优势自 10~12 岁起逐步建立，如在成年后左侧半球受损，就很难在右侧皮层再建语言中枢。

一侧优势的现象说明人类两侧大脑半球的功能是不对称的。左侧半球在语言活动功能上占优势，而右侧半球在非语词性的认知功能上占优势，如对空间的辨认、深度知觉、触-压觉认识、图像视觉认识、音乐欣赏分辨等。在主要使用左手的人中，则左右两侧的皮层有关区域都可能成为语言活动中枢。

（三）两侧大脑皮层功能的相关

人类左右两侧大脑皮层虽既有各自的专门功能，但其功能不是分离的，通过两侧半球之间的联合纤维能够互相传送信息，从而对完成两半球的运动、一般感觉和视觉的协调有重要作用。胼胝体是最大的联合纤维，进化越高的动物胼胝体越发达。动物实验表明，事先切断猫视交叉的交叉纤维，使一侧视网膜传入冲动仅向同侧皮层投射，然后将其左眼遮蔽，用右眼学习对图案的鉴别能力，待其学会后将右眼遮蔽，测定左眼对图案的鉴别能力，可见到左眼也具有这种鉴别能力。如果事先将其动物的胼胝体切断，则这种鉴别能力消失。在临床上，常通过切断胼胝体来防止顽固性癫痫发作由半球的一侧向对侧扩散。

第八节 中医学与神经系统

中医学没有神经系统的概念，但对相关的神经、精神、思维、意识等方面早有认识，其中在"藏象""经络""神"等内容的阐述中均涉及神经系统的形态和功能。

一、中医脏腑与神经系统功能

中医藏象学说依据内脏形态结构与生理功能特点分为脏、腑和奇恒之腑三类，其中与神经系统功能关系最密切的是心和脑。

（一）心

中医学心的功能主要包括主血脉和主神明。神是中医学理论中抽象的概念之一，有广义和狭义之分。广义之神是指生命活动的主宰及其外在总体表现，狭义之神是指意识、思维和情感等精神活动。心主神明，是指心具有主宰脏腑活动和意识、思维等精神活动的功能，如《素问·灵兰秘典论》说："心者，君主之官也，神明出焉。"一方面，人体脏腑、经络等的生理功能都必须在心神的主宰和调节下分工合作，共同完成；另一方面，心还具有接受外界客观事物和各种刺激并做出反应，进行意识、思维、情志等活动的功能。

关于心主神明的功能，国内外学者也进行了相关的研究，主要认为体现在心脏和脑之间的联系，即心脏的功能可影响脑的活动。首先，心脏泵血功能正常是脑功能正常的保障。脑组织因代谢水平高，血流量大，且耗氧量多，因此充足而稳定的脑血流量是维持脑正常功能的前提。如果心脏泵血功能异常，脑循环灌注压降低，脑血流量减少，脑组织缺血缺氧，则出现脑功能障碍。其次，心脏分泌的活性物质与脑功能密切相关。

（二）脑

脑为奇恒之腑之一，位于颅腔中，又名髓海，为元神之府，其生理功能主要是主宰生命活动、精神活动和主感觉运动。《本草纲目》中说"脑为元神之府"，即指出脑是主宰人体生命活动的枢机，其功能正常是生命活动的基本条件之一。意识、思维、情志是精神活动的高级形式，是外界客观事物作用于脑的结果。脑主精神活动的功能正常，则精神饱满，意识清楚，思维灵敏，记忆力强，语言清晰，情志正常。脑主感觉运动，口、舌、眼、鼻、耳五官诸窍皆位于头面，与脑相通，故视、听、言、动等功能皆与脑密切相关。

中医学对于脑的认识源自《内经》，随着解剖学知识的不断丰富，后世医家对脑的结构和功能的认识逐渐深化，尤其是在脑的记忆功能及主司感觉等方面，脑主神明论亦不断得到实践经验的证实。自 20 世纪 90 年代以来，在此基础上形成和发展了中医脑病学，在脑病的诊断和治疗方面充分显示了其特色和优势。

（三）其他脏腑

肝、脾、肾、胆等脏腑与精神活动也有密切联系。肝主疏泄，能够调畅全身气机，推动气血津液运行，保障情志活动的正常进行。若肝失疏泄，会引起情志活动异常，表现为情志抑郁、急躁易怒等。脾藏意，在志为思，指脾具有思维、记忆等功能，脾气健运，气血生化有源，则表现出思路清晰、记忆力强。若脾的功能失常，则出现健忘、反应迟钝等异常。肾主藏精，精能生髓，充养脑髓等。若肾不藏精，脑髓不足会出现心神不宁等异常表现。《素问·灵兰秘典论》说"胆者，中正之官，决断出焉"，即指胆在精神意识思维活动过程中，具有判断事物、做出决定的功能。临床上肝胆气虚者易出现善惊易恐等情志异常改变。

二、中医经络生理学

经络学说，是研究人体经络系统的概念、构成、循行分布、生理功能、病理变化及其与脏腑形体官窍、精气血神之间相互联系的基础理论，是中医学理论体系的重要组成部分。它贯穿于人体生理、病理及疾病的诊断和防治各个方面，多年来始终受到国内外学者的密切关注。目前，应用现代科学技术对经络的研究取得了不少进展，为进一步科学地证实其客观性，揭示其本质打下了良好的基础。

（一）经脉和腧穴的功能结构特征

1. 经脉的功能结构特征　现代经络研究就是运用现代科学手段对中医经络学说中的经络循行路线、经络的实质结构与功能及经络气血运行等重要内容进行验证、探索与说明。关于经络的实质结构方面的研究证实，经脉循行线不仅是一条高度敏感的线，而且也是一条可以传导声波和发出特异声频谱的功能线；同时，经脉线还是一条低阻抗、高电位、高发光的特异线；经脉线上的温度也往往和该线两侧皮肤的温度存在明显的差异；经脉线还具有使放射性核素循经移动的特性。这些研究为证实经络客观性提供了有力的依据。

2. 腧穴的功能结构特征　腧穴是人体经络、脏腑气血输注体表的部位。虽然目前还没有发现腧穴特殊的结构特征，但大量研究表明，腧穴确实存在某些特殊性。

近年的研究表明，大多数腧穴都靠近神经主干，或在腧穴周围有较大神经干、神经支通过；腧穴从表皮、真皮、皮下、筋膜、肌层到血管的组织中都存在丰富而多样的神经末梢、神经束和神经丛，因此可以认为腧穴与神经的关系极为密切。通过观察腧穴与结缔组织的形态学关系发现，经络和腧穴与结缔组织结构密切相关，结缔组织可能具有传输能量和信息的功能，在经络传导过程中起重要作用。

关于针刺后穴下组织的变化，有学者认为针刺后损伤小血管和毛细血管内皮及附近组织，由此产生的胶原碎片、纤维丝和膜碎片可激发血液凝固系统、免疫系统和激肽系统，除产生多种活性酶、活性因子外，还可进一步使肥大细胞和嗜碱性粒细胞脱颗粒释放组胺、前列腺素等生物活性物质，引起广泛的生物效应，包括局部血管舒张、炎症反应、痛觉等神经末梢兴奋反应。总之，目前还没有发现腧穴特殊的结构特征或直接的局部功能活动来支持腧穴为一独立的功能单位，一些非特异性结构或功能反应还不能将腧穴刺激与实际效应有机联系起来。

(二)循经感传现象

以针刺或电刺激等方法刺激人体腧穴时，受试者主观上所感受到的酸、麻、胀等特殊感觉，从被刺激腧穴开始，沿着古典医籍记载的经脉循行路线移动扩散，这一感觉传导现象称为**循经感传现象**(propagated sensation along channel，PSC)。对尚处于未被感知的"隐性"状态，提出了**隐性循经感传现象**(latent propagated sensation along channel，LPSC)的概念，即受试者不能直接感知而无法明确指出传导途径者。隐性循经感传在人群中比较普通，其出现率在95%以上，说明循经感传是普遍存在于人群之中的一种正常生命现象。

1. 循经感传的感觉性质　循经感传的感觉性质是多种多样的，常与个体、刺激方式和强度有关，通常是酸、胀、麻、痛、热、凉及电击感等，多数人则是一种综合的感觉，被形容成像气流、像水流、像蚂蚁爬等。不同的刺激往往产生不同的感觉，如电刺激多为麻感，艾灸多为温热感，针刺多为酸胀感。

2. 循经感传的主要特征　经研究发现，循经感传有以下主要特征。

(1)循经性　循经感传最主要的特点就是具有循经性。感传线在四肢与经典经脉线吻合较好，在头部和躯干较差。循经感传的路线也并非完全固定，有时会偏向于一个病灶(趋病性)或偏向于一个事先的刺激点。

(2)慢速、双向性　循经感传的最重要特征之一就是它的速度慢，为每秒几毫米到数十厘米。它比神经传导的速度要慢很多，预示着这是一种有别于神经系统的信息传导。循经感传一般为双向传导，即从被刺激的腧穴点向经络的两个方向同时传导，两个方向的速度没有显著性差异，感传的速度与气血流注的方向也没有明显的关系。

(3)有一定的宽度和深度　循经感传的宽度因人而异，多数人存在感觉强的中心线(2~5mm)和弱的边缘区(2~5cm)；感传的深度一般在皮下较浅的部位，肌肉发达处则较深。

(4)回流和乏感传性　在停止刺激或刺激较长时间之后，感传可从前进的端点向回退缩，直到刺激点，称为感传的回流现象。当感传回流到刺激点后，会有一段时间无论怎样刺激都不会再产生感传的特性，称为乏感传性。乏感传性可波及全经，但不影响其他经络。

(5)效应性　在循经感传的过程中，感传所到部位有时可出现皮丘带(浅部组织水肿)、红线(毛细血管扩张)、白线(毛细血管收缩)、出汗、出血和肌肉抽动等外周生理反应。当感传到达某个器官时，还会引起器官的反应。

(6)可阻滞性　如果在循经感传的路线上施加机械压迫、降温或高压注射生理盐水等影响，可阻断循经感传的传导，此现象称为循经感传的可阻滞性。当阻滞因素去除时，感传可继续迅速前行。

3. 循经感传机制的研究　目前关于循经感传机制的研究，主要有中枢兴奋扩散、外周动因激发和脊髓α运动神经元兴奋传递三种学说。

(1)中枢兴奋扩散学说　这一假说认为循经感传是以皮层感觉功能为基础，中枢神经系统内神经之间兴奋扩散传导的结果，即感传循行于外周，实质则在中枢。当穴位受到刺激时所产生的特殊感觉传导到大脑皮层，引起相应的神经元兴奋，神经元之间兴奋扩散形成皮层内的循经感传。一旦大脑皮层感觉功能或高级中枢神经系统损伤，循经感传现象就不再发生。

(2)外周动因激发学说　本假说认为形成循经感传的主因在外周组织，是外周某种循经的动因刺激了沿经的感受器和感觉神经末梢，形成了传入中枢的顺序兴奋信号，从而产生了主观感受到的针感在体表传导的感觉。机械压迫等外周刺激可阻断循经感传的传导，如果循经感传是中枢的兴奋扩散，则它很难被外周的因素所阻断。外周论的另一个有力证据为检测到循经感传经过的区域有传入神经放电。

上述两种观点都各有依据，但又有无法解释之处，在大量资料研究的基础上，有学者提出了"以外周循经过程为主导的外周中枢统一论"假说。此假说认为，在循经感传的形成过程中，外周和中枢是不可分割的整体，外周有循经的实质过程，中枢则有循经的功能联系。

（3）脊髓 α 运动神经元兴奋传递学说　该学说认为循经感传是脊髓中枢内 α 运动神经元之间的兴奋性传递，再通过感觉神经进入中枢。类似的假说还有神经肌肉跨节段接续兴奋假说。

循经感传是与经络密切相关的一个现象，它从一定程度上说明了中医学经络的存在，为经络的进一步研究奠定了基础。对循经感传机制的探讨有利于深入认识经络的实质。

三、针刺镇痛的现代研究

针刺镇痛是指应用针刺技术防止和治疗疼痛的一种方法。针刺麻醉是应用针刺镇痛效应预防手术中的疼痛及减轻生理功能紊乱，使患者能在神志基本清醒状态下接受手术的一种麻醉方法，是我国医务人员在 20 世纪 50 年代首倡并发展起来的重大成果。关于其原理，目前认为针刺调动了机体的内源性镇痛机制，产生了从外周到中枢神经系统各级水平的针刺信息对抗伤害性信息感受和传递的一个复杂的整合调控过程。在此基础上，近些年来延伸应用的"针刺戒毒"已开展一些临床与实验研究，证实了其有效性。

（一）针刺信息的外周机制

1. 针感感受器的兴奋　研究表明，镇痛效果与针感有密切关系。所谓"针感"，是指针刺腧穴所产生的局部组织酸、麻、胀、重的复合针感。腧穴是针感的感受器。组织学研究结果表明，小神经束和游离神经末梢是多数腧穴的主要针感感受装置。进一步研究证明，针刺只有产生针感，才能产生镇痛效应。采用普鲁卡因封闭支配腧穴的肌神经后，针感和镇痛效应即被消除；若仅封闭皮肤的感觉神经分支，或阻断针刺一侧肢体的血液循环，则对针刺镇痛效应无明显影响。这表明，针感和针刺镇痛效应的产生是腧穴（针感感受装置）兴奋的结果。当感受器被针刺激活后，可将针刺刺激转换成相应的神经冲动，即针刺信息。针刺信息沿着一定的外周和中枢路径传导到脑的高级部位，最后导致针感的形成。

2. 传递针刺信号的外周传入纤维　近年来通过对不同强度电针镇痛效应的研究表明：低强度电针腧穴镇痛作用表现出局限性，主要是兴奋 II 类传入纤维和部分 III 类传入纤维，通过脊髓节段痛整合作用实现镇痛；而高强度电针腧穴镇痛作用表现为广泛性远隔作用，主要是兴奋 A_δ 特别是 C 类（IV类）传入纤维，通过激活脑内中缝大核痛负反馈调节机制，发挥范围广而后效应长的镇痛作用。其中 C 类传入纤维在针刺镇痛中起重要作用。电针直接刺激痛觉传导神经，一方面可以使这类神经中痛觉纤维的传导发生阻滞，同时又可使脊髓背角细胞对伤害性刺激的反应受到抑制。

（二）针刺镇痛的中枢机制

针刺的信息沿脊神经和脑神经进入中枢后，可激活内源性痛觉调制系统，在脊髓到大脑皮层多个水平发生相互作用，产生镇痛效应。其中初级中枢脊髓背角和高级感觉整合中枢丘脑在相互作用过程中起主要作用。

1. 针刺镇痛的脊髓机制　脊髓是除头面部以外的各种躯体感觉以及大部分内脏感觉的初级

中枢，而三叉神经脊束核是头面部感觉传入的初级中枢。脊髓背角Ⅴ层和三叉神经脊束核有大量的非特异性伤害感受神经元。单个电脉冲刺激腧穴，可使脊髓背角Ⅴ层神经元先后产生EPSP和IPSP，通过突触后抑制来抑制伤害性刺激引起的痛放电。在三叉神经脊束核有一种会聚神经元，针刺信息传入可通过突触前抑制来抑制痛放电。这表明针刺信息与伤害性信息在脊髓水平发生相互作用，针刺信息在脊髓水平就已能抑制伤害性信息。

2. 针刺镇痛的脑干、间脑机制　在中枢神经系统内有一个以脑干中线结构为中心、由许多脑区组成的调制痛觉的神经网络系统。这些调制结构主要表现为下行的抑制作用，同时也可能作用于丘脑及脑干水平，抑制各级神经的上行性伤害性信息传递。主要包括：①脑干下行抑制系统：主要由**中脑导水管周围灰质**（periaqueductal gray matter，PAG）、延髓头端腹内侧核群和一部分脑桥背外侧网状结构（蓝斑核群和KF核）的神经元组成，其轴突经脊髓背外侧束下行抵达脊髓背角。针刺传入信息可激活PAG，通过该下行系统对脊髓背角伤害性传入信息的传递产生抑制性调制，发挥镇痛效应。②中脑边缘镇痛回路：在PAG→伏核→杏仁核→缰核→PAG之间形成的与镇痛相关的环路，称为中脑边缘镇痛回路。针刺可激活伏核与杏仁核等边缘结构，抑制缰核对PAG的抑制作用，从而参与镇痛过程。③中缝背核－束旁核直接通路：针刺可激活中缝背核，通过上行纤维直接抑制束旁核对伤害性信息的感受，而发挥镇痛效应。④丘脑中央中核－前脑回路－束旁核回路：针刺传入信息可激活与抑制性调控作用有关的中央中核，可能经前脑神经元抑制束旁核神经元活动，产生镇痛作用。

另外，基底神经节和大脑皮层也参与了痛觉调制的作用。尾状核为基底神经节的结构之一，实验表明，其头部的前区有易化针刺镇痛的效应，中心区则有抑制针刺镇痛的效应。边缘系统与痛觉情绪反应有关，针刺信息与伤害性信息都可到达边缘系统的不同脑区，抑制痛觉的情绪反应。大脑皮层作为中枢神经系统的最高级中枢，对针刺镇痛的影响并不是一种简单的兴奋或抑制作用，而是一种复杂的调整作用，大脑皮层与许多皮层下痛觉调制机构发生功能联系，通过大脑皮层的下行调制参与针刺镇痛效应的产生与维持。

（三）与针刺镇痛有关的中枢神经递质与调质

近年来在针刺镇痛机制的研究中发现，针刺镇痛是由许多中枢神经递质或调质共同参与下实现的。神经递质或调质是镇痛的物质基础，归纳起来主要有四类：①阿片肽。②单胺类。③ACh。④GABA。

1. 阿片肽　经典的内源性阿片肽主要包括内啡肽、脑啡肽与强啡肽三大家族。目前又发现阿片肽家族的两个新成员，即内吗啡肽与孤啡肽，它们在中枢内的分布位置亦是痛觉调节的重要部位。针刺镇痛时，脑内阿片肽释放增加，其中β-内啡肽和脑啡肽在脑内具有很强的镇痛效应，脑啡肽和强啡肽在脊髓内有镇痛作用。

阿片肽大致通过以下三种途径发挥作用：①针刺信息传入脊髓，直接激活背角的脑啡肽和强啡肽能神经元的活动，作用于初级感觉传入末梢的阿片受体，抑制传入末梢释放P物质，抑制脊髓伤害性感受神经元的痛反应。②针刺信息传入，使脑内有关核团中阿片肽能神经元兴奋，释放递质并通过有关神经元复杂的换元，参与下行抑制系统，起抑制痛觉传递的作用。③垂体β-内啡肽释放至血液内也起一定的作用。不同频率的电针会引起中枢不同种类的神经肽释放，产生不同的生理作用和治疗效果。已有实验证明，2Hz电针主要激活脑和脊髓中的脑啡肽能系统和脑内的β-内啡肽能系统介导镇痛效应，100Hz电针主要由脊髓强啡肽能系统介导镇痛效应。

2. 单胺类中枢递质　与针刺镇痛有关的单胺类递质包括5-HT、去甲肾上腺素与多巴胺。

针刺传入信息可促进 5-HT 的合成、释放与利用，合成超过利用，故 5-HT 含量增加，脑内与脊髓内的 5-HT 均可加强针刺镇痛效应。去甲肾上腺素递质在针刺镇痛中有双向作用，激活低位脑干发出至脊髓的去甲肾上腺素能下行投射系统能加强针刺镇痛，而激活脑内的去甲肾上腺素能上行投射系统则对抗针刺镇痛。针刺激活多巴胺能系统时，却削弱或对抗针刺镇痛作用。

3. 乙酰胆碱　ACh 在中枢神经系统分布很广泛，研究证明，针刺镇痛时中枢神经系统内的 ACh 代谢更新加快，功能活动加强。ACh 参与针刺镇痛，起到加强针刺镇痛的作用。阻断 ACh 的降解或直接注射外源性 ACh，可提高痛阈，协助针刺镇痛；阻断脑内 ACh 的合成或阻断胆碱能受体，都能降低针刺镇痛的效果。另外，针刺还可使大脑皮层、尾核、丘脑中 ACh 含量增加，并与针刺镇痛作用成平行关系。可见 ACh 也是参与针刺镇痛作用的重要递质之一。

4. GABA　GABA 是中枢神经系统主要的抑制性神经递质之一。神经生理学和神经药理学方面的研究表明，提高（或降低）中枢 GABA 能系统的功能，可相应地削弱（或增强）电针镇痛效果。研究表明，中枢 GABA 能系统对电针镇痛的对抗作用，可能是通过 GABA 与 5-HT 及阿片肽的相互作用来实现的。

除上述主要中枢递质或调质外，目前发现还有多种神经肽在针刺镇痛中发挥非常重要的作用。如八肽缩胆囊素（CCK-8）是目前已知的作用最强的内源性抗阿片肽，被认为与针刺镇痛耐受现象有关。又如大量研究证实，P 物质（SP）参与循经感传现象，在针刺镇痛和痛觉信息的传递中具有双重作用。

在针刺镇痛过程中，针刺信息可以到达许多脑区，激发中枢递质或调质的释放，进而与相应的受体特异性结合，从而产生镇痛效应。递质与调质之间的作用还可以相互影响。如内源性阿片肽释放可以通过抑制去甲肾上腺素能神经元的活动来实现镇痛效应，而多巴胺系统对内源性阿片肽系统的释放有一定的抑制作用。

复习思考题

1. 试述兴奋性突触后电位和抑制性突触后电位的形成机制，并比较两者的异同。
2. 试述神经肌肉接头的兴奋传递过程。
3. 简述胆碱能受体的分类、分布及其阻滞剂。
4. 简述肾上腺素能受体的分类、分布及其阻滞剂。
5. 反射中枢内兴奋传递的特征与神经纤维兴奋传导的特征有何差异？意义何在？
6. 简述中枢内神经元的联系方式。
7. 试述中枢抑制的方式和机制。
8. 何谓特异性投射系统和非特异性投射系统？简述其功能。
9. 试述体表痛和内脏痛的区别。
10. 简述肌紧张的调节及生理意义。
11. 何谓 γ 环路？γ 环路对牵张反射是如何调节的？
12. 简述脊休克的主要表现及产生与恢复的意义。
13. 简述基底神经节在运动调节中的作用及损伤后出现的病症。
14. 小脑对躯体运动的调节作用如何？损伤后有何表现？
15. 简述大脑皮层对躯体运动的调节过程。

16. 简述自主神经系统的功能特点。

17. 下丘脑对内脏活动具有哪些调节作用？试设计实验加以证明。

18. 简述脑电图的波形特点及其生理意义。

19. 试述慢波睡眠和快波睡眠的特点及其生理意义。

20. 简述人类的记忆过程。为什么说突触可塑性在人类学习和记忆中具有重要意义？

第十二章

感觉器官

　　人类生活的外界环境以及机体所处的内环境都经常处于动态变化之中，内、外环境的各种变化信息作用于相应的感受器或感觉器官，通过感受器的换能作用，将各种变化信息所包含的能量转换为电信号，后者以神经冲动的形式沿特定的神经传导通路传到大脑皮层的相应感觉中枢，大脑皮层的各种感觉中枢对传来的神经冲动加以分析、处理，产生相应的感觉。由此可见，**感觉**（sensation）是客观事物在人脑中引起的主观反应。

　　中医学将西医学的感觉器官列入"官窍"之中，而官窍生理功能的维持和病理变化的出现与脏腑经络密切相关。《素问·阴阳应象大论》和《素问·金匮真言论》分别以"在窍""开窍"言其两者之间的关系。《灵枢·五阅五使》更明确了五官与五脏的关系，如"鼻者，肺之官也；目者，肝之官也；口唇者，脾之官也；舌者，心之官也；耳者，肾之官也"。

第一节　概　述

一、感受器与感觉器官

（一）感受器

　　感受器（receptor）是指分布在体表或各种组织内部，专门感受机体内、外环境变化的特殊结构或装置。感受器的结构形式是多种多样的，最简单的感受器是感觉神经末梢（如体表和组织内部与痛觉有关的游离神经末梢），也有些是包有结缔组织被膜的神经末梢（如环层小体和触觉小体），还有一些是高度分化的感受细胞（如视网膜中的视锥细胞和视杆细胞、耳蜗中的毛细胞、味蕾中的味觉细胞等）。

　　根据刺激的种类不同，感受器感受到各种刺激后，一般产生两类效应：

　　1. 产生特定的感觉　感受器接受刺激后，将各种刺激所包含的能量（如机械能、热能、化学能等）通过感受器的换能作用，转换为相应的神经冲动，沿一定的神经传导通路传到大脑皮层的特定部位，大脑皮层的各种感觉中枢对传来的神经冲动加以分析、处理，产生特定的感觉，如视觉、听觉等。

　　2. 产生调节性反应　感受器是反射弧的第一环节，感受器接受刺激并将其转化为电信号后，经传入神经传到反射中枢，反射中枢对传入的信息进行整合后，发出指令经传出神经到达效应器，最后由效应器做出适应性反应，即产生对效应器的调节性反应。

（二）感觉器官

感觉器官（sensory organ）由感受器连同它们的附属结构（如眼的折光系统、耳的集音与传音装置）构成。高等动物与人类最主要的感觉器官有眼（视觉）、耳（听觉）、前庭（平衡觉）、鼻（嗅觉）、舌（味觉）等，这些感觉器官都分布在头部，并与脑神经相连，称为特殊感觉器官。

二、感受器的一般生理特性

（一）感受器的适宜刺激

每一种感受器都只对一种特定能量形式的刺激最敏感，这种形式的刺激称为该感受器的**适宜刺激**（adequate stimulus）。如一定频率的机械振动是耳蜗毛细胞的适宜刺激，一定波长的电磁波是视网膜感光细胞的适宜刺激等。而适宜刺激必须具有一定的刺激强度和持续时间才能引起感觉，通常把引起某种感觉所需要的最小刺激强度称为**感觉阈**（sensory threshold），感受器的适宜刺激阈值较低。虽然感受器对适宜刺激敏感，对适宜刺激容易产生反应，但是对于一些非适宜刺激也可以产生反应，不过，所需的刺激强度通常要比适宜刺激大得多。由此可见，感受器只对某种刺激高度敏感，而对其他种类的刺激不敏感或不感受，这种特性称为感受器的**特异敏感性**（differential sensitivity）。因此，机体内、外环境的各种变化，总是先激活高度敏感的相应感受器，这有利于机体对刺激做出精确的应答。

（二）感受器的换能作用

虽然各种感受器的结构和接受刺激的能量形式不同，但是接受刺激所产生的反应具有一个共同特点，即感受器能把作用于它们的不同形式的刺激能量转变为相应的传入神经上的动作电位（神经冲动），这种作用称为感受器的**换能作用**（transducer function）。在换能过程中，感受器并不是直接把刺激能量转变为神经冲动，而是先在感受器细胞或传入神经末梢产生相应的电位变化。在感受器细胞上产生的电位变化，称为**感受器电位**（receptor potential），而在传入神经末梢产生的电位变化则称为启动电位或**发生器电位**（generator potential）。对于神经末梢感受器而言，发生器电位就是感受器电位；但对于特化的感受器来说，发生器电位只是感受器电位传向神经末梢的那一部分。

机体内所有的感受器细胞对外来不同刺激信号的跨膜转换，主要是通过具有特异感受结构的通道蛋白或膜受体 – G 蛋白 – 第二信使系统，改变感受器细胞膜对离子的通透性，从而引起感受器跨膜电位的变化。例如，肌梭感受器电位是通过 Ca^{2+} 通道开放，Ca^{2+} 内流所致；视网膜视锥细胞和视杆细胞对光的感受则是由于光量子被视网膜上受体蛋白（视紫红质）吸收后，再通过特殊的 G 蛋白和作为效应器酶的磷酸二酯酶的作用，引起光感受细胞外段胞质中 cGMP 大量分解，最后使外段膜出现感受器电位。感受器电位和发生器电位一样，是局部反应。它们的大小在一定范围内与刺激强度成正比例，不具有"全或无"的性质，可以发生总和，当达到阈电位水平时，使感受器的传入神经纤维产生动作电位，从而实现感受器的换能作用。

（三）感受器的编码作用

感受器在换能过程中，能把各种刺激转换成神经动作电位，不仅仅是发生了能量形式的转换，更重要的是把刺激所包含的内外环境变化的信息（如刺激部位、频率、强度等）也转移到了动作电位的序列之中，这就是感受器的**编码**（encoding）功能。关于感受器将刺激所包含的内外环境变化信息内容编码在动作电位的序列中的详细机制，目前仍不清楚，大多数学者认为感受器的编码主要发生在以下两个方面。

1. 对外界刺激性质的编码　感受器受到不同性质的刺激所产生的传入神经冲动，其波形和幅度是十分相似的动作电位，并无本质的差别。因此，不同性质的外界刺激不可能是通过动作电位的幅度大小或波形特征来完成编码的。实验结果和临床经验都证明：不同种类感觉的引起，不但取决于刺激的性质和被刺激的感受器的种类，还取决于传入冲动所到达的大脑皮层的感觉特定部位。例如，用电刺激视神经或直接刺激枕叶皮层都能引起光亮的感觉。临床上肿瘤或炎症等病变刺激听神经时会引起耳鸣症状，因为感受器细胞在进化过程中的高度分化，使得某一种感受器细胞能选择性地只对某种刺激(适宜刺激)特别敏感，而由此产生的传入信号又只能沿着特定的途径到达大脑特定部位，产生特定的感觉。

2. 对外界刺激强度的编码　由于动作电位具有"全或无"的特点，因此刺激的强度不可能通过动作电位的幅度大小改变来编码。实验研究表明，当给予人皮肤的触、压感受器施加触压刺激时，随着触压力量的增大，传入纤维上的动作电位频率逐渐增高，产生动作电位的传入纤维的数目也逐渐增多。可见，刺激的强度是通过单一神经纤维上冲动的频率高低和参加这一信息传输的神经纤维的数目多少来编码的。

(四)感受器的适应现象

在刺激强度持续不变地作用于同一感受器时，其感觉神经纤维上产生的动作电位频率将随着刺激作用时间的延长而逐渐降低，这种现象称为感受器的**适应**(adaptation)现象。适应的快慢因感受器种类的不同而有很大差别，据此，可将它们分为快适应和慢适应感受器两类。前者以皮肤触觉感受器为代表，后者以肌梭、颈动脉窦感受器为代表。快适应感受器适应较快，在受刺激时，只在刺激开始后的短时间内有传入冲动发放，之后虽然刺激继续存在，但传入冲动的频率迅速降低，甚至消失。其生理意义是增强机体适应环境的能力，有利于机体探索新异的物体或障碍物，有利于感受器再次接受新的刺激。慢适应感受器适应较慢，一般在刺激开始后不久传入冲动频率轻微下降，以后可在较长时间内维持在这一水平。其生理意义是有利于机体对某些功能进行持续的监测，并根据变化随时调整机体的活动。适应并不是疲劳，而是对某种刺激产生适应后，再增加刺激的强度，又可以引起传入冲动的增加。感受器适应产生的机制很复杂，它可发生在感觉信息转换的不同阶段。感受器的换能过程、离子通道的功能状态以及感受器细胞与感觉神经纤维之间的突触传递特性等，均可影响感受器的适应。

第二节　视觉器官

人们能感知外界各种物体的大小、形状、颜色、轮廓和远近等，是通过眼的感光作用实现的。在人脑所获得的外界信息中，至少有90%是通过视觉器官感知的。**视觉**(vision)是由视觉器官、视觉传导通路和视觉中枢共同活动而完成的，是人体最重要的感觉器官。引起视觉的外周感觉器官是眼，眼是一个具有粗略分析功能的外周感受器。人眼的适宜刺激是波长为380~760nm的电磁波，在这个可见光谱的范围内，来自外界物体的光线透过眼的折光系统成像在视网膜上。视网膜含有对光刺激高度敏感的光感受器细胞，能将外界光刺激所包含的视觉信息转变成电信号，并在视网膜内进行编码、加工，由视神经传向视觉中枢做进一步分析，最后形成视觉。

人眼由眼球壁和眼内容物构成，人眼的基本结构见图12-1。眼球壁由三层膜组成：外层为纤维膜，包括角膜和巩膜，角膜透明，有弹性，无血管，具有较大的屈光度；中层为血管膜，包括虹膜、睫状体和脉络膜；内层为视网膜，其中央部有黄斑区，直径 1～3mm，黄斑的中心是中央凹，是视觉最敏感的部位。眼内容物包括房水、晶状体和玻璃体三种折光物质。眼具有折光成像和感光换能两种作用。来自外界的光线经过折光系统的折射，成像于视网膜上。视网膜含有对光刺激敏感的视锥细胞和视杆细胞，能将外界光刺激所包含的视觉信号转变成电信号，并进行编码、加工后，通过视神经纤维传向大脑视觉中枢，从而产生视觉。

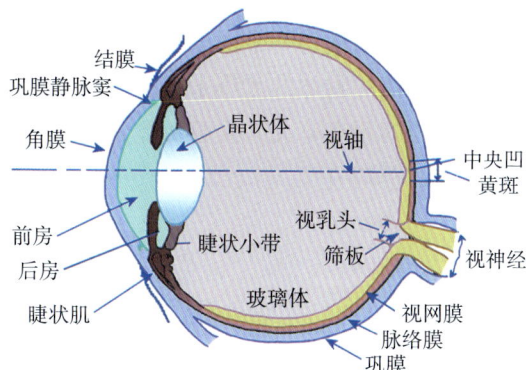

图 12 - 1　右眼的水平切面示意图

一、眼的折光功能

（一）眼的折光系统组成及其光学特性

1. 眼的折光系统组成　眼的折光系统是由角膜、房水、晶状体和玻璃体组成的复杂的光学系统。眼折光成像的原理与凸透镜成像的原理类似，四种折光体构成一组复合凸透镜，但比单凸透镜成像原理要复杂得多。按几何光学原理计算，根据光线经眼内多个折光面行进的途径，可以确定由这些折光率不同的折光体所组成的复合透镜所决定的后主焦点的位置。计算后表明，其节点、主焦点的位置与薄透镜和单球折光体大不相同，故用一般几何光学的原理画出光线在眼内的行进途径和成像情况时，显得非常复杂。因此，有人根据眼的实际光学特性，设计了和正常眼在折光效果上相同，但更加简单的等效光学系统和模型，称为**简化眼**（reduced eye）（图 12 - 2）。简化眼是一个假想的人工模型，由一个前后径为 20mm 的单球面折光体构成，折射率为 1.333，与水的折射率相同，这个模型和正常安静时的人眼一样，正好能使平行光线聚焦在视网膜上。正因为简化眼光学参数和其他特征与正常眼等值，可用来分析眼的成像原理及计算。

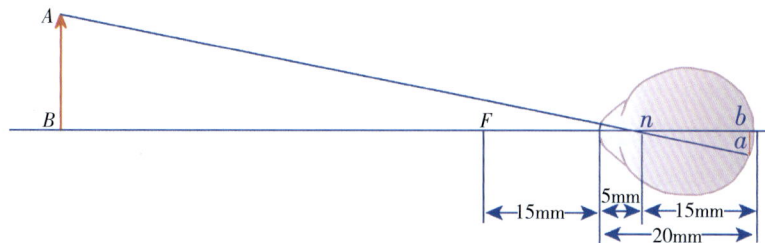

图 12 - 2　简化眼及其成像原理

n 为节点，三角形 AnB 和三角形 anb 是两个相似三角形；如果物距为已知，
就可由物体的大小（AB）算出物像的大小（ab），也可算出两个三角形的顶角（即视角）的大小

2. 眼的光学特性　利用简化眼可以方便地计算出不同远近的物体在视网膜上成像的大小。如图 12 - 2 所示，AnB 和 anb 是具有对顶角的两个三角形，因而：

$$\frac{AB(物体的大小)}{Bn(物体至节点的距离)} = \frac{ab(物像的大小)}{nb(节点至视网膜的距离)}$$

式中 nb 固定不变，相当于15mm，那么，根据物体的大小和它与眼睛的距离，就可以算出物像的大小。此外，利用简化眼还可以算出正常人眼能看清的物体在视网膜上成像的大小。

实际上，正常人眼在光照良好的情况下，如果在视网膜上的物像小于 $4.5\,\mu m$，一般不能产生清晰的视觉，这说明正常人的视力或视敏度有一个限度。这个限度只能用人所能看清的最小视网膜像的大小来表示，而不能用所能看清的物体的大小来表示。因为视网膜上的物像的大小不仅与物体的大小有关，也与物体和眼之间的距离有关。人眼所能看清的最小视网膜像的大小，大致相当于视网膜中央凹处一个视锥细胞的平均直径。

(二)眼折光功能的调节

看远处物体(6m 以外)时，从物体发出的光线可看作是平行光线，此时，眼不需要做何调节就能使物体成像于视网膜上，这种折光状态的眼称为**正视眼**(emmetropia)。此时，人眼不做任何调节所能看清物体的最远距离称为**远点**(far point)。当眼看6m 以内的近物时，则从物体上发出的进入眼内的光线不是平行的，而是呈不同程度的辐散，经折射后，光线到达视网膜尚未聚焦，造成视物不清。但正常人在看近物时也很清楚，这是由于在看近物时眼已经进行了调节，使进入眼内的光线经过较强的折射，最终也能成像在视网膜上。这种随所视物体的距离不同引起眼的折光系统发生相应改变的现象，称为**眼的调节**(visual accommodation)。人眼的调节主要靠晶状体形态的改变来实现。此外，瞳孔的调节及眼球的会聚也起着重要的作用。

1. 晶状体的调节　晶状体是一个双凸透镜并有弹性的透明半固体物，由晶状体囊和晶状体纤维组成，其四周借睫状小带(悬韧带)与睫状肌相连。看远物时，睫状肌处于松弛状态，这时睫状小带被拉紧，晶状体受睫状小带的牵引，其形状相对扁平。当视近物时，视网膜上模糊的物像信息传到大脑皮层视觉中枢，通过反射使睫状肌收缩，睫状小带放松，晶状体发生弹性回缩而曲率增加，以其前表面中央部分向前凸出最为显著(图 12 - 3)。此时晶状体折光能力增加，使近处的辐散光线仍能聚焦在视网膜上形成清晰的物像。

人眼做最大限度调节时所能增加的折光能力，称为**眼的调节力**(accommodation force)，其大小用近点来表示。人眼做充分调节时能看清物体的最近距离称为**近点**(near point)，近点越近说明晶状体弹性越好。随着年龄的增长，晶状体自身的弹性减弱，调节能力降低，近点也随之变远，老年人可因此出现老视。老视眼时，远处平行光线仍能聚焦于视网膜上，但近处的光线则聚焦在视网膜后方，因此，在视近物时须戴上适当折光度的凸透镜。

2. 瞳孔的调节　瞳孔为虹膜中间的开孔，虹膜内有两种平滑肌纤维：①环形的瞳孔括约肌收缩，可使瞳孔缩小，它由动眼神经中副交感神经纤维支配。②辐形的瞳孔散大肌收缩，可使瞳孔散大，它由交感神经支配。正常人瞳孔直径可变动于 $1.5\sim8.0mm$ 之间，瞳孔的大小可以调节

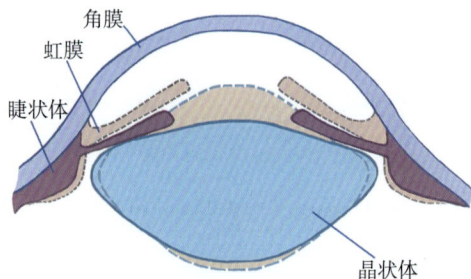

图 12 - 3　眼调节前后睫状体位置和晶状体形态的改变
虚线表示：视近物时睫状小带放松，晶状体弹性回缩曲率增加

进入眼内的光线量。视近物时，可反射性地引起双侧瞳孔缩小，称为**瞳孔调节反射**（pupillary accommodation reflex）或**瞳孔近反射**（near reflex of the pupil）。瞳孔近反射的生理意义是减少进入眼内的光线量和减少折光系统的球面像差和色像差，使视网膜上形成更清晰的像。

在不同强度的光照下，瞳孔的大小可随光线的强弱而改变，强光下瞳孔缩小，弱光下瞳孔散大，称为**瞳孔对光反射**（pupillary light reflex）。其生理意义在于调节进入眼内的光线量，在弱光时能看清物体，在强光时不致因光量过强而损伤视网膜。瞳孔对光反射主要是副交感神经的作用。其感受器是视网膜，经视神经传入，中枢在中脑的顶盖前区和两侧动眼神经缩瞳核，传出神经是动眼神经中副交感神经纤维，效应器是瞳孔括约肌。瞳孔对光反射的效应是双侧性的，即一侧眼被光照时，另一侧眼的瞳孔也会收缩。瞳孔对光反射的中枢在中脑，临床常通过检查瞳孔对光反射来判断中枢神经系统病变的部位、麻醉的深度及病情危重程度。

3. 眼球会聚 当视近物时，发生两眼球内收和视轴同时向鼻侧聚拢的现象，称为**眼球会聚**（convergence）。眼球会聚是由于两眼内直肌反射性地收缩所致，也称为**辐辏反射**（convergence reflex）。其生理意义是使双眼近处物像能落在两眼视网膜的对称点上，产生单一清晰的视觉而避免复视。

晶状体变凸、瞳孔缩小和眼球会聚是眼视近物的三联动现象。

（三）眼的折光功能异常及其矫正

正常眼的折光系统在不需进行调节的状态下，可使平行光线聚焦在视网膜上，因而可以看清远物；经过调节的眼，只要物体离眼的距离不小于近点，也能在视网膜上形成清晰的像。如果眼的折光能力异常，或眼球的形态异常，平行光线经过折光系统后仍不能在视网膜上形成清晰的像，则称为**非正视眼**（ametropia）或**屈光不正**（refractive error），包括近视、远视和散光（图12 – 4）。

1. 近视 近视（myopia）是指来自远物的平行光线聚焦成像在视网膜之前（图12 – 4B），因此视远物不清。近视的发生，多数因眼球前后径过长（轴性近视）或折光系统的折光力过强（屈光性近视）所致。但在看近物时，由于光线辐散，像距加长，则眼不需进行调节或只进行较小程度的调节，就可在视网膜上成像。

近视眼的远点和近点都比正视眼近，矫正近视可用凹透镜，使进入眼的平行光线适当分散，就能成像于视网膜上（图12 – 4C）。

2. 远视 远视（hyperopia）是指远物的平行光线聚焦成像在视网膜的后方（图12 – 4D），同样可引起视物不清。远视的发生多数由于眼球的前后径过短（轴性远视）或折光系统的折光能力过弱（屈光性远视）。幼儿由于眼球眼轴过短，也可表现为远视，到6岁左右发育成正视眼。远视眼看远物时，需要睫状肌收缩，经过晶状体的调节，使物像聚焦于视网膜上。当看近物时，则需更大程度的调节才能看清物体。由于远视眼的睫状肌经常处于收缩状态，所以容易发生调节疲劳，引起头痛等。

晶状体的调节有一定限度，所以远视眼的近点较正视眼

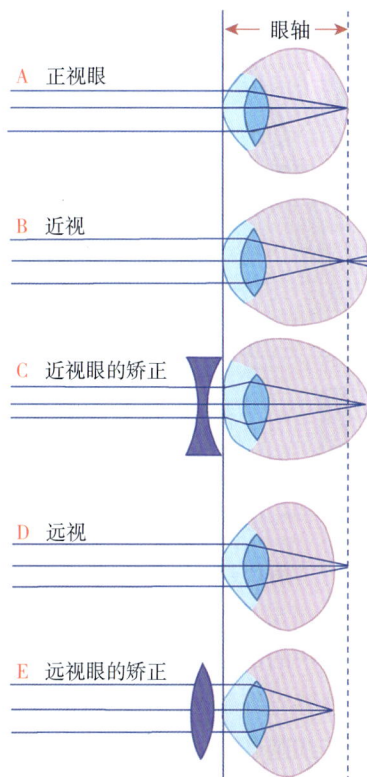

图 12 – 4 眼的屈光不正及其矫正

远，矫正远视可用凸透镜，使远处平行光线经凸透镜适当聚合后，再经眼的折光系统，在视网膜上形成清晰的物像(图12-4E)。

3. 散光 散光(astigmatism)是指平行光线经过眼折光系统后，不能同时聚焦于视网膜上，而是形成焦线，造成在视网膜上成像不清晰或产生物像变形。其主要原因是角膜表面不呈正球面，即角膜表面不同方位的曲率半径不同，因此平行光线不能同时聚焦于视网膜上，通过曲率半径小处的光线，聚焦于视网膜前方，通过曲率半径大处的光线，聚焦于视网膜后方，因此在视网膜上成像不清晰或产生变形。

散光多发生于角膜表面，少数发生在晶状体表面。矫正散光可用圆柱形透镜，在曲率半径过大的方向上增加折光能力。

二、视网膜的感光换能功能

外界物体的光线通过眼的折光系统在视网膜上形成清晰的物像，它与外界物体通过照相机中的透镜组在底片上成像并无原则上的区别。但视觉系统最终在主观意识上形成的"像"，则是属于意识或心理范畴的主观映像。要形成主观意识上的"物像"，必须通过视网膜的感光作用，将光能转换为视神经上的动作电位，最终传入视觉中枢才能形成。

(一)视网膜的结构

视网膜(retina)是一层透明的神经组织膜，厚度为0.1~0.5mm，其结构十分复杂，按主要细胞层可分为四层，由外向内依次为：色素上皮细胞层、感光细胞层、双极细胞层和神经节细胞层(图12-5)。

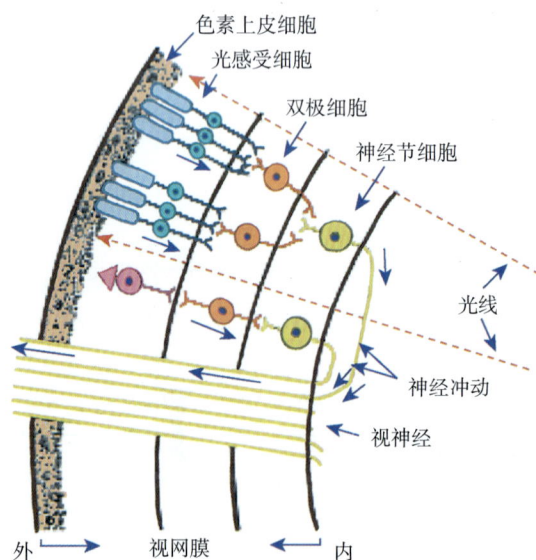

图 12-5　视网膜的细胞层次及其联系模式图

色素上皮细胞层细胞内含有黑色素颗粒和维生素 A，黑色素颗粒能吸收光线，因此能防止光线反射而影响视觉。当强光照射视网膜时，色素上皮细胞能伸出伪足样突起，包被视杆细胞外段，使其相互隔离；当入射光线较弱时，伪足样突起缩回到胞体，使视杆细胞外段暴露，从而能充分接受光刺激。因此，色素上皮细胞层对感光细胞起到保护作用。此外，色素上皮细胞还在视网膜感光细胞的代谢中起重要作用，许多视网膜疾病都与色素上皮功能失调有关。感光细胞分**视杆细胞**(rod cell)和**视锥细胞**(cone cell)两种，它们都含有特殊的视色素，能感受光刺激。视杆和视锥细胞在形态上可以分为四部分，由外向内依次是外段、内段、胞体和终足(图12-6)。其中外段是视色素集中的部位，在感光换能中起重要作用。视杆细胞外段呈长杆状，视锥细胞外段呈短圆锥状。两种感光细胞通过终足与双极细胞层内的双极细胞发生突触联系，双极细胞再与神经节细胞层中的节细胞联系。节细胞发出的视觉纤维在视乳头部汇集成视神经，穿出眼球，该处无感光细胞，故无视觉感受，在视野中形成生理性**盲点**(blind spot)。

视杆细胞和视锥细胞在视网膜上分布极不均匀，视杆细胞主要分布于视网膜的周边部，视锥

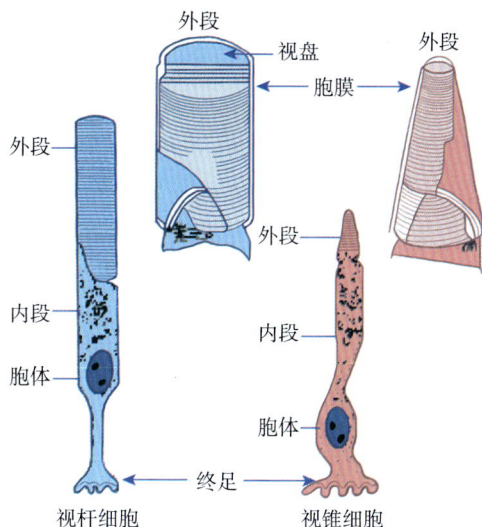

图 12-6 两种感光细胞结构模式图

细胞主要分布于视网膜的中心部，特别是黄斑的中心凹处只有视锥细胞，是视觉最敏感的地方。

视网膜中除纵向的细胞间联系外，还存在着横向联系，如在感光细胞层和双极细胞层之间有水平细胞，在双极细胞层和神经节细胞层之间有无长突细胞。这些细胞的突起在两层细胞间横向延伸，在水平方向传递信号；有些无长突细胞还可以直接向节细胞传递信号。近几年来发现，视网膜内还存在一种网间细胞，其胞体位于内网状层与外网状层之间，其作用是从内网状层逆向传递抑制性信号向外网状层，通过外网状层的水平细胞来控制视觉信号向外侧扩散，与视觉成像对比度的控制有关。

(二)视网膜的两种感光换能系统

根据对视网膜结构和功能的研究表明，在人和大多数脊椎动物的视网膜中存在着两种感光换能系统，即视杆细胞的感光换能系统和视锥细胞的感光换能系统。

视杆细胞的感光换能系统，由视杆细胞和与它们相联系的双极细胞和神经节细胞等组成。该系统对光的敏感度高，能在昏暗环境中感受弱光刺激而引起暗视觉，但对物体细微结构的分辨能力差，视物无色觉，故又称为晚光觉系统。夜间活动为主的动物如猫头鹰等其视网膜感光细胞中不含视锥细胞而只有视杆细胞，故夜光觉敏锐。

视锥细胞的感光换能系统，由视锥细胞和与它们相联系的双极细胞和神经节细胞等组成。该系统对光的敏感度低，只有在强光条件下才能激活，视物时可以辨别颜色，且对物体细微结构具有高度的分辨能力，故又称为昼光觉系统。白昼活动为主的动物如鸡、鸽子等，视网膜仅有视锥细胞而无视杆细胞，故为"夜盲"。

1. 视杆细胞的感光换能机制

(1)视紫红质的光-化学反应 视杆细胞主要与暗视觉有关，在所有的视杆细胞中都发现了同样的感光物质，即视紫红质。**视紫红质**(rhodopsin)是一种结合蛋白，由 1 分子视蛋白和 1 分子视黄醛构成。视蛋白本身不吸收光，在视紫红质中吸收光的是视黄醛。视黄醛由维生素 A 衍生而来，它对波长为 500nm(蓝绿色)的电磁波最敏感。视紫红质在暗处为紫红色，在光照射下，视紫红质迅速分解为视蛋白和视黄醛，同时视黄醛的分子构型由顺型变为全反型，经过复杂的信息传递系统活动，诱发视杆细胞产生感受器电位(图 12-7)。该电位不能直接引发动作电位，但可以电紧张形式扩布，将光刺激信息传递给双极细胞，最终在神经节细胞上诱发动作电位。视紫红质对光极为敏感，据计算，一个光量子的能量就能使一个视紫红质分子开始分解。

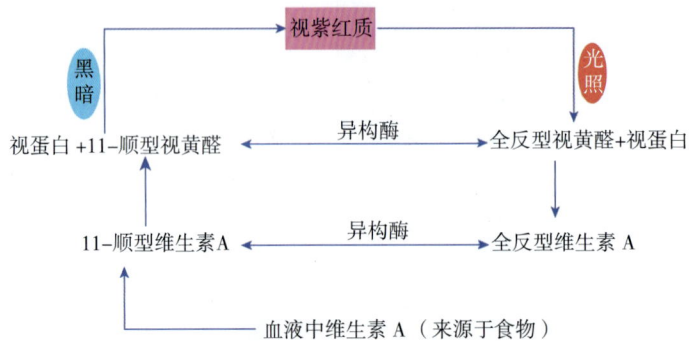

图 12-7　视紫红质的光-化学反应

视紫红质的光化学反应是可逆的。在光照下视紫红质分解，在暗处又可重新合成。全反型视黄醛在异构酶的催化下消耗能量转变成顺型视黄醛，然后迅速与视蛋白重新结合成为视紫红质。维生素 A 是视黄醛的主要来源，在视紫红质的分解和合成过程中，有一部分视黄醛被消耗，必须靠血液中的维生素 A 来补充。当机体维生素 A 缺乏时，将导致视紫红质合成障碍，影响暗视觉，发生夜盲症。人眼在暗处视物时，视紫红质既有分解，也有合成，这是暗视觉的基础。在暗处，其合成超过分解，视杆细胞中的视紫红质浓度较高，使视网膜对弱光的敏感度也增高。在亮处，分解大于合成，视紫红质浓度较低，视杆细胞减弱甚至失去感受光刺激的能力。

（2）视杆细胞的光-电转换机制　感光细胞外段是光-电转换的关键部位。视杆细胞外段部分主要由整齐重叠成层的圆盘状视盘结构组成，视紫红质几乎全部集中在视盘中。当视杆细胞受光照时，光量子被视紫红质吸收，引起视蛋白变构，通过 G 蛋白耦联途径激活磷酸二酯酶，使外段胞浆中 cGMP 被分解。随着 cGMP 的大量分解，膜上 cGMP 化学门控式 Na^+ 通道开放减少，产生超极化型感受器电位，从外段以电紧张形式扩布到终足，影响终足处的递质释放，从而引起双极细胞产生慢电位变化，最终在节细胞总和产生动作电位，成为视网膜向视觉中枢传递的视觉信号，实现光-电换能作用。

2. 视锥细胞的感光换能机制和色觉　视锥细胞的感光换能机制与视杆细胞类似，视锥细胞的外段也有类似的盘状结构。光线刺激外段时，也是通过视盘的视色素分解产生超极化感受器电位，最终在相应节细胞产生动作电位，实现光-电换能作用。但与视紫红质不同，视锥细胞外段含有特殊的视锥色素。大多数脊椎动物都含有三种不同的视锥色素，分别存在于三种不同的视锥细胞中，三种视锥细胞都含有相同的视黄醛，但视蛋白的分子结构稍有不同。

视锥细胞功能的重要特点是具有辨别颜色的能力。**色觉**（color vision）的产生主要是不同波长的光线作用于视网膜后在人脑引起不同的主观映像，是一种复杂的物理和心理现象。正常视网膜可分辨波长 380～760nm 之间的约 150 种不同的颜色。由于视蛋白结构的不同，三种视锥色素分别对波长 430nm、530nm、560nm 的光线最敏感，它们分别对应蓝、绿、红三种颜色，称为三原色。当某一波长的光线作用于视网膜后，以一定的比例使三种不同的视锥细胞产生不同程度的兴奋，这样的信息经处理后转化为不同组合的神经冲动，传到视觉中枢产生不同的色觉。例如，当红、绿、蓝三种视锥细胞兴奋程度的比例为 4：1：0 时，产生红色色觉；当比例为 2：8：1 时，产生绿色色觉；当比例为 1：1：1 时，则产生白色色觉。

人眼对三原色中的一种或两种颜色缺乏辨别能力的色觉障碍，称为**色盲**（color blindness）。色盲可分为全色盲和部分色盲。全色盲只能分辨明暗，呈单色觉，极为少见；部分色盲中红绿色盲较多见，蓝色盲较少见。色盲的产生除少数由视网膜病变引起外，绝大多数由遗传因素决定，它们可能是缺乏相应的视锥细胞所致，如常见的红绿色盲者不能分辨红色和绿色，是因为缺失感受红光和绿光的视锥细胞。有些色觉异常的产生并非由于缺乏某种视锥细胞，而是由于视锥细胞对三种原色反应能力降低，从而使患者对颜色的分辨能力较正常人差一些，这种色觉异常称为**色弱**（color weakness）。色弱的发生多是后天性的，是由于健康状况不佳所造成的色觉感受系统的一种病态发育。

三、与视觉有关的几种生理现象

（一）视敏度

视敏度（visual acuity）又称视力，是指人眼对物体形态的精细辨别能力，一般以眼能分辨两点间的最小距离为衡量标准。视力的好坏，通常以视角大小为指标。视角指两个光点的光线投射入眼中，通过节点处交叉所形成的夹角。视角越小，表示两光点间距离越小，两个光点在视网膜上形成的像越小，视力越好。视力表就是根据这一原理设计出来的。

目前，国际上检查视力常用视力表。在光照条件良好时，当人眼能看清5m远处视力表上第10行E字（或C字）形缺口（两光点间距离为1.5mm）方向时，定为正常视力，以1.0表示，此时视角为1分角。若同样距离，只能看清视角为2分角的E字（或C字）形缺口方向时，其视力为1/2=0.5。人眼之所以能分辨是两个光点，是因为当视角为1分角时，在视网膜上所形成的两点间距离为4～5μm，恰好相当于一个视锥细胞的直径，这样两条光线分别刺激两个视锥细胞，而且中间至少间隔一个未被刺激的视锥细胞（图12-8）。在视网膜的中央凹处，视锥细胞直径可小于2μm，因此该处的视敏度可超过1.0达到1.5或更高，是视力最敏感的部位。

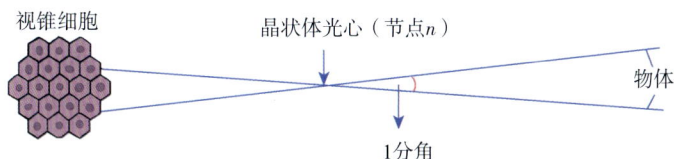

图12-8 视敏度原理示意图

（二）视野

视野（visual field）指单眼固定注视正前方一点不动时，该眼所能看到的空间范围。临床上常用视野计测定，并用图纸记录下来，称为视野图（图12-9）。

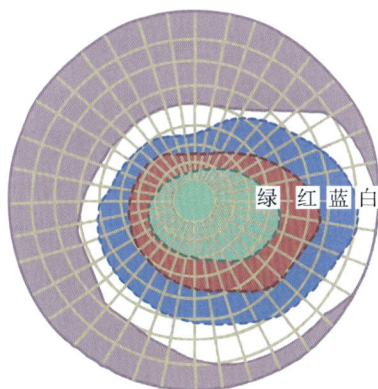

图12-9 人右眼视野图

视野与视网膜上各点的对应位置是相反的，即视野图鼻侧部分成像在视网膜颞侧，视野图上侧部分成像在视网膜下侧。在同一光照条件下，不同颜色的目标测得的视野大小不同，白色视野最大，其次是黄蓝色，再次为红色，绿色视野最小。视野的大小取决于视网膜结构、感光细胞的分布和视线被面部结构(鼻和额)的阻挡程度。在正常视野图中，颞侧视野大于鼻侧视野，下侧视野大于上侧。视野图表示眼所看到的面积，它能反映视网膜的普遍感光功能。因此临床上通过视野的检查可诊断疾病，它常是了解视网膜疾病、视觉传导通路及视皮层病变的重要方法之一。

(三)视网膜电图

将一记录电极置于角膜表面，另一参考电极放在额部皮肤，当给视网膜以广泛光刺激时，可以在灵敏的电测量仪上记录到视网膜在光照时产生的综合电位变化，称为**视网膜电图** (electroretinogram，ERG)。视网膜电图是从角膜记录到的视网膜总和电信号。根据刺激的方法不同，其可以分为闪光视网膜电图、图形视网膜电图。

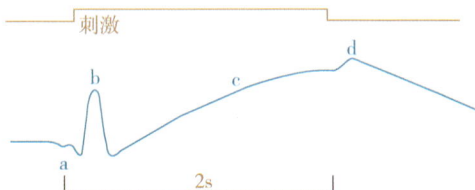

图 12-10 视网膜电图

视网膜电图的成分主要有 a、b、c、d 四个波，其中最主要的一个是双向波，即由负相 a 波及正相 b 波组成(图 12-10)。a 波起源于光感受器内段，又称晚感受器电位，是感光细胞感受器电位总和的一个负相波；b 波起源于 Muller 细胞及双极细胞，主要与双极细胞和神经节细胞活动有关，是紧接 a 波之后的一个正相波；c 波起源于视网膜色素上皮细胞层，可能与光持续照射时色素上皮细胞膜电位变化有关。c 波平缓而持续时间长，是一个在 b 波之后缓慢上升的正相波；d 波起源于双极细胞，在 c 波之上，被认为是视网膜电图的撤光反应，目前尚未应用它作为评价视网膜功能的指标。

视网膜电图在临床上有一定应用价值，可用于跟踪眼病的进展和预后，尤其 b 波是视网膜电图中最敏感和最易发生变异的成分，临床上可作为反映视网膜对光敏感性的指标。

(四)双眼视觉和立体视觉

两眼同时看一物体时所产生的视觉，称为**双眼视觉**(binocular vision)。两眼视物时，两侧视网膜上各形成一个完整的物像，通过各自视觉通路传向视觉中枢，产生单一物像的主观感觉，称为单视。其机制是：双眼的视野有相当一部分互相重叠，由物体同一部分来的光线，成像在两侧视网膜的相称点上。两眼的中心凹是相称点，中心凹之外，一眼的颞侧视网膜与另一眼的鼻侧视网膜互相对称；一眼的鼻侧视网膜与另一眼颞侧视网膜互相对称。若物像不落在视网膜的相称点上，则将产生复视。双眼视觉与单眼视觉相比，其特点主要是可以弥补单眼视野中的生理盲点，扩大视野，并形成立体视觉。

立体视觉(stereoscopic vision)是指当双眼视物时，所能看到物体高度、宽度和深度大小的视觉。它主要因为同一物体在两眼视网膜上形成的像并不完全相同，左眼看到物体的左侧面较多，右眼看到物体的右侧面较多，因而两侧视网膜上各形成一个彼此对称又略有差别的像。来自两眼的图像信息经过中枢神经系统的整合后，就产生了一个物体的立体视觉。

(五)暗适应与明适应

1. 暗适应　当人从亮处进入黑暗的环境，最初任何物体都看不清楚，经过一段时间后，能逐渐看清暗处的物体，这一现象称为**暗适应**（dark adaptation）。暗适应的产生机制与视网膜上视紫红质在暗处的合成有关。强光下，视锥和视杆细胞内的视紫红质都被分解，但剩余的量不同，视杆细胞中视紫红质分解过程大于合成过程，故导致视杆细胞内的视紫红质剩余量较少，已达不到兴奋的程度；在暗处，视紫红质再合成量增多，暗视觉才能逐渐恢复。而视锥细胞内的视紫红质分解与合成处于动态平衡之中，以维持明视觉。因此，进入黑暗环境中的暗适应过程分两个阶段：第一阶段是视锥细胞的快暗适应过程，7～8min 内即可完成；第二阶段是视杆细胞的慢暗适应过程，需 20～30min 才能完成。随着视紫红质浓度逐渐增高，视网膜对光的敏感性也进一步升高，才能在暗处看清物体。

2. 明适应　从黑暗处初来到强光下时，起初感到一片耀眼光亮，不能看清物体，稍待片刻后才恢复视觉，这一过程称为**明适应**（light adaptation）。明适应出现较快，只需几秒钟即可完成。其机制是：初到强光下时的耀眼光感主要是由于在暗处合成的视紫红质迅速分解的结果，只有在对光敏感的视紫红质迅速分解之后，随着视紫红质急剧减少，视锥细胞才能在亮处恢复视觉。

第三节　听觉器官

听觉（hearing）是由听觉器官、听觉传导通路和听觉中枢共同活动所产生的。听觉器官是耳，它由外耳、中耳和内耳的耳蜗组成。人耳的适宜刺激是一定频率的声波振动，声波振动引起空气产生的疏密波，通过外耳道、鼓膜和听骨链的传递，引起耳蜗中淋巴液和基底膜的振动，使耳蜗螺旋器中的毛细胞受刺激而产生兴奋，将声波的机械能转变为听神经纤维上的神经冲动，后者传导到大脑皮层的听觉中枢，产生听觉。听觉对动物适应环境和人类认识自然有着重要的意义。在人类，有声语言更是交流思想、互通往来的重要工具。

人耳的适宜刺激是空气振动的疏密波，但振动的频率必须在一定范围内，并且达到一定强度才能产生听觉。通常人耳能感受的振动频率范围为 20～20000Hz，感受声波的压强范围为 0.0002～1000dyn/cm²。对于每一种频率的声波，都有一个刚能引起听觉的最小强度，称为**听阈**（hearing threshold）。当声音的强度在听阈以上继续增加时，听觉的感受也相应增强，但当强度增加到某一限度时，它引起的将不单是听觉，同时还会引起鼓膜的疼痛感觉，这个限度称为最大可听阈。以声波的频率为横坐标，以声音的强度或声压为纵坐标可绘制成人耳听力曲线（图 12-11），图中下方曲线表示不同频率的听阈，上方曲线表示其最大可听阈，两者所包含的面积为听域。从图上可以看出，人耳最敏感的声波频率在 1000～3000Hz，日常说话的频率较此略低，而语音的强度在听阈和最大可听阈之间的中等强度处。

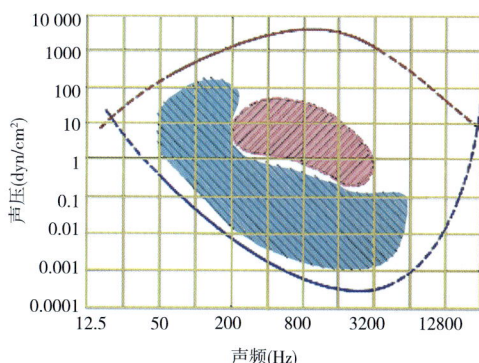

图 12-11　人耳的正常听阈图

一、外耳和中耳的传音功能

(一)外耳的功能

外耳(external ear)由耳郭和外耳道组成。耳郭的形状有利于接受外界的声波,有"集音"作用,并有助于对声源方向的判断。外耳道是一条略呈 S 形弯曲的管道,是声波传导的通路。其一端开口于耳郭,另一端终止于鼓膜,全长 20～25mm。它可作为一个共鸣腔,最佳共振频率约为 3500Hz,声音由外耳道传到鼓膜时,其强度可以增强约 10 倍。

(二)中耳的功能

中耳(middle ear)由鼓膜、听小骨、鼓室、中耳肌和咽鼓管等结构组成。中耳的主要作用是将声波振动的能量高效率地传递到内耳淋巴液中去,其中鼓膜和听骨链在声波传导中起重要作用。

1. 鼓膜的作用 鼓膜(tympanic membrane)为椭圆形半透明薄膜,面积为 50～90mm^2,厚度约 0.1mm,为一顶点朝向中耳的浅漏斗形薄膜。锤骨柄紧附其内侧面,将鼓膜略拉向内。鼓膜是一个压力承受装置,本身无固有振动,具有较好的频率响应和较小的失真度,因此它的振动可与声波振动同步,有利于把声波振动如实地传递给听小骨。据观察,当频率在 2400Hz 以下的声波作用于鼓膜时,鼓膜可复制外加振动的频率,而且无振动后的残余振动,鼓膜的振动可与声波振动同始同终。

2. 听骨链的作用 听骨链(ossicular chain)包括锤骨、砧骨和镫骨,它们依次连接而成听骨链(图 12-12)。锤骨柄附着于鼓膜顶部,镫骨底和内耳卵圆窗膜相连,砧骨居中将锤骨和镫骨连接起来。听骨链是一套固定角度的杠杆,其中锤骨柄为长臂,砧骨的长突为短臂,两者长度之比为 1.3：1。杠杆的支点刚好在整个听骨链的重心上,因而在能量传递过程中惰性最小,效率最高。

声波由鼓膜经听骨链到达卵圆窗膜时,可使作用于卵圆窗膜的振动幅度减小而压强增加,称为中耳的增压效应。增压效应可使声波由外耳传到内耳时得到放大增强,提高声波传导的效率。通过听骨链杠杆效应的放大以及鼓膜与卵圆窗膜振动面积的差异,总有效增压效应可达约 22 倍。其机制主要有

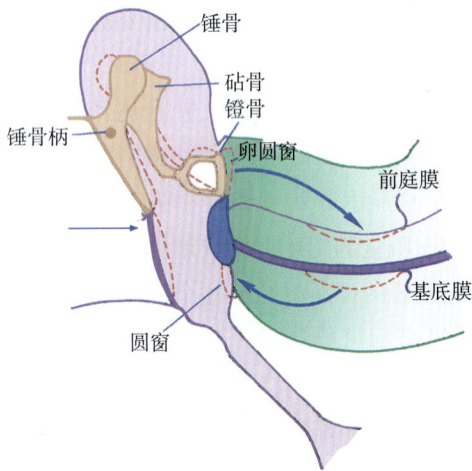

图 12-12 人中耳和耳蜗关系模式图
虚线表示鼓膜向内侧震动时各有关结构的移动情况

以下两个方面:①鼓膜的实际振动面积约 55mm^2,而卵圆窗膜的面积只有 3.2mm^2。如果听骨链传递声波时总压力不变,则作用于卵圆窗膜上的压强为鼓膜上压强的约 17 倍。②听骨链杠杆的长臂与短臂之比为 1.3：1,这样,通过杠杆的作用在短臂一侧的压力将增大为原来的 1.3 倍。通过以上两方面的作用,在整个中耳传递过程中总的增压效应约为 22 倍。

3. 中耳肌的作用 与中耳传音功能相关的,还有中耳内附着在听小骨上的鼓膜张肌和镫骨肌。鼓膜张肌受三叉神经支配,收缩时向内牵引锤骨柄,以增加鼓膜的紧张度,使鼓膜振幅减小,有利于接受高频声波;镫骨肌受面神经支配,收缩时使镫骨底向外向后移动,从而降低鼓膜

的紧张度，增大其振幅，有利于接受低频声波刺激。当强烈的声响和气流通过外耳道时，可反射性地引起中耳肌收缩，使鼓膜紧张，各听小骨之间的连接更为紧密，导致听骨链传递振动的幅度减小，阻力加大，可阻止较强的振动传到耳蜗。

4. 咽鼓管的作用 咽鼓管是连接鼓室和鼻咽部之间的管道，鼻咽部的开口通常处于闭锁状态，当吞咽、哈欠、喷嚏时开放，使鼓室内气体与大气相通。咽鼓管的主要功能是保持鼓室内与外界大气压的平衡，有利于维持鼓膜的正常位置、形态和振动性能。耳咽部因炎症阻塞时，鼓室内空气逐渐被吸收而形成负压，将造成鼓膜内陷而影响听力。

(三)声波传入内耳的途径

声波是通过气传导和骨传导两条途径传入内耳的。正常情况下，以气传导为主。

1. 气传导 声波经外耳道引起鼓膜振动，再经听骨链和卵圆窗膜进入耳蜗，推动耳蜗内淋巴使基底膜发生振动，这一条声波传导途径称为**气传导**(air conduction)，是声波传导的主要途径。此外，鼓膜的振动也可引起鼓室内空气的振动或鼓膜穿孔时声波直接经鼓室作用于内耳，经圆窗膜传入耳蜗，但这条途径的传音效果很差，只是在鼓膜大穿孔或听骨链运动障碍时，起到一定的代偿作用。

2. 骨传导 声波直接引起颅骨的振动，再引起位于颞骨骨质中的耳蜗内淋巴的振动，这种传导途径称为**骨传导**(bone conduction)。正常情况下，骨传导的效率比气传导低得多，在正常听觉的引起中作用甚微。但是当鼓膜或中耳病变引起传音性耳聋时，气传导明显受损，而骨传导却不受影响，甚至相对增强。临床上把音叉或其他振动物体直接贴在颅骨上，检查患者骨传导受损的情况，协助判断听觉异常的产生部位和原因。

二、内耳的感音功能

内耳又称**迷路**(labyrinth)，由耳蜗和前庭器官组成。前者为声音的感受器官，后者属平衡感觉器官。耳蜗的主要作用是把传递到耳蜗的机械振动转变为听神经纤维的神经冲动。

(一)耳蜗的基本结构

内耳耳蜗是一个形似蜗牛壳的骨质管道，围绕蜗轴旋转 2.5 ~ 2.75 周。在耳蜗的横断面上有两个分界膜，分别为斜行的前庭膜和横行的基底膜。此二膜将管道分为三个腔，分别称为前庭阶、鼓阶和蜗管(图 12 - 13)。前庭阶在耳蜗底部与卵圆窗膜相接，内充满外淋巴；鼓阶在耳蜗底部与圆窗膜相接，也充满外淋巴。两者的外淋巴在耳蜗顶部通过蜗孔相沟通。蜗管是一个充满内淋巴的盲管，内淋巴与外淋巴不相通。基底膜上有声音感受器——螺旋器(也称柯蒂器)，螺旋器由内、外毛细胞及支持细胞等组成。毛细胞的顶部与内淋巴接触，底部通过丰富的听神经末梢与耳蜗神经相连。在蜗管的近蜗轴侧有一行纵向排列的内毛细胞，靠外侧有 3 ~ 5 行纵向排列的外毛细胞。每个毛细胞的顶部表面都有上百条排列整齐的纤毛，称为听毛。外毛细胞中较长的一些纤毛埋植于盖膜的胶冻状物质中。盖膜在内侧连耳蜗轴，外侧则游离在内淋巴中(图 12 - 14)。

(二)基底膜的振动和行波学说

当声波振动通过听骨链到达卵圆窗膜时，压力变化立即传给耳蜗内的淋巴液和膜性结构。如果卵圆窗膜内移，前庭膜和基底膜将下移，鼓阶的外淋巴压迫圆窗膜外移；相反，当卵圆窗膜外移时，前庭膜和基底膜将上移，圆窗膜内移，如此反复，形成振动(图 12 - 14)。在正常气传导

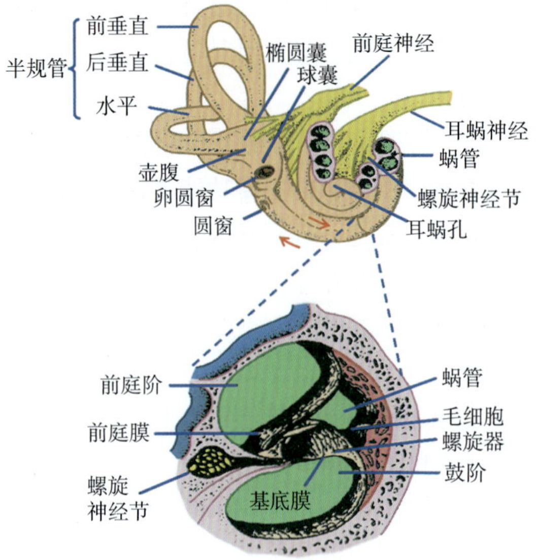

图 12-13 耳蜗管的横断面结构

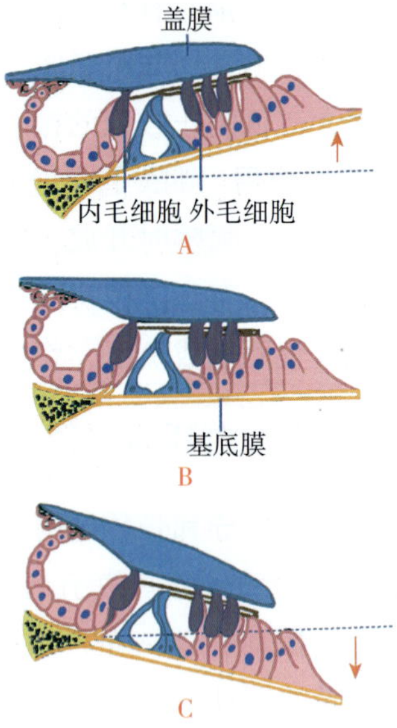

图 12-14 基底膜和盖膜振动时
毛细胞顶部听毛受力情况示意图

A. 基底膜在振动中上移时，因与盖膜之间的切向运动，听毛弯向蜗管外侧；

B. 静止时的情况；C. 基底膜在振动中下移时，听毛弯向蜗管内侧

的过程中，圆窗膜起缓冲耳蜗内压力变化的作用，是耳蜗内结构发生振动的必要条件。振动从基底膜的底部开始，以波的形式沿基底膜底部向耳蜗顶部传播，称为**行波**（travelling wave），就像人在抖动一条绸带时，有行波沿绸带向其远端传播一样。不同频率的声波引起的行波都是从基底膜的底部开始，但声波频率不同，行波传播的远近和最大振幅出现的部位也不同。声波频率越高，行波传播越近，最大振幅出现的部位越靠近卵圆窗处，换言之，靠近卵圆窗的基底膜与高频声波发生共振；相反，声波频率越低，行波传播的距离越远，最大振幅出现的部位越靠近蜗顶。因此，对于每一个振动频率来说，在基底膜上都有一个特定的行波传播范围和最大振幅区，位于该区域的毛细胞受到的刺激就最强，与这部分毛细胞相联系的听神经纤维的传入冲动也就最多。起自基底膜不同部位的听神经纤维的冲动传到听觉中枢的不同部位，就可产生不同的音调感觉，这就是耳蜗对声音频率进行初步分析的基本原理。在动物实验和临床研究上都已证实，耳蜗底部受损时主要影响高频听力，而耳蜗顶部受损时主要影响低频听力。

（三）耳蜗的生物电现象

在安静或声音刺激时，耳蜗可产生直流和交流等多种电位，统称耳蜗电位。

1. 耳蜗静息电位　耳蜗各阶内充满着淋巴，其中前庭阶和鼓阶中是外淋巴，而蜗管中则是与脑脊液成分相似的内淋巴。在毛细胞之间有紧密连接，因此蜗管中的内淋巴不能到达毛细胞的基底部。内、外淋巴在离子组成上差异很大：内淋巴中的 K^+ 浓度比外淋巴中高 30 倍，而外淋巴中的 Na^+ 浓度则比内淋巴中高 10 倍，这就造成了在静息状态下耳蜗不同部位之间存在一定的电位差。在耳蜗未受刺激时，如果以鼓阶外淋巴的电位为参考零电位，则可测出蜗管内淋巴的电位为 +80mV 左右，称为**耳蜗内电位**（endocochlear potential，EP），又称**内淋巴电位**（endolymphatic potential）；此时毛细胞的静息电位为 $-70 \sim -80$ mV。由于毛细胞顶端浸浴在内淋巴中，而其他

部位的细胞膜则浸浴在外淋巴中。因此，毛细胞顶端膜内、外的电位差可达 150～160mV。由于外淋巴较易通过基底膜，因此毛细胞基底部的浸浴液为外淋巴，所以在该部位毛细胞膜内、外的电位差仅约 80mV。这是毛细胞电位与一般细胞电位的不同之处。另外，检查外淋巴与内淋巴的离子成分时发现，前庭阶与鼓阶外淋巴的离子组成与一般的体液成分很相似，但蜗管中的内淋巴则是高 K^+、低 Na^+、低 Ca^{2+}。目前已证明，内淋巴中正电位的产生和维持与蜗管外侧壁血管纹细胞的活动密切相关。实验表明，在血管纹细胞的细胞膜上含有大量活性很高的钠泵。由于钠泵的作用，将血浆中的 K^+ 转入内淋巴，同时又将内淋巴中的 Na^+ 摄回血浆，这就使内淋巴中有大量的 K^+ 蓄积，从而保持较高的正电位，同时也造成内淋巴中高钾、低钠的离子分布情况。耳蜗内电位对基底膜的机械位移很敏感，当基底膜向鼓阶方向位移时，耳蜗内电位可增高 10～15mV；当向前庭阶位移时，耳蜗内电位约可降低 10mV。当基底膜持续位移时，耳蜗内电位亦保持相应的变化。

2. 耳蜗微音器电位　当耳蜗受到声音刺激时，在耳蜗及其附近结构所记录到的一种与声波的频率和幅度完全一致的电位变化，称为**耳蜗微音器电位**（cochlear microphonic potential，CM）（图 12-15）。

耳蜗微音器电位主要有以下特点：呈局部反应，即其电位幅度随刺激强度的增强而增大；无真正的阈值；潜伏期极短，小于 0.1ms；无不应期；不易疲劳；不发生适应现象等。在人和动物的听域范围内，耳蜗微音器电位能重复声波的频率。在低频范围内，耳蜗微音器电位的振幅与声压呈线性关系，当声压超过一定范围时则产生非线性失真。

实验证明，微音器电位是多个毛细胞在接受声音刺激时所产生的感受器电位的复合表现。耳蜗微音器电位与听神经动作电位不同，它具有一定的位相性，当声音的位相倒转时，耳蜗微音器电位的位相也发生逆转，但动作电位则不能。在记录单一毛细胞跨膜电位的情况下，发现静纤毛只要有 0.1° 的角位移，就可引起毛细胞出现感受器电位，而且电位变化的方向与纤毛受力的方向有关，即当静纤毛朝向动纤毛的方向弯曲时，出现去极化电位；反之，当静纤毛向背离动纤毛的一侧弯曲时，则出现超极化电位。其电位变化的可能机制是：在毛细胞顶部细胞膜附近，存在机械门控通道。该通道对

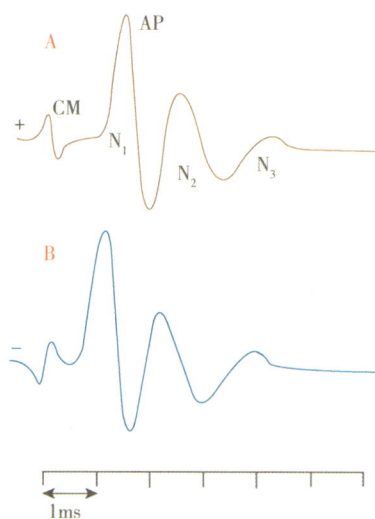

**图 12-15　耳蜗微音器电位（CM）
与听神经动作电位（AP）**

CM：微音器电位；AP：听神经动作电位
（包括 N_1、N_2、N_3 三个负电位）
A 与 B 对比表明，声音位相改变时，微音器电位
位相倒转，但听神经动作电位位相没有变化

刺激的反应非常迅速，无潜伏期，故可以认为静纤毛弯向外侧时通道开放，静纤毛弯向内侧时通道关闭。通常开放时允许 K^+、Na^+、Ca^{2+} 等各种离子通透。然而，由于内淋巴中含有大量的 K^+，故必然导致 K^+ 内流而产生去极化，这就说明微音器电位的波动能够同声波振动的频率和幅度相一致。

3. 听神经动作电位　听神经动作电位是耳蜗对声音刺激所产生的一系列反应中最后出现的电变化，是耳蜗对声音刺激进行换能和编码的结果，它的作用是向听觉中枢传递声音信息。根据引导方法的不同，可记录到听神经复合动作电位和单一听神经纤维动作电位。

（1）听神经复合动作电位　听神经复合动作电位是从整根听神经上记录到的复合动作电位，

它是所有听神经纤维产生的动作电位的总和。图12-15中的N_1、N_2、N_3是从整根听神经上记录到的复合动作电位，它是听神经中所有纤维活动的综合结果，动作电位的振幅取决于声音的强度、发生兴奋的纤维数目及各纤维放电的同步化程度。

（2）单一听神经纤维动作电位　如果把微电极刺入听神经纤维内，可记录到单一听神经纤维的动作电位，它是一种"全或无"式的反应，安静时有自发放电，声音刺激时放电频率增加。仔细分析每一条听神经纤维的放电特性与声音频率之间的关系时可以发现，不同的听神经纤维对不同频率的声音敏感性不同，用不同频率的纯音进行刺激时，某一特定的频率只需很小的刺激强度便可使某一听神经纤维发生兴奋，这个频率即为该听神经纤维的**特征频率**（characteristic frequency，CF）或最佳频率。每一条听神经纤维都具有自己特定的特征频率。听神经纤维的特征频率与该纤维末梢在基底膜上的起源部位有关。

（四）耳蜗的感音换能机制

基底膜上的毛细胞是感音细胞，毛细胞的顶部是对机械刺激发生反应的部位，毛细胞的底部与听神经末梢形成突触联系，是诱发神经冲动的部位。毛细胞顶部与近似于细胞内液的内淋巴液相接触；毛细胞底部与近似于细胞外液的外淋巴液相接触。近年来对毛细胞换能机制进行的大量研究表明，毛细胞顶膜上的换能通道与耳蜗的机械-电转换密切相关。换能通道是一种非选择性离子通道，其对K^+通透性较高；此外，对Ca^{2+}也有一定的通透性。近年来在豚鼠的实验中发现，与外淋巴接触的毛细胞的基底侧膜上有两种被Ca^{2+}激活的钾通道，两者的开放均依赖于细胞内Ca^{2+}浓度的升高。纤毛的弯曲使毛细胞顶部的机械门控离子通道开放，导致纤毛外环境（内淋巴）中高浓度的K^+流向细胞内，使毛细胞发生去极化。此时位于侧膜上的电压依赖性钙通道开放，导致Ca^{2+}内流。毛细胞内的Ca^{2+}浓度升高使毛细胞底部的递质向突触间隙释放，同时又激活毛细胞基底侧膜上的钾通道，造成K^+外流，使毛细胞的电位接近于K^+平衡电位，为毛细胞顶部的机械门控通道提供了电-化学驱动力，有助于毛细胞的机械-电换能作用。感受器电位经电紧张性扩布传至毛细胞底部，引起神经递质的释放，之后触发听神经产生动作电位，实现感音换能作用。

第四节　前庭器官

人和动物在生活中必须保持正常的姿势，这是人和动物进行各种活动的必要条件。而姿势的保持，依赖于前庭器官、视觉器官和本体感受器的协同活动。其中前庭器官的功能最为重要。前庭器官由内耳迷路中的三个半规管、椭圆囊和球囊共同组成（图12-16）。它们是感受人体在空间的位置以及运动情况的装置，这些感觉统称为前庭感觉，在调节肌肉紧张性和维持身体平衡中起重要作用。

一、前庭器官的感受装置和适宜刺激

前庭器官的感受细胞都称为**毛细胞**（hair cell），按一定的形式排列，它们具有类似的结构和功能。毛细胞有两种纤毛，分别是动纤毛和静纤毛。其中动纤毛只有1根，而且最长，位于细胞顶端一侧的边缘；静纤毛较短，数量较多，每个细胞有60～100条，呈阶梯状排列。毛细胞的底部有前庭神经感觉末梢分布。静止状态时，毛细胞的动纤毛和静纤毛处于自然位置，细胞膜的静息电位约为-80mV，同时与毛细胞相连的神经纤维上有一定频率的持续放电。此时，如果外力

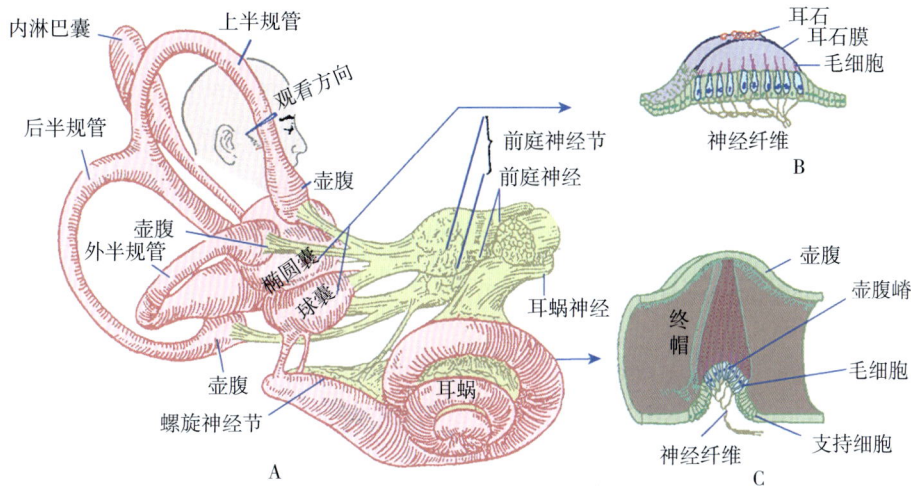

图 12-16 前庭器官的结构

A. 内耳迷路；B. 囊斑；C. 壶腹

使静纤毛倒向动纤毛一侧，则毛细胞发生去极化，如果去极化达到阈电位（-60mV），前庭神经感觉纤维的冲动频率也相应增加，表现兴奋效应；反之，如果外力使静纤毛背离动纤毛一侧，则毛细胞膜电位增大而超极化，感觉纤维传入冲动减少，表现抑制效应（图 12-17）。在正常条件下，机体的运动状态和头在空间位置的改变，都能以特定的方式改变毛细胞纤毛的倒向，使相应的神经纤维的冲动发放频率发生改变，在中枢引起特殊的运动觉和位置觉，并出现各种躯体和内脏功能的反射性变化。

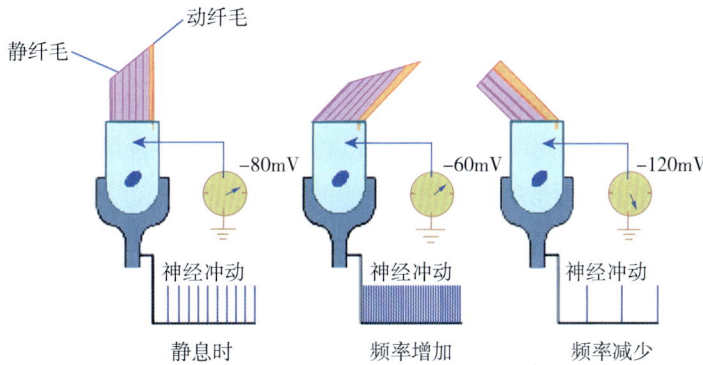

图 12-17 前庭器官中毛细胞顶部纤毛受力情况与神经冲动发放关系示意图

椭圆囊和球囊内部充满了内淋巴液，其侧壁上各有一个隆起，称为囊斑。毛细胞位于囊斑上，毛细胞的纤毛埋植于耳石膜（图 12-16B）的结构中。耳石膜是一胶质板，内含许多细微的耳石。耳石主要由碳酸钙和蛋白质构成，比重大于内淋巴。在这两个囊斑的平面上，几乎每个毛细胞的排列方向都不完全相同。

当人体站立不动时，椭圆囊的囊斑呈水平位置，耳石膜在毛细胞纤毛的正上方；而球囊的囊斑则与地面垂直，毛细胞顶部向外，耳石膜悬在纤毛的外侧（图 12-18）。毛细胞纤毛的这种配置有利于分辨人体在囊斑所处平面上进行的各种方向的直线变速运动。图中箭头所指方向是该处毛细胞顶部动纤毛所在位置，箭尾是同一细胞的静纤毛所在位置。当机体所做直线加速运动的方向与某一箭头的方向一致时，该箭头所代表的毛细胞表面静纤毛向动纤毛侧的弯曲最明显，与此毛细胞有关的神经纤维有最大频率的冲动发放。

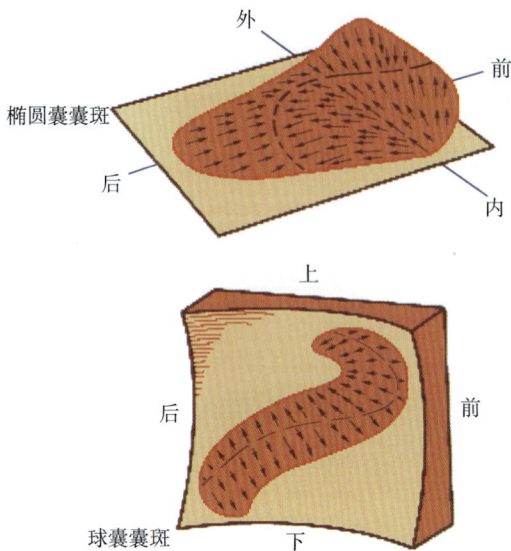

图 12-18 椭圆囊和球囊中囊斑的位置以及毛细胞顶部纤毛的排列方向

椭圆囊和球囊的适宜刺激是直线变速运动。当人体在水平方向做直线变速运动时，由于耳石的惯性作用，且耳石的比重大于内淋巴，使毛细胞与耳石膜的相对位置发生改变，毛细胞的纤毛弯曲，引起毛细胞电位发生变化。此时，如果在椭圆囊的囊斑上有一些毛细胞发生静纤毛向动纤毛一侧弯曲，则产生去极化感受器电位，于是可引起某些特定的传入神经纤维上冲动发放增加，神经冲动传到中枢后，产生特定的位置觉与变速感觉，同时反射性地引起颈、躯干和四肢的肌肉张力改变，以保持身体的平衡。由于不同毛细胞纤毛的排列方向不同，当头的位置发生改变或囊斑受到变速运动的作用时，有的毛细胞产生去极化电位，有的毛细胞产生超极化电位，两者综合的结果，将导致躯干和四肢肌肉的紧张度发生改变，从而维持各种姿势和不同运动情况下的身体平衡。例如，人直立乘电梯上升时，毛细胞兴奋降低，下肢伸肌张力减弱，两腿稍屈；相反，在乘电梯下降时，毛细胞兴奋，下肢伸肌张力增强，两腿伸直。如果前庭器官受到过强或过长时间的刺激，或前庭功能过敏时，常会引起恶心、呕吐、眩晕、皮肤苍白等现象，严重时可导致晕车、晕船和晕机等。

人体两侧内耳各有三个相互垂直的**半规管**（semicircular canal），包括外（水平）半规管、前（上）半规管和后半规管，三个半规管分布在相互垂直的平面上，每个半规管占 2/3 圆周，管内充满内淋巴。每个半规管与椭圆囊的连接处都有一个膨大的部分，其称为壶腹。壶腹内有一块隆起的结构，称为壶腹嵴。壶腹嵴与半规管的长轴垂直，在嵴内有一排毛细胞面向管腔，其纤毛较长，互相黏集成束，包埋于圆顶形的终帽之内，嵴的底部分布有前庭神经末梢。

半规管的适宜刺激是身体旋转变速运动。由于三个半规管呈互相垂直，所以人体能感受到各个方向的旋转运动。当人体直立并在水平方向做旋转运动时，水平半规管的感受器受刺激最大。旋转开始时，由于管腔内淋巴的惯性，它的启动将晚于人体和半规管本身的运动。例如，如果人体向左旋转，开始时左侧水平半规管中的内淋巴压向壶腹的方向，正好使壶腹中毛细胞顶部的静纤毛向动纤毛一侧弯曲，引起毛细胞去极化，产生兴奋，且有较多的神经冲动传入；与此同时，右侧水平半规管中的内淋巴压力作用的方向是由壶腹向半规管，于是毛细胞顶部的动纤毛向静纤毛一侧弯曲，则引起毛细胞超极化，产生抑制，且传入神经冲动减少。正是两侧半规管传入的信息不同，所以人体才能判断身体是如何旋转的。当旋转达到匀速状态时，管腔中的内淋巴与整个管腔呈同步运动，因此两侧壶腹中的毛细胞都处于不受力状态，中枢获得的信息与不进行旋转时相同；当旋转停止时，由于内淋巴的惯性，两侧壶腹中毛细胞的受力方向和冲动发放情况正好与旋转开始时相反。人脑正是根据来自两侧水平半规管传入信号的差别来判定旋转方向和旋转状态的。内耳迷路的其他两对半规管分别接受在它们所处平面方向一致的旋转变速运动的刺激。毛细胞上动纤毛和静纤毛的相对位置是固定的。在水平半规管内，当人体做旋转变速运动时，内淋巴由管腔向壶腹的方向移动，终帽可顺内淋巴的流动而有较大的倾斜，牵引毛细胞的纤毛使之倾斜，反射性地引起眼外肌的活动以及颈部和肢体肌肉张力的改变，以维持身体平衡。

二、前庭反应和眼震颤

来自前庭器官的传入冲动，除引起运动觉和位置觉外，还可引起各种姿势调节反射和自主性神经功能的改变。例如，当人乘坐汽车向前开动时，由于惯性作用，身体向后倾倒，在倾倒之前，椭圆囊囊斑毛细胞的纤毛向后弯曲，引起毛细胞电位发生变化，传入信息反射性地引起躯干部的屈肌和下肢的伸肌兴奋，从而使身体向前倾斜，以保持身体的平衡；当汽车突然停止时，则出现相反情况。

前庭反应中最典型的是当躯体做旋转运动时，两侧的眼球出现同步的往返运动，称为**眼震颤**（nystagmus）。眼震颤是眼球不自主的节律性运动，主要是由半规管受刺激而引起的。当人头部前倾而绕身体纵轴旋转时，两侧水平半规管受刺激而引起水平方向的眼震颤；前半规管受刺激（如侧身翻转）、后半规管受刺激（如前、后翻滚）时引起旋转性眼震颤。因人类在水平平面活动较多，故以水平方向的眼震颤为例说明眼震颤出现的情况：当头与身体向左旋转时，由于内淋巴的惯性，使左侧半规管壶腹嵴内毛细胞受刺激增强，而右侧正好相反，于是反射性地引起某些眼外肌兴奋而另一些眼外肌抑制，于是两侧眼球向右侧移动，称为眼震颤的**慢动相**（slow component）；当眼球移动到眼裂右侧端时，又快速向左侧移动，并返回眼裂正中，称为眼震颤的**快动相**（quick component）。以后再出现新的慢动相和快动相，如此反复，就称为眼震颤。当旋转变为匀速转动时，壶腹毛细胞复位，眼震颤停止。当旋转突然停止时，由于内淋巴的惯性而又出现眼震颤，但其慢动相和快动相的方向与旋转开始时正好相反（图12-19）。眼震颤慢动相的方向与旋转方向相反，是由于对前庭器官的刺激而引起的；而快动相的运动方向与旋转方向一致，是中枢矫正性运动。临床上常根据眼震颤试验来判断前庭功能是否正常。当被检查者头部前倾30°而绕纵轴旋转，在20s内旋转10次后突然停止，检查旋转后的眼震颤。正常持续时间为20~40s，频率5~10次。如果持续时间过长或过短，说明前庭功能过敏或过弱。前庭功能过敏的人，容易导致晕车、晕船和航空病等，这些晕车、晕船、航空病和由于各种原因引起的摇摆、旋转、加速运动所致的疾病统称为**晕动病**（motion sickness），在晕动病发生时，常伴有恶心、呕吐、皮肤苍白等现象。

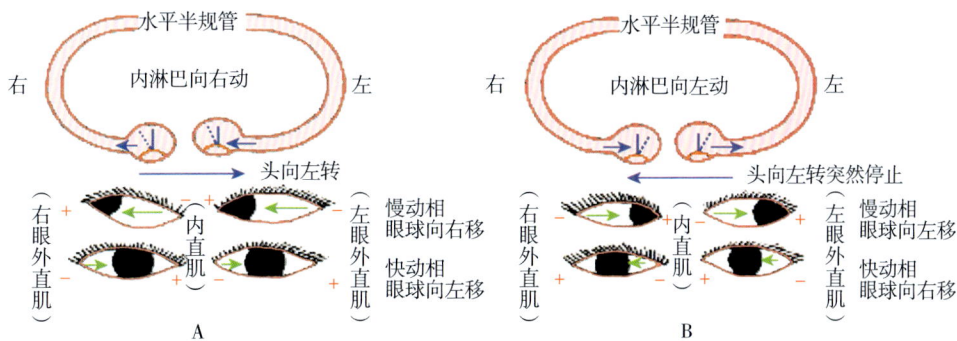

图12-19　旋转变速运动时两侧水平半规管壶嵴毛细胞受刺激情况和眼震颤方向示意图

A. 头前倾30°，旋转开始时的眼震颤方向；B. 旋转突然停止后的眼震颤方向

第五节　嗅觉和味觉

一、嗅觉

感受嗅觉的组织结构是嗅上皮（olfactory epithelium），为假复层柱状上皮，由嗅细胞、支持细

胞、基细胞组成。**嗅细胞**（olfactory cell）即**嗅觉**（olfaction）感受器，位于上鼻道及鼻中隔后上部的嗅上皮中，是唯一起源于中枢神经系统、直接暴露于外界且能接受环境中化学性刺激的神经元，是特化的双极细胞。每个嗅细胞的树突细长，伸至上皮表面，其末端膨大呈球状，为嗅泡，从嗅泡发出 10～30 根嗅毛，平铺在上皮表面的浆液层中，是嗅觉感受器；嗅细胞的轴突较长，穿过基膜，在固有层内形成无髓神经纤维束。

嗅觉感受器的适宜刺激是空气中有气味的化学物质，通过呼吸，这些分子被鼻腔中的黏液吸收，并扩散到嗅毛，与嗅毛表面膜上特异性的**嗅觉受体**（olfactory receptors，OR）蛋白结合，这种结合可通过 G 蛋白引起第二信使类物质（如 cAMP）产生，最后导致膜上门控式 Na^+ 通道开放，引起 Na^+ 的内流。在嗅细胞的胞体膜上产生去极化型的感受器电位，后者以电紧张方式触发轴突膜产生动作电位，动作电位沿轴突传向嗅球，通过嗅觉传导通路，传向更高级的嗅觉中枢，引起嗅觉。

自然界能够引起嗅觉的气味物质可达 2 万余种，而人类能分辨和记忆的气味为 1 万种。美国科学家对哺乳动物的嗅细胞基因进行了深入研究，发现约有 1000 种基因用来编码嗅觉感受器膜上的不同受体。也就是说，人类与哺乳动物相似，拥有约 1000 种嗅感受器细胞，而这 1000 种嗅感受器细胞怎样感受 2 万余种气味？目前研究表明，嗅觉具有群体编码的特性，即 1 种嗅感受器细胞能感受不同的嗅觉气味，而 1 种嗅觉气味也可激活多种嗅感受器细胞。因此，尽管嗅感受器细胞只有 1000 种，但由于可以大量组合，就形成了不同的气味模式，从而达到人类能分辨和记忆 1 万种不同的气味。

通常把对气味的敏感程度称为**嗅敏度**（olfactory acuity），用嗅阈值来衡量。**嗅阈值**（olfactory threshold）是能引起嗅觉的气味物质的最小浓度。嗅觉的特点是阈值很低，嗅觉非常灵敏，空气中只要含有极微量的某一种气味物质，即可引起相应的嗅觉。不同动物的嗅觉敏感程度差异很大，狗被认为是嗅觉敏锐动物，而人和其他哺乳类动物的嗅觉则相对较迟钝，如人对醋酸的感觉阈值比狗高 1000 万倍。另外，同一动物对不同气味物质的敏感程度也不相同，如粪臭素嗅阈值是 4×10^{-10} mg/L，人工麝香的嗅阈值是 $(5 \times 10^{-9}) \sim (5 \times 10^{-6})$ mg/L。嗅觉的另一个明显特点是适应较快，当某种气味突然出现时，可引起明显的嗅觉，但如果这种气味的物质继续存在，感觉很快减弱，甚至消失，所谓"入芝兰之室，久而不闻其香……入鲍鱼之肆，久而不闻其臭"正是嗅觉适应的例子。嗅觉的产生往往伴有情绪活动，如有些气味可引起愉快的情绪，而有一些气味则引起不愉快或厌恶的情绪。

二、味觉

味觉（gustation）的感受器是**味蕾**（taste bud），呈卵圆形小体，主要分布在舌背部的表面和舌边缘，口腔和咽部黏膜的表面也有散在的味蕾存在。味蕾由味觉感受器细胞（味蕾细胞，gustatory receptor cell）、支持细胞和基底细胞组成。味感受器细胞的顶端有微绒毛，称味毛，伸入味孔中，是味觉感受的关键部位。味感受器细胞没有轴突，其胞体与感觉神经元的轴突构成突触联系。当味毛与舌表面溶于唾液中的化学物质接触并产生电信号，沿感觉神经元的轴突从味蕾传到中枢神经系统，从而形成味觉。

人类能辨别的基本味觉刺激物质称为味质，众多的味道是由甜、酸、苦、咸 4 种基本味质组合而成。人舌表面的不同部位对不同味道刺激的敏感程度不一样，一般是舌尖部对甜味比较敏感，舌两侧对酸味比较敏感，而舌两侧的前部则对咸味比较敏感，软腭和舌根部对苦味比较敏感。不同物质的味道与它们的分子结构形式有关，但也有例外。通常 NaCl 能引起典型的咸味，

H^+是引起酸感的关键因素，有机酸的味道也与它们带负电的酸根有关；甜觉的引起与葡萄糖的主体结构有关；而奎宁和一些植物的生物碱结构能引起典型的苦味。另外，即使是同一种味质，由于其浓度不同所产生的味觉也不相同，如$0.01\sim0.03mol/L$的食盐溶液呈微弱的甜味，而浓度大于$0.04mol/L$时才纯粹是咸味。

味觉形成的机制非常复杂。近年来，对单一味感受器细胞的研究证明，味感受器细胞静息电位水平约$-40\sim-60mV$。味感受器细胞膜上存在多种电压门控离子通道。当受到味质刺激时，通过不同机制，可产生去极化感受器电位。目前，在动物的单一味感受器细胞上记录到去极化感受器电位表明，一种味感受器细胞不只对一种味质起反应，而是可对酸、甜、苦、咸四种基本味质均可发生反应，但电位幅度不同。四种基本味觉的换能或跨膜信号的转换机制并不完全一样。钠盐作用于舌表面的味毛时，Na^+通过特殊的化学门控式Na^+通道从味毛进入细胞内引起味细胞产生去极化感受器电位。这种Na^+通道的特点是对阿米洛利非常敏感，如果将该药直接置于舌部，可阻断Na^+通道而使咸味味觉消失。苦味则由于引起的味质不同，其换能机制也不一样，但都与G蛋白耦联受体有关，通过三磷酸肌醇（IP_3）途径，关闭K^+通道，而开放Ca^{2+}通道，导致Ca^{2+}内流而产生去极化感受器电位。引起甜味的味质大多数是有机化合物，这些有机化合物分子与细胞膜的特异性受体结合后，激活兴奋性G蛋白，进而激活腺苷酸环化酶，使细胞内cAMP增多，结果导致味感受器细胞基底外侧膜K^+离子通道关闭，K^+电导减小而产生去极化感受器电位。酸的味觉产生机制与钠盐类似。总之，引起各种味觉的物质种类很多，目前对其换能机制的了解还不十分清楚。味感受器细胞没有轴突，它产生的感受器电位由胞体通过突触传递引起感觉神经元轴突产生动作电位，传向味觉中枢，中枢可能通过来自传导四种基本味觉的传导通路上的神经信号的不同组合来认知各种味觉。

味觉感受器是一种快适应感受器，也有适应现象，当某种味质长时间刺激时，味觉的敏感度将会降低，但此时可通过舌的运动移动味质，可使适应变慢。另外，味觉的敏感度还受食物或刺激物本身温度的影响，在$20℃\sim30℃$，味觉的敏感度最高。味觉的辨别能力也受血液化学成分的影响，例如肾上腺皮质功能低下的人，血液中低钠，这种患者喜食咸味食物。味觉的敏感度随年龄的增长而下降，60岁以上的人，对咸、甜、苦等味觉的敏感度比青年低$1.5\sim2.2$倍。

第六节　中医学与五官功能

一、中医学感官理论

《灵枢·脉度》阐明了五官与五脏间特定联系的生理基础，说："五脏常内阅于上七窍也。故肺气通于鼻，肺和则鼻能知臭香矣；心气通于舌，心和则舌能知五味矣；肝气通于目，肝和则目能辨五色矣；脾气通于口，脾和则口能知五谷矣；肾气通于耳，肾和则耳能闻五音矣。五脏不和则七窍不通。"说明五脏所藏之气血精津液输布濡养官窍，以维持其正常生理功能，这正是官窍与脏腑联系的生理基础。

目为视觉器官，具有视物的功能，故又称"精明"。《素问·脉要精微论》曰："夫精明者，所以视万物，别白黑，审短长。"这是对眼的视觉功能的形象描述。《素问·金匮真言论》指出："东方青色，入通于肝，开窍于目，藏精于肝。"目与肝的生理病理联系主要表现在以下三个方面：一是肝之经脉上连目系，足厥阴肝经自下而上，沿喉咙之后入鼻咽部，上行连于目系而出于额后直达颠顶。二是目能正常精明视物有赖于肝气之疏泄和肝血之濡养，肝主疏泄，其性生发，气机条达经脉通利则气血精微上达，目得所养。肝藏血，调节血量，而目以血为本，血是目视觉活动最直接的物质基础，肝血的盛衰直接影响视觉功能状态。三是肝有病变常累及于目，这是临床所常见的，如肝火上炎则目赤肿痛、畏光流泪或目赤生翳，肝阳上亢则头昏目眩，肝风内动则目斜视上吊。故中医眼科的用药治则大多是"保肝明目"。此外，眼与其他四脏和脑亦有着广泛联系。《灵枢·大感论》就此进行了深刻论述，谓："五脏六腑之精气皆上注于目而为之精，精之窠为眼，骨之精为瞳子，筋之精为黑眼，血之精为络，其窠气之精为白眼，肌肉之精为约束，裹撷筋骨血气之精而与脉并为系，上属于脑，后出于项中。"后世在此基础上发展了"五轮"学说，为眼科疾病的辨证论治奠定了理论基础。

耳为肾之外窍，是肾之精气输注之处，故称"肾开窍于耳"。肾为藏精之脏，肾精充沛，髓海有余，耳窍得以濡养，则听力聪慧；若肾精亏损，髓海空虚，耳失所养，则听力减退，出现耳鸣耳聋。《灵枢·决气》说："精脱者，耳聋。"《灵枢·海论》说："髓海不足，则脑转耳鸣。"老年人听力多减退，即与肾中精气衰减有关。此外，中医学中关于耳还有心寄窍于耳、脾主升清以充养耳、肝胆之气影响耳的理论。

鼻为呼吸之气出入的通道，与肺直接相连，所以称鼻为肺之窍。《仁斋直指方》说："鼻者，清气出入之道路也，阴阳升降，气血和平，则一呼一吸，荣卫行焉。"鼻的通气和嗅觉功能都必须依赖肺气的宣发作用。肺气宣畅则鼻窍通利，呼吸平稳，嗅觉灵敏；肺失宣发，则鼻塞不通，呼吸不利，不辨香臭。肺经燥热，则使鼻腔干燥；肺经火旺，迫血妄行，可致鼻衄。

舌为心之苗窍，心开窍于舌，舌内应于心。《灵枢·经脉》说："手少阴之别……循经入于心中，系舌本。"故心与舌体通过经络相互联系。心主血脉，而舌体血管丰富，外无表皮覆盖，故舌色能灵敏地反映心主血脉的功能状态。心之气血上荣于舌，使之发挥鉴别五味的功能，故《灵枢·脉度》说："心气通于舌，心和则舌能知五味矣。"舌体运动与语言表达功能也依赖于心神的统领，故《灵枢·五阅五使》说："舌者，心之官也。"因此，心与舌在生理上密切相关，观察舌的变化可以了解心主血脉和主神志功能是否正常。心的功能正常，则舌体红润柔软，运动灵活，语言流利，味觉灵敏。若心的阳气不足，则舌质淡白胖嫩；心阴亏虚，则舌质红绛瘦瘪；心血不足，则舌质淡白瘦薄；心火上炎则舌红，舌尖有芒刺，甚至生疮；心血瘀阻，则舌质暗紫或有瘀斑；心主神志功能异常，则可导致舌卷、舌强、语謇或失语等。故有"舌为心之候"之说。

二、与中医学感觉器官相关的现代研究

国内外不少学者对肾与耳的关系进行了大量的临床和实验研究。临床发现，晚期肾功能不全患者常有耳鸣耳聋症状，做肾透析和肾移植治疗的患者常有听力损失，患有"肾精不足、肾气亏虚"证候同时伴有听力障碍的患者中，其声音传导系统，不论是气导还是骨导并没有发生异常，所以认为，"肾开窍于耳"主要以内耳感音系统功能影响为主。西医学发现，肾与耳这两个相距颇远的器官，在解剖结构和酶的含量与分布方面，以及在水和电解质平衡生理机制和对有些药物的药理反应上有类似之处。临床和动物实验均证实，耳毒性抗生素对肾脏有毒性作用，而抑制肾功能的利尿剂也可引起耳蜗损伤。在此基础上不少学者进行了大量的研究工作，认为醛固酮、铁、钙、甲状腺素等是联系中医学"肾"与耳之间的物质基础。如醛固酮具有对抗耳毒性药物对内耳损伤的作用；甲状腺激素能提高依他尼酸处理后豚鼠内耳毛细胞琥珀酸脱氢酶的活性，减轻卡那霉素和庆大霉素对内耳的毒性作用，并能明显减弱依他尼酸对豚鼠耳蜗电位的抑制作用；肾虚伴有耳鸣、耳聋的患者，其血清钙、铁平均含量显著低于听力正常人，且与听力损害程度相

关。在中医学肾虚证的听力学改变规律及机制、中医学补肾方药在耳科运用等众多方面，亦取得了不少成果，为"肾开窍于耳"的肾耳相关理论的进一步研究提供了基础。

有学者通过针刺循经感传显著者的大敦穴，观察足厥阴肝经的微经络感传，得知其感传能深入到眼内，通过眼底联系视神经，对眼球有明显影响，以此来探索"肝开窍于目"的机制。肝脏是维生素 A 的贮藏器官，90% 以上的维生素 A 贮藏在肝脏。反相高压液相层析肝细胞内维生素 A 的存在形式，发现 96% 的维生素 A 以视黄醇酯的形式存在，贮藏量越多，所占比例越高。维生素 A 贮存不足或转化不利，可影响眼的视物能力而出现视物不清，严重者则发生夜盲；维生素 A 的缺乏还可影响泪腺分泌，引起两眼干涩、目赤肿痛、目赤生翳等。而上述疾病，中医学治疗时也是运用富含维生素 A 的中草药如苍术、细辛、决明子、地肤子等治疗。除了维生素 A 外，现代研究发现，肝脏可以通过肝细胞生长因子、脂质代谢、基质金属蛋白酶、矿物质(钙、锌、铜、硒、镁)代谢、糖尿病、甲状腺激素等途径影响目的视物能力。国外学者所著的《眼病与全身疾病鉴别诊断图谱》一书中也提出肝与目之间存在突出的密切联系，至少 40% 的疾病是由肝脏对酶、脂蛋白或激素、纤维素、淀粉等代谢障碍引起的。

中医学"肺开窍于鼻"的理论，部分可以体现为西医学的鼻肺反射。临床及实验研究证实，清醒或麻醉状态下的人或动物都存在着这一生理现象，即鼻腔阻力增高，气味、液体、机械等因素对鼻黏膜的刺激均可引起支气管收缩，从而影响肺通气量。其解剖学基础是存在于鼻肺之间的反射弧，传入纤维是鼻黏膜内的三叉神经末梢，传出纤维是支配支气管平滑肌的迷走神经，神经中枢是三叉神经核和迷走神经核。临床与实验研究发现，哮喘患者和大鼠模型肺内、唾液、痰液 SIgA(在黏膜表面诱导产生的最主要和特有的抗体，是机体的第一道防御屏障)较正常组降低，血液 $CD4^+$、嗜酸性阳离子蛋白(ECP)、总免疫球蛋白 E(T-IgE)均较正常组增高，认为上述黏膜免疫介质可能是肺、鼻相关联系的物质基础之一，并提出哮喘常要"肺病治鼻、肺鼻同治"。

以上这些研究为进一步探讨官窍与脏腑经络的联系开辟了新的途径。

复习思考题

1. 感受器有哪些一般生理特性？
2. 当眼视近物时发生哪些调节？有何意义？
3. 为什么长期维生素 A 摄入不足会引起夜盲症？
4. 简述近视眼与远视眼的发生原因。两者看物时在调节上有何区别？如何矫正？
5. 阿托品液滴入眼内为什么会引起视近物不清？
6. 为什么临床上常把瞳孔对光反射作为判断麻醉深度和病情危重程度的重要指标？
7. 试述声波传入内耳的途径。
8. 何谓耳蜗微音器电位？有何特点？
9. 前庭器官有哪些感受装置？各自的适宜刺激是什么？

中英文术语

1,25 – 二羟维生素 D_3	1,25 – dihydroxyvitamin D_3, 1,25 – $(OH)_2D_3$
25 – 羟维生素 D_3	25 – hydroxycholecalciferol, 25 – (OH) – D_3
CO_2 解离曲线	carbon dioxide dissociation curve
C 细胞	clear cell
K^+ 平衡电位	K^+ equilibrium potential, E_K
LH 峰	LH surge
L 型钙通道	L – type Ca^{2+} channel
Na^+ 平衡电位	Na^+ equilibrium potential, E_{Na}
Na^+ – 葡萄糖同向转运体	Na^+ – glucose symporter
P 物质	substance P
Rh 血型系统	Rh blood group system
α_2 – 抗纤溶酶	α_2 – antiplasmin
α – 阻断	α – block
β – 内啡肽	β – endorphin
γ 环路	γ – loop

A

阿尔茨海默病	Alzheimer disease, AD
阿片肽	opioid peptide
阿替洛尔	atenolol
阿托品	atropine
氨基甲酰血红蛋白	carbaminohemoglobin
暗适应	dark adaptation
奥美拉唑	omeprazole

B

巴宾斯基征	Babinski sign
白细胞	leucocyte; white blood cell, WBC

半规管	semicircular canal
饱中枢	satiety center
被动转运	passive transport
本体感觉	proprioception
苯乙醇胺氮位甲基移位酶	phenylethanolamine – N – methyl transferase，PNMT
编码	encoding
勃起	erection
补呼气量	expiratory reserve volume，ERV
补吸气量	inspiratory reserve volume，IRV
不感蒸发	insensible evaporation
不完全强直收缩	incomplete tetanus

C

操作式条件反射	operant conditioned reflex，operated conditioning
长持续开放的钙通道	long – lasting calcium channel
长［环路］反馈	long – loop feedback
长时程记忆	long – term memory
长时程抑制	long – term depression，LTD
长时程增强	long – term potentiation，LTP
肠泌酸素	enterooxyntin
肠期	intestinal phase
肠神经系统	enteric nervous system，ENS
超常期	supranormal period
超极化	hyperpolarization
超射	overshoot
超速驱动阻抑	overdrive suppression
潮气量	tidal volume，TV
陈述性记忆	declarative memory
成骨细胞	osteoblast
持续时间	duration
重调定	resetting
重吸收	reabsorption
出胞	exocytosis
出汗	sweating
初长度	initial length
传导	conduction
传导散热	thermal conduction
传导性	conductivity
传入侧支抑制	afferent collateral inhibition

垂体门脉系统	hypophyseal portal system
雌二醇	estradiol，E_2
雌三醇	estriol，E_3
刺激	stimulus
促代谢型受体	metabotropic receptor
促红细胞生成素	erythropoietin，EPO
促激素	tropic hormones
促甲状腺激素	thyroid – stimulating hormone，TSH；thyrotrotropin；thyrotrotrophin
促甲状腺激素释放激素	thyrotropin – releasing hormone，TRH
促离子型受体	ionotropic receptor
促眠因子	sleep promoting factor
促肾上腺皮质激素	adrencorticotropic hormone，ACTH
促肾上腺皮质激素释放激素	corticotropin – releasing hormone，CRH
促胃液素	gastrin
促胃液素释放肽	gastrin – releasing peptide，GRP
促性腺激素释放激素	gonadotropin – releasing homone，GnRH
促胰液素	secretin
催乳素	prolactin，PRL
催乳素释放抑制因子	prolactin release inhibiting factor，PRIF，PIF
催乳素释放因子	prolactin releasing factor，PRF

D

呆小症	cretinism
代偿［性］间歇	compensatory pause
戴尔原则	Dale principle
单胺氧化酶	monoamine oxidase，MAO
单个单位平滑肌	single – unit smooth muscle
单核细胞	monocyte
单收缩	single twitch
单向传递	one – way conduction
胆钙化醇	cholecalciferol
胆碱能受体	cholinergic receptor
胆碱能纤维	cholinergic fiber
蛋白激酶 A	protein kinase A，PKA
蛋白激酶 C	protein kinase C，PKC
蛋白激酶 G	protein kinase G，PKG
等长收缩	isometric contraction
等容收缩期	isovolumic contraction phase，isovolumic contraction period

等容舒张期	isovolumic relaxation phase，isovolumic relaxation period
等渗尿	isosmotic urine
等渗溶液	isosmotic solution
等张溶液	isotonic solution
等张收缩	isotonic contraction
低常期	subnormal period
低渗尿	hypoosmotic urine
第二感觉区	somatic sensory area Ⅱ
第二信号系统	second signal system
第二信使	secondary messenger
第一感觉区	somatic sensory area Ⅰ
第一信号系统	first signal system
第一信使	first messenger
碘锐特	diodrast
电突触	electrical synapse
电压门控［离子］通道	voltage – gated ion channel
顶体反应	acrosomal reaction
定向突触	directed synapse
动力蛋白	dynein
动静脉短路	arteriovenous shunt
动脉脉搏	arterial pulse
动脉压力感受器	arterial baroreceptor
动态心电图	dynamic electrocardiogram，DCG
动作电位	action potential
动作电位时程	action potential duration，APD
窦神经	sinus nerve
窦性节律	sinus rhythm
毒蕈碱	muscarine
毒蕈碱型受体	muscarinic receptor
短［环路］反馈	short – loop feedback
短时程记忆	short – term memory
对氨基马尿酸	para – aminohippuric acid，PAH
对侧伸肌反射	crossed – extensor reflex
对流散热	convective heat dissipation
多个单位平滑肌	multiunit smooth muscle
多尿	polyuria

E

| 儿茶酚 – O – 位甲基转换酶 | catechol – O – methyltransferase，COMT |

耳蜗内电位	endocochlear potential，EP
耳蜗微音器电位	cochlear microphonic potential，CM
二碘酪氨酸	diiodotyrosine，DIT
二磷酸磷脂酰肌醇	phosphatidylinositol bisphosphate，PIP2
二酰甘油	diacylglycerol，DAG
二棕榈酰磷脂酰胆碱	dipalmitoyl phosphatidyl choline，DPPC

F

发绀	cyanosis
发生器电位	generator potential
翻正反射	righting reflex
反极化	revers polarization
反馈	feedback
反射	reflex
反射弧	reflex arc
反射中枢	reflex center
反应	reaction
防御反应区	defense area
房室延搁	atrioventricular delay
房缩期	atrial systolic phase，period of atrial systole
非陈述性记忆	nondeclarative memory
非弹性阻力	inelastic resistance
非蛋白呼吸商	non - protein respiratory quotient，NPRQ
非定向突触	non - directed synapse
非联合型学习	nonassociative learning
非特异性投射核	non - specific projection nucleus
非特异性投射系统	non - specific projection system
非条件刺激	unconditioned stimulus
非条件反射	unconditioned reflex
非突触性化学传递	non - synaptic chemical transmission
非正视眼	ametropia
肥胖基因	obese gene
肺表面活性物质	pulmonary surfactant，lung surfactant
肺活量	vital capacity，VC
肺内压	intrapulmonary pressure
肺泡通气量	alveolar ventilation
肺泡无效腔	alveolar dead space
肺牵张反射	pulmonary stretch reflex
肺容积	pulmonary volume

肺容量	pulmonary capacity
肺通气	pulmonary ventilation
肺循环	pulmonary circulation
肺总量	total lung capacity，TLC
分节运动	segmentation
分泌期	secretory phase
分娩	parturition
分配血管	distribution vessel
酚妥拉明	phenotolamine
锋电位	spike potential
缝隙连接	gap junction
辐辏反射	convergence reflex
辐散	divergence
辐射散热	radiative heat dissipation
辅脂酶	colipase
负反馈	negative feedback
负后电位	negative after – potential
负性变传导作用	negative dromotropic action
负性变力作用	negative inotropic action
负性变时作用	negative chronotropic action
复极化	repolarization
副交感神经	parasympathetic nerve
腹式呼吸	abdominal breathing

G

钙调蛋白	calmodulin，CaM
钙结合蛋白	calbindin；calcium – binding protein，CaBP
钙释放通道	calcium release channel
肝素	heparin
感觉	sensation
感觉器官	sensory organ
感觉失语症	sensory aphasia
感觉投射系统	sensory projection system
感觉阈	sensory threshold
感觉运动区	sensorimotor area
感受器	receptor
感受器电位	receptor potential
高分子量激肽原	highmolecular weight kininogen，HMWK
高渗尿	hyperosmotic urine

缓冲神经	buffer nerve
缓激肽	bradykinin
换能作用	transducer function
黄体生成素	luteinizing hormone，LH
回避性条件反射	conditioned avoidance reflex
回返性抑制	recurrent inhibition
回漏	back – leak
会聚学说	convergence theory
霍尔丹效应	Haldane effect
获能	capacitation

J

机械门控通道	mechanically – gated ion channel
机械性消化	mechanical digestion
肌动蛋白	actin
肌钙蛋白	troponin
肌钙蛋白 C	troponin C，TnC
肌钙蛋白 I	troponin I，TnI
肌钙蛋白 T	troponin T，TnT
肌紧张	muscle tone
肌球蛋白	myosin
肌丝滑行理论	sliding filament theory
肌源性机制	myogenic mechanism
基本电节律	basic electrical rhythm，BER
基础代谢	basal metabolism
基础代谢率	basal metabolic rate，BMR
基强度	rheobase
激动剂	agonist
激活	activation
激素	hormone
激肽释放酶 – 激肽系统	kallikrein – kinin system，KKS
极化	polarization
急性实验	acute experiment
集落刺激因子	colony – stimulating factor，CSF
脊动物	spinal animal
脊休克	spinal shock
甲状旁腺激素	parathyroid hormone，PTH
甲状腺过氧化物酶	thyroperoxidase，TPO
甲状腺激素	thyroid hormone
甲状腺球蛋白	thyroglobulin，TG
甲状腺素	thyroxine，$3,5,3',5'$ – tetraiodothyronine，T_4

假怒	sham rage
间接通路	indirect pathway
减慢充盈期	reduced filling phase, period of reduced filling
减慢射血期	reduced ejection phase, period of reduced ejection
简化眼	reduced eye
腱反射	tendon reflex
腱器官	tendon organ
降钙素	calcitonin, CT
降压反射	depressor reflex
交叉配血试验	cross match test
交互抑制	reciprocal inhibition
交换体	exchanger
交换血管	exchange vessel
胶体渗透压	colloid osmotic pressure
胶质细胞	glial cell
接触因子	contact factor
接头	junction
节间反射	intersegmental reflex
拮抗剂	antagonist
解剖无效腔	anatomic dead space
紧张性牵张反射	tonic stretch reflex
紧张性收缩	tonic contraction
近点	near point
近视	myopia
近髓肾单位	juxtamedullary nephron
晶体渗透压	crystal osmotic pressure
精氨酸血管升压素	arginine - vasopressin, AVP
精神性出汗	mental sweating
精液	semen
颈紧张反射	tonic neck reflex
静脉回流	venous return
静脉血压	venous blood pressure, venous pressure
静息电位	resting potential
静止性震颤	static tremor
局部反应	local response
局部兴奋	local excitation
菊粉	inulin
咀嚼	mastication
巨核细胞	megakaryocyte
巨人症	giantism
聚合	aggregation
绝对不应期	absolute refractory period, ARP
觉醒	wakefulness

K

抗利尿激素	antidiuretic hormone，ADH
抗凝血酶Ⅲ	antithrombin Ⅲ，AT Ⅲ
抗血管性假血友病因子	von willebrand factor，vWF
抗血友病因子	antihemophilic factor，AHF
可塑变形性	plastic deformation
可塑性	plasticity
可兴奋细胞	excitable cell
空间总和	spatial summation
口腔温度	oral temperature
跨膜信号转导	transmembrane signal transduction
快波睡眠	fast‑wave sleep，FWS
快动相	quick component
快反应动作电位	fast response action potential
快反应细胞	fast response cell
快速充盈期	rapid filling phase，period of rapid filling
快速射血期	rapid ejection phase，period of rapid ejection
快速效应	rapid action
快速眼球运动睡眠	rapid eye movement sleep，REM sleep
快痛	fast pain
扩散	diffusion

L

老年性痴呆	dementia
酪氨酸激酶受体	tyrosine kinase receptor，TKR
冷敏神经元	cold‑sensitive neuron
离子泵	ion pump
离子通道	ion channel
立体视觉	stereoscopic vision
利用时	utilization time
连接肽	connecting peptide，C peptide
联合型学习	associative learning
联络核	associated nucleus
链锁式	chain circuit
淋巴细胞	lymphocyte
磷酸二酯酶	phosphodiesterase，PDE
磷脂酶 A_2	phospholipase A_2，PLA_2
磷脂酶 C	phospholipase C，PLC

流畅失语症	fluent aphasia
滤过	filtration
滤过分数	filtration fraction，FF
滤过膜	filtration membrane
滤过平衡	filtration equilibrium
滤泡旁细胞	parafollicular cell
氯转移	chloride shift
卵泡刺激素	follicle – stimulating hormone，FSH

M

脉压	pulse pressure
慢波	slow waves
慢波睡眠	slow – wave sleep，SWS
慢动相	slow component
慢反应动作电位	slow response action potential
慢反应细胞	slow response cell
慢痛	slow pain
慢性实验	chronic experiment
盲点	blind spot
毛细胞	hair cell
毛细血管后阻力血管	postcapillary resistance vessel
毛细血管前括约肌	precapillary sphincter
毛细血管前阻力血管	precapillary resistance vessel
每搏功	stroke work
每搏输出量	stroke volume，SV
每分功	minute work
每分输出量	cardial minute output
每分通气量	minute ventilation
门控	gating
迷路	labyrinth
迷路紧张反射	tonic labyrinthine reflex
糜蛋白酶	chymotrypsin
敏感化	sensitization
明适应	light adaptation
膜的通透性	membrane permeability
膜电位	membrane potential
膜反应曲线	membrane responsive curve，membrane responsiveness curve

N

纳多洛尔	nadolol
钠－钾泵	Na^+,K^+ pump，Na^+-K^+ pump
脑－肠肽	brain－gut peptide
脑电觉醒	electroencephalographic arousal
脑电图	electroencephalogram，EEG
脑啡肽	enkephalin
脑桥－外侧膝状体－枕叶锋电位	ponto－geniculo－occipital spike
脑循环	cerebral circulation
脑源性神经营养因子	brain－derived neurotrophic factor，BDNF
内分泌系统	endocrine system
内呼吸	internal respiration
内环境	internal environment
内淋巴电位	endolymphatic potential
内皮舒血管因子	endothelium－derived relaxing factor，EDRF
内皮素	endothelin，ET
内皮［源性］缩血管因子	endothelium－derived vasoconstrictor factor，EDCF
内向整流	inward rectification
内因子	intrinsic factor
内源性凝血途径	intrinsic coagulation pathway
内在神经系统	intrinsic nervous system
内脏感觉	visceral sensation
内脏神经系统	visceral nervous system
内脏痛	visceral pain
能量代谢	energy metabolism
能量平衡	energy balance
逆 T_3	reverse T_3，rT_3
逆流倍增	counter－current multiplication
逆流交换	counter－current exchange
逆行性遗忘症	retrograde amnesia
黏液－碳酸氢盐屏障	mucus－bicarbonate barrier
黏液性水肿	myxedema
黏滞性	viscosity
鸟苷酸环化酶	guanylyl cyclase，GC
鸟苷酸结合蛋白，G 蛋白	guanine nucleotide－binding protein，G protein
尿崩症	diabetes insipidus
尿激酶	urokinase，UK
尿素再循环	urea recirculation

气胸	pneumothorax
牵涉痛	referred pain
牵张反射	stretch reflex
前负荷	preload
前激肽释放酶	prekallikrein，PK
前加速素	pro – accelerin
前馈控制	feed – forward control
前列环素	prostacyclin
前列腺素	prostaglandin，PG
前转变素	pro – convertin
潜在起搏点	latent pacemaker
腔分泌	solinocrine
强度	intensity
强啡肽	dynorphin
强化	reinforcement
强直后增强	post – tetanic potentiation，PTP
强直收缩	tetanus
抢先占领	capture
亲水激素	hydrophilic hormone
亲脂激素	lipophilic hormone
情景记忆	episodic memory
情绪生理反应	emotional physiological reaction
球 – 管平衡	glomerulo – tubular balance
球旁器	juxtaglomerular apparatus
驱动蛋白	kinesin
屈光不正	refractive error
屈肌反射	flexor reflex
躯体刺激素	somatotropin
躯体感觉	somatic sensation
趋化性	chemotaxis
去大脑僵直	decerebrate rigidity
去极化	depolarization
去甲肾上腺素	noradrenaline，NA；norepinepherine，NE
去皮层僵直	decorticate rigidity
去抑制	disinhibition
全或无	all – or – none
醛固酮	aldosterone

R

热喘呼吸	panting
热敏神经元	warm－sensitive neuron
人类白细胞抗原	human leukocyte antigen，HLA
人绒毛膜促性腺激素	human chorionic gonadotropin，hCG
人绒毛膜生长激素	human chorionic somatomammotropin，human chorionic somatomammotrophin，hCS
妊娠	pregnancy
日节律	circadian rhythm
容量感受器	volume receptor
容受性舒张	receptive relaxation
蠕动	peristalsis
乳糜微粒	chylomicron
入胞	endocytosis

S

三碘甲腺原氨酸	$3,5,3'-$triiodothyronine，T_3
三磷酸肌醇	inositol triphosphate，IP_3
散光	astigmatism
搔［抓］反射	scratching reflex
色觉	color vision
色盲	color blindness
色弱	color weakness
伤害性刺激	noxious stimulus
伤害性感受器	nociceptor
上调	up－regulation
上行抑制系统	ascending inhibitory system
少尿	oliguria
射精	ejaculation
射乳反射	milk ejection reflex
射血分数	ejection fraction
摄食中枢	feeding center
身体质量指数	body mass index，BMI
深吸气量	inspiratory capacity，IC
神经冲动	nerve impulse
神经递质	neurotransmitter
神经分泌	neurocrine
神经肌肉接头	neuromuscular junction

神经胶质细胞	neuroglial cell
神经节肽	galanin
神经内分泌细胞	neuroendocrine cell
神经生长因子	nerve growth factor，NGF
神经肽	neuropeptide
神经 – 体液调节	neurohumoral regulation
神经调节	neuroregulation
神经调质	neuromodulator
神经营养性效应	neurotrophic effect
神经营养因子	neurotrophin，NT
神经元	neuron
肾单位	nephron
肾内自身调节	renal autoregulation
肾上腺素	adrenaline，Adr；epinephrine，E
肾上腺素能纤维	adrenergic fiber
肾上腺素能受体	adrenergic receptor
肾上腺髓质素	adrenomedullin
肾素	renin
肾素 – 血管紧张素 – 醛固酮系统	renin – angiotensin – aldosterone system，RAAS
肾糖阈	renal threshold for glucose
肾 – 体液控制系统	renal – body fluid control system
［肾］小管定比重吸收	constant fraction tubular reabsorption
肾小管和集合管的分泌	renal tubule and collecting secretion
肾小管与集合管的重吸收	renal tubule and collecting duct reabsorption
肾小球滤过	glomerular filtration
肾小球滤过率	glomerular filtration rate，GFR
肾血浆流量	renal plasma flow，RPF
肾血流量	renal blood flow，RBF
肾小管 – 肾小球反馈	tubulo – glomerular feedback
渗透脆性	osmotic fragility
渗透单位清除率	osmolar clearance，C_{osm}
渗透性利尿	osmotic diuresis
渗透压感受器	osmoreceptor
生长激素	growth hormone，GH
生长激素释放激素	growth hormone releasing hormone，GHRH
生长激素释放抑制激素（生长抑素）	growth hormone release – inhibiting hormone，GHIH，GHRIH
生长素介质	somatomedin，SM
生理基因组学	physiological genomics

双眼视觉	binocular vision
水通道蛋白	aquaporin，AQP
水利尿	water diuresis
水通道	water channel
顺行性遗忘症	anterograde amnesia
顺应性	compliance
斯图亚特因子	Stuart – Prower factor
四碘甲腺 [原] 氨酸	thyroxine，$3,5,3',5'$ – tetraiodothyronine，T_4
松弛素	relaxin
速激肽	tachykinin
羧基肽酶	carboxypeptidase
缩胆囊素	cholecystokinin，CCK
缩宫素	oxytocin，OT
索拉非尼	sorafenib

T

肽能纤维	peptidergic fiber
弹性蛋白酶	elastase
弹性阻力	elastic resistance
糖蛋白	glycoprotein，GP
糖皮质激素	glucocorticoid
特异敏感性	differential sensitivity
特异性投射系统	specific projection system
特征频率	characteristic frequency，CF
体表温度	shell temperature
体核温度	core temperature
体腔壁痛	parietal pain
体热平衡	body heat balance，body thermal equilibrium
体温	body temperature
体液	body fluid
体液调节	humoral regulation
条件刺激	conditioned stimulus
条件反射	conditioned reflex
跳跃式传导	saltatory conduction
调定点	set – point
调节	regulation
铁蛋白	ferritin
听骨链	ossicular chain
听觉	hearing

W

胃排空	gastric emptying
胃期	gastric phase
温热性出汗	thermal sweating
稳态	homeostasis
无尿	anuria
舞蹈病	chorea

X

吸收	absorption
习惯化	habituation
细胞内液	intracellular fluid
细胞外液	extracellular fluid
细胞因子	cytokine
下调	down – regulation
下丘脑 – 垂体功能单位	hypothalamus – hypophysis unit
下丘脑垂体束	hypothalamo hypophysial tract
下丘脑调节肽	hypothalamic regulatory peptide，HRP
下丘脑 – 神经垂体系统	hypothalamoneurohypophyseal system
下丘脑 – 腺垂体 – 卵巢轴	hypothalamus – adenohypophysis – ovaries axis
下丘脑 – 腺垂体系统	hypothalamo – adenohypophysis system
纤溶酶	fibrinolysin
纤溶酶原	plasminogen
纤溶酶原激活物	activator of plasminogen
纤溶酶原激活物抑制物 – 1	plasminogen activator inhibitor type – 1，PAI – 1
纤维蛋白溶解	fibrinolysis
纤维蛋白稳定因子	fibrin stabilizing factor
纤维蛋白原	fibrinogen
相对不应期	relative refractory period，RRP
消化	digestion
消化间期复合肌电	interdigestive myoelectric complex，IMC
消退	extinction
小脑共济失调	cerebellar ataxia
心电图	electrocardiogram，ECG；electrokardiogram，EKG
心动周期	cardiac cycle
心房利尿钠肽	atrial natriuretic peptide，ANP
心肌等长调节	myocardial homometric regulation
心肌收缩能力	cardiac contractility
心肌异长自身调节	myocardial heterometric autoregulation
心力储备	cardiac reserve

心率	heart rate，HR
心钠素	cardionatrin
心室功能曲线	ventricular function curve
心输出量	cardiac output
心音	heart sound
心音图	phonocardiogram，PCG
心脏特殊传导系统	cardiac specialized conduction system
心指数	cardiac index
新陈代谢	metabolism
兴奋	excitation
兴奋 - 收缩耦联	excitation - contraction coupling
兴奋性	excitability
兴奋性突触后电位	excitatory postsynaptic potential，EPSP
行波	travelling wave
行为觉醒	behavioral arousal
性高潮	sexual orgasm
性激素	sex hormone
性交	sexual intercourse
性兴奋	sexual excitation
性行为	sexual behavior
胸膜腔内压	intrapleural pressure
胸式呼吸	thoracic breathing
胸腺素	thymosin，thymin
雄激素结合蛋白	androgen - binding protein，ABP
嗅觉	olfaction
嗅觉受体	olfactory receptors，OR
嗅敏度	olfactory acuity
嗅上皮	olfactory epithelium
嗅细胞	olfactory cell
嗅阈值	olfactory threshold
悬浮稳定性	suspension stability
血 - 睾屏障	blood - testis barrier
血管活性肠肽	vasoactive intestinal peptide，VIP
血管紧张素 I	angiotensin I
血管紧张素 II	angiotensin II，Ang II
血管紧张素原	angiotensinogen
血管内皮细胞	vessel endothelial cell，VEC
血管舒张素	kallidin
血红蛋白	hemoglobin，Hb

血浆	plasma
血浆凝血活酶	plasma thromboplastin component，PTC
血浆凝血活酶前质	plasma thromboplastin antecedent，PTA
血浆清除率	plasma clearance，C
血浆渗透压	plsama osmotic pressure
血量	blood volume
血流动力学	hemodynamics
血-脑脊液屏障	blood-cerebrospinal fluid barrier，BCFB
血-脑屏障	blood-brain barrier，BBB
血清	serum
血细胞比容	hematocrit
血小板	platelet，thrombocyte
血型	blood group
血压	blood pressure，BP
血液凝固	blood coagulation
血液循环	blood circulation
循环系统平均充盈压	mean circulatory filling pressure
循经感传现象	propagated sensation along channel，PSC

Y

压力感受器反射	baroreceptor reflex，baroreflex
烟碱	nicotine
烟碱型受体，N受体	nicotinic receptor
延迟效应	delayed action
延迟整流	delayed rectification
盐皮质激素	mineralocorticoid
眼的调节	visual accommodation
眼的调节力	accommodation force
眼球会聚	convergence
眼震颤	nystagmus
氧饱和度	oxygen saturation
氧含量	oxygen content
氧解离曲线	oxygen dissociation curve
氧热价	thermal equivalent of oxygen
氧容量	oxygen capacity
腋窝温度	axillary temperature
一侧优势	laterality of cerebral dominance
一碘酪氨酸	monoiodotyrosine，MIT
一氧化氮	nitric oxide，NO

胰蛋白酶	trypsin
胰蛋白酶抑制剂	trypsin inhibitior
胰岛素	insulin
胰岛素样生长因子	insulin－like growth factor，IGF
胰淀粉酶	pancreatic amylase
胰多肽	pancreatic polypeptide，PP
胰高血糖素	glucagon
胰脂肪酶	pancreatic lipase
移行性复合运动	migrating motor complex，MMC
遗忘	loss of memory
遗忘症	amnesia
乙酰胆碱	acetylcholine，ACh
异位节律	ectopic rhythm
异位起搏点	ectopic pacemaker
异相睡眠	paradoxical sleep，PS
抑胃肽	gastric inhibitory peptide，GIP
抑制	inhibition
抑制区	inhibitory area
抑制素	inhibin
抑制性突触后电位	inhibitory postsynaptic potential，IPSP
易化	facilitation
易化区	facilitatory area
易化学说	facilitation theory
意向性震颤	intention tremor
隐性循经感传现象	latent propagated sensation along channel，LPSC
应激	stress
应激原	stressor
应急反应	emergency reaction
营养通路	nutritional channel
用力肺活量	forced vital capacity，FVC
用力呼气量	forced expiratory volume，FEV
用力呼吸	forced breathing
优势半球	dominant hemisphere
优势传导通路	preferential pathway
有效不应期	effective refractory period，ERP
有效滤过压	effective filtration pressure
迂回通路	circuitous channel
余气量	residual volume，RV
语义记忆	semantic memory

育亨宾	yohimbine
阈刺激	threshold stimulus
阈电位	threshold potential
阈强度	threshold intensity
阈上刺激	suprathreshold stimulus
阈下刺激	subthreshold stimulus
原肌球蛋白	tropomyosin
远点	far point
远距分泌	telecrine
远视	hypermetropia
月经	menstruation
月经期	menstrual phase
月经周期	menstrual cycle
允许作用	permissive action
孕酮	progesterone，P
运动单位	motor unit
运动辅助区	supplementary motor area
运动失语症	motor aphasia
运动柱	motor column
晕动病	motion sickness

Z

载体	carrier
早搏	premature beat
早孕因子	early pregnancy factor
增生期	proliferative phase
震颤麻痹	paralysis agitans
蒸发散热	thermal evaporation
整合	integration
整合生理学	integrative physiology
正常起搏点	normal pacemaker
正反馈	positive feedback
正后电位	positive after – potential
正视眼	emmetropia
正性变传导作用	positive dromotropic action
正性变力作用	positive inotropic action
正性变时作用	positive chronotropic action
肢端肥大症	acromegaly
直肠温度	rectal temperature

直接通路	direct pathway
直捷通路	thoroughfare channel，preferential channel
酯酶	esterase
中枢化学感受器	central chemoreceptor
中枢延搁	central delay
中枢易化	central facilitation
中心静脉压	central venous pressure，CVP
中性粒细胞	neutrophil
终板电位	end – plate potential，EPP
轴浆运输	axoplasmic transport
轴突反射	axon reflex
侏儒症	dwarfism
主动转运	active transport
转运体	transporter
状态反射	attitudinal reflex
着床	nidation
姿势反射	postural reflex
自动节律性	autorhythmicity
自发脑电活动	spontaneous electric activity of the brain
自分泌	autocrine
自律细胞	autorhythmic cell
自然杀伤细胞	natural killer cell，NK cell
自身调节	autoregulation
自由水清除率	free water clearance，C_{H_2O}
自主神经系统	autonomic nervous system
总和	summation
组胺	histamine
组织激素	tissue hormone
组织型纤溶酶原激活物	tissue – type plasminogen activator，t – PA
组织液	tissue fluid
组织因子	tissue factor，TF
组织因子途径抑制物	tissus factor pathway inhibitor，TFPI
最大复极电位	maximum repolarization potential
最大舒张电位	maximum diastolic potential
最大随意通气量	maximal voluntary ventilation
最后公路	final common path
最适初长度	optimal initial length

主要参考书目

［1］施建蓉．生理学．第 2 版．北京：中国中医药出版社，2016.
［2］赵铁建，朱大诚．生理学．北京：中国中医药出版社，2021.
［3］邵水金，朱大诚．解剖生理学．第 3 版．北京：人民卫生出版社，2021.
［4］王庭槐．生理学．第 9 版．北京：人民卫生出版社，2018.
［5］姚泰．生理学．第 2 版．北京：人民卫生出版社，2007.
［6］朱大诚，赵春玲．生理学．第 2 版．北京：中国医药科技出版社，2022.
［7］朱大诚．生理学．北京：清华大学出版社，2017.
［8］牛欣，张志雄．生理学．第 9 版．北京：中国中医药出版社，2012.
［9］李国彰．生理学．第 2 版，北京：人民卫生出版社，2011.

全国中医药行业高等教育"十四五"规划教材

全国高等中医药院校规划教材（第十一版）

教材目录

注：凡标☆号者为"核心示范教材"。

（一）中医学类专业

序号	书　名	主　编		主编所在单位	
1	中国医学史	郭宏伟	徐江雁	黑龙江中医药大学	河南中医药大学
2	医古文	王育林	李亚军	北京中医药大学	陕西中医药大学
3	大学语文	黄作阵		北京中医药大学	
4	中医基础理论☆	郑洪新	杨　柱	辽宁中医药大学	贵州中医药大学
5	中医诊断学☆	李灿东	方朝义	福建中医药大学	河北中医药大学
6	中药学☆	钟赣生	杨柏灿	北京中医药大学	上海中医药大学
7	方剂学☆	李　冀	左铮云	黑龙江中医药大学	江西中医药大学
8	内经选读☆	翟双庆	黎敬波	北京中医药大学	广州中医药大学
9	伤寒论选读☆	王庆国	周春祥	北京中医药大学	南京中医药大学
10	金匮要略☆	范永升	姜德友	浙江中医药大学	黑龙江中医药大学
11	温病学☆	谷晓红	马　健	北京中医药大学	南京中医药大学
12	中医内科学☆	吴勉华	石　岩	南京中医药大学	辽宁中医药大学
13	中医外科学☆	陈红风		上海中医药大学	
14	中医妇科学☆	冯晓玲	张婷婷	黑龙江中医药大学	上海中医药大学
15	中医儿科学☆	赵　霞	李新民	南京中医药大学	天津中医药大学
16	中医骨伤科学☆	黄桂成	王拥军	南京中医药大学	上海中医药大学
17	中医眼科学	彭清华		湖南中医药大学	
18	中医耳鼻咽喉科学	刘　蓬		广州中医药大学	
19	中医急诊学☆	刘清泉	方邦江	首都医科大学	上海中医药大学
20	中医各家学说☆	尚　力	戴　铭	上海中医药大学	广西中医药大学
21	针灸学☆	梁繁荣	王　华	成都中医药大学	湖北中医药大学
22	推拿学☆	房　敏	王金贵	上海中医药大学	天津中医药大学
23	中医养生学	马烈光	章德林	成都中医药大学	江西中医药大学
24	中医药膳学	谢梦洲	朱天民	湖南中医药大学	成都中医药大学
25	中医食疗学	施洪飞	方　泓	南京中医药大学	上海中医药大学
26	中医气功学	章文春	魏玉龙	江西中医药大学	北京中医药大学
27	细胞生物学	赵宗江	高碧珍	北京中医药大学	福建中医药大学

序号	书名	主编		主编所在单位	
28	人体解剖学	邵水金		上海中医药大学	
29	组织学与胚胎学	周忠光	汪涛	黑龙江中医药大学	天津中医药大学
30	生物化学	唐炳华		北京中医药大学	
31	生理学	赵铁建	朱大诚	广西中医药大学	江西中医药大学
32	病理学	刘春英	高维娟	辽宁中医药大学	河北中医药大学
33	免疫学基础与病原生物学	袁嘉丽	刘永琦	云南中医药大学	甘肃中医药大学
34	预防医学	史周华		山东中医药大学	
35	药理学	张硕峰	方晓艳	北京中医药大学	河南中医药大学
36	诊断学	詹华奎		成都中医药大学	
37	医学影像学	侯键	许茂盛	成都中医药大学	浙江中医药大学
38	内科学	潘涛	戴爱国	南京中医药大学	湖南中医药大学
39	外科学	谢建兴		广州中医药大学	
40	中西医文献检索	林丹红	孙玲	福建中医药大学	湖北中医药大学
41	中医疫病学	张伯礼	吕文亮	天津中医药大学	湖北中医药大学
42	中医文化学	张其成	臧守虎	北京中医药大学	山东中医药大学
43	中医文献学	陈仁寿	宋咏梅	南京中医药大学	山东中医药大学
44	医学伦理学	崔瑞兰	赵丽	山东中医药大学	北京中医药大学
45	医学生物学	詹秀琴	许勇	南京中医药大学	成都中医药大学
46	中医全科医学概论	郭栋	严小军	山东中医药大学	江西中医药大学
47	卫生统计学	魏高文	徐刚	湖南中医药大学	江西中医药大学
48	中医老年病学	王飞	张学智	成都中医药大学	北京大学医学部
49	医学遗传学	赵丕文	卫爱武	北京中医药大学	河南中医药大学
50	针刀医学	郭长青		北京中医药大学	
51	腧穴解剖学	邵水金		上海中医药大学	
52	神经解剖学	孙红梅	申国明	北京中医药大学	安徽中医药大学
53	医学免疫学	高永翔	刘永琦	成都中医药大学	甘肃中医药大学
54	神经定位诊断学	王东岩		黑龙江中医药大学	
55	中医运气学	苏颖		长春中医药大学	
56	实验动物学	苗明三	王春田	河南中医药大学	辽宁中医药大学
57	中医医案学	姜德友	方祝元	黑龙江中医药大学	南京中医药大学
58	分子生物学	唐炳华	郑晓珂	北京中医药大学	河南中医药大学

（二）针灸推拿学专业

序号	书名	主编		主编所在单位	
59	局部解剖学	姜国华	李义凯	黑龙江中医药大学	南方医科大学
60	经络腧穴学☆	沈雪勇	刘存志	上海中医药大学	北京中医药大学
61	刺法灸法学☆	王富春	岳增辉	长春中医药大学	湖南中医药大学
62	针灸治疗学☆	高树中	冀来喜	山东中医药大学	山西中医药大学
63	各家针灸学说	高希言	王威	河南中医药大学	辽宁中医药大学
64	针灸医籍选读	常小荣	张建斌	湖南中医药大学	南京中医药大学
65	实验针灸学	郭义		天津中医药大学	

序号	书　名	主　编		主编所在单位	
66	推拿手法学☆	周运峰		河南中医药大学	
67	推拿功法学☆	吕立江		浙江中医药大学	
68	推拿治疗学☆	井夫杰	杨永刚	山东中医药大学	长春中医药大学
69	小儿推拿学	刘明军	邰先桃	长春中医药大学	云南中医药大学

（三）中西医临床医学专业

序号	书　名	主　编		主编所在单位	
70	中外医学史	王振国	徐建云	山东中医药大学	南京中医药大学
71	中西医结合内科学	陈志强	杨文明	河北中医药大学	安徽中医药大学
72	中西医结合外科学	何清湖		湖南中医药大学	
73	中西医结合妇产科学	杜惠兰		河北中医药大学	
74	中西医结合儿科学	王雪峰	郑　健	辽宁中医药大学	福建中医药大学
75	中西医结合骨伤科学	詹红生	刘　军	上海中医药大学	广州中医药大学
76	中西医结合眼科学	段俊国	毕宏生	成都中医药大学	山东中医药大学
77	中西医结合耳鼻咽喉科学	张勤修	陈文勇	成都中医药大学	广州中医药大学
78	中西医结合口腔科学	谭　劲		湖南中医药大学	
79	中药学	周祯祥	吴庆光	湖北中医药大学	广州中医药大学
80	中医基础理论	战丽彬	章文春	辽宁中医药大学	江西中医药大学
81	针灸推拿学	梁繁荣	刘明军	成都中医药大学	长春中医药大学
82	方剂学	李　冀	季旭明	黑龙江中医药大学	浙江中医药大学
83	医学心理学	李光英	张　斌	长春中医药大学	湖南中医药大学
84	中西医结合皮肤性病学	李　斌	陈达灿	上海中医药大学	广州中医药大学
85	诊断学	詹华奎	刘　潜	成都中医药大学	江西中医药大学
86	系统解剖学	武煜明	李新华	云南中医药大学	湖南中医药大学
87	生物化学	施　红	贾连群	福建中医药大学	辽宁中医药大学
88	中西医结合急救医学	方邦江	刘清泉	上海中医药大学	首都医科大学
89	中西医结合肛肠病学	何永恒		湖南中医药大学	
90	生理学	朱大诚	徐　颖	江西中医药大学	上海中医药大学
91	病理学	刘春英	姜希娟	辽宁中医药大学	天津中医药大学
92	中西医结合肿瘤学	程海波	贾立群	南京中医药大学	北京中医药大学
93	中西医结合传染病学	李素云	孙克伟	河南中医药大学	湖南中医药大学

（四）中药学类专业

序号	书　名	主　编		主编所在单位	
94	中医学基础	陈　晶	程海波	黑龙江中医药大学	南京中医药大学
95	高等数学	李秀昌	邵建华	长春中医药大学	上海中医药大学
96	中医药统计学	何　雁		江西中医药大学	
97	物理学	章新友	侯俊玲	江西中医药大学	北京中医药大学
98	无机化学	杨怀霞	吴培云	河南中医药大学	安徽中医药大学
99	有机化学	林　辉		广州中医药大学	
100	分析化学（上）（化学分析）	张　凌		江西中医药大学	

序号	书 名	主 编		主编所在单位	
101	分析化学（下）（仪器分析）	王淑美		广东药科大学	
102	物理化学	刘 雄	王颖莉	甘肃中医药大学	山西中医药大学
103	临床中药学☆	周祯祥	唐德才	湖北中医药大学	南京中医药大学
104	方剂学	贾 波	许二平	成都中医药大学	河南中医药大学
105	中药药剂学☆	杨 明		江西中医药大学	
106	中药鉴定学☆	康廷国	闫永红	辽宁中医药大学	北京中医药大学
107	中药药理学☆	彭 成		成都中医药大学	
108	中药拉丁语	李 峰	马 琳	山东中医药大学	天津中医药大学
109	药用植物学☆	刘春生	谷 巍	北京中医药大学	南京中医药大学
110	中药炮制学☆	钟凌云		江西中医药大学	
111	中药分析学☆	梁生旺	张 彤	广东药科大学	上海中医药大学
112	中药化学☆	匡海学	冯卫生	黑龙江中医药大学	河南中医药大学
113	中药制药工程原理与设备	周长征		山东中医药大学	
114	药事管理学☆	刘红宁		江西中医药大学	
115	本草典籍选读	彭代银	陈仁寿	安徽中医药大学	南京中医药大学
116	中药制药分离工程	朱卫丰		江西中医药大学	
117	中药制药设备与车间设计	李 正		天津中医药大学	
118	药用植物栽培学	张永清		山东中医药大学	
119	中药资源学	马云桐		成都中医药大学	
120	中药产品与开发	孟宪生		辽宁中医药大学	
121	中药加工与炮制学	王秋红		广东药科大学	
122	人体形态学	武煜明	游言文	云南中医药大学	河南中医药大学
123	生理学基础	于远望		陕西中医药大学	
124	病理学基础	王 谦		北京中医药大学	
125	解剖生理学	李新华	于远望	湖南中医药大学	陕西中医药大学
126	微生物学与免疫学	袁嘉丽	刘永琦	云南中医药大学	甘肃中医药大学
127	线性代数	李秀昌		长春中医药大学	
128	中药新药研发学	张永萍	王利胜	贵州中医药大学	广州中医药大学
129	中药安全与合理应用导论	张 冰		北京中医药大学	
130	中药商品学	闫永红	蒋桂华	北京中医药大学	成都中医药大学

（五）药学类专业

序号	书 名	主 编		主编所在单位	
131	药用高分子材料学	刘 文		贵州医科大学	
132	中成药学	张金莲	陈 军	江西中医药大学	南京中医药大学
133	制药工艺学	王 沛	赵 鹏	长春中医药大学	陕西中医药大学
134	生物药剂学与药物动力学	龚慕辛	贺福元	首都医科大学	湖南中医药大学
135	生药学	王喜军	陈随清	黑龙江中医药大学	河南中医药大学
136	药学文献检索	章新友	黄必胜	江西中医药大学	湖北中医药大学
137	天然药物化学	邱 峰	廖尚高	天津中医药大学	贵州医科大学
138	药物合成反应	李念光	方 方	南京中医药大学	安徽中医药大学

序号	书 名	主 编		主编所在单位	
139	分子生药学	刘春生	袁 媛	北京中医药大学	中国中医科学院
140	药用辅料学	王世宇	关志宇	成都中医药大学	江西中医药大学
141	物理药剂学	吴 清		北京中医药大学	
142	药剂学	李范珠	冯年平	浙江中医药大学	上海中医药大学
143	药物分析	俞 捷	姚卫峰	云南中医药大学	南京中医药大学

（六）护理学专业

序号	书 名	主 编		主编所在单位	
144	中医护理学基础	徐桂华	胡 慧	南京中医药大学	湖北中医药大学
145	护理学导论	穆 欣	马小琴	黑龙江中医药大学	浙江中医药大学
146	护理学基础	杨巧菊		河南中医药大学	
147	护理专业英语	刘红霞	刘 娅	北京中医药大学	湖北中医药大学
148	护理美学	余雨枫		成都中医药大学	
149	健康评估	阚丽君	张玉芳	黑龙江中医药大学	山东中医药大学
150	护理心理学	郝玉芳		北京中医药大学	
151	护理伦理学	崔瑞兰		山东中医药大学	
152	内科护理学	陈 燕	孙志岭	湖南中医药大学	南京中医药大学
153	外科护理学	陆静波	蔡恩丽	上海中医药大学	云南中医药大学
154	妇产科护理学	冯 进	王丽芹	湖南中医药大学	黑龙江中医药大学
155	儿科护理学	肖洪玲	陈偶英	安徽中医药大学	湖南中医药大学
156	五官科护理学	喻京生		湖南中医药大学	
157	老年护理学	王 燕	高 静	天津中医药大学	成都中医药大学
158	急救护理学	吕 静	卢根娣	长春中医药大学	上海中医药大学
159	康复护理学	陈锦秀	汤继芹	福建中医药大学	山东中医药大学
160	社区护理学	沈翠珍	王诗源	浙江中医药大学	山东中医药大学
161	中医临床护理学	裘秀月	刘建军	浙江中医药大学	江西中医药大学
162	护理管理学	全小明	柏亚妹	广州中医药大学	南京中医药大学
163	医学营养学	聂 宏	李艳玲	黑龙江中医药大学	天津中医药大学
164	安宁疗护	邸淑珍	陆静波	河北中医药大学	上海中医药大学
165	护理健康教育	王 芳		成都中医药大学	
166	护理教育学	聂 宏	杨巧菊	黑龙江中医药大学	河南中医药大学

（七）公共课

序号	书 名	主 编		主编所在单位	
167	中医学概论	储全根	胡志希	安徽中医药大学	湖南中医药大学
168	传统体育	吴志坤	邵玉萍	上海中医药大学	湖北中医药大学
169	科研思路与方法	刘 涛	商洪才	南京中医药大学	北京中医药大学
170	大学生职业发展规划	石作荣	李 玮	山东中医药大学	北京中医药大学
171	大学计算机基础教程	叶 青		江西中医药大学	
172	大学生就业指导	曹世奎	张光霁	长春中医药大学	浙江中医药大学

序号	书 名	主 编		主编所在单位	
173	医患沟通技能	王自润 殷 越		大同大学	黑龙江中医药大学
174	基础医学概论	刘黎青 朱大诚		山东中医药大学	江西中医药大学
175	国学经典导读	胡 真 王明强		湖北中医药大学	南京中医药大学
176	临床医学概论	潘 涛 付 滨		南京中医药大学	天津中医药大学
177	Visual Basic 程序设计教程	闫朝升 曹 慧		黑龙江中医药大学	山东中医药大学
178	SPSS 统计分析教程	刘仁权		北京中医药大学	
179	医学图形图像处理	章新友 孟昭鹏		江西中医药大学	天津中医药大学
180	医药数据库系统原理与应用	杜建强 胡孔法		江西中医药大学	南京中医药大学
181	医药数据管理与可视化分析	马星光		北京中医药大学	
182	中医药统计学与软件应用	史周华 何 雁		山东中医药大学	江西中医药大学

（八）中医骨伤科学专业

序号	书 名	主 编		主编所在单位	
183	中医骨伤科学基础	李 楠 李 刚		福建中医药大学	山东中医药大学
184	骨伤解剖学	侯德才 姜国华		辽宁中医药大学	黑龙江中医药大学
185	骨伤影像学	栾金红 郭会利		黑龙江中医药大学	河南中医药大学洛阳平乐正骨学院
186	中医正骨学	冷向阳 马 勇		长春中医药大学	南京中医药大学
187	中医筋伤学	周红海 于 栋		广西中医药大学	北京中医药大学
188	中医骨病学	徐展望 郑福增		山东中医药大学	河南中医药大学
189	创伤急救学	毕荣修 李无阴		山东中医药大学	河南中医药大学洛阳平乐正骨学院
190	骨伤手术学	童培建 曾意荣		浙江中医药大学	广州中医药大学

（九）中医养生学专业

序号	书 名	主 编		主编所在单位	
191	中医养生文献学	蒋力生 王 平		江西中医药大学	湖北中医药大学
192	中医治未病学概论	陈涤平		南京中医药大学	
193	中医饮食养生学	方 泓		上海中医药大学	
194	中医养生方法技术学	顾一煌 王金贵		南京中医药大学	天津中医药大学
195	中医养生学导论	马烈光 樊 旭		成都中医药大学	辽宁中医药大学
196	中医运动养生学	章文春 邬建卫		江西中医药大学	成都中医药大学

（十）管理学类专业

序号	书 名	主 编		主编所在单位	
197	卫生法学	田 侃 冯秀云		南京中医药大学	山东中医药大学
198	社会医学	王素珍 杨 义		江西中医药大学	成都中医药大学
199	管理学基础	徐爱军		南京中医药大学	
200	卫生经济学	陈永成 欧阳静		江西中医药大学	陕西中医药大学
201	医院管理学	王志伟 翟理祥		北京中医药大学	广东药科大学
202	医药人力资源管理	曹世奎		长春中医药大学	
203	公共关系学	关晓光		黑龙江中医药大学	

序号	书　名	主　编		主编所在单位	
204	卫生管理学	乔学斌	王长青	南京中医药大学	南京医科大学
205	管理心理学	刘鲁蓉	曾　智	成都中医药大学	南京中医药大学
206	医药商品学	徐　晶		辽宁中医药大学	

（十一）康复医学类专业

序号	书　名	主　编		主编所在单位	
207	中医康复学	王瑞辉	冯晓东	陕西中医药大学	河南中医药大学
208	康复评定学	张　泓	陶　静	湖南中医药大学	福建中医药大学
209	临床康复学	朱路文	公维军	黑龙江中医药大学	首都医科大学
210	康复医学导论	唐　强	严兴科	黑龙江中医药大学	甘肃中医药大学
211	言语治疗学	汤继芹		山东中医药大学	
212	康复医学	张　宏	苏友新	上海中医药大学	福建中医药大学
213	运动医学	潘华山	王　艳	广东潮州卫生健康职业学院	黑龙江中医药大学
214	作业治疗学	胡　军	艾　坤	上海中医药大学	湖南中医药大学
215	物理治疗学	金荣疆	王　磊	成都中医药大学	南京中医药大学